高职高专食品类专业规划教材

食品毒理学

（第3版）

主　编　孙素群

副主编　刘美玉　马丽萍

　　　　陈海强　李殿鑫

主　审　莫慧平

武汉理工大学出版社

·武汉·

内 容 提 要

本书以实用性为原则,介绍了毒理学的基本概念、理论以及常见毒物的知识。全书共分为两篇:第一篇"基础毒理学"部分包括毒理学的基本概念、外源化学物在体内的转运与转化、我国食品安全性毒理学评价程序及毒理学实验的基本操作方法;第二篇"食品中常见毒性物质的分析"部分包括动物毒素、植物毒素、微生物毒素、工业污染物、农药残留、食品加工与贮藏中产生的毒性物质等内容。各章前面安排有"知识目标""技能目标",后面设计有"案例分析""本章小结""复习思考题",便于教学。

本书适合于高职高专食品类专业的学生使用,也可供从事食品采购、生产、加工、质量控制、储存、销售等环节和岗位的专业人员参考,也可作为其他相关专业的教学参考书或职工培训材料,还适合于关心食品安全的普通读者使用。

图书在版编目(CIP)数据

食品毒理学/孙素群主编. —3 版. —武汉:武汉理工大学出版社,2022.11
ISBN 978-7-5629-6721-7

Ⅰ.①食…　Ⅱ.①孙…　Ⅲ.①食品毒理学-高等职业教育-教材　Ⅳ.①R994.4

中国版本图书馆 CIP 数据核字(2022)第 195488 号

项目负责人:楼燕芳		**责任编辑**:楼燕芳	
责任校对:向玉露		**封面设计**:芳华时代	

出版发行:武汉理工大学出版社
社　　址:武汉市洪山区珞狮路 122 号
邮　　编:430070
网　　址:http://www.wutp.com.cn
经　　销:各地新华书店
印　　刷:荆州市精彩印刷有限公司
开　　本:787×1092　1/16
印　　张:20.75
字　　数:531 千字
版　　次:2022 年 11 月第 3 版
印　　次:2022 年 11 月第 1 次印刷
定　　价:49.00 元

凡使用本教材的教师,可通过 E-mail 索取教学参考资料。
E-mail:10124159@qq.com
本社购书热线电话:027-87384729　87664138　87165708(传真)
凡购本书,如有缺页、倒页、脱页等印装质量问题,请向出版社发行部调换。

第3版前言

《食品毒理学》自出版以来,已再版并印刷多次,得到了许多高职院校师生和食品从业人员的认可。

本次修订维持了前两版教材的定位和特色,即针对高职教育要求的"适度、够用"原则,突出"能力本位"和"就业导向"的特色;同时也保留了原教材的结构体系和编排形式,即在体系和内容上仍分为两篇:第一篇"基础毒理学",第二篇"食品中常见毒性物质的分析",除"绪论"外,全书内容共分十章。

本次修订主要对食品毒理学试验的部分内容进行了更新,对第三章及有关章节的内容进行了相应修改,同时对教学过程中发现的教材错漏进行了订正。本次修订工作主要由广东科贸职业学院孙素群承担。

限于编者的水平和时间,修订后的教材仍难免存在不当甚至错漏之处,恳请广大师生及其他读者批评指正。

编 者

2022 年 7 月

第 2 版前言

本书保留了第 1 版教材的诸多优势,如编写框架和思路、案例分析等。本次主要的修订工作如下:

1. 因为有关食品毒理学试验的系列标准几乎已经全部更新,尤其是《食品安全性毒理学评价程序》已经做了较大的修改,因此,我们根据最新的系列标准,重新编排,重写了第三章。第三章对食品安全性毒理学评价试验的内容进行了相对详尽的叙述,旨在帮助学生理解毒理学的基本概念和基本原理,同时帮助学生理解食品中常见毒性物质的各种毒性作用。

2. 实训内容也做了大量调整。新编排的实训内容,更方便锻炼食品类专业高职学生就业所需的基本实验技能。

3. 其他章节,除了必要的更新,我们重点增强了教材的可读性和趣味性。比如:(1)简化第 1 版部分地方的表述,力求更加浅显易懂。(2)尽量照顾学生的知识结构,在某些重要的基本内容方面,增加了一些必要的拓展知识,使学生对重要内容的理解更为深刻。(3)增加了一些图片,使教材的可读性更强。

第二版教材由孙素群(广东科贸职业学院)老师主编,并重编了第三章。在孙素群、刘美玉、马丽萍、李殿鑫等老师所编第 1 版教材的基础上,陈海强(阳江职业技术学院)老师加入进来,对第 2 版教材的修订工作提出了许多中肯的意见,并重编了第四章,修改了第一章和附录。全书由孙素群老师统稿,并修订和补充其余章节。

本书承蒙教育部高职高专食品类专业教学指导委员会委员、广东轻工职业技术学院莫慧平老师审阅,并得到了许多宝贵的意见,在此深表谢意。本书的编写得到了戴远威、王一凡等老师的关心和帮助,在此表示感谢。

本书适合于高职高专食品类专业的学生使用,也可作为其他相关专业的教学参考书或职工培训教材;同时,本书可供食品采购、生产、加工、质量控制、储存、销售等岗位的专业人员参考,也适合于关心食品安全的普通读者使用。

由于编者水平有限,加上时间较紧,不当与错误之处还请各位读者批评指正,同时希望各位读者和同行提出宝贵意见。

编 者

2016 年 10 月

第1版前言

食品毒理学是保障人类食品安全和身体健康的重要科学,越来越多的高职高专院校在食品类专业中开展了与食品毒理学内容相关的教学。但是,目前符合高职高专教学需要的相关教材还是太少。我们根据高职高专食品类专业对于食品安全相关知识的要求,以及教育部对于高职高专教育的定位,吸收高职高专教育改革的相关成果,并结合自身的教学实践经验,编写了这本《食品毒理学》。

在本书的编写过程中,围绕培养技能型、应用型高职高专人才的目标,我们进行了一些大胆的尝试与创新,主要体现在:采用案例分析的方式组织、编写教材;适当简化毒理学实验的具体设计,重点阐明其基本概念及基本的操作方法;"熔"多学科知识于"一炉",适当拓宽食品类专业学生的知识面;"剂量决定毒物"的概念贯穿始终,尽可能还原毒物的本来面目。

本书的编写思路基本是围绕如何解决现实中的相关食品安全问题而展开的。如第二篇"食品中常见毒性物质的分析",基本都是先阐述毒素的性质、来源与形成、污染食品或进入人体的途径,以及它们的毒性作用及其机制,然后有针对性地提出防治或处理措施;而第一篇主要针对第二篇需要的基本知识而展开,也尽可能地结合案例去阐述。每章后面的多个案例分析题,尽可能地体现本章需掌握的主要知识与能力,便于老师组织教学。使用者可沿此思路去进一步分析现实中层出不穷的案例。

各个学校相关专业的课程设置不同,对这门课的定位及其侧重点也有所不同,使用者可根据具体专业的定位及课时的情况,对教学内容进行适当的取舍。实际上,由于高职高专教育的蓬勃发展,对于与食品安全相关的这部分内容的教学,其课程名称尚未统一,但不妨碍这些课程选用此书。

本书由孙素群(广东科贸职业学院)主编,并编写了第三章;刘美玉(河北工程大学)任第二主编,并编写了绪论、第二章和第四章;马丽萍(广东食品药品职业学院)任第一副主编,并编写了第一章、第五章、第九章、第十章的前两节;李殿鑫(广东科贸职业学院)任第二副主编,并编写了第七章、第八章、第十章的后两节;许少丹(广东科贸职业学院)编写了第六章;宋惠月(河北工程大学)协助刘美玉参与了编写工作。全书由孙素群修改、统稿和定稿,对第六章和第八章的修改幅度较大;刘美玉负责第四章的统稿。马丽萍负责了第一章、第五章、第九章和第十章的校稿,许少丹负责了绪论、第六章、第七章和第八章的校稿,其余部分的校稿工作由孙素群负责。本书承蒙教育部高职高专食品类专业教学指导委员会委员、广东轻工职业技术学院的莫慧平老师审阅,并得到了她的许多宝贵意见,在此深表谢意。本书的编写得到了戴远威、王一凡、王瑞兰等老师的关心和帮助,在此深表感谢。

本书适合于高职高专食品类专业的学生使用,可作为其他相关专业的教学参考书或职工培训材料;也可供从事食品采购、生产、加工、质量控制、储存、销售等环节和岗位的专业人员参考;还适合于关心食品安全的普通读者使用。

由于编者水平有限,加上时间较紧,不当与错误之处还请各位读者批评指正,同时希望各位读者和同行提出宝贵意见。

编 者

2012 年 3 月

目　　录

绪　论

一、毒理学的起源与食品毒理学科的来源

毒理学(toxicology)是一门古老的科学,是研究物理、化学、生物等因素对机体有害影响的科学。"toxicology"一词是由希腊文"toxikon"与"logos"两个词组合演变而来的,原文含义是"描述毒物的科学",毒物学是毒理学的前身。人类对自然界中有毒物质的认识可追溯到数千年前,那时人类就在识别食物的同时鉴别出药物和有毒的动植物;到"神农尝百草"时期,人类已进入有目的的采药治病阶段,这是医药科学的萌芽,也是毒物学的开端。

但直至欧洲文艺复兴时期(15世纪)瑞士著名的药理学与毒理学家 Paracelusus(1493—1541年)才奠定了毒理学的基础。他明确提出了剂量的概念,指出所有物质都是有毒的,是否为毒物只是由于剂量不同,即"所有的物质都是毒物,没有不是毒物的物质。正确的剂量才使得毒物与药物得以区分"(The dose makes the poison)。一般来说,毒物和非毒物之间没有严格的界限。同一种化学物质,由于使用剂量、对象和方法的不同,可能是毒物,也可能是非毒物。例如亚硝酸盐(nitrate)对正常人是毒性物质,但对氰化物中毒者则是有效的解毒剂。另外,人体对硒(Se)的每日安全摄入量为 $50\sim200\mu g$,如摄入量低于 $50\mu g$,则会导致心肌炎、克山病等疾病,并诱发免疫功能低下和老年性白内障的发生;如摄入量在 $200\sim1000\mu g$ 之间,则会导致中毒;如每日摄入量超过 $1mg$,则可导致死亡。

此后,随着欧洲工业生产的发展,工人劳动环境的恶化,发生了各种职业中毒。科学家在研究职业中毒及其防治的过程中促进了毒理学的发展。针对职业中毒而产生的工业毒理学是近代毒理学的最初形式。西班牙学者 Orfila(1798—1853年)为近代毒理学的创始人,他通过试验系统观察了化学物与生物体间的关系,并提出了化学分析在鉴定中毒事件中的重要性,为近代法医毒理学奠定了基础。他还出版了最早的毒理学书籍。到了20世纪,某些西方国家利用化学合成物制造出战争毒剂,并在第一次和第二次世界大战中使用,杀害了成千上万的平民。此时期还出现了军事毒理学。

但在很长的时期内,毒理学只是描述中毒的表现。毒理学真正摆脱以描述为主,开始化学物中毒机理研究,形成现代毒理学的时期,是20世纪50年代。由于社会生产的快速发展,大量化学物进入人类环境,这些外源化学物对生物界,尤其是对人类的巨大负面效应引起了人们的关注。表0-1列举了世界八大公害事件。

表 0-1　世界八大公害事件

年份	地点	主要污染物	中毒情况
1930	比利时马斯河谷	SO_2、氟化物、粉尘	6000余人中毒,60余人死亡
1948	美国多诺拉城	SO_2、金属粉尘	6000余人中毒,20人死亡
1956	英国伦敦	SO_2、烟尘	4000余人死亡
1943	美国洛杉矶	光化学烟雾	全市总人口中的一半患红眼病,400余人死亡

续表 0-1

年份	地点	主要污染物	中毒情况
1955	日本富山县	镉	258 人患病,128 人死亡
1953	日本水俣、新潟	甲基汞	2000 余人患病,352 人死亡
1968	日本安知	多氯联苯	1684 人中毒,30 余人死亡
1960	日本四日	SO_2、烟尘、石油化工废气	800 余人患病,36 人死亡

另外,还有震惊世界的反应停事件、TCDD(除草剂)污染以及多种化学物的致癌作用等,毒理学者对这些事件做了大量研究。又由于分子生物学、生物化学以及放射性同位素技术、化学分析技术等的飞速发展,大大推进了外源化学物遗传毒性、致畸毒性研究方法的发展,丰富了毒理学的内涵,其研究对象则在机体的微观世界和生物圈的宏观世界两方面齐头并进。在宏观方面,开展了环境污染物对人和动物危害的流行病学和生态学调查,阐明了不少病因;在微观方面,探索亚细胞和分子水平的变化,在化学毒物损害生物体的机理上揭示了许多本质现象。

目前,毒理学从不同领域、不同角度、不同深度形成了众多的、交叉的毒理学分支学科:按研究学科的领域不同,形成了工业毒理学、动物毒理学、植物毒理学、环境毒理学、生态毒理学、地理毒理学、昆虫毒理学、食品毒理学、药物毒理学、军事毒理学、临床毒理学、人群毒理学、分析毒理学、比较毒理学、法医毒理学和管理毒理学等分支学科;按对人和动物的受损伤部位或系统不同,形成了呼吸毒理学与肺脏毒理学、皮肤毒理学、肝脏毒理学、肾脏毒理学、血液毒理学、眼毒理学、神经与精神毒理学、行为毒理学、免疫毒理学、生殖发育毒理学和遗传毒理学等分支学科;按外源化学物中毒机理研究的角度和深度不同,形成了生化毒理学(含毒物动力学)、膜毒理学、免疫毒理学、分子毒理学、受体毒理学,甚至量子毒理学等分支学科,预计未来还将会出现新的分支学科;按外源化学物的分类角度,出现了金属毒理学、有机溶剂毒理学、高分子化合物毒理学、农药毒理学和放射毒理学等分支学科。上述的众多毒理学分支学科,既在毒理学领域之内形成交叉,又与生命科学领域的相关学科有交叉。

可见,毒理学经历了漫长的发展过程才形成今天的现代毒理学。现代毒理学作为一门新兴的边缘学科并得到迅速发展只是近几十年的事,它是研究外源化学物对生物体的损害作用以及两者之间相互作用的科学。

食品毒理学是现代毒理学的一门分支学科。食品应具备的基本条件是:卫生安全,无毒无害;含有人体所需要的营养素和有益成分;感官性状良好,可被人体接受。但是食品除了含有人体必需的营养物外,也可能含有人体非必需的甚至有害的生物或化学物质,而营养素过剩也会对身体造成损害。所有这些存在于外界环境中,可能与机体接触并进入机体,在体内呈现一定的生物学作用的化学物质,统称为外源化学物(external toxicants),又称为"外源生物活性物质"。它既包括在食品生产、加工中人类使用的物质,也包括食物本身生长中存在的物质。大部分外源化学物,如蔬菜上的农药残留是有害无益的,但有些外源化学物对健康有利,如大蒜中的大蒜素。所以,不应把外源化学物统统认为是对健康有害的。与外源化学物相对的概念是内源化学物,是指机体内原已存在的和代谢过程中所形成的产物或中间产物。某种物质通过物理损伤以外的机制引起细胞或组织损伤时称为有毒(toxic)。通常认为在日常接触途径和剂量下即能对机体产生损害作用的外源化学物为有毒物质或毒物

(toxicants)。毒物具有的对细胞和(或)组织产生损伤的能力称为毒性(toxicity)。有毒物质在一定条件下产生的临床状态称为中毒(intoxication,poisoning)。食品毒理学(food toxicology)是研究食品中外源化学物的性质、来源与形成,以及它们的不良作用与可能的有益作用及其机制,并确定这些物质的安全限量和评定食品的安全性的科学,是现代食品卫生学的一个重要组成部分。食品毒理学的作用就是从毒理学的角度,研究食品中可能含有的外源化学物对食用者的毒作用机理,检验和评价食品(包括食品添加剂)的安全性或安全范围,从而达到确保人类健康的目的。

二、食品毒理学的内容及与其他学科的关系

本书主要包括两部分内容:①基础毒理学部分,包括食品毒理学的基本概念、外源化学物在体内的转运与转化、食品安全性毒理学评价程序及其基本的操作方法;②食品中常见毒性物质的分析,包括动物类食品中的天然毒素,植物类食品中的天然毒素,食品中的微生物毒素,食品中的工业污染物,食品中的农药残留,食品加工、贮藏中的毒性物质等。编写本书的目的是希望同学们在掌握毒理学的基本概念及毒物在体内的一般作用规律之后,知道外源化学物安全性评价的程序和基本方法,从而更深刻地理解食品安全标准的含义,并在此基础上学会分析常见的毒性物质的来源、污染食品或进入人体的途径、对人体的毒性作用及其机制,并知道如何预防该毒素的产生或去除该毒素,从而保障食品的安全。

食品毒理学是理论性和实践性均很强的一门学科。它与许多基础学科和食品工程类课程有密切关系,其中最为密切的为有机化学、生物化学、生理学、微生物学、分子生物学、病理学、试验动物学、动物医学、免疫学、遗传学、农药学、植物保护学、仪器分析、食品科学、环境科学、公共卫生学乃至经济学和管理学等学科。

三、食品毒理学的任务

(1)研究食品中外源化学物的分布、形态及其进入人体的途径与代谢规律,阐明影响中毒发生和发展的各种条件。所研究的外源化学物,除包括工业品及工业使用的原材料、食品色素与添加剂、农药等传统的物质外,近来又出现了氯丙醇、丙烯酰胺、疯牛病毒、兽药(包括激素)残留、霉菌毒素污染等新的毒理学问题。在食品加工过程中,有时可以形成多种污染物,如烤鸭和烤羊肉串可以产生某些致癌物和致突变物(如多环芳烃和杂环胺等);腌制的腊肉、鱼中可以产生致癌物(如亚硝胺)。

(2)研究化学物在食物中的安全限量,评定食品的安全性,制定相关的卫生标准。维持人类正常生理所必需的营养素,如各种维生素、必需微量元素,甚至脂肪、蛋白质和糖等的过量摄取可以引发某些毒副作用,尤其是一些微量元素,如锌、硒、锰等。因此,在食品毒理学领域研究外源化学物的同时,也应研究必需营养素过量摄入所引起的毒性作用。

(3)研究食品中化学物的急性和慢性毒性,特别应阐明致突变、致畸、致癌和致敏等特殊毒性,提出早期诊断的方法及健康监护措施。

另外,毒理学有两个基本功能:检测理化因素产生的有害作用和性质(危害性鉴定功能);评价在特殊暴露条件下出现毒性的可能性(危险度评价功能)。

食品毒理学肩负着保护人体健康、保护生态环境的重大责任,它是与人类生活最为贴近的学科之一。所以,有人把它作为一门"警察"学科,既要对进入环境的各类化学品签发"护

照"，又要对进入环境的化学品的危害性进行评价。

四、食品毒理学的研究方法

从方法学来说，毒理学的研究方法可分为两大类：一类是微观方法，即从细胞水平甚至分子水平观察多方面毒物作用现象，其中包括一些极微小的毒作用表现；另一大类方法是宏观方法，亦即研究人的整体以至于人的群体与毒物相互作用的关系。具体阐述如下。

（一）实验室研究

毒理学研究的最终目的是研究外源化学物对人体的损害作用（毒作用）及其机制，但对人体的研究实际上难以实现。食品毒理学主要是借助于动物模型模拟引起人体中毒的各种条件，观察试验动物的毒性反应，再外推到人。动物，特别是哺乳动物和人体在解剖、生理和生化代谢过程等方面有很多相似之处，这就是动物试验的结果可以外推到人的基础。

毒理学实验室试验分为体内试验和体外试验。

1. 体内试验(in vivo test)

体内试验也称为整体动物试验。试验对象采用哺乳动物，例如大鼠、小鼠、豚鼠、家兔、仓鼠(hamster)、狗和猴等。在特殊情况下，也采用鱼类或其他水生生物、鸟类、昆虫等。此方法可严格控制接触条件，测定多种类型的毒作用（一般毒作用、特殊毒性作用）。检测外源化学物的一般毒性，多在整体动物中进行，例如急性毒性试验、亚急性毒性试验、亚慢性毒性试验和慢性毒性试验等。哺乳动物体内试验是毒理学的基本研究方法，其结果原则上可外推到人，但体内试验的影响因素较多，难以进行代谢和机制研究。

2. 体外试验(in vitro test)

体外试验利用游离器官、培养的细胞或细胞器进行研究，多用于外源化学物对机体急性毒作用的初步筛检、作用机制和代谢转化过程的深入观察研究。

（1）游离器官：利用器官灌流技术将特定的液体通过血管流经某一离体的脏器（肝脏、肾脏、肺、脑等），借此可使离体脏器在一定时间内保持生活状态，与受试化学物接触，观察在该脏器出现的有害作用，以及受试化学物在该脏器中的代谢情况。

（2）细胞：利用从动物或人的脏器中新分离的细胞（原代细胞，primary cell）或经传代培养的细胞如细胞株(cell strain)及细胞系(cell line)进行试验。

（3）细胞器(organelle)：将细胞制作成匀浆，进一步离心分离成为不同的细胞器或组分，例如线粒体、微粒体、核等，用于试验。

体外试验系统缺乏整体毒物动力学过程，且难以研究外源化学物的慢性毒作用。

体内试验和体外试验各有其优点和局限性，应根据试验研究的目的与要求，采用最适当的方法，并且互相验证。

最后，还必须将体内和体外试验的结果外推到人，并与人体观察和流行病学研究的结果综合起来，以对所研究的外源化学物进行危险度评价。

（二）人体临床观察

人体临床观察是指对短期或长期接触药物或环境化学物的人体的直接观察。主要通过药物的临床试验研究和中毒事故的处理或治疗，还有少数人体志愿者试验，直接获得关于人体的毒理学资料，这是临床毒理学的主要研究内容。有时可设计一些不损害人体健康的受控的试验，但仅限于低浓度、短时间的接触，并且毒作用应有可逆性。

（三）流行病学研究

对于在环境中已存在的外源化学物,可以用流行病学研究方法。将动物试验的结果进一步在人群调查中验证,可从对人群的直接观察中,取得动物试验所不能获得的资料。

利用流行病学研究方法不仅可以研究已知环境因素(外源化学物)对人群健康的影响(从因到果),而且可对已知疾病进行探索(从果到因)。流行病学研究有两种方法:描述性流行病学调查和分析性流行病学调查。

现场调查是研究外源化学物对接触人群健康影响的主要方法,对确定外源性毒物的有害效应极为重要。该方法优点是接触条件真实,观察对象包括全部个体,可获得制订和修订卫生标准的资料,以及制订预防措施的依据;缺点是干扰因素多,测定的毒效应还不够深入,有关的生物学标志还有待发展。

（四）各种研究方法的关系

食品毒理学作为一门试验科学,是以动物试验为中心的,动物试验的设计、实施、结果观察和评价是毒理学研究的基本功。

体内试验以试验动物为模型,最终目的是通过外源化学物对试验动物的毒性反应,向人外推,以期评估外源化学物对人的危害及危险性;体外试验主要用于筛选和预测急性毒性和机制研究;人体临床观察和流行病学研究则可进一步深化和证实在动物试验中所得到的资料。

食品毒理学研究方法的比较见表 0-2。

表 0-2　食品毒理学研究方法的比较

方法	流行病学研究	受控的临床研究	毒理学体内试验	毒理学体外试验
优点	真实的暴露条件,在各化学物之间发生相互作用,测定在人群的作用,表示全部人的敏感性	规定的限定暴露条件,在人群中测定反应,对某组人群(如哮喘)的研究是有力的,能测定效应的强度	易于控制暴露条件,能测定多种效应,能评价宿主特征的作用(如性别、年龄、遗传特征和其他调控因素等),能评价机制	影响因素少,易于控制,可进行某些深入的研究(如机制、代谢),人力、物力花费较少
缺点	耗资、耗时多,多为回顾性,无健康保护,难以确定暴露,有混杂暴露问题,可检测的危险性增加(必须达到 2 倍以上),测定的指标较粗(发病率、死亡率)	耗资多,较低浓度和较短时间暴露,限于较少量的人群(一般少于 50 人),限于暂时、微小、可逆的效应,一般不适于研究最敏感的人群	动物暴露与人暴露相关的不确定性,受控的饲养条件与人的实际情况不一致,暴露的浓度和时间的模式显著地不同于人群的暴露	不能全面反映毒作用,不能作为毒性评价和危险性评价的最后依据,难以观察慢性毒作用

五、我国食品毒理学的发展史

人们最早对毒理学的认识,主要是一些动植物中的天然毒素以及有毒的矿物质,如蛇毒、毒芹、乌头尾植物、铅和砷等,对自然界中存在的有毒物质的认识可以追溯至 5000 年前,当神农尝百草时就已开始区分食物、药物与毒物了。2500 年前,孔子对学生讲授"五不食"原则:"鱼馁而肉败,不食;色恶,不食;臭恶,不食;失饪,不食;不时,不食。"古代帝王以长生为目的的"炼丹"术,对有毒物质就有描述。汉武帝时的刘安也是著名的炼金丹人物,他在所著的《淮南子》中提到汞、丹砂、雄黄等药物。南宋宋慈所著的《洗冤集录》是中国古代法医学著作,是世界上现存的第一部系统的法医学专著。书中的毒物作为一种杀伤工具被描述。明朝时代的《天工开物》一书中不仅描述了一些有毒物质,而且提出了预防生产过程中发生中毒的防护措施。明代的《本草纲目》中收载了近 1900 种药物,并记载了许多毒物,其中对动物有毒性作用的毒物如砒石、钩吻、乌头、番木鳖、蓖麻、草蜘蛛和赤翅蜂等有 20 余种,在毒物学知识的记载中涉及毒物进入生物体内的途径、中毒症状及生物对毒物的耐受性等,可视为世界上第一部药物学与毒理学的专著。但此后我国毒理学的发展一直停滞不前。

20 世纪 50 年代,现代毒理学才在我国建立和发展,食品毒理学也才开始发展。20 世纪 60 年代,食品毒理学以研究剂量-反应关系为中心,为制定合理的卫生标准提供了依据。其代表性工作是 20 世纪 60 年代初开始从事的农药残留量标准及水果保鲜的工作。20 世纪 70 年代以来,食品毒理学的研究主要是以化学物的安全评价为重点。20 世纪 70 年代末 80 年代初举办的两届食品毒理学学习班,为各省、市防疫部门和高等院校培养了一大批食品毒理学工作者,在短时间内形成了一支庞大的食品毒理学队伍,为我国食品毒理学的发展打下了良好的基础。在此期间,我国对农药残留量进行了一系列的毒理安全性试验,为制定农药标准提供了重要依据。在对污染物的研究过程中,特别是对污水灌溉粮的研究中,首次发现污水灌溉粮对胎鼠的胚胎毒性,为农业部制定农田水质灌溉标准提供了重要参考。另外,通过与其他学科的密切配合,一系列农药、污染物、添加剂、塑料包装材料和辐照食品等的卫生学标准得以起草,开创了安全性评价在食品卫生标准制定中应用的先河,显示了我国食品毒理学研究同政府行为相结合的特色。例如,20 世纪 80 年代,国家科学技术委员会下达辐照食品的安全性和应用卫生标准的研究要求,全国组成大规模的协作组,在大量的动物试验和人体试食试验的基础上,除分别制订了辐照食品管理办法、人体试食试验管理办法、15 项单种食物的辐照卫生标准外,还制订了 6 大类食物(谷类、水果类、蔬菜类、干果类、禽肉类和调味品)的辐照卫生标准,此项工作受到国际原子能机构的高度重视,被给予很高的评价,处于国际领先地位。此项工作进一步推动了我国食品毒理学的进展,涌现出一大批食品毒理学技术和管理人才。食品毒理学工作者提出的安全性评价依据,成为政府提出管理与监督措施、制订相应法规与标准的主要依据。

改革开放后,鉴于国际上毒理学的发展和我国国情需要,我国在预防医学专业开设了食品毒理学基础课程,此后又设立了食品毒理学硕士学位点及博士学位点。有关食品毒理学的学术团体与杂志也相继建立和出版。尤其是 20 世纪 80 年代以来,食品毒理学科派出了大批学者赴美、欧、日等地进行访问、进修,他们学成归国后,及时将国际上食品毒理学的最新发展、理论、信息及研究技术带回国内,推动了我国食品毒理学与国际水平的接轨。此外,国际学术会议交流也将我国食品毒理学工作介绍给了全世界。这从总体上推动我国食品毒理学发展到了一个新水平,同时缩小了我国食品毒理学与国际先进水平的差距,迎来了我国食品毒理学的发展时期。

当今食品毒理学的发展已与生命科学(如生物化学、生物物理学、遗传学和分子生物学)的发展紧密相连。生命科学领域中新的理论和研究手段日益渗透到食品毒理学科,故而外源化学物中毒与危害的机理研究已进入分子水平。外源化学物与酶、受体等的结合还可能导致生命细胞信息传递的改变,这对解释化学物的作用机理以及化学物危害是极为重要的。一些新发展的技术如基因重组技术、克隆技术、核酸杂交技术、PCR(聚合酶链式反应)技术、DNA(脱氧核糖核酸)测序技术和一系列突变检测技术,已被广泛应用于我国的各项食品毒理学研究。近年来发展的荧光源位杂交技术、流式细胞技术、单细胞凝胶电泳以及转基因动物等被广泛用于环境致癌物引起的 DNA 损伤、基因突变、加合物的形成与抑癌基因的检测等。例如,国家自然科学基金重点项目"茶叶防癌有效成分和防癌机理"的研究采用了多种试验动物模型和先进的技术路线和方法,在分子—细胞—整体动物—人体等不同水平,进行了系统、全面的研究,其研究结果受到各国学者和媒体的高度重视,研究水平处于国际领先地位,也为我国保健食品的研发提供了范例。此外,食品毒理学工作者对类黄酮、番茄红素、共轭亚油酸、核酸等物质也进行了深入的研究,目前正围绕国际毒理学研究热点进行研究和探索,如杂环胺、氯丙醇、转基因食品的安全性等问题。

近十几年来,随着食品工业的迅猛发展和高新技术在食品工业中的应用,人民的生活水平不断提高,消费者不仅将食品用于饱腹、摄取营养和满足口味喜好,还希望进一步通过食品来调节人体生理功能和达到保健的目的,从而出现了保健食品。保健食品的出现引发出了一系列健康概念理论、技术和方法学上的问题,它涉及产品的安全性、保健功能、功效成分和作用机理等方面的研究。保健食品研究和开发的不断深入,促进了食品毒理学科的发展,壮大了我国食品毒理学工作者的队伍;利用现代科学手段,从较深层次为我国保健食品的发展提供了科学依据。同时,大量的安全性评价和功能检测工作也为制订适合我国国情的保健食品功能试验程序和方法奠定了基础。

但是应注意我国的食品安全法规标准体系始建于 20 世纪 60 年代,其整体结构和内容与国际食品法典委员会的标准有较大差距,因此,加入世界贸易组织(WTO)后,面临着大力和全面地应用危险性评价手段来制订符合 WTO 的 SPS 协定(实施卫生与植物卫生措施协定)的食品安全措施的挑战。

综上所述,我国食品毒理学自改革开放以来已有了长足的发展,但是,与国际水平相比尚有相当大的差距,必须与时俱进,发挥自身的优势,克服困难,迎头赶上。

六、食品毒理学与食品安全性

(一)食品安全性

食品安全问题是关系到人民健康和国计民生的重大问题,不仅涉及人们的生命安全与健康,还关系到国家经济的正常发展,关系到社会的稳定和政府的威望。

1.食品安全性的定义

对食品安全性或安全食品,至今没有一个明确的、统一的定义。世界卫生组织(WHO)在 1984 年的《食品安全在卫生和发展中的作用》文件中,把"食品安全"和"食品卫生"等同,将其定义为:"生产、加工、储存、分配和制作食品过程中确保食品安全可靠,有益于健康并且适合人消费的种种必要条件和措施";1996 年,WHO 在其发表的《加强国家级食品安全性计划指南》中把"食品安全性"与"食品卫生"作为两个概念加以区别,把食品安全性解释为"对食品按其原定用途进行制作和食用时不会使消费者受害的一种担保",食品卫生则指"为确保食品安全性和适用性在食物链的所有阶段必须采取的一切条件和措施";目前,食品安全性是指："在规定的使用方式和用量的条件下长期食用,对食用者不产生不良反应的实际把握。"不良反应包括一般毒性和特异性毒性,也包括因偶然摄入所导致的急性毒性和长期微量摄入所导致的慢性毒性,如致癌性和致畸性等。

综合现有的认识与理解,食品安全性可定义为:食品中不应含有可能损害或威胁人体健康的有毒、有害物质或因素,从而导致消费者急性或慢性毒害或感染疾病,或产生危及消费者及其后代健康的隐患。这一表述包含着不同的理解:①哪些物质成分应划作"有毒、有害"类? 许多物质的毒性与剂量有关。②"不应"含有某种有毒、有害物质,是指不得检出,还是指检出剂量不得超过某个阈值? 现代超微量分析方法发展很快,许多化学成分的检出精度不断提高,不少曾被认为是"无污染"或"清洁"的食品远非那么纯净,而许多被宣布为有毒、有害的化学物质实际上在环境中和食品中都被发现以极微数量广泛存在。③从对人体健康的影响来看,除明显致病外,所谓慢性毒害、健康隐患、对后代的影响等,也都需要更明确的解释。

2.影响食品安全性的因素

影响食品安全性的因素很多,包括微生物、寄生虫、生物毒素、农药残留、重金属离子、食品添加剂、包装材料释出物和放射性核素、营养不平衡等。随着社会的发展和科学技术的进步,新的食品资源不断开发,食品品种不断增加、生产规模不断扩大,加工、贮藏、运输等环节不断增多,消费方式多样化,这些都使人类食物链环节增多和食物结构复杂化,进而又增添了新的饮食风险和不确定因素。食品中的诸多不安全因素可能存在于食物链的各个环节,主要表现在以下几个方面:

(1)营养失控或营养素不平衡对食品安全性的影响。食品中营养素不足或数量不够,容易使食用者发生诸如营养不良、生长迟缓等代谢性疾病。而在食品相对丰裕的条件下,因饮食结构失调使高血压、冠心病、肥胖症、糖尿病、癌症等慢性病显著增多,这说明食品供应充足不等于食品安全性改善。高能量、高脂肪、高蛋白、高糖、高盐和低膳食纤维,都可能给人的健康带来慢性损害。而有些矿物质和维生素用量过多(例如硒、维生素 A 等)也可能引起严重后果。就营养失控涉及人群之多和范围之普遍而言,在当代食品安全性问题中已处于较发达社会问题之首位。

(2)微生物、寄生虫、生物毒素等生物污染对食品安全性的影响。在整个生产、流通和消费过程中,都可能因管理不善而使病原菌、寄生虫及生物毒素进入人类食物链中。微生物及其毒素导致的传染病流行,是多年来危害人类健康的顽症。据世界卫生组织公布的资料,在过去的 20 多年间,世界范围内新出现的传染病已得到确认的有 30 余种。此外,我国海域辽阔,海洋中寄生吸虫及其他寄生虫种类繁多,这些自然疫源性寄生虫一旦侵入人体,不仅能造成危害,甚至可导致死亡。人类历史上一些猖獗一时的传染性疾病如结核病、脑膜炎等,在医药卫生及生活条件改善的情况下,已得到一定程度的控制。但现实证明,人类在与病原微生物较量中的每一次胜利,都远非一劳永逸,如曾已得到有效控制的结核病如今在一定范围内又有蔓延的趋势;由霍乱导致的饮水和环境卫生恶化又开始出现;登革热、鼠疫、脑膜炎等也在世界一些国家或地区接连发生;一种能引起肠道出血的大肠杆菌在欧、美、日本、香港等地先后多次危害人类,在世界上引起了很大的震动。微生物和寄生虫污染是造成食品不安全的主要因素,也始终是各国行政部门和社会各界努力控制的重中之重。如果说前述营养不平衡问题在很大程度上是由个人行为决定的,那么,微生物污染致病则始终是行政和社会控制的首要重点。

（3）人为加入食物链的化学物质对食品安全性的影响。农药、兽药残留和饲料、食品添加剂对食品安全性产生的影响，已成为近年来人们关注的焦点。在美国，因消费者的强烈反映，35 种有潜在致癌性的农药已被列入禁用的行列。我国有机氯农药虽于 1983 年已停止生产和使用，但由于有机氯农药化学性质稳定，不易降解，在食物链、环境和人体中可长期残留，目前在许多食品中仍有较高的检出量。随之代替的有机磷类、氨基甲酸酯类、拟除虫菊酯类等农药，虽然残留期短，用量少，易于降解，但农业生产中滥用农药，导致害虫抗药性的增强，这又加大了农药的用量，并采用多种农药交替使用，这样的恶性循环对食品安全性及人类健康构成了很大的威胁。

为预防和治疗家畜、家禽、鱼类等的疾病，促进其生长，大量投入抗生素、磺胺类和激素等药物，造成了动物性食品中的药物残留，尤其是在饲养后期、宰杀前的施用，药物残留更为严重。研究者认为可能因滥用抗生素造成动物性食品中的某些致病菌如大肠杆菌等的抗药性提高而形成了新的抗药菌株。将抗生素作为饲料添加剂，虽有显著的增产防病作用，但却导致了这些抗生素对人类的医疗效果越来越差。尽管世界卫生组织呼吁减少用于农业的抗生素种类和数量，但由于兽药产品可给畜牧业和医药工业带来丰厚的经济效益，要把兽药纳入合理使用轨道远非易事。因此，兽药的残留是目前及未来影响食品安全性的重要因素。

为有助于食品加工，延长保质期，改善食品感官性状，可添加适量的食品添加剂，但存在许多滥用食品添加剂的现象，严重危害消费者的健康。

（4）环境污染物对食品安全性的影响。环境污染物在食品中的存在，有其自然背景和人类活动影响两方面的原因。其中无机污染物如汞、镉、铅等重金属及一些放射性物质，在一定程度上受食品产地的地质地理条件所影响，但更为普遍的污染源则主要是工业、采矿、能源、交通、城市排污及农业生产等带来的，通过环境及食物链来危及人类健康。有机污染物中的二噁英、多环芳烃、多氯联苯等工业化合物及副产物，都具有可在环境和食物链中富集、毒性强等特点，对食品安全性的威胁极大。在人类环境持续恶化的情况下，食品中的环境污染物可能有增无减，必须采取更有效的对策加强治理。核试验、核爆炸、核泄漏及辐射等能使食品受到放射性核素污染，对食品安全性造成威胁。苏联发生的切尔诺贝利核泄漏事故，几乎使整个欧洲都受到核沉降的危害。首当其冲的是牛、羊等草食动物，欧洲许多国家当时生产的牛乳、肉、动物肝脏中，都因为发现有超量的碘、铯、银等放射性核素而被废弃。当时日本牛乳中所含的碘也超出正常值的 4～5 倍。

（5）生物毒素对食品安全性的影响。自然产生的食品毒素是指食品本身成分中含有的天然有毒、有害物质，如一些动植物中含有生物碱、氢氰糖苷等，其中有一些是致癌物或可转变为致癌物。天然的食品毒素，实际上广泛存在于动植物体内，所谓的"纯天然"食品不一定是安全的。衍生毒物可由食品的任何内在成分与外源成分（如污染物与添加剂）相互作用形成，或这些物质与外界物质（如氧）相互作用形成。由热、光、酶或其他物质引起的食物化学降解也会产生有毒物质。衍生毒物可分为热解有机毒物、非热解毒物、油脂氧化物以及污染物反应产生的毒物等。在人为特定条件下，食品中产生的某些有毒物质，如粮食、油料等在从收获到储存的过程中产生的黄曲霉毒素，食品烹饪过程中产生的多环芳烃类，都是毒性极强的致癌物。

（6）新产品和新技术潜在的风险。近些年来，我国食品的新种类大量增加，很多新型食品在没有经过危险性评估的前提下，就已经在市场上大量销售。其中方便食品和保健食品的安全性尤其值得关注，这些都给食品安全带来了前所未有的挑战。随着技术的进步，转基因食品陆续问世，其安全性存在很大的争议；新工艺食品不断出现，如辐照食品，辐照剂量过大时会产生有害物质，危害人类健康。

另外，食品贮藏加工过程会产生一些有害因素，不良饮食习惯、假冒伪劣食品都会对人类健康造成危害。

（二）食品毒理学与食品安全性的关系

食品毒理学是保障食品安全性的重要基础学科。食品毒理学的作用就是从毒理学的角度，研究食品中可能含有的外源化学物对食用者的毒作用机理，检验和评价食品的安全性或安全范围，确保人类的健康。现代食品毒理学着重于通过化学和生物学领域的知识找寻毒性反应的详细机理，并研究特定物质产生的特定的化学或生物学反应机制，为食品安全性评估和监控提供详细和确凿的理论依据。

第一篇 基础毒理学

第一章 毒理学的基本概念

知识目标

1. 掌握毒物、毒性、选择毒性的基本概念;毒性的分级;毒效应谱、靶器官、剂量、量反应与质反应的基本概念;半数致死剂量(LD_{50})等致死剂量的含义;阈剂量、最大无作用剂量和毒作用带的概念;每日允许摄入量、最高容许残留量的含义及计算方法。
2. 理解毒作用的分类;损害作用和非损害作用;剂量-量反应关系和剂量-质反应关系以及剂量-反应曲线;各安全限值的含义;安全系数的含义。
3. 了解毒物的分类;影响外源化学物毒性作用的因素;生物学标志。

技能目标

1. 熟练运用"剂量决定毒物"这个有关"毒物"的基本概念与命题,客观、全面地认识所有的外源化学物,并用于指导实践。
2. 能根据几个常用的表示毒性大小的指标辨别不同外源化学物的毒性大小。
3. 能够在食品的毒理学评价中灵活运用所学的毒理学基本概念。

第一节 毒物、毒性与毒作用

一、毒物及其分类

(一)毒物的概念

毒物(toxicant)是指在一定条件下,较小剂量即能够对机体产生损害作用或使机体出现异常反应的外源化学物。毒物可以是固体、液体或气体,在与机体接触和进入机体后,能与机体相互作用,发生物理化学或生物化学反应,干扰或破坏机体的正常生理功能,引起暂时性或永久性的病理损害,严重的甚至危及生命。

毒物与非毒物之间并无绝对界限,事实上,某种外源化学物在某些特定的条件下可能是有毒的,而在另外一些条件下又可能是无毒的。早在 15 世纪,瑞士医师 Paracelusus(1493—1541 年)即指出:"所有的物质都是毒物,没有不是毒物的物质。正确的剂量才使得毒物与药物得以区分"，从而提出了"剂量决定毒物"的至理名言。例如：①一次服用1.5～6.0g食盐有益于健康，而一次服用200～250g食盐，可因其吸水作用所致的电解质严重紊乱而引起死亡。②正常情况下，氟是人体组成所必需的微量元素，但当过量的氟化物被吸收进入体内后，可作用于骨骼，与骨盐羟基磷灰石$[3Ca_3(PO_4)_2 \cdot Ca(OH)_2]$的羟基（—OH）发生交换，并通过抑制骨磷酸化酶或者与体液中的钙离子结合形成难溶性的氟化钙，从而使机体的钙、磷代谢紊乱，导致低血钙、氟斑牙和氟骨症等一系列病理性变化。③砒霜，即三氧化二砷，人类口服10～15mg可致急性中毒，口服60～300mg可致死，属于剧毒物质。但是，成人每日口服12～25μg的砒霜却可用于治疗白血病。而且，虽然砒霜口服时会有剧毒，但它与皮肤接触的毒性却很小。由此可见，要区分一种外源化学物是有毒还是无毒，首先必须考虑其接触的剂量，而接触途径对毒性的影响最终也仍然反映为其到达靶器官的剂量。可以认为，任何一种外源化学物超过一定的剂量（最终表现为到达靶器官的剂量）均是有毒的，除化学致突变物和致癌物外（这些物质通常认为其毒性没有阈值），外源化学物在体内都存在一个对机体健康不产生任何损害作用的安全接触剂量范围。对于身体必需的营养素来说，它在体内低于一定的剂量也会导致机体产生某种不良的反应。

酒精的安全剂量

中国古书《食货志》中有"酒为百药之长，饮必适量"之句。适量地饮酒能刺激胃酸分泌，增进食欲，特别是啤酒中的啤酒花有健胃消食的功效。中医上讲酒精有活血行气、壮神御寒的功效。适量饮酒能通经活络，促进血液循环，对神经传导产生良好的刺激作用，也可减轻心脏负担，预防心血管疾病。经常少量饮酒的人，其血液中的高密度脂蛋白含量较高，可预防动脉硬化，减少动脉中内脏胆固醇的积累。美国的一项研究发现，男人少量饮用啤酒会使思维更敏锐。

但是，饮酒应不超过安全限量（可以低于此量，但不可超过此量），否则也会损害健康。男性成人一天的酒精饮用量不应超过25g，女性不应超过15g。这被认为是每人每天健康饮酒的"安全限量"。也有研究表明，人体肝脏每天能代谢的酒精约为1g/kg体重，一个体重60kg的人每天允许摄入的酒精量应限制在60g以下，体重低于60kg者应相应减少摄入量，最好控制在45g左右，换算成各种成品酒应为：60度白酒50g、啤酒1kg、威士忌250mL。红葡萄酒虽有益健康，但也不可饮用过量，以每天2～3小杯为佳。

约5000年前，在"神农尝百草"时期，我国就有了关于有毒物质及中毒的知识。公元前1500年，古埃及的医学书籍中已出现过对毒物的记载。在古希腊和古罗马的文化中也都存在对有毒植物和矿物的描述。随着社会的进步和人口的不断增长，特别是20世纪以来，由于人们要求改善健康、营养、衣着、居住和交通等生活条件，许多种类的外源化学物被生产和使用，估计人工合成的有500多万种，且每年还有1000多种新的外源化学物进入人类的生产和生活环境。据估计，目前常用的外源化学物有6万～7万种，其中不少种类的产量和用量都相当大。

食品毒理学中所谓的毒物，主要是指残留在食品中对人体有害的化学物质，包括微生物及其毒素、农药残留、工业污染物、食品加工贮藏过程中产生的有害物质及食品添加剂，以及动植物原料中的天然毒素等。

（二）毒物的分类

毒物可按其作用、化学性质和分布范围进行分类。

1. 按毒性作用分类

(1)腐蚀毒。对机体局部有强烈腐蚀作用的毒物，如强酸、强碱及酚类等。

(2)实质毒。吸收后进入脏器产生组织病理损害的毒物，如砷、汞等重金属毒。

(3)酶系毒。抑制特异性酶的毒物，如有机磷农药、氰化物等。

(4)血液毒。引起血液变化的毒物，如一氧化碳、亚硝酸盐及某些蛇毒等。

(5)神经毒。引起中枢神经障碍的毒物，如醇类、麻醉药、安定催眠药等。

2. 按毒物的化学性质分类

(1)挥发性毒物。采用蒸馏法或微量扩散法分离的具有挥发性的毒物，如氰化物、醇、酚类等。

(2)非挥发性毒物。采用有机溶剂提取法分离、不具有挥发性的毒物，如巴比妥催眠药、生物碱、吗啡等。

(3)金属毒。采用破坏有机物的方法分离的含金属元素的毒物，如砷、汞、钡、铬、锌等。

(4)阴离子毒物。采用透析法或离子交换法分离的毒物，如强酸、强碱、亚硝酸盐等。

(5)其他毒物。其他需根据其化学性质采用特殊方法分离的毒物，如箭毒碱、一氧化碳、硫化氢等。

3. 按毒物的用途和分布范围分类

(1)工业化学品。包括生产时使用的原料、辅助剂以及生产中产生的中间体、副产品、杂质、废弃物和成品等。

(2)食品中的有毒物质。包括天然的毒素或食品变质后产生的毒素，以及各种食品添加剂，如糖精、食用色素和防腐剂等。

(3)环境污染物。如生产过程产生的废水、废气和废渣中的各种外源化学物。

(4)日用化学品。如化妆品、洗涤用品、家庭卫生防虫杀虫用品等。

(5)农用化学品。包括化肥、农药、除草剂、植物生长调节剂、瓜果蔬菜保鲜剂和动物饲料添加剂等。

(6)医用化学品。包括用于诊断、预防和治疗的外源化学物，如血管造影剂、医用消毒剂、医用药物等。

(7)生物毒素。也统称为毒素，它是由活的生物体产生的一种特殊毒物。根据其来源可分为动物毒素、植物毒素、霉菌毒素、细菌毒素等。

(8)军事毒物。主要指用于军事上的一些外源化学物，如沙林、芥子气、索曼、塔崩、路易氏气等。

二、毒性及其分级

（一）毒性的概念

毒性(toxicity)是指外源化学物与机体接触或进入体内的易感部位后，能引起损害作用的相对能力，包括损害正在发育的胎儿（致畸胎）、改变遗传密码（致突变）或引发癌症（致癌）的能力等。一种外源化学物对机体的损害作用越大，则其毒性就越高。毒性反映的是毒物的剂量与机体反应之间的关系，因此，引起机体某种有害反应的剂量是衡量毒物毒性的指标。毒性较高的物质，只需要相对较小的剂量或浓度即可对机体造成一定的损害；而毒性较低的物质，则需要较高的剂量或浓度才能呈现毒性作用。

（二）影响外源化学物毒性作用的因素

各种外源性化学物质的毒性大小主要与其化学结构、物理性质、剂量或浓度、环境条件以及物种与个体敏感性差异等一系列因素有关。

1. 外源化学物的化学结构与毒性作用的关系

物质的毒性与其理化性质有很大关系，而物质的理化性质是由化学结构决定的，所以化学结构是物质毒性的决定因素。

（1）碳链的长度。饱和脂肪烃类对有机体的麻醉作用随分子中碳原子数的增加而增强，如戊烷、己烷、庚烷对有机体的麻醉作用依次增强；对于醇类的毒性，高级醇、戊醇、丁醇大于丙醇、乙醇，但甲醇是例外。在碳链中，若以支链取代直链，则毒性减弱，如异庚烷的麻醉作用比正庚烷小一些，2-丙醇的毒性比正丙醇小一些。如果碳链首尾相连成环，则毒性增加，如环己烷的毒性大于正己烷。

（2）分子结构的饱和程度。不饱和程度越高，毒性就越大。例如，二碳烃类的麻醉毒性随不饱和程度的增加而增大，乙炔、乙烯、乙烷的麻醉毒性依次减弱；丙烯醛和2-丁烯醛对结膜的刺激性分别大于丙醛和丁醛；环己二烯的毒性大于环己烯，环己烯的毒性又大于环己烷。

（3）分子结构的对称性和空间异构。一般认为，对称程度越高，毒性越大。如1,2-二氯甲醚的毒性大于1,1-二氯甲醚，1,2-二氯乙烷的毒性大于1,1-二氯乙烷。芳香族苯环上的三种异构体的毒性次序，一般是对位、间位、邻位依次增强。对于空间异构体的毒性，一般认为顺式异构体的毒性大于反式异构体，如顺丁烯二酸的毒性大于反丁烯二酸。

（4）氢取代基团。脂肪烃中以卤素原子取代氢原子，芳香烃中以氨基或硝基取代氢原子，苯胺中以氧、硫、羟基取代氢原子，毒性都明显增加。如氟代烯烃、氯代烯烃的毒性都大于相应的烯烃，而四氯化碳的毒性远远高于甲烷，等等。

2. 外源化学物的理化性质与毒性作用的关系

物质的溶解性、挥发性以及分散度对毒性作用都有较大的影响。

（1）溶解性。毒性物质的溶解性越大，侵入人体并被人体组织或体液吸收的可能性就越大，其毒性也就越强。如硫化砷由于溶解度较低，所以毒性较轻。氯、二氧化硫较易溶于水，能够迅速引起眼结膜和上呼吸道黏膜的损害。氧化铅比其他铅化合物更易溶于血清，更容易引起中毒。有些毒物虽不溶于血液，但可与中枢神经系统中的类脂质结合，从而表现出明显的麻醉作用，如苯、甲苯等。

（2）挥发性。毒物在空气中的浓度与其挥发性有直接关系。物质的挥发性越大，在空气中的浓度就越大，其毒性也就越强。物质的挥发性与物质本身的熔点、沸点和蒸气压有关。如溴甲烷的沸点较低，在常温下极易挥发，故易引起生产性中毒。相反，乙二醇的挥发性很小，则很少发生生产性中毒。

（3）分散度。粉尘和烟尘颗粒的分散度越大，就越容易被吸入，其毒性也就越强。在金属熔融时产生高度分散性的粉尘，容易发生吸入中毒就是明显的例子，如氧化锌、铜、镍等的粉尘中毒。

3．外源化学物接触途径与毒性作用的关系

毒物进入机体的途径即为接触途径（exposure route），主要有胃肠道、呼吸道和皮肤等接触途径。一般来说，毒物经静脉接触时，产生的毒性作用最快。经不同途径产生毒性作用的速度，递降顺序为：静脉注射＞腹腔注射＞皮下注射＞肌内注射＞经口＞经皮，经肺吸入染毒近似于静脉注射。经静脉染毒时，外源化学物直接入血，吸收系数为1，即完全吸收，通常表现出的毒性也最高。其他静脉外染毒途径，一般吸收系数都小于1，表现出的毒性也相对较低。经口染毒时，外源化学物是在胃肠道吸收后经由门静脉系统到达肝脏被代谢（称为首过效应，first pass effect）的，在这种情况下，代谢产物的毒性直接影响该外源化学物对机体的损害能力。

4．外源化学物的接触期限、速率和频率与毒性作用的关系

毒理学研究中，通常按给动物染毒时间的长短将毒性试验分为急性毒性试验、亚慢性毒性试验和慢性毒性试验。急性毒性试验为1次或24h内多次对试验动物高剂量染毒，而亚慢性和慢性毒性试验则为较长时间（至少1个月以上）内对动物反复多次低剂量染毒。外源化学物的急性染毒与较长时间染毒的毒性表现不同，一般前者迅速而剧烈，后者则相对平缓。除了强度差别外，有时还有性质差别。例如，有机溶剂苯急性中毒的表现是中枢神经系统抑制，而重复接触则导致再生障碍性贫血和白血病。

不同外源化学物即使染毒剂量相同，但吸收速率不同，则中毒表现也将不同。吸收速率快者（如静脉注射）可在短时间内到达作用部位并形成较高浓度，从而表现出较强的毒性。

与时间相关的另一影响因素是接触频率。一种化学毒物的剂量，1次全部给予可引起严重中毒，若分3次给予可能只引起轻微的毒作用，而分10次给予可能不引起任何效应。对于具体的外源化学物而言，如果接触的间隔时间短于其生物半减期（$t_{1/2}$），则进入机体的量大于排出量，易于在机体内积累至一个高水平，从而引起中毒。反之，如接触的间隔时间长于$t_{1/2}$，就不易引起中毒，但高剂量接触时除外。

5．外源化学物对机体的选择性与毒性作用的关系

在一定条件下，外源化学物对机体的毒性作用具有一定的选择性。一种外源化学物只对某一种生物有损害，而对其他种类的生物不具有损害作用，或者只对生物体内某一组织器官产生毒性，而对其他组织器官无毒性作用，这种外源化学物对生物体的毒性作用称为选择毒性（selective toxicity）。受到损害的生物或组织器官称为靶生物或靶器官，未受损害的生物或组织器官即非靶生物或非靶器官。外源化学物在靶器官中的浓度并不一定是机体中浓度最高的部位。例如，甲基汞由于具有亲脂性而易于透过血-脑屏障进入脑组织，从而对神经系统产生毒性作用，它的靶器官是中枢神经系统，但甲基汞在脑组织中的浓度却远低于肝脏和肾脏。

外源化学物对机体存在选择毒性的原因可能有以下几个方面：

（1）物种和细胞学存在差异。例如，植物在许多方面不同于动物，它缺少神经系统，缺少有效的循环系统和肌肉组织，但却具有光合作用和细胞壁。又如，细菌具有细胞壁而人类却没有，人类正是利用这种差异而研制有选择毒性的化学药物，如青霉素和先锋霉素等，可杀灭细菌却对人体细胞相对无损害。

（2）不同生物或组织器官对外源化学物或其毒性代谢产物的蓄积能力不同。如在医学上用放射性碘治疗甲状腺功能亢进，就是利用甲状腺能选择性蓄积碘的功能。

（3）不同生物或组织器官对外源化学物在体内的生物转化过程存在差异。例如，细菌不能直接吸收叶酸，要利用对氨基苯甲酸、谷氨酸和蝶啶来合成，但人类却只能从食物中吸收叶酸而不能自身合成，因此磺胺类药物对细菌有选择毒性，对人体却没有。这是因为磺胺与对氨基苯甲酸的分子结构和大小相似，可拮抗对氨基苯甲酸参与合成叶酸的过程。又如，黄曲霉毒素 B_1 对大鼠和小鼠的致癌作用也不同。小鼠能抵抗黄曲霉毒素 B_1 的致肝癌作用，原因是小鼠体内含有一种谷胱甘肽转硫酶的同工异构酶，该酶与黄曲霉毒素 B_1 的致癌性代谢中间产物环氧化物具有高度亲和力，可对黄曲霉毒素 B_1 进行解毒。而大鼠对黄曲霉毒素 B_1 的这种解毒作用较低，因而即使摄入很少量的黄曲霉毒素 B_1，也会诱发肝脏肿瘤。

（4）不同生物或组织器官对外源化学物所造成损害的修复能力存在差异。例如，化合物 N-甲基-N-亚硝基脲对大鼠诱发的肿瘤主要在胸部，在肝脏中从未发现。这是因为肝脏能有效地将 RNA（核糖核酸）和 DNA 分子中形成的 O-烷基-鸟嘌呤进行酶解，而胸组织中却不存在这种酶解作用。

选择毒性的存在，一方面，会对试验动物毒性试验结果外推到人类的过程产生一定的影响；另一方面，在农业、畜牧业和人类医药卫生事业等领域中有着重要的理论意义和广泛的应用价值。

（三）毒性的分级

在毒理学研究中，不同阶段的试验可用于观察化学物质的不同毒作用或毒性终点（end-point）。如急性毒性试验以受试物引起的机体死亡为毒性终点指标；亚慢性、慢性毒性试验以受试物造成的生理、生化、代谢等过程的异常改变为毒性终点指标；而遗传毒理学试验则以受试物导致的基因突变、染色体畸变、畸形、肿瘤形成等为毒性终点指标。因为许多毒性终点之间无法类比，故化学物质的毒性以毒性终点为基础进行分级，如急性毒性根据半数致死量 LD_{50} 分级，致畸物则根据致畸指数分级。

全世界目前尚无统一的毒性分级标准。欧洲共同体把急性口服毒性的分级标准设为：高毒（very toxic，LD_{50} ＜25mg/kg 体重）、有毒（toxic，LD_{50} 为 25～200mg/kg 体重）、有害（harmful，LD_{50} 为 200～2000mg/kg 体重）、不分级（unclassified，LD_{50} ＞2000mg/kg 体重）四个等级。我国颁布的《食品安全性毒理学评价程序和方法》中，依据 LD_{50} 将用于食品中的化学物质分为极毒、剧毒、中等毒、低毒、实际无毒和无毒六级（表 1-1）。但是，LD_{50} 等急性毒性指标并不能反映出毒物对人类潜在的危害，许多物质的长期或慢性毒性很严重，LD_{50} 却反映不出。

表 1-1　我国急性毒性（LD_{50}）剂量分级

级别	大鼠口服 LD_{50} （mg/kg 体重）	相当于人的致死剂量 （mg/kg 体重）	相当于人的致死量 （g/人）
6 级，极毒	＜1	稍尝	0.05
5 级，剧毒	1～50	500～4000	0.5
4 级，中等毒	51～500	4000～30000	5
3 级，低毒	501～5000	30000～250000	50
2 级，实际无毒	5001～15000	250000～500000	500
1 级，无毒	＞15000	＞500000	2500

各个级别的外源化学物的急性毒性，分别举例如表 1-2 所示。

表 1-2 各个级别的毒性物质举例

级别	外源化学物	急性毒性试验结果
6 级,极毒	肉毒毒素	小鼠经口毒性 LD_{50} 为 $0.1\sim1$ng/kg 体重
5 级,剧毒	KCN	大鼠经口毒性 LD_{50} 为 3.16mg/kg 体重
4 级,中等毒	烟碱(尼古丁)	大鼠经口毒性 LD_{50} 为 51mg/kg 体重
3 级,低毒	NaCl	大鼠经口毒性 LD_{50} 为 3000mg/kg 体重
2 级,实际无毒	乙醇	大鼠经口毒性 LD_{50} 为 10600 mg/kg 体重
1 级,无毒	丹参多糖	小鼠灌胃最大耐受量为 15000mg/kg 体重

三、毒作用及其分类

毒作用(toxic effect)是指毒物本身或代谢产物在作用部位达到一定数量并与组织大分子成分相互作用的结果。毒作用又称毒效应,是化学毒物对机体所致的不良或有害的生物学改变,故又称为不良效应或有害效应。毒作用的特点是,在接触化学毒物后,机体表现出各种功能障碍、应激能力下降、维持机体稳态能力降低及对于环境中的其他有害因素敏感性增高等。

外源化学物对机体的毒性作用可根据其特点、发生的时间和部位,按以下几方面进行分类:

1. 速发作用和迟发作用

速发作用(immediate effect)指某些化学毒物与机体接触后在短时间内出现的毒效应,如吸收高浓度的氢氰酸、硫化氢等可立即引起急性中毒,甚至立即死亡。迟发作用(delayed effect)指机体接触化学毒物后,经过一定的时间间隔才表现出来的毒效应。例如,某些有机磷类化合物具有迟发性神经毒作用,在急性中毒恢复后 10d 左右,可出现肢体麻痹、共济失调等病变;对于致癌性外源化学物,人类一般要在初次接触后 $10\sim20$ 年才能出现肿瘤。

2. 局部作用和全身作用

局部作用(local effect)是指某些外源化学物在机体接触部位直接造成的损害作用,如接触具有腐蚀性的酸、碱所造成的皮肤损伤,吸入刺激性气体引起的呼吸道损伤等。全身作用(systemic effect)是指外源化学物被机体吸收并分布至全身后所产生的损害作用,例如一氧化碳引起机体的全身性缺氧。多数引起全身作用的化学毒物并非引起所有组织器官的损害,其作用点往往只限于一个或几个组织器官,这样的组织器官称为靶器官。

除一些活性很高的物质外,大多数化学物产生全身作用,有些物质两种作用兼而有之。例如四乙基铅可作用于皮肤的吸收部位,然后分布至全身,对中枢神经系统和其他器官产生毒作用。某些严重的局部作用也可间接引起全身作用,如严重的酸灼伤后,可引起未接触到酸的肾脏损害。在全身作用中最常累及的组织器官是中枢神经系统,尤其是脑,其次为循环系统、血液和造血系统以及肝、肾、肺等实质性脏器。

3. 可逆作用和不可逆作用

外源化学物的可逆作用(reversible effect)是指停止接触后可逐渐消失的毒性作用。一般情况下,机体接触外源化学物的浓度越低,时间越短,造成的损伤越轻,则脱离接触后其毒性作用消失得就越快。反之,不可逆作用(irreversible effect)是指在停止接触外源化学物后其毒性作用继续存在,甚至对机体造成的损害作用可进一步加深。例如,外源化学物引起的肝硬化、肿瘤等就是不可逆的。

化学物的毒性作用是否可逆,在很大程度上取决于所受损伤组织的修复和再生能力。

例如肝脏具有较高的再生能力，因此大多数肝损伤是可逆的；反之，中枢神经系统的再生能力很差，则其损伤多数是不可逆的。

4. 对形态或功能性的作用

外源化学物对形态的作用（morphologic effect）是指机体组织形态发生的肉眼或显微镜下可见的病理变化。如微生物农药苏云金杆菌内外毒素混合原粉，大剂量经口给予大鼠后，主要损害其肝、肾和小肠，病理变化为肝细胞颗粒性变性或水泡变性，肾近曲小管上皮细胞变性或坏死，小肠黏膜上皮细胞肿胀、变性和脱落。外源化学物引起的形态学改变有许多是不可逆的，例如组织坏死、神经元损伤等。而对功能性的作用（functional effect）通常是指外源化学物引起靶器官功能的可逆性变化，例如一定条件下的肝、肾功能发生的变化。

5. 过敏性反应

过敏性反应（anaphylaxis）也称变态反应（allergic reaction），是机体对外源化学物产生的一种病理性免疫反应。引起过敏性反应的外源化学物称为过敏原，它可以是完全抗原，也可以是半抗原。过敏性反应常见于过敏体质的病人。当这些过敏原与机体接触后，作为一种半抗原与内源性蛋白质结合形成抗原，从而产生抗体。当机体再次与该外源化学物接触后，即可引发抗原-抗体反应，产生典型的变态反应症状。变态反应是一种有害反应，临床表现因人而异，轻者仅有皮肤症状，重者可致休克，甚至死亡。化学物质所致的过敏性反应在低剂量下即可发生，难以观察到剂量-反应关系。但对特定的个体来说，变态反应与剂量有关。例如一个经花粉致敏的人，其过敏反应强度与空气中花粉的浓度有关。

通常所说的高敏感性（hyper-sensibility）反应，与过敏性反应不同，它是指某一群体在接触较低剂量的特定化学毒物后，当大多数成员尚未表现出任何异常时，就有少数个体出现了中毒症状。高敏感性反应与过敏性反应不同，不同于抗原-抗体反应，不需要预先接触同类或类似的化学毒物，中毒表现与较高剂量时的群体中其他个体的表现相同。若以人群为研究对象，这部分人称为易感人群。与高敏感性相反的是高耐受性（hyper-resistibility），指接触某一化学毒物的群体中有少数个体对其毒性作用特别不敏感，可以耐受远高于其他个体所能耐受的剂量。

6. 特异体质反应

特异体质反应（idiosyncratic reaction）指某些人有先天性的遗传缺陷，因而对于某些化学毒物表现出异常的反应性。例如，肌肉松弛剂丁二酰胆碱，一般情况下所引起的肌肉松弛时间较短，因为它能迅速被血清胆碱酯酶分解。但有些病人由于缺乏这种酶，所以接受一个标准治疗剂量的丁二酰胆碱后，可出现较长时间的肌肉松弛甚至呼吸暂停。又如，某些人由于体内缺乏 NADH（还原型烟酰胺腺嘌呤二核苷酸）高铁血红蛋白还原酶，因此对亚硝酸盐及其他能引起高铁血红蛋白症的外源化学物异常敏感。

四、损害作用与非损害作用

化学物质对机体产生毒性的具体表现是造成不同程度的损害作用。毒理学的主要任务之一即研究损害作用并阐明其作用机制。但在许多情况下，区别损害作用和非损害作用比较困难，尤其在临床表现出现之前更是如此。一般认为，损害作用与非损害作用之间有以下区别：

1．非损害作用

一般认为非损害作用（non-adverse effect）具有以下特点：

（1）不引起机体机能形态、生长发育和寿命的改变。

（2）不引起机体某种功能容量的降低，如进食量等生理生化行为指标。

（3）不引起机体维持稳态的代偿能力以及对额外应激状态的代偿能力降低。在非损害作用中，机体发生的一切生物学变化应在机体代偿能力范围之内，一切生物学变化也是暂时和可逆的，当机体停止接触该种外来化学物后，机体维持体内稳态的能力保持不变。

（4）机体对其他外界不利因素影响的易感性也不应增高。

2．损害作用

损害作用（adverse effect）是指引起功能紊乱、损伤、疾病或死亡的生物学效应。与非损害作用相反，损害作用应具有下列特点：

（1）机体的正常形态、生长发育过程受到严重的影响，寿命亦将缩短。

（2）机体的功能容量或对额外应激状态的代偿能力降低。

（3）机体维持稳态的代偿能力下降。

（4）机体对其他某些环境因素不利影响的易感性增高。

此外，下列代谢和生化的改变也被认为是损害作用：

（1）随着化学物剂量的增加，机体对它的代谢转化效率降低，或消除速度减慢。

（2）对代谢过程具有关键性作用的酶被抑制。

（3）由于某些酶活力的抑制，使与其有关的天然底物在体内的浓度或含量增高，或在其专一性底物的负荷试验（load test）中，对此种专一性底物的代谢能力降低。

应该指出，损害作用与非损害作用都属于外源化学物在机体内引起的生物学作用。而在生物学作用中，量的变化往往引起质的变化，所以非损害作用与损害作用具有一定的相对意义。正如在健康和疾病状态之间没有一个绝对的分界，存在亚健康状态和亚疾病状态一样，有时也难以判断外源化学物在机体内引起的生物学作用是非损害作用还是损害作用。随着生命科学的进展，将不断出现新的概念和方法，有可能过去认为是非损害作用的生物学作用，会被重新判断为损害作用。因此，应充分地认识到对损害作用与非损害作用判断的相对性和发展性。

酒精对肝的损害作用

酒精进入人体后主要在肝脏进行分解代谢，长期饮酒会形成酒精性脂肪肝。据统计，每天饮 $80\sim120g$ 烈性白酒，持续 10 年以上，90％以上的人会出现脂肪肝。

酒精对肝细胞的毒性主要是通过影响肝脏的代谢，使肝细胞膜表面的脂质成分过度氧化，从而破坏肝细胞膜。进一步发展，会使肝细胞内的微管和线粒体等结构都受到破坏，肝细胞肿胀、坏死，对脂肪酸的分解和代谢发生障碍，引起肝内脂肪沉积，形成脂肪肝。酒精不但可以损伤肝细胞，还可造成肝脏毛细胆管的损伤，或诱导自身抗体的产生，造成肝细胞和毛细胆管的炎症，使血中的 γ-谷氨酰转肽酶明显升高。酒精对肝脏的危害随着量的增加和饮用时间的延长按照"酒精性脂肪肝→酒精性肝炎→酒精性肝硬化"三部曲逐渐发展。饮酒的量越多，时间越长，肝脏的脂肪变性就越严重。每日饮酒比间断饮酒的危害性大，一次大量饮酒比一日分次小量饮酒的危害性大。据统计，慢性嗜酒者近 60% 发生脂肪肝，20%～30% 最终将发展为肝硬化。

肝细胞脂肪变性是指肝细胞内脂滴呈大小不等的圆形空泡状，部分肝细胞酷似脂肪细胞，胞核被挤压、靠边，如图 1-1 所示。

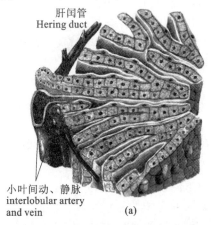

肝闰管
Hering duct

小叶间动、静脉
interlobular artery
and vein
(a)

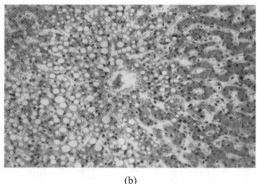

(b)

图 1-1　正常肝组织与脂肪肝的肝组织的形态结构

(a)肝小叶正常结构图；(b)脂肪肝的组织切片图

五、毒效应谱

外源化学物与机体接触后引起的毒效应包括肝、肾、肺等实质器官损伤，内分泌系统紊乱，免疫抑制，神经行为改变，出现畸胎，形成肿瘤等多种形式。效应的范围则从微小的生理生化正常值的异常改变到明显的临床中毒表现，直至死亡。毒效应的这些性质与强度的变化构成了外源化学物的毒效应谱（spectrum of toxic effects）（见图 1-2）。从轻微到严重可以表现为：①机体对外源化学物的负荷增加；②意义不明的生理和生化改变；③亚临床改变；④临床中毒；⑤死亡。机体负荷是指在体内化学物和（或）其代谢物的量及分布，亚临床改变、临床中毒、死亡属于损害作用（毒效应）。毒效应谱还包括致癌、致突变和致畸胎作用。

在毒理学研究中，人们使用不同的毒作用终点来检测外源化学物引起的各种毒效应。这些反映毒作用终点的观察指标大致可以分为两类：一类是特异指标。例如，有机磷农药抑制血液中胆碱酯酶的活性,致使神经递质乙酸胆碱不能及时水解而堆积于神经突触处,引起瞳孔缩小、肌肉颤动、大汗、肺水肿等中毒表现。又如苯胺可致红细胞内形成高铁血红蛋白,各组织器官缺氧,出现中枢神经系统、心血管系统及其他脏器的一系列损害。这类指标的出现与特定外源化学物之间有着明确的因果关系,常有助于中毒机制的阐明,这是特异性指标的优点。不足之处是这样的特异性指标在完成系统的毒理学研

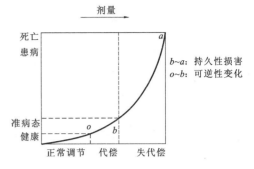

图 1-2　化学物质的毒效应谱

究之前常难以确定,而且由于指标的多种多样,无法对不同外源化学物的毒性大小进行比较。另一类是死亡指标。该指标简单,客观,易于观察,虽然比较粗糙,不能反映毒作用的本质,但可作为衡量不同作用部位和作用机制的外源化学物毒性大小的标准。特别是在急性毒性评价中,死亡是经常使用的主要指标。

六、靶器官

外源化学物进入机体后,对体内各器官的毒作用并不一样,往往有选择毒性,外源化学物可以直接发挥毒作用的器官或组织就称为该物质的靶器官(target organ)。如脑是甲基汞的靶器官,肾脏是镉的靶器官。外源化学物毒作用的强弱,主要取决于该物质在靶器官中的浓度。但靶器官不一定是该物质浓度最高的场所。例如,铅浓集在骨中,但其毒性则由于铅对造血系统、神经系统等其他组织的作用所致。同样,滴滴涕(DDT)在脂肪中的浓度最高,但并不对脂肪组织产生毒作用。

尼古丁只爱大脑不爱肌肉

如果尼古丁像喜欢大脑受体那样爱上肌肉受体,那么只需一根烟就可以让你毙命。如今,科学家终于搞清了这种分子为何如此挑别,其主要原因在于一个简单的氨基酸。这一发现为解决吸烟成瘾的问题带来了曙光。

尼古丁(或是任何一种分子)如果想要与它的受体相互结合,这两种物质之间必须要形成化学键,即分子要携带相反的电荷,同时还要具有受体的结合位点,从而最终形成一副"骨架"。尽管尼古丁在大脑以及肌肉中的受体几乎是一样的,但是尼古丁的靶器官主要是大脑,而非肌肉。主要原因是大脑受体具有一个赖氨酸分子,它改变了大脑受体"骨架"的形成,使大脑的负电荷能够更加有效地接近尼古丁分子。而肌肉受体具有一个甘氨酸分子,使其具有与尼古丁相同的电荷,与尼古丁产生排斥的作用,因此大脑受体喜欢尼古丁,而对肌肉受体却唯恐避之不及。

机体与外源化学物接触后引起毒性效应的器官称为效应器官。效应器官可以是靶器官,也可以不是靶器官。例如马钱子碱中毒可引起抽搐和惊厥,靶器官是中枢神经系统,效应器官是肌肉。有机磷农药中毒也是一样,靶器官是神经系统,效应器官是肌肉等多种组织。

某个特定的器官成为毒物的靶器官可能有多种原因:①该器官的血液供应;②存在特殊的酶或生化途径;③器官的功能和在体内的解剖位置;④对特异性损伤的易感性;⑤对损伤

的修复能力;⑥具有特殊的摄入系统;⑦代谢毒物的能力和活化/解毒系统平衡;⑧毒物与特殊的生物大分子结合等。

机体对外源化学物的处置是影响毒性效应的重要因素。这是因为,在靶器官内的外源化学物或其活性代谢的浓度及持续时间,决定了机体的毒性效应的性质及其强度。影响吸收、分布、代谢和排泄的各种因素和外源化学物的物理化学性质均可影响外源化学物在靶器官中的量。外源化学物对特定靶器官的毒性,直接取决于其与生物大分子如受体、酶、蛋白、核酸、膜脂质的作用,激活并启动了生物放大系统。靶器官和(或)效应器官在生物放大系统的支配下,发生功能或形态变化,从而产生具体的局部毒性效应;或者受到机体整合、适应和代偿等因素的影响而对机体产生整体毒效应。

有机磷农药的靶器官及效应器官

神经系统的基本结构单位是神经细胞,突触是神经细胞末梢膨大的部位,是神经细胞间或神经-效应细胞之间信息传递的关键部位,由突触前膜、突触间隙、突触后膜构成[图 1-3(a)]。在光学显微镜下,可以看到一个神经元的轴突梢经过多次分支,最后每一分支的末端膨大呈杯状或球状,叫作突触小体。突触小体内含许多囊泡和线粒体,囊泡内含神经递质(乙酰胆碱、去甲肾上腺素等)及合成这些递质的酶。突触后膜上有接受突触小泡中神经递质的受体。能与乙酰胆碱结合的受体称为胆碱受体。

兴奋由神经向骨骼肌细胞传递的过程[图 1-3(b)]为:大脑运动神经元发出的神经冲动经轴突传递到神经末梢时,末梢产生动作电位,Ca^{2+} 由膜外进入膜内,使一定数量的囊泡与突触前膜紧贴、融合起来;然后融合处破裂,作为神经递质的乙酰胆碱被释放到突触间隙中。递质与突触后膜(骨骼肌细胞膜)上的 N_2-胆碱受体结合,引起离子通道开放,突触后膜去极化;当去极化的程度超过阈值时,则产生一次动作电位,引起肌肉的收缩。

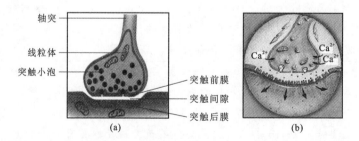

图 1-3 突触的结构及传递的过程

每完成一次收缩,就完成了一次神经信息的传递过程。之后,释放出来的位于突触间隙的乙酰胆碱迅速被突触前、后膜上的乙酰胆碱酯酶水解为乙酰辅酶 A 和胆碱并被吸收进入循环。

有机磷农药中毒时,有机磷能与乙酰胆碱酯酶结合,使后者失去活性,从而导致乙酰胆碱的水解速度降低及突触间隙的乙酰胆碱的积累,进而引起肌肉的持续收缩、肌肉震颤。因此,对于有机磷农药中毒引起的肌肉震颤,靶器官是神经系统(抑制神经递质的分解),效应器官是肌肉(肌肉震颤)。

但是有机磷农药中毒的靶器官比较广泛,因为乙酰胆碱是人体的主要神经递质之一,分布非常广泛。加上在不同的节后神经或效应细胞上有不同类型的胆碱受体,因而乙酰胆碱引起的生物效应也不尽相同,这就是有机磷农药中毒的症状比较广泛的原因,详见第九章(食品中的农药残留)。

七、生物学标志

生物学标志(biomarker)是毒理学的前沿性研究,在发现低水平接触生物效应及深入探讨毒作用机制方面离不开生物学标志,它应用于食品毒理学领域时,对阐明食品污染物与健康损害的关系发挥了重要作用。它是指外源化学物通过生物学屏障并进入组织或体液后,对该外源化学物或其生物学后果的测定指标,可分为接触生物学标志、效应生物学标志和易感性生物学标志。从接触到健康效应的模式图和与生物学标志的关系见图1-4。

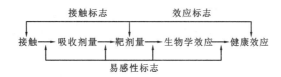

图1-4 从接触到健康效应的模式图和与生物学标志的关系

1. 接触生物学标志

接触生物学标志(biomarker of exposure)是指机体内某个组织及体液中测定到的外源性物质及其代谢产物(内剂量),或外源性物质与某些靶分子或细胞相互作用的产物(生物有效剂量)。广义的生物标志物应包括体内剂量标志物和生物有效剂量标志物。前者表示人体吸收外源化学物的数量,是外源化学物进入人体的可靠证据,相当于内剂量或靶剂量,在细胞、组织或体液中可直接测得外源化学物及其代谢产物的浓度。后者是指能与靶组织细胞内 DNA 或蛋白质产生相互作用的外源性物质及其反应产物,可从细胞及其周围组织中测量到。如烷化剂的生物有效剂量标志物是 DNA 加合物,环氧乙烷的生物有效剂量标志物是血红蛋白加合物。

2. 效应生物学标志

效应生物学标志(biomarker of effect)指在一定的暴露物的作用下,机体产生相应的可测出的生化、生理、行为或其他病理改变的指标,可以反映与不同靶剂量的化学物质及其代谢产物有关的对健康有害的效应,表现为确定的或潜在的健康损害或疾病,包括反映早期效应生物学标志、细胞结构和(或)功能改变的效应生物学标志及疾病效应生物学标志三类。效应生物标记物可反映出结合到靶细胞的外源化学物及其代谢产物的持续作用,进一步引起细胞与组织的生物学变化,这些变化主要发生在细胞的特定部位,尤其是基因的某些特定序列。

3. 易感性生物学标志

易感性生物学标志(biomarker of susceptibility)是关于个体对外源化学物的生物易感

性的指标,即反映机体先天具有或后天获得的对接触外源性物质产生反应能力的指标。如外源化学物在接触者体内代谢酶及靶分子的基因多态性,属遗传易感性标志物。环境因素作为应激原时,机体的神经、内分泌和免疫系统的反应及适应性,亦可反映机体的易感性。易感性生物学标志可用以筛检易感人群,保护高危人群。

一般通过动物体内试验和体外试验研究生物学标志并推广到人体和人群研究,生物学标志可能成为评价外源化学物对人体健康状况影响的有力工具。接触生物学标志用于人群可定量确定个体的接触量;效应生物学标志可为人体接触与环境引起的疾病提供联系,可用于确定剂量-反应关系,有助于将在高剂量接触下获得的动物试验资料外推到人群低剂量接触;易感性生物学标志可鉴定易感个体和易感人群,应在危险度评价和危险度管理中予以充分的考虑。

第二节　剂量、剂量-反应(效应)关系

一、剂量

剂量(dose)是指给予机体或与机体接触的毒物的数量,它是决定外源化学物对机体造成损害作用的最主要因素。剂量的概念较为广泛,可指给予机体的数量,也可指与机体接触的数量,亦可指吸收进入机体的数量或在体液或靶器官中的含量或浓度。

(1)接触剂量。又称外剂量,是指外源化学物与机体的接触剂量,可以是单次接触或某浓度下一定时间内的持续接触。

(2)吸收剂量。又称内剂量,是指外源化学物穿过生物屏障后被吸收进入体内的剂量。

(3)到达剂量。又称靶剂量或生物有效剂量,是指吸收后到达靶器官的外源化学物和(或)其代谢产物的剂量。

虽然外源化学物对机体的损害作用主要取决于吸收剂量或到达剂量,但要准确测定体内这些外源化学物的含量却十分复杂。一般情况下,给予的接触剂量越大,则吸收剂量或到达剂量也越大。因此,一般多以给予机体的外源化学物数量或与机体接触的数量作为剂量的概念。

剂量的单位通常是以单位体重接触的外源化学物数量(mg/kg体重)或环境中的浓度(mg/m³ 空气,mg/L 水)来表示。

对于同一种外源化学物,不同的剂量对机体可以造成不同性质和不同程度的损害作用,因而在涉及剂量的概念时,必须与损害作用的性质和程度相联系。同时,在说明某种毒物的剂量时,必须说明其给予的途径。如某种毒物经不同的途径(如经口、皮肤、呼吸道、肌肉或皮下注射等)给予时,机体对其的吸收系数(进入血液量/给予量)和吸收速率各不相同,因而出现中毒反应的时间和程度也不一样。剂量包含致死剂量、阈剂量、最大无作用剂量等。

二、量反应与质反应

反应(response)指外源化学物与机体接触后引起的有害生物学改变,又称为效应。反应可分为以下两类:

一类属于计量资料,有强度和性质的差别,可以被定量测得,而且所得的资料是连续的。

如有机磷农药抑制血中胆碱酯酶的活性,其程度可用酶活性单位的测定值表示。这类效应称为量反应(graded response)。

另一类效应属于计数资料,没有强度的差别,不能以具体的数值表示,只有两种可能性,即发生与不发生。常以"阴性或阳性"、"有或无"来表示,如死亡或存活,患病或未患病等。这类效应称为质反应(quantal response)。

量反应通常用于表示外源化学物在个体中引起的毒效应强度的变化,质反应则用于表示外源化学物在群体中引起的某种毒效应的发生比例。在一定条件下,量反应可以转换为质反应。如把血液中转氨酶的活性单位大于或等于80作为肝损伤的指标,低于此者则为肝功能正常,如此以该值为界,即可把量反应转换为质反应。

三、剂量-反应关系

(一)剂量-反应关系的概念

剂量-反应关系(dose-response relationship)可分为剂量-量反应关系和剂量-质反应关系。

剂量-量反应关系(graded dose-response relationship)表示外源化学物的剂量与个体中发生的量反应强度之间的关系。如空气中的一氧化碳浓度的增加导致红细胞中碳氧血红蛋白的含量随之升高,血液中铅浓度的增加引起 ALAD(氢基乙酰丙酸脱氢酶)的活性相应下降,都是表示剂量-量反应关系的实例。

剂量-质反应关系(quantal dose-response relationship)表示外源化学物的剂量与某一群体中质反应发生率之间的关系。如在急性吸入毒性试验中,随着苯浓度的增高,各试验组的小鼠死亡率也相应增高,表明存在剂量-质反应关系。

剂量-量反应关系和剂量-质反应关系统称为剂量-反应关系,是毒理学的重要概念。外源化学物的剂量越大,所致的量反应强度应该越大,或出现的质反应发生率应该越高。在毒理学研究中,剂量-反应关系的存在被视为受试物与机体损伤之间存在因果关系的证据。所以,剂量-反应关系是毒理学研究的核心,安全性评价或各种允许量标准的制订主要建立在剂量-反应关系上,只有剂量-反应关系的研究成果才能用于评价对人类的安全性。

(二)剂量-反应曲线

剂量-反应关系可用曲线表示,即以表示量反应强度的生物体毒性效应强度的计量单位或表示质反应的百分率或比值为纵坐标,以外源化学物接触或给予的剂量为横坐标,绘制散点图所得到的曲线。

1. 剂量-反应曲线的形式

不同外源化学物在不同的具体条件下,引起的反应类型是不同的,这主要是由于剂量与量反应或质反应的相关关系不一致,因此,在用曲线进行描述时可呈现不同类型的曲线。

一般情况下,剂量-反应曲线有下列基本类型(图1-5):

(1)直线型:反应强度与剂量呈直线关系,即随着剂量的增加,反应的强度也随着增强,并成

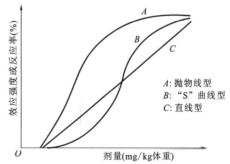

图1-5 剂量-反应曲线的三种形式

正比关系。但在生物体内,此种直线型关系较少出现,仅在某些体外试验中,在一定的剂量范围内存在。如采用修复缺陷的细菌或细胞试验系统进行致突变试验时,常常在较低剂量下即曲线的起始部分观察到线性的剂量-反应关系,在这种情况下,剂量与反应率完全成正比。

（2）抛物线型:剂量与反应强度呈非线性关系,即随着剂量的增加,反应的强度也增高,且最初急速增高,随后变得缓慢,以致曲线先陡峭后平缓,而呈抛物线形。如将此剂量换成对数值则成一直线。将剂量与反应关系曲线转换成直线,可便于在低剂量与高剂量或低反应强度与高反应强度之间进行互相推算。可见于剂量-量反应关系中。

（3）"S"曲线型:是典型的剂量-反应曲线,多见于剂量-质反应关系中,分为非对称"S"形曲线和对称"S"形曲线两种形式。

①非对称"S"形曲线:该曲线两端不对称,与对称的"S"形曲线比较,该曲线在靠近横坐标左侧的一端由平缓转为陡峭的距离较短,而靠右侧的一端曲线则伸展较长。它表示随着剂量的增加,反应率的变化呈偏态分布（图1-6）。由于毒理学试验使用的试验组数和动物数有限,受试群体中又存在一些高耐受性的个体,故这种曲线较为常见。

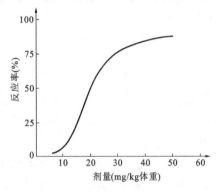

图1-6 非对称"S"形曲线

②对称"S"形曲线:当群体中的全部个体对某一外源化学物的敏感性差异呈正态分布时,剂量与反应率之间的关系表现为对称"S"形曲线。对称"S"形曲线往往见于试验组数和每组动物数均足够多时,在毒理学中仍属少见。

剂量-反应曲线反映了人体或试验动物对外源化学物毒作用易感性的分布。如果人体或试验动物对外源化学物的易感性完全相同,则在某一个剂量下,全部个体都发生相同的毒作用（图1-7中1A）,剂量-反应曲线应该成为图1-7中2A的形状。若个体对外源化学物毒作用的易感性不一致（图1-7中1B、1C）,则用"S"形曲线反映:如整个群体对外源化学物的易感性呈正态分布（图1-7中1B）,则剂量-反应之间的关系表现为对称"S"形曲线（图1-7中2B）;如个体对此外源化学物的毒作用易感性呈偏态分布（图1-7中1C）,则剂量-反应之间的关系表现为非对称"S"形曲线（图1-7中2C）。

无论是对称"S"形曲线还是非对称"S"形曲线,均在50%反应率处的斜率最大,剂量与反应率的关系相对恒定。因此,常用以引起50%反应率的剂量来表示外源化学物的毒性大小,如半数致死量（LD_{50}）、半数中毒量（TD_{50}）、半数效应剂量（ED_{50}）等。

（4）"全或无"反应（all or none response）:在毒性试验中有时会看到"全或无"的剂量反应关系现象。这种现象仅在一个狭窄的剂量范围内才能观察到,为坡度极陡的线性剂量-反应关系。例如致畸试验中的剂量-反应关系,在低剂量时,由于个别动物极为易感,因此致畸率增加并不明显;当剂量增加到一定程度时,致畸率会迅速升高;再稍微继续增加剂量则会引起胎仔和母鼠的死亡,因此在高剂量范围内致畸率的增高曲线就无法被描述。产生"全或无"反应的原因应根据具体情况进行分析和解释。

（5）其他的曲线形式:除上述几种反应类型的曲线外,剂量-反应关系还可能表现为其他的曲线形式。如图1-8所示,某些满足机体生理需要的外源物,如维生素、矿物质,其给予量

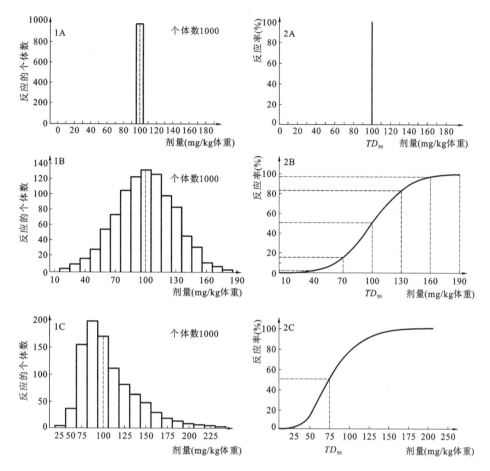

图 1-7 试验动物个体对外源化学物的易感性分布和剂量-反应关系的模式图

个体易感性:A. 完全相同;B. 呈正态分布;C. 呈偏态分布

和个体效应间的关系呈"U"形。当人体缺乏某种必需的营养成分时,会引起一系列营养缺乏病;而当摄入过量时,则导致中毒甚至死亡,安全的摄入剂量仅在一段剂量的区间。对于一些非营养物质,随着剂量的增加,则会出现毒性作用,导致死亡。

2. 剂量-反应曲线的转换

为通过数学的方法更加准确地计算 LD_{50} 等重要的毒理学指标并得出曲线的斜率,可以将"S"形曲线转换为直线。

当把纵坐标的标志单位反应率改为反应频率时,对称"S"形曲线转换为高斯曲线(图 1-9,下图)。当纵坐标单位用概率单位表示时,对称"S"形曲线即转换为直线(图 1-9,上图)。

将非对称"S"形曲线转换为直线,需要分两步进行:先把横坐标的剂量单位换算为相应的对数,再把纵坐标的反应率改为概率单位,即可得到一条直线。

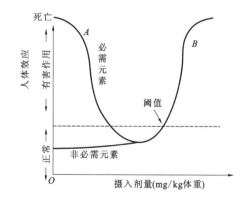

图 1-8 人体接触必需元素和非必需元素的剂量-反应曲线

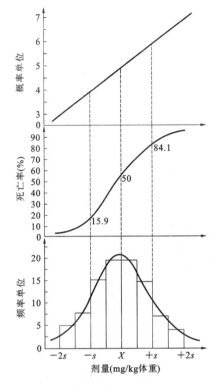

图 1-9 "S"曲线型剂量-反应曲线向直线的转换

第三节 表示毒性的常用指标

化学物的毒性大小可以用两种方法来描述：一种是比较相同剂量外源化学物引起的毒作用强度，另一种是比较引起相同毒作用的外源化学物的剂量。后者更易于定量，被用于描述下列各种毒性指标和安全限值的概念。

毒理学中常用的毒性指标包括致死剂量、阈剂量、最大无作用剂量和毒作用带等。毒性指标可大致分为两类：一类为毒性上限指标，是在急性毒性试验中以死亡为终点的各项毒性指标；另一类是毒性下限指标，即有害作用的阈剂量及最大无作用剂量，可以从各种毒性试验中得到。

当受试物质存在于空气或水中时，上述各指标中的剂量改称为浓度（concentration）。

一、致死剂量

致死剂量（lethal dose，LD）是指在急性毒性试验中某种外源化学物能引起试验动物死亡的剂量。致死剂量常以引起机体不同死亡率所需的剂量来表示，单位为 mg/kg 或 mg/L。但在一个群体中，个体死亡的多少有很大程度的差别，所需的剂量也不一致，因此致死剂量又具有下列不同概念。

1. 绝对致死量

绝对致死量（absolute lethal dose，LD_{100}）指能引起受试对象全部死亡所需要的最低剂量。如降低剂量，就有存活者。在一个群体中，不同个体之间对外源化学物的耐受性存在差异,可能有个别个体耐受性过高,因此造成 LD_{100} 有很大的波动性。所以表示一种外源化学物的毒性高低或比较不同外源化学物的毒性时,一般不用 LD_{100} 而采用半数致死量(LD_{50}),因为 LD_{50} 较少受到个体耐受性差异的影响,比 LD_{100} 更为准确。

试验动物的耐受性会影响绝对致死量的大小

耐受性(tolerance)是指机体对药物的反应性降低的一种状态,按其性质有先天性和后天获得性之分。前者对药物的耐受性可长期保留,多与体内某些药物代谢酶过度活跃有关。后者往往是连续多次用药后才发生的,增加剂量后可能达到原有的效应;停止用药一段时间后,其耐受性可以逐渐消失,重新恢复到原有的对药物反应的水平。

测量绝对致死量时,所采用的动物的耐受性不同,对测得的结果影响很大。例如对某一外源化学物采用腹腔注射的染毒方式进行急性毒性试验,第一组 10 只大鼠,染毒剂量为 5mg/kg 体重时,10 只全部死亡;第二组 10 只大鼠,染毒剂量为 5mg/kg 体重时,9 只死亡,只有当剂量提高到 20mg/kg 体重时,最后 1 只才死亡。这样,根据第一组试验的结果,该外源化学物的 LD_{100} 为 5mg/kg 体重;而根据第二组试验的结果,LD_{100} 为 20mg/kg 体重,是第一组值的 4 倍。可见,试验动物耐受性的高低,会明显影响所测得的绝对致死量的大小。

---

2. 最小致死量

最小致死量(minimum lethal dose,MLD 或 LD_{01} 或 LD_{min})指外源化学物使受试对象中仅个别发生死亡的剂量。从理论上说,低于此剂量即不能使动物出现死亡。与 LD_{100} 相似,LD_{01} 受到个体耐受性差异的影响很大。

3. 最大耐受量

最大耐受量(maximal tolerance dose,MTD 或 LD_0)指外源化学物在一个动物群体中不引起受试动物死亡的最高剂量。接触此剂量的个体可以出现严重的毒性作用,但不发生死亡。从理论上讲,LD_{01} 与 LD_0 是两个无限接近的剂量。

4. 半数致死量

半数致死量(median lethal dose,LD_{50})指外源化学物能引起一群个体 50% 死亡所需的剂量。该剂量为经过统计得出的估计值,也称致死中量。LD_{50} 的数值越小,表示外源化学物的毒性越强;反之,LD_{50} 的数值越大,则毒性越弱。LD_{50} 是评价化学物质急性毒性大小最重要的指标,也是对不同化学物质进行急性毒性分级的基础指标。

LD_{50} 代表受试群体感受性的平均情况。它位于剂量-反应关系"S"形曲线的中央,不受两端个别动物感受性特高或特低的影响,此处曲线的斜率最大,剂量稍有增加就能引起死亡率明显的变化,因而灵敏度最高。且其附近的线段又几乎成直线,所以稳定性好。死亡是一个能够准确观察且简便的观察指标,因此,LD_{50} 是评价化学毒物急性毒性最敏感、最精确、最具代表性的指标,最常被作为评价化学毒物急性毒性的指标。

LD_{50} 受多种因素的影响。对于同一种化学物质,由于不同种属的动物敏感性不同,且接触途径也有多种不同的选择,其 LD_{50} 的值可能有较大的差异。因此,在表示 LD_{50} 时,必须注明动物种属和接触途径。例如，滴滴涕（DDT）的 LD_{50} 为 300mg/kg 体重（大鼠，经口）。对于某些化学物质，不同性别的动物敏感性不同，还应标明不同性别动物的 LD_{50}。例如，2-甲基-丙醇-1 的 LD_{50} 为 2650mg/kg 体重（雄性大鼠，经口）、3100mg/kg 体重（雌性大鼠，经口）。此外，实验室环境、喂饲条件、染毒时间、受试物浓度、溶剂性质、试验者操作技术的熟练程度等均可对 LD_{50} 产生影响。即使如此，LD_{50} 作为一个统计量，由于求一个外源化学物的 LD_{50} 所使用的试验动物毕竟只能取自某一品系动物整体中很小的一部分，群体之间也会存在抽样误差，所以用同一个外源化学物、同一品系试验动物、相同接触途径测得的 LD_{50} 在重复测定时，也会有一定差别。因此在计算 LD_{50} 统计值时，还要求给出 95% 可信限，以 $LD_{50} \pm 1.96\delta$ 来表示误差范围。例如，西维因（sevin）的 LD_{50} 为 363mg/kg 体重（小鼠，经口），其 95% 的可信区间为 294～432mg/kg 体重。

与 LD_{50} 概念相似的还有半数致死浓度（LC_{50}），即能够引起一个群体中 50% 的个体死亡所需的浓度。一般以 mg/m^3 表示空气中的外源化学物浓度，以 mg/L 表示水中的外源化学物浓度。

二、阈剂量

阈剂量（threshold dose）也称最小有作用剂量（minimal effect dose，MED；minimal effect level，MEL），指在一定时间内，一种外源化学物按一定方式或途径与机体接触，并使某项灵敏的观察指标开始出现异常变化或使机体开始出现损害作用所需的最低剂量。即剂量稍低于阈值时，效应不发生；而剂量达到或稍高于阈值时，效应发生。

阈剂量分为急性和慢性两种，即急性阈剂量（acute threshold dose，Lim_{ac}）和慢性阈剂量（chronic threshold dose，Lim_{ch}），前者为与化学物质一次接触所得，后者为与化学物质长期反复多次接触所得。确定阈剂量是毒理学研究工作的重要内容，也是制定卫生标准的主要依据，特别是慢性阈剂量是制定车间空气中某种物质最高容许浓度时不可缺少的指标。

理论上，低于阈剂量的任何剂量都不应对机体产生损害作用，但实际上，能否观察到化学物质造成的损害作用，在很大程度上受检测技术的灵敏度和精确性、被观察指标的敏感性、样本大小的限制。因此，所谓的"阈剂量"确切地应称为"观察到损害作用的最低剂量"（lowest observed adverse effect level，$LOAEL$）。就目前的科学发展程度，对于某些化学物和某些毒效应还不能证实确实存在阈剂量。

一种化学物对每种效应都可有一个阈值，因此一种化学物可有多个阈值。对某种效应，对不同的个体可有不同的阈值。用不同的指标、方法来观察不良反应（或毒效应），可以得出不同的阈剂量（表1-3）。为了安全，需采用敏感的指标、敏感的动物和足够数量的动物进行试验。随着科学的发展和观察指标的变化，阈剂量也会变动，但应注意区别效应是生理的、无毒的，还是毒性效应。例如体重减轻可能是食物摄入量减少引起的，也可能是机体对化学品不适应产生的毒效应；又如肝肿大可能是化学品一时性引起肝混合功能氧化酶的兴奋的结果，也可能是化学品导致肝损伤而引起的毒效应。试验设计者有时将生化酶指标测试与电镜亚细胞结构观察结合进行，将条件反射变化与大脑皮层细胞形态学观察结合进行，以便分析一些生理功能变化的毒理学意义。

表 1-3　几种化学品不同指标的阈剂量　　　　　　　单位:mg/L

指标 化学品名称	形态学变化	临床症状	肌肉工作能力降低	条件反射变化
乙酸乙酯	7.0	3.0	1.5	0.5
对二氧乙酯	7.5	5.0	—	0.5
硝基丙烷	5.8	—	0.2	0.1
四硝基甲烷	0.1	0.1	0.003	0.003
二乙胺	3.0	2.0	2.0	0.25

三、最大无作用剂量

最大无作用剂量(maximal no-effect level,$MNEL$;ED_0),是指某种外源化学物在一定时间内按一定方式或途径与机体接触后,根据现有认识水平,用最为灵敏的试验方法和观察指标,未能观察到对机体造成任何损害作用或使机体出现异常反应的最高剂量。与阈剂量的情况一样,损害作用能否被检出主要与检测方法及样本大小有关,故使用"未观察到有害作用的剂量"(no observed adverse effect level,$NOAEL$;no observed effect level,$NOEL$)更为妥当。最大无作用剂量也不能通过试验获得,它是一个理论值,在毒理学亚慢性或慢性试验中表示为 $NOAEL$。$NOAEL$ 是毒理学的一个重要指标,在制订化学物质的安全限值时起着重要作用。食品、工业、环境等方面的各种毒理学卫生标准,如某种外源化学物的每日允许摄入量(ADI)和最高容许残留量(MRL)等,大多数是以 $NOAEL$ 作为基本依据和指标来制订的。

一般来说,略高于最大无作用剂量或浓度,即为最小有作用剂量($LOAEL$)或阈剂量。在理论上,最大无作用剂量与最小有作用剂量应该相差极微,任何微小甚至无限小的剂量增加,对机体造成的损害作用也应该有相应的增加。但由于受到对损害作用观察指标和检测方法灵敏度的限制,不能对机体任何细微的异常变化进行检测,而只有当两种剂量的差别达到一定数量时,才能明显观察到损害作用程度的不同,所以 $NOAEL$ 和 $LOAEL$ 之间实际上存在一定的剂量差距。当外源化学物与机体接触的时间、方式或途径以及观察对机体造成损害作用的指标发生改变时,最大无作用剂量或最小有作用剂量也将随之改变。所以,表示一种外源化学物的最大无作用剂量和最小有作用剂量时,必须说明试验动物的物种品系、接触方式或途径、接触持续时间和观察指标等。

$NOAEL$ 和 LD_{50} 是食品安全性毒理学评估中最重要的两个指标。前者代表食品或化学物的长期迟发毒性,后者代表急性毒性。需要指出的是,化学物的 $NOAEL$ 和 LD_{50} 之间没有必然的联系,例如有些致癌化学物的急性毒性可以很小。通过动物毒性试验获得的 $NOAEL$ 数据可外推到人,即可制订出某种外源化学物的每日允许摄入量(ADI)和最高容许浓度(maximal allowable concentration,MAC)。

四、毒作用带

LD_{50} 可以作为急性毒性大小的敏感指标,但只是一个质反应指标,单纯以 LD_{50} 还不能反映化学物的毒性特征。为此,提出了另一个毒理学指标,即毒作用带(toxic effect zone),用它来综合评价化学物毒性危险性的大小。毒作用带包括急性毒作用带(acute toxic effect zone,Z_{ac})和慢性毒作用带(chronic toxic effect zone,Z_{ch})。

1. 急性毒作用带

急性毒作用带（Z_{ac}）一般指化学物的急性毒性上限与毒性下限的比值，即指引起半数以上动物死亡的剂量与最低毒作用剂量之间的范围。毒性上限常以 LD_{50} 表示，毒性下限常以急性毒性阈剂量 Lim_{ac} 代表。计算式为：

$$Z_{ac} = \frac{LD_{50}}{Lim_{ac}}$$

因为 LD_{50} 永远大于 Lim_{ac}，因此该比值总是大于1。Z_{ac} 值越大，从毒物的急性最小有作用剂量到可能引起半数个体死亡的剂量之间的距离就越大，因而引起急性毒性死亡的危险性就越小，如通常的细菌性食物中毒。反之，该值越小，从毒物的急性最小有作用剂量到可能引起半数个体死亡的剂量之间的差距就越小，引起急性死亡的危险性就越大，因为刚察觉到急性中毒，量稍多一点就会引起死亡，如白毒伞的毒性。

也有人提出用毒物引起致死效应的剂量-反应关系曲线的斜率代表急性毒作用带的宽窄来评价该化学物的危害性大小。剂量-反应关系曲线的斜率可按下述公式计算：

$$\delta = \frac{1}{2}\left(\frac{LD_{84}}{LD_{50}} + \frac{LD_{50}}{LD_{15}}\right)$$

2. 慢性毒作用带

慢性毒作用带（Z_{ch}）指从慢性毒性阈剂量 Lim_{ch} 到急性毒性阈剂量 Lim_{ac} 之间的距离。计算式为：

$$Z_{ch} = \frac{Lim_{ac}}{Lim_{ch}}$$

因为 Lim_{ac} 永远大于 Lim_{ch}，因此该比值总是大于1。通常只有急性毒性才容易察觉，引起慢性中毒的阈剂量与引起急性中毒的阈剂量差距越大，慢性中毒的发展越不容易察觉，因此日积月累，最后引起慢性中毒的危险性就越大，如铅中毒。反之，该比值越小，即引起慢性中毒的阈剂量与引起急性中毒的阈剂量越接近，就越容易引起急性中毒，但引起慢性中毒的危险性就越小，如通常的细菌性食物中毒。

第四节 安 全 限 值

安全限值即卫生标准，是对各种环境介质（空气、土壤、水、食品等）中的化学、物理和生物有害因素规定的限量要求。它是国家颁布的卫生法规的重要组成部分，是政府管理部门对人类生活和生产环境实施卫生监督和管理的依据，是提出防治要求、评价改进措施和效果的准则，对于保护人民健康和保障环境质量具有重要意义。

通常用动物的毒理学试验数据外推出某外源化学物对人的安全剂量。将动物试验外推到人通常有三种基本的方法：利用不确定系数（安全系数）；利用药物动力学（广泛用于药品安全性评价并考虑到受体敏感性的差别）；利用数学模型。毒理学家对于"最好"的模型及模型的生物学意义尚无统一的意见。

一、每日允许摄入量

1. 每日允许摄入量的含义及其计算

每日允许摄入量（acceptable daily intake，ADI）指人类终生每日随同食物、饮水和空气摄入某种外源化学物而对健康不引起任何可观察到的损害作用的剂量。ADI 是 WHO 提出的,是根据"未观察到有害作用的剂量"($NOAEL$)来制订的,以每千克体重可摄入的量表示,单位为 mg/(kg 体重·d)。

$$ADI\left[\mathrm{mg}/(\mathrm{kg\ 体重}\cdot\mathrm{d})\right]=\frac{NOAEL\left[\mathrm{mg}/(\mathrm{kg\ 动物体重}\cdot\mathrm{d})\right]}{安全系数}$$

由于人和动物的敏感性不同、人群中的个体差异以及有限的试验动物数据外推到大量的接触人群等因素,需要有安全系数(safety factor,SF)。如对于在车间内接触的化学品,一般采用的 $SF<10$,如敌敌畏;对于毒作用带窄的物质,采用的 $SF>10$,如印度博帕尔市异氰酸甲酯中毒事件中,人们接触的异氰酸甲酯的毒作用带很窄,$SF=100$。食品采用的标准一般都比较严格,从"未观察到有害作用的剂量"外推到人的 ADI,安全系数常采用 100。但根据毒性资料,安全系数可供选用的范围也很大,WHO 专家委员会曾建议可在 10~2000 范围内选用。

2. 安全系数

由动物试验资料外推至人的不确定性及人群毒性资料本身所包含的不确定性是由试验动物和人的种间差异及人群间的个体差异所致。上述两方面的差异值来源于毒代动力学与毒效应动力学的资料(图 1-10)。国际规章机构承认非致癌物可取 100 倍的安全系数,依据是人对各种有毒、有害物质的敏感性一般比最敏感的动物还要敏感 10 倍,而试验动物存在约 10 倍的种内个体差异。为了确保安全,致癌物、致畸物的安全系数制订得要大些。

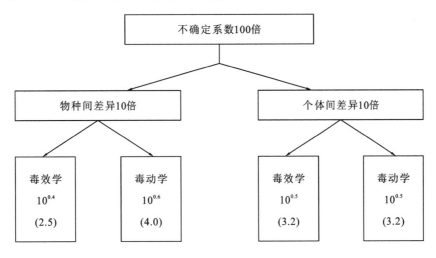

图 1-10　100 倍不确定系数(安全系数)的构成(Renwiclk,1993)

3. 几种常用食品添加剂对人的 ADI

联合国 FAO/WHO 所属的食品添加剂专家联合委员会(JECFA)每年依据各国所用食品添加剂的毒性报告,对某些食品添加剂的 ADI 做出评价、修改或撤销。一般取动物试验获得的 $NOAEL$ 值的 1/500~1/100 作为 ADI 值,即安全系数取 100~500。

几种常见的食品添加剂对人的 ADI 值及其在相关食品中的最大使用量见表 1-4。

表 1-4　我国几种常见的食品添加剂的 ADI 值

品名	ADI [mg/(kg 体重・d)]	食品中的最大使用量(g/kg)	用　途
六偏磷酸钠	0～70	5.0	方便米面制品
三聚磷酸钠	0～70	5.0	方便米面制品
磷酸氢钙	0～70	1.0	发酵制品、婴儿食品
苯甲酸	0～5	0.2～1.0	食品防腐
山梨酸	0～25	0.75～2.0	食品防腐
丁基羟基茴香醚(BHA)	0～0.5	0.2	食用油脂、油炸食品、饼干、方便面、速煮米
二丁羟基甲苯(BHT)	0～0.3	0.2	即食谷类食品

注：食品添加剂在食品中的最大使用量一般是依据 JECFA 推荐的"丹麦预算法"来推算的，这种方法目前已被世界各国公认和采用，即：最大使用量＝40×ADI。

二、最高容许残留量

最高容许残留量(tolerance level or maximal residue limit, MRL)简称容许量，也称最高残留限量，是指允许在食物表面或内部残留药物或化学物质的最高含量或浓度。具体来说，就是在屠宰或收获以及加工、贮存和销售等特定时间内，直到被人体消费时，食物中的药物或化学物质残留的最高容许含量或浓度。MRL 是根据 ADI 计算的，其计算公式如下：

$$MRL = \frac{ADI(\frac{mg}{kg\ 体重・d}) \times bw(kg)}{人每日摄入食物总量(\frac{kg}{d}) \times 食物系数(\%)}$$

式中，食物系数指待测食物占食物总量的百分率(%)；bw(body weight)是指人群平均体重(kg)。

【例 1-1】　食物中马拉硫磷最高容许残留量的制定。

假定：经试验已确定马拉硫磷的人体 ADI＝0.05mg/(kg 体重・d)，食物中马拉硫磷的人体吸收率为80%，平均60kg 体重的人每日进食1000g 各类食物；食物结构为：粮食450g，蔬菜350g，其他食品200g。

计算：(1)因为设定某外源化学物的 ADI 时，已经考虑了可能的给药途径，因此，此处不必考虑人体对马拉硫磷的经口吸收。那么，如果仅粮食中有马拉硫磷残留，则粮食中马拉硫磷的 MRL 为：

$$MRL = \frac{0.05mg/(kg\ 体重・d) \times 60kg\ 体重}{1(kg/d) \times \frac{450g}{1000g}} \approx 6.67mg/kg$$

(2)如果粮食和蔬菜中均有马拉硫磷残留，则粮食和蔬菜中马拉硫磷的 MRL 为：

$$MRL = \frac{0.05mg/(kg\ 体重・d) \times 60kg\ 体重}{1(kg/d) \times \frac{450g+350g}{1000g}} \approx 3.75mg/kg$$

同理，可制订多种食物中均有此农药残留情况下的 MRL 值。

三、最高容许浓度

最高容许浓度(maximum allowable concentration,MAC)是指某种外源化学物可以在环境中存在而不致对人体造成任何损害作用的浓度。这一概念对生活环境和生产环境都适用。在此浓度下,工人长期从事生产劳动,不致引起任何急性或慢性职业危害。在生活环境中,MAC是指对大气、水体、土壤等介质中有毒物质浓度的限量标准。接触人群中最敏感的个体暴露或终生接触该水平的外源化学物,不会对其本人或后代产生有害影响。由于在两种环境中,人类生活与生产活动的情况不同,具体的接触条件存在较大差异,因而同一种外源化学物在生产环境与生活环境中的MAC也不相同。

四、阈限值

阈限值(threshold limit value,TLV)为美国政府工业卫生学家委员会(ACGIH)推荐的生产车间空气中有害物质的职业接触限值,为绝大多数工人每天反复接触不致引起损害作用的浓度。由于个体敏感性的差异,在此浓度下不排除少数工人出现不适、既往疾病恶化,甚至罹患职业病。

与此相关的是可耐受摄入量(tolerable intake,TI),它是由国际化学品安全规划署(IPCS)提出的,指人类终生摄入一种物质而没有对健康产生可估计的损害作用的容许量,取决于摄入途径。TI可以用不同的单位来表达,如吸入可表示为空气中的浓度(如 $\mu g/m^3$ 或 mg/m^3)。

五、参考剂量

参考剂量(reference dose,RfD)由美国环境保护局(EPA)首先提出,用于非致癌物质的危险度评价。RfD是指人类在环境介质(空气、水、土壤、食品等)中接触某种外源化学物的日平均剂量的估计值。人群(包括敏感亚群)在终生接触该剂量水平外源化学物的条件下,预期一生中发生非致癌或非致突变有害效应的危险度可低至不能检出的程度。

RfD和RfC(参考浓度)是根据试验中可获得的NOAEL和LOAEL两个具体指标值计算而来的,即:

$$RfD(或 RfC) = \frac{NOAEL(或 LOAEL)}{SF \times MF}$$

式中,SF表示安全系数;MF表示修正系数。

修正系数(modifying factor,MF)是主要考虑研究的科学性以及各种未能包括的不确定因素。例如,无作用机制方面的资料、受试物导致试验动物的损害作用是否与人类相似等因素不确定时,需再多采用一个修正系数,一般 $MF < 10$。当研究中的不确定因素可由安全系数予以充分估计时,$MF = 1$。

制订安全限值是食品毒理学的一项重大任务。对某一种外源化学物来说,上述各种毒性指标和安全限值的剂量大小顺序见图1-11。

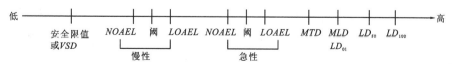

图1-11 各种毒性指标和安全限值的剂量轴

本章小结

本章介绍了毒理学常用的基本概念：

（1）毒物是指在一定条件下，较小剂量即能够对机体产生损害作用或使机体出现异常反应的外源化学物。毒物与非毒物之间并无绝对界限，剂量决定了它是否为毒物。

（2）毒性能反映毒物的剂量与机体反应之间的关系。我国依据 LD_{50} 将食物中化学物的毒性分为六级。

（3）毒作用是指毒物本身或代谢产物在作用部位达到一定数量并与组织大分子成分互相作用的结果，可分为六大类。

（4）剂量-反应关系可分为剂量-量反应关系和剂量-质反应关系。剂量-反应关系可用曲线表示，有直线型、抛物线型、"S"曲线型和"全或无"反应四种基本类型。

（5）表示毒性的常用指标包括致死剂量、阈剂量、最大无作用剂量和毒作用带。其中致死剂量是指在急性毒性试验中某种外源化学物能引起试验动物死亡的剂量。最重要的指标是半数致死量 LD_{50}，LD_{50} 数值越小，表明外源化学物的毒性越大。

（6）安全限值即卫生标准，可用每日允许摄入量、最高容许残留量、最高容许浓度、阈限值、参考剂量等表示。

（7）$NOAEL$ 和 LD_{50} 是食品安全毒理学评价中最重要的两个指标。

案例分析

1. 砒霜被认为是剧毒物质，成人一次口服 60～300mg 即可致死。但在制作动物标本或皮革时，有时制作者不戴手套，直接徒手把大量的砒霜制剂涂抹在动物皮的肉面，做完以后彻底地洗手，多次下来也不见他们有明显的中毒症状。为什么？

2. 2008 年 9 月 11 日，甘肃等地报告了多例婴幼儿泌尿系统结石病例，调查发现患儿多有食用三鹿牌婴幼儿配方奶粉的历史。经相关部门查实，石家庄三鹿集团股份有限公司生产的三鹿牌婴幼儿配方奶粉受到三聚氰胺的污染，而三聚氰胺可导致人体泌尿系统产生结石。国家质检总局随即对全国婴幼儿奶粉的三聚氰胺含量进行专项抽检，结果显示，在三鹿、伊利、蒙牛、雅士利等 22 个厂家 69 批次产品中检出三聚氰胺，其中三鹿奶粉中三聚氰胺的含量最高。在有问题的知名品牌的婴幼儿奶粉中，检验批次数、检出含三聚氰胺的批次数、检出的最高三聚氰胺含量分别如表 1-5 所示。

表 1-5　奶粉的抽检情况

有问题的部分婴幼儿奶粉品牌	检验批次数	检出含三聚氰胺的批次数	最高三聚氰胺含量（mg/kg）
三鹿	11	11	2563
圣元	17	8	150
光明	2	2	98.6
蒙牛	28	3	68.2
雅士利	30	8	53.4

有问题的部分婴幼儿奶粉品牌	检验批次数	检出含三聚氰胺的批次数	最高三聚氰胺含量(mg/kg)
施恩	20	4	17
伊利	35	1	12
聪而壮	1	1	0.09

(1)已知三聚氰胺的半数致死量(LD_{50})为 4550 mg/kg 体重(小鼠,口服)或 3000 mg/kg 体重(大鼠,口服)。请问三聚氰胺属于哪级毒性物质?毒性分级小,是否意味着该物质可任意剂量地添加或服用?

(2)请从"毒物"概念的角度分析,为什么含有三聚氰胺的奶粉品牌、批次这么多,却只有三鹿牌婴幼儿奶粉容易导致婴儿产生肾结石,而长期服用伊利、聪而壮奶粉的婴儿却没有一例发病?请再举一个相似的例子进行解释。

(3)用对三聚氰胺毒性最敏感的大鼠做慢性试验,得到的最大无作用剂量($NOAEL$)为 63mg/(kg 体重·d)(13 周,大鼠,经口喂饲)。如果安全系数取 200,那么婴儿的三聚氰胺每日允许摄入量(ADI)为多少(小数点后取两位)?

(4)如果体重为 7.0kg 的婴儿每天最多摄入奶粉 150g,而且除了水(假定不含三聚氰胺)以外,奶粉就是他(她)的唯一食物来源。那么,针对该消费群体的婴儿奶粉中最多容许存在多高浓度的三聚氰胺(小数点后取两位)?我国和美国的标准都是婴幼儿配方乳粉中三聚氰胺的限量值为 1mg/kg。符合该标准的婴幼儿奶粉能否保证婴儿不受三聚氰胺的损害?

复习思考题

一、名词解释

毒物　毒作用　毒效应谱　靶器官　选择毒性　半数致死量　阈剂量　最大无作用剂量　每日允许摄入量

二、判断题

1."昆明的儿童铅中毒百分比已经从 2003 年的 50‰ 下降到近几年的 30‰。"这里,"50‰""30‰"均表示的是一种质反应。　　　　　　　　　　　　　　　　( )

2."最大无作用剂量"与"最小有作用剂量"实际上往往重合,通常是一个值。　( )

3.铅的慢性毒作用带宽,表明其引起慢性中毒的可能性比较大。　　　　　( )

4.阈限值相当于人的每日允许摄入量。　　　　　　　　　　　　　　　( )

三、选择题

1.某人发生细菌性食物中毒,经过 3d 的治疗,机体的一切功能均恢复正常,没有留下任何后遗症。那么,该病菌对他造成的是( )。

A.非损害作用　　　B.可逆损害作用　　　C.不可逆损害作用　　　D.以上都不是

2. 下面对 LD_{50} 的描述错误的是（　　）。

A. 毒物引起一半受试对象死亡所需要的剂量

B. 评价毒物急性毒性大小最重要的指标

C. 对不同毒物进行急性毒性分级的基础标准

D. 毒物的急性毒性大小与 LD_{50} 值的大小成正比

3. 动物慢性毒性试验所得的 $NOAEL$ 值是指（　　）。

A. 未能观察到任何对机体产生损害作用的最低剂量

B. 未能观察到任何对机体产生损害作用的最高剂量

C. 人类终生摄入该化合物未引起任何损害作用的剂量

D. 一种化合物在环境中存在而不引起生物体的任何损害的剂量

4. 化学毒物与机体毒作用的剂量-反应（效应）关系最常见的曲线形式是（　　）。

A. 直线型　　　　　　　　　　　　　B. 抛物线型

C. 对称"S"曲线型　　　　　　　　　D. 非对称"S"曲线型

5. 下面对阈剂量的描述错误的是（　　）。

A. 毒物引起受试对象中少数个体出现某种最轻微的异常改变所需要的最低剂量

B. 与毒物一次接触所得的阈剂量为急性阈剂量

C. 长期反复多次接触毒物所得的阈剂量为慢性阈剂量

D. 毒物的急性阈剂量比慢性阈剂量要低

6. 下面对于毒作用带的描述错误的是（　　）。

A. 半数致死剂量与急性阈值的比值为急性毒作用带

B. 急性阈剂量与慢性阈剂量的比值为慢性毒作用带

C. 急性毒作用带宽，表明引起急性毒性死亡的危险性大

D. 慢性毒作用带宽，表明发生慢性中毒的危险性大

四、简述题

1. 致死剂量包括哪些指标？

2. 急性毒性指标有哪些？

3. 既然砒霜能治白血病，为什么医生建议患者不要擅自购买、使用砒霜？

第二章 外源化学物在体内的转运与转化

知识目标

1. 掌握生物膜的结构;简单扩散的条件;影响吸收、分布和排泄的主要因素;生物转化的概念和意义;Ⅰ相反应、Ⅱ相反应的概念、反应类型、代谢酶的种类,影响生物转化的因素。

2. 理解膜孔滤过、易化扩散;主动转运的特点;吸收的概念和主要途径,分布的概念,排泄的主要途径及其意义;代谢活化的概念、活性代谢产物、酶的诱导、诱导剂、酶的抑制及其类型;经由Ⅰ相反应、Ⅱ相反应的代谢活化。

3. 了解生物转运的基本概念;膜动转运的特点。

技能目标

1. 能够根据体内环境的 pH 值特点和毒物的理化性质,判断化学毒物的主要吸收部位,以便采取相应解毒措施。

2. 能够根据各种吸收部位的吸收特点,选择合适的染毒途径。

3. 能够依据影响化学毒物生物转化的环境因素,确定动物合理的饲养条件,判断化学物在特定环境下的毒性作用。

4. 能够找到一些防范灰霾天气、沙尘对身体危害的方法。

5. 能够找到一些防范药物的毒副作用的方法。

外源化学物和机体之间的相互作用从机体接触外源化学物开始,经过吸收(absorption)—分布(distribution)—生物转化即代谢(metabolism)—排泄(excretion)过程,即机体对化学物进行一系列处置的过程,这一过程称为 ADME 过程。化学毒物在体内的吸收、分布和排泄过程称为生物转运(biotransprotation),化学毒物的代谢变化过程称为生物转化(biotransformation)。化学毒物的代谢和排泄合称为消除(elimination)。

第一节 生物膜与生物膜转运

一、生物膜的结构和功能与流动性

外源化学物在进入机体时需要通过许多屏障。这些屏障包括各种结构,可从较厚的皮肤组织到相对较薄的肺泡膜组织。在所有这些结构中,组织、细胞和细胞器的膜是基本相似的,可统一用生物膜的概念来描述。

1. 生物膜的结构与流动性

生物膜(biomembrane)是包围着每个细胞的细胞膜(cell membrane)和细胞器膜的总称,是镶嵌有蛋白质的流动脂双层,见图 2-1。

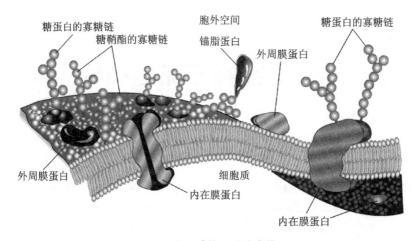

图 2-1　生物膜的流动镶嵌模型

（1）生物膜的结构

生物膜主要由脂质、蛋白质和少量的糖链组成，其骨架是磷脂双分子层。每一磷脂分子具有一个极性的亲水"头部"和两个非极性的疏水"尾部"。所有脂质分子的亲水头部都向着膜两侧表面，疏水的尾部向着膜的中心，形成生物膜的脂质双分子层。在脂双层内部，磷脂分子的非极性的疏水尾部形成的一层脂溶性（非极性）环境，不允许极性的水分子及水溶性分子通过，只有脂溶性的分子可以通过简单扩散透过脂双层，见图 2-2。

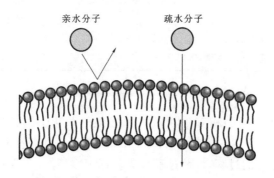

图 2-2　水溶性物质难以通过生物膜

蛋白质分子以不同的方式镶嵌在生物膜中，见图 2-3：①整合蛋白：可能全为跨膜蛋白，为两性分子，疏水部分位于脂双层内部，亲水部分位于脂双层外部。由于存在疏水结构域，整合蛋白与膜的结合非常紧密，只有用去垢剂才能将其从膜上洗涤下来。整合蛋白的跨膜结构域可以是 1 至多个疏水的 α 螺旋，使分子与脂双层紧密结合。整合蛋白的跨膜结构域可以由多个两性 α 螺旋或两性 β 折叠组成亲水通道，允许大小合适的水溶性离子或分子可控地通过，这类整合蛋白被称为通道蛋白。②外周蛋白：靠离子键或其他较弱的键与膜表面的蛋白质分子或脂分子的亲水部分结合。有时很难区分整合蛋白和外周蛋白，主要是因为一个蛋白质可以由多个亚基构成。③脂锚定蛋白：结合于某种膜脂分子上或与膜脂上特定的糖链结合。

生物膜所具有的各种功能，在很大程度上取决于膜内所含的蛋白质。一般来说，膜中的蛋白质越多，其功能越复杂和多样化；细胞和周围环境之间的物质、能量和信息的交换，大多与细胞膜上的蛋白质有关。

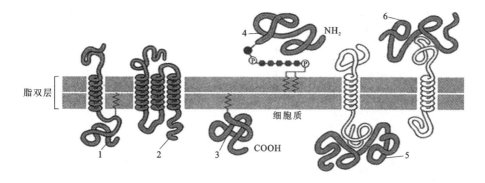

图 2-3　蛋白质与膜的结合方式
1,2—整合蛋白;3,4—脂锚定蛋白;5,6—外周蛋白

　　膜的表面还有许多糖类分子,形成糖脂、糖蛋白。糖链具有细胞识别等功能。细胞膜表面丰富的糖链相当于细胞的许多"天线",使细胞能接收外界的多种信息。如果某些因素使细胞膜表面的糖链结构发生改变,就会使细胞的活动出现异常而表现出各种疾病,如细胞癌变。

　　生物膜的内、外表面上,脂类和蛋白质的分布不平衡,反映了生物膜两侧功能的不同。

血型与糖链

　　细胞膜上附着有糖类,它们以寡糖链或多糖链的形式存在,其主要作用就是细胞与细胞之间的识别。根据红细胞表面糖链等抗原决定簇的不同,可以有不同的血型分类系统。目前已知人类的红细胞有 26 个血型系统。

　　血型抗原决定簇的化学组成,有的已经清楚,但大部分不清楚。从人体分离出来的 ABH 及 Lewis 血型物质是糖蛋白,即在肽链的骨架上连接着一些糖的侧链,这些糖链便是特异性决定簇。ABH 及 Lewis 血型决定簇的主要区别在于糖链的非还原末端糖基的差异。

　　血型 H 决定簇末端是在半乳糖(Gal)基上连接岩藻糖(Fuc)基,构成血型 O。血型 A 决定簇是在 H 抗原基础上,在 Gal 基上再多连接一个 N-乙酰半乳糖(GalNAc);血型 B 决定簇是在 H 抗原基础上,在 Gal 基上再多连接一个 Gal。以下是 ABH 血型决定簇的糖链结构。AB 型血的红细胞膜上同时具有血型 A、B 两种决定簇。

$$H\ 抗原:Ser/Thr\text{-}O\text{-}GalNAc\cdots GalNAc\leftarrow Gal$$
$$\uparrow$$
$$Fuc$$

$$A\ 抗原:Ser/Thr\text{-}O\text{-}GalNAc\cdots GalNAc\leftarrow Gal\leftarrow GalNAc$$
$$\uparrow$$
$$Fuc$$

$$B\ 抗原:Ser/Thr\text{-}O\text{-}GalNAc\cdots GalNAc\leftarrow Gal\leftarrow Gal$$
$$\uparrow$$
$$Fuc$$

　　Lewis(Le)血型决定簇的不同抗原,也表现为糖链的非还原末端糖基的差异。在前体物质糖基 N-乙酰葡糖胺(GlcNAc)上加上 Fuc,就形成 Le^a 血型;如果 Fuc 也加在末端半乳糖 Gal 上，则形成 Le^b 血型。

Le^a 抗原：Ser/Thr-O-GalNAc⋯GlcNAc←Gal
$\uparrow$
Fuc

Le^b 抗原：Ser/Thr-O-GalNAc⋯GlcNAc←Gal
$\uparrow$ $\uparrow$
Fuc Fuc

Rh 血型系统较为复杂。凡红细胞含 D 抗原者为 Rh 阳性，否则为阴性。

（2）生物膜的流动性

组成脂质双分子层的脂肪酸链大多为不饱和脂肪酸，熔点低于正常体温，故脂质双分子层呈液态或流动状态，但脂质分子呈有规则的晶体排列，故称其为液晶状态。

生物膜的流动性由膜磷脂和蛋白质的分子运动两个方面决定。膜磷脂分子的运动包括（图 2-4）：①侧向扩散：同一平面上相邻的脂分子交换位置；②旋转运动：膜脂分子围绕与膜平面垂直的轴进行快速旋转；③摆动运动：膜脂分子围绕与膜平面垂直的轴进行左右摆动；④伸缩震荡：脂肪酸链沿着纵轴进行伸缩震荡运动；⑤翻转运动：膜脂分子从脂双层的一层翻转到另一层[在翻转酶（flippase）的催化下完成]；⑥旋转异构：脂肪酸链围绕 C—C 键旋转，导致异构化运动。

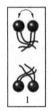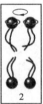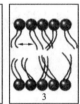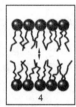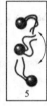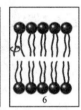

图 2-4　膜磷脂的分子运动
1—侧向扩散；2—旋转运动；3—摆动运动；
4—伸缩震荡；5—翻转运动；6—旋转异构

膜蛋白的分子运动主要有侧向扩散和旋转扩散两种运动方式。有多种因素可以影响生物膜的流动性，如膜本身的组分、遗传因子及多种环境因素。

2. 生物膜的功能

生物膜起着划分和分隔细胞和细胞器的作用，也是许多能量转化和细胞内物质传递的重要部位。生物膜主要有四个功能：①隔离功能。生物膜包绕和分隔内环境，为细胞的生命活动提供相对稳定的内环境。②屏障功能。生物膜是内外环境物质交换的屏障，使膜两侧的水溶性物质不能自由通过。③选择性物质运输功能。④多种生物功能。是发生很多重要生化反应和生命现象的场所。

生物膜与细胞物质、能量和信息的转换息息相关。外源化学物通过生物膜的转运方式主要有被动转运、主动转运和膜动转运三大类。

二、被动转运

被动转运（passive transport）是一种顺浓度梯度的跨膜运输，运输过程中不消耗能量。被动转运包括简单扩散（simple diffusion）、膜孔滤过（filtration）和易化扩散（facilitated diffusion,也叫载体扩散)三种形式。

1.简单扩散

简单扩散指外源化学物从生物膜高浓度一侧向低浓度一侧扩散的过程。化学物以其溶于脂的特性溶解于膜脂双层中,再达到膜对侧,不与膜起化学反应,也不消耗能量,是大多数化学毒物的主要转运方式。简单扩散的条件是:①膜两侧存在浓度梯度;②化学毒物必须具备一定的脂溶性;③化学毒物必须是非离子状态。此外,膜的厚度和面积对物质的扩散也有一定影响。对于具有适当脂/水分配系数的化合物,其转运速度与膜两侧的浓度差成正比。

一般情况下,脂/水分配系数(lipid/water partition coefficien)大的化学物和非解离的化学物容易以简单扩散的方式通过生物膜。脂/水分配系数是表示化学物脂溶性的一个参数(脂溶性与水溶性的比值),指化学物在含有脂和水的体系中,在分配达到平衡时,在脂相和水相的浓度比值。通常脂溶性大、极性小的化学毒物易于通过细胞膜。利用简单扩散方式转运的化学毒物必须具有较高的脂溶性,同时还要有一定的水溶性,以利于化学毒物向与脂质层接触的水相中转运。脂/水分配系数在实际工作中常以己烷/水分配系数或氯仿/水分配系数表示。一般来说,化学毒物的脂/水分配系数越大,经膜扩散转运的速率越快,但也有一些例外情况,分配系数极高的化学毒物,易滞留在膜内,不易扩散到膜的另一侧水相中。

几种化学毒物的肠吸收率与其脂/水分配系数见表 2-1。

表 2-1　几种化学毒物的肠吸收率与其脂/水分配系数的比较

化学毒物	肠吸收率(%)	$K^*_{氯仿}$	化学毒物	肠吸收率(%)	$K^*_{氯仿}$
硫喷妥	67	100	乙酰水杨酸	21	2.0
苯胺	54	26.4	巴比妥酸	5	0.008
乙酰苯胺	43	7.6	甘露醇	<2	<0.002

注:$K^*_{氯仿}$是化合物在氯仿/水相中的分配系数。

化学毒物的解离度和体液的 pH 值对其简单扩散的影响很大。这是因为没有解离时呈分子状态的化学物的脂溶性相对较高,一旦解离成离子,其水溶性明显增高而脂溶性相应降低。很多化学毒物为弱的有机酸或弱的有机碱,在体液中可部分解离。以解离型(离子型)存在的化合物脂溶性较小,难以通过细胞膜简单扩散;而非解离型(分子型)化合物极性小,脂溶性较大,容易跨膜扩散。弱酸性或弱碱性化学毒物的非解离型比例取决于该化合物的解离常数 pKa 和体液的 pH 值。pKa 是化学物在溶液中 50% 离子化的 pH 值,为化学物的固有值。离子化程度可根据 Henderson-Hasselbach 公式算出:

有机酸：
$$pKa - pH = lg\frac{[非离子型]}{[离子型]}$$

有机碱：
$$pKa - pH = lg\frac{[离子型]}{[非离子型]}$$

因此,环境中的 pH 值越小,有机酸的非离子型的比例就越大,越容易被吸收,如苯甲酸主要在胃内被吸收。反之,环境中的 pH 值越大,有机碱的非离子型比例越大,也越容易被吸收,如苯胺主要在小肠内被吸收。

2.膜孔滤过

膜孔滤过是相对分子质量较小的外源化学物通过生物膜上不断形成的膜孔(通常直径约为 4nm)的过程。由于膜脂的运动,生物膜上常形成许多微孔,正常情况下可允许相对分子质量小于或等于100、不带电荷的极性分子如水、乙醇、尿素、乳酸等水溶性小分子和O_2、CO_2等气体分子迅速自由地穿过，其相对扩散速率与该物质在膜两侧的浓度差成正比，相对分子质量较大的物质通常不易通过。各种生物膜上的微孔直径并不相同，肾小球、肝脏上的孔道直径较大，如肾脏这样特化的细胞膜，微孔直径达到$60\sim80nm$，可允许相对分子质量为50000以下的分子迅速通过。凡是分子直径小于孔道直径的物质，皆可在流体静压或渗透压的作用下，随同大量水流跨过细胞膜而被转运。由于许多化学毒物的相对分子质量相对较大，因此，膜孔滤过不是化学毒物透过细胞膜的主要转运方式。

3. 易化扩散

易化扩散是指不溶于脂的外源化学物，利用载体由高浓度向低浓度移动的过程。易化扩散只能顺浓度梯度由高浓度向低浓度转运，这与简单扩散有一定的相似之处，不同之处是需要借助载体加以促进才能完成，故又称促进扩散。一些水溶性大分子如葡萄糖、氨基酸等可通过易化扩散方式跨膜转运。

三、主动转运

主动转运（active transport）除需要有载体或运载系统参与外，其特点是可逆浓度梯度进行物质转运，即能将被转运的物质由低浓度一侧向高浓度一侧转运，这一转运过程需消耗能量。细胞膜上存在着进行主动运输的特殊装置，是膜内一种具有ATP（腺嘌呤核苷三磷酸）酶活性的特殊镶嵌蛋白，在物质运输中起"泵"的作用。主动转运所需能量主要由ATP分解供给，还可来自于光能、氧化磷酸化释放的能量、质子电化学梯度以及Na^+梯度等。

主动转运对胃肠道中的吸收、外源化学物吸收后不均匀分布和通过肝、肾的排泄过程具有重要意义。机体需要的一些营养物质，如某些糖类、氨基酸、无机盐离子由肠道的主动转运系统吸收进入血液循环。具有毒理学意义的少数外源化学物，其化学结构与内源化学物非常相似，故可假借后者的运载系统进行主动转运。例如铅可借助于钙的运载系统进行转运，铊、钴、锰可借助于铁的运载系统进行转运；抗癌药5-氟尿嘧啶可通过小肠上皮细胞的嘧啶转运系统进行转运。

四、膜动转运

膜动转运（cytosis）是细胞与外界环境进行的一些大分子物质交换过程，其特点是在转运过程中生物膜结构发生变化。膜动转运包括入胞作用和出胞作用。

1. 入胞作用

入胞作用（endocytosis）又称内吞作用，是细胞摄取外界物质的过程。在细胞膜与外界物质接触处，细胞膜内陷，将该物质包围形成小泡，然后小泡与细胞膜脱离而进入细胞内。如果被摄入的是固态物质（如细菌、细胞碎片等），则称为吞噬（phagocytosis）；如果被摄入的是液态物质，则称为胞饮（pinocytosis）。

2. 出胞作用

出胞作用（exocytosis）又称外排作用，是大分子物质由细胞内排到细胞外的过程。一般拟排出的物质先形成膜性分泌小泡，小泡逐渐与细胞膜接触，然后在接触处两膜相融合，中心出现小孔，物质经小孔排至细胞外。

相对而言，膜动转运在整个生物转运过程中的重要性不如其他转运机理，但在一些大分子颗粒物质被吞噬细胞由肺泡去除或被肝、脾的网状内皮系统由血液去除的过程中起主导作用。

第二节 吸　　收

外源化学物从接触部位通过生物膜屏障进入血液循环的过程称为吸收。主要的吸收部位是消化道、呼吸道和皮肤。注射是一种特殊的吸收途径，包括皮下注射、肌肉注射和静脉注射等；在毒理学试验中还有腹腔注射等染毒方式。吸收部位的组织可能对外源化学物有不同的屏障作用，也可能是外源化学物直接作用的靶。外源化学物在吸收部位的组织内代谢活化也可能是局部毒效应的机制之一。

一、经消化道吸收

1. 经消化道吸收的特点和影响因素

消化道是外源化学物的主要吸收部位，从口腔到直肠的各个部位都可吸收外源化学物，但主要在小肠。小肠是消化道中最长的部分（人类小肠长 5～6m），小肠黏膜的皱壁上形成很多的绒毛、微绒毛，这些结构使小肠黏膜的总吸收面积达到 200～300m²，比小肠作为单纯管道的内面积增加了约 600 倍，这也是经消化道的吸收主要在小肠内进行的原因。

多种因素会影响外源化学物经消化道吸收的效率。

（1）外源化学物的性质

一般固体外源化学物且在胃肠中溶解度较低者，吸收差；脂溶性化学物较水溶性物质易被吸收；同一种固体化学物，分散越大，与胃肠道上皮细胞的接触面积越大，越容易被吸收；解离状态的化学物不能借助简单扩散透过胃肠黏膜而被吸收或吸收速度极慢。

（2）机体因素的影响

①胃肠蠕动情况。胃肠蠕动较强时，化学物在胃肠内停留的时间较短，吸收率降低；反之，胃肠蠕动减弱时，延长了化学物在胃肠道中的停留时间，吸收率升高。

②胃肠道充盈程度。胃肠内容物较多时，可影响或延缓化学物的吸收，甚至发生化学物与食物成分结合或发生化学变化；而空腹或饥饿状态下容易吸收化学物。

③胃肠道酸碱度。化学物的解离度除取决于物质本身的解离常数（pKa）外，还与其所处介质的 pH 值有关。胃液的酸度较高（pH＝0.9～1.5），弱有机酸类多以未解离的分子状态存在，在胃中易被吸收。小肠内 pH＝4.8～8.2，已趋于中性或弱碱性，弱有机碱类化学物在小肠内主要是非解离状态，而易被吸收。如弱有机酸苯甲酸（pKa＝4.2）在胃液条件下很少解离，故主要在胃内被吸收；苯甲酸到达小肠后，因小肠的 pH 值增大，苯甲酸解离增大，呈电离型，故难以被吸收。而弱有机碱苯胺（pKa＝4.6）在胃和小肠内的吸收正好与苯甲酸相反。但小肠的 pH 值也有一定的变化幅度。由于胃液进入小肠，使得小肠前端呈偏酸性，而后端呈偏碱性。因此，绝大多数毒物都可在小肠以主动或被动转运的方式被吸收，吸收的数量也很大，小肠是消化道中吸收毒物的主要部位。

④胃肠道同时存在的食物和外源化学物。例如钙离子可降低镉和铅的吸收，而低钙膳食使铅、镉的吸收增加；脂肪可使胃的排空速度降低，可延长化学物在胃中的停留时间，使其吸收增多，一些水溶性差的物质遇油脂则易吸收。DDT 和多氯联苯类化学物可抑制生物膜上的 Na⁺-ATP、K⁺-ATP 酶，致使肠道上皮细胞对钠离子的吸收减少。重金属及其盐类可

与蛋白质结合成不溶性沉淀物而影响其吸收。

⑤肠内菌丛的影响。肠内菌丛具有相当强的代谢酶活性，如菌丛代谢酶可使芳香族硝基化学物转化成致癌性芳香胺，使苏铁苷（cycasin，甲基氧化偶氮甲醇的葡萄糖醛苷）分解转化成致癌物甲基氧化偶氮甲醇。肠内微生物还影响外源化学物的再吸收。

⑥某些特殊生理状况。如妊娠和哺乳期对铅和镉的吸收增强。胃酸分泌能力随年龄的增长而降低，可影响弱酸性或弱碱性物质的吸收。

2. 首过效应

由于消化道血液循环的特点，除口腔和直肠外，从胃和肠吸收到局部血管的物质都要汇入肝门静脉到达肝脏之后再进入体循环。肝脏具有代谢外源化学物的功能，未被代谢的原型和代谢产物离开肝脏随体循环分布到全身。这种未到体循环就被肝脏代谢和排泄的现象称为首过效应（first-pass effect）。首过效应阶段的存在就好像第一道关口，一般会使进入体循环中的化学物原型的量低于入肝之前，但增加了部分代谢产物，另一部分代谢产物不进入体循环而排入胆汁。如果肝脏是非靶器官，并且经首过效应的化学物活性下降，则首过效应具有积极的保护作用。其他接触部位（如肺、口腔和皮肤）的吸收，由于解剖学的原因就不经过肝的首过效应而进入体循环。肝脏的首过效应和肠道吸收处发生的外源化学物代谢现象都是进入体循环前的代谢和排泄。现在，将在吸收部位发生代谢后再进入体循环的现象都理解为首过效应。

二、经呼吸道吸收

空气中的外源化学物主要经呼吸道侵入机体。从鼻腔到肺泡由于各部分结构不同，对外源物的吸收也不同。呼吸道吸收以肺泡吸收为主，且吸收速度相当快，仅次于静脉注射。虽然鼻黏膜的表面积小，但鼻黏膜有高度的通透性，所以鼻腔吸收也受到重视。

1. 气态化学物的吸收

气态物质的水溶性影响其吸收部位，易溶于水的气体如二氧化硫、氯气等在上呼吸道吸收，水溶液性较差的气体如二氧化氮、光气等则可深入肺泡，并主要通过肺泡吸收。气态物质到达肺泡后，主要经简单扩散透过呼吸膜而进入血液，其吸收速度受多种因素的影响，主要是肺泡和血液中物质的浓度（分压）差和血/气分配系数。血/气分配系数（blood/gas partition coefficient）是气体在呼吸膜两侧的分压达到动态平衡时，在血液内的浓度与在肺泡空气中的浓度之比。此系数愈大，气体愈易被吸收进入血液。例如乙醇的血/气分配系数为1300，乙醚的血/气分配系数为15，二硫化碳的血/气分配系数为5，乙烯的血/气分配系数为0.4，导致乙醇远比乙醚、二硫化碳和乙烯等易被肺吸收。肺通气量和肺血流量的大小也是影响吸收的因素。

粒径越小的颗粒物，对健康的潜在危害越大

PM10是大气中直径小于或等于10μm的可吸入颗粒物，PM2.5是大气中直径小于或等于2.5μm的可吸入颗粒物，依此类推，PM1是大气中直径小于或等于1μm的可吸入颗粒物。粒径越小的颗粒物，越能吸附、包裹污染物，且越易进入人体，因而对人体的健康威胁就越大。

PM10在空气中的持续时间较长,它悬浮在空气中,因为比较细微,具有较强的吸附能力,是多种污染物的"载体"和"催化剂",能吸附大气当中存在的其他污染物或者重金属,比如汽车排放的尾气等。因此,PM10能成为多种污染物的集合体,且可通过呼吸系统进入人体的呼吸道,对人体健康和大气能见度的影响都比较大。

而PM2.5是更微小或者更细微的颗粒物,它不但能进入人体呼吸道,还能进入人体肺泡,所以我们把PM2.5称为可入肺颗粒物。PM2.5的直径只有或不到$2.5\mu m$,大概是头发丝的1/20,因此在空气中比较容易均匀分布,用平常的口罩和空气净化器无法有效隔绝。一般来说,对PM10用口罩和空气净化器可以过滤,但是对PM2.5则不然。PM2.5进入肺泡以后能进入到人的血液里,而且它在空气中具有比PM10更强的吸附或包裹作用,往往吸附夹带着一些重金属、有机物等污染物,这些也随着PM2.5进入人体血液,对人体造成很大的影响。

我国自2012年以来采用新的空气质量指数(AQI)来反映空气的质量,参与评价的污染物为SO_2、NO_2、PM10、PM2.5、O_3、CO等六项,比原来采用的空气污染指数(API,仅有前三项评价指标)要进步许多,尤其是引入了国际上广泛采用的PM2.5指标。因此,AQI比原有的API能更好地反映空气对人体健康的影响程度。

如果单独把PM2.5指标拿出来,其对应的空气等级如表2-2所示。

表2-2 PM2.5对应的空气等级

PM2.5指数	日均浓度值($\mu g/m^3$)		空气质量等级	
	中国	美国	中国	美国
0～50	0～35	0～12	一级(优)	好
50～100	35～75	12～35	二级(良)	中等
100～150	75～115	35～55	三级(轻度污染)	对敏感人群不健康
150～200	115～150	55～150	四级(中度污染)	不健康
200～300	150～250	150～250	五级(重度污染)	非常不健康
300～500	250～500	250～500	六级(严重污染)	有毒害

2.气溶胶的吸收

各种外源化学物与灰尘、细菌、病毒、植物花粉和孢子等皆可形成固体气溶胶,气溶胶的吸收受颗粒大小和水溶性的影响。首先,从鼻腔进入气管、支气管,直到肺泡,空气的流速越来越慢,大颗粒最先沉降于鼻腔等上部呼吸道;随着空气流速的减慢,相对较小的颗粒也逐渐沉降。另外,从呼吸道上端到下端的管径不断缩小,也起到过滤作用而防止大颗粒气溶胶到达呼吸道最末端的肺泡(图2-5、图2-6)。一般直径大于或等于$5\mu m$的颗粒物通常在鼻咽部沉淀,在有纤毛的鼻表面黏液层通过纤毛运动推动不溶性颗粒物。这些颗粒物或经鼻液被清除或与经口吸入的颗粒物一起在数分钟内被咽下;直径为$1\sim5\mu m$的颗粒物主要沉淀在肺的气管、支气管区,主要通过呼吸道纤毛部分的黏液层逆向运动由痰咳出被清除或咽入胃肠道被吸收或排除;直径小于或等于$1\mu m$的颗粒物可到达肺泡,小颗粒一部分被吸入血液,另一部分被肺泡内巨噬细胞吞噬移动到黏液纤毛远端的提升装置被清除或随巨噬细胞进入淋巴系统被清除。例如结晶二氧化硅和石棉等气溶胶颗粒物，由于呼吸道的过滤作用的阻挡，一般只有直径小于 $1\mu m$ 的颗粒才能到达肺泡。

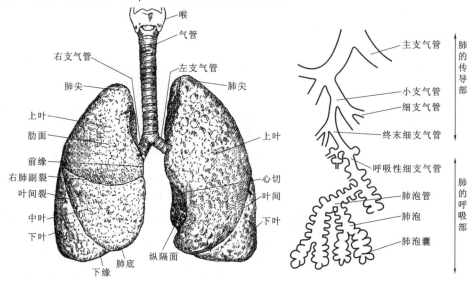

图 2-5　肺的大体图和解剖示意图

呼吸道纤毛运动的速度随不同部位而异，一般达 $1mm/min\sim1cm/min$，在 1h 内可清除黏膜上 90% 以上的沉积物。但颗粒物从肺泡中清除的效率不高，在第一天约有 20% 颗粒物被清除，24h 后剩余部分的清除非常缓慢。

颗粒物可引起上呼吸道炎症、肺炎（如锰尘）、肺肉芽肿（铍尘）、肺癌（如石棉尘、镍尘）、肺尘埃沉着病（如二氧化硅尘）及过敏性肺部疾病。在肺泡内，可溶性有毒颗粒很快被吸收进入血液引起中毒，不溶性颗粒则可引起肺尘埃沉着病。

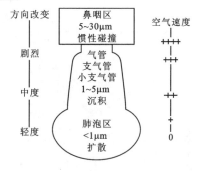

图 2-6　影响颗粒物沉淀的参数

矽　　肺

矽肺，又称硅肺，是人体长期或大量吸入含游离二氧化硅粉尘引起的、以肺部弥漫性纤维化为主的一种职业性尘肺病。症状是呼吸短促、胸口发闷或疼痛、咳嗽、体力减弱，常并发肺结核症。目前尚无理想的治愈方法，该病的死亡率极高，潜伏期短则数年，长则 20 年。

矽肺的发病机理是：石英（SiO_2）的溶解度很低，吸入后，能在肺内长期存留，当它沉积在肺泡中时能很快被肺泡内的巨噬细胞吞噬。通常情况下，肺巨噬细胞的作用是吞噬来源于空气的有害微生物等颗粒，然后利用巨噬细胞内的溶酶体酶将微生物等降解掉（图 2-7）。但巨噬细胞不能降解石英晶体，反而是石英表面的羟基基团与次级溶酶体膜上脂蛋白中的受氢体（氧、氮、硫等原子）形成氢键，改变膜的通透性，使溶酶体内的酶释入到胞浆中，引起巨噬细胞自溶死亡。巨噬细胞自溶后，释放出来的溶酶体酶继续使邻近的肺泡细胞溶解,而尘粒释放出来后再被其他巨噬细胞吞噬。如此周而复始,肺泡不断自溶而形成空洞。同时,巨噬细胞崩解时释放出致纤维化因子,激活成纤维细胞,促进成纤维细胞增生并形成胶原,填补空洞,最终导致肺纤维化。

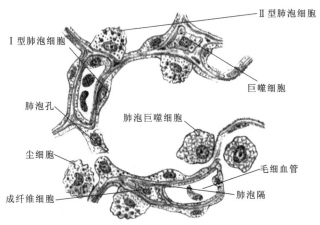

图 2-7　肺泡的超微结构

当然,如果只是偶尔少量吸入二氧化硅粉尘,则不会导致矽肺。因为少量的二氧化硅粉尘导致的肺泡损伤速度很慢,而肺的代偿能力很强,在几十年内不会使肺的功能明显降低。

三、经皮肤吸收

皮肤是外源化学物的天然屏障,经皮肤吸收比较困难,但对于像四氯化碳和一些杀虫剂等高脂溶性物质,则可以经皮肤吸收,引起全身中毒。此外,一些多环芳烃和重金属也可经皮肤吸收。外源化学物要经过皮肤的多层上皮细胞和结缔组织或附属物(汗腺、皮脂腺、毛囊)才能到达体液循环系统。

一般来说,外源化学物经皮肤的吸收量与其脂溶性成正比,与相对分子质量成反比。以下因素也会影响物质的经皮肤吸收效率:①皮肤的构造和通透性随体表部位有所不同,人体不同部位的皮肤对毒物的通透性不同,阴囊、腹部、额部、手掌、足底对毒物的通透性依次降低。不同物种动物皮肤的通透性也不同,大鼠及兔的皮肤较猫的皮肤更易通透,而豚鼠、猪和猴子的皮肤通透性则与人相似。②在皮肤的角质层受损时,皮肤的通透性就会提高;酸、碱和皮肤刺激物对皮肤产生损伤后,其通透性也会明显提高。③在高温、高湿的气象条件下,皮肤的血流量增加,会提高吸收速率;脂溶性物质在皮肤干裂时也更容易被吸收。④皮肤的血流量和接触面积也会影响外源化学物经皮肤吸收的效率。

四、经其他途径吸收

注射是一种特殊的吸收途径,皮下注射、肌肉注射和静脉注射等是临床常用的给药方式。静脉注射使药物直接进入体循环。皮下注射和肌肉注射要经过局部的吸收过程。在毒理学试验中,对啮齿类动物还有腹腔内注射染毒的方式。在自然环境中,和注射方式类似的情况为毒蛇咬伤,毒蛇毒素经伤口吸收。

第三节 分 布

分布指外源化学物吸收进入血液或淋巴液后,随体循环分散到全身组织器官的过程。血液循环过程中的外源化学物随动脉按浓度梯度从血液向组织液分布。大部分外源化学物在组织器官中的分布是不均匀的,其分布情况受组织局部的血流量、游离型化学物的浓度梯度、从毛细血管向实质细胞的转运速度、外源化学物与组织的结合点和亲和程度的影响。外源化学物在血液中的浓度依赖于接触量、消除速度和表观分布容积(V_d,按假定体内达到动态平衡时外源化学物在血液中的浓度计算应占有的体液容积)等。表观分布容积越大,血浓度越低,组织分布越广泛。

一、初始分布与再分布

外源化学物被吸收后,首先向血流量大的器官分布,血管丰富、血流灌注速率大的器官,外源化学物分布也愈多。如心、肝、肺、肾和脑组织分布速度快,外源化学物含量多;而血管贫乏、血流灌注速率小的肌肉、皮肤、脂肪等组织分布速度慢,外源化学物含量少。在初始分布阶段,因为外源化学物基本存在于血液中,还没有向组织细胞分布,因此血流灌注速率高的器官组织,外源化学物的浓度高。但随着时间的延长,分布受到外源化学物经膜扩散速率和器官组织对外源化学物亲和力的影响,引起外源化学物的再分布。如铅一次经口染毒,2h后剂量的50%在肝内;1个月后体内铅残留剂量的90%与骨结合。一次静脉注射二噁英(TCDD),5min后剂量的15%在肺内,仅1%在脂肪组织中,但24h后仅有剂量的0.3%在肺内,约20%在脂肪组织中。所以,经过再分布后,外源化学物主要分布在代谢转化器官、靶器官、排泄器官及贮存库。

二、毒物在体内的贮存库

进入血液的外源化学物在某些器官组织蓄积而浓度较高,如外源化学物对蓄积器官造成毒性损伤,称这些器官为靶器官;若未显示明显的毒作用,则这些器官组织统称为贮存库。贮存库一方面对急性中毒有保护作用,可减少在靶器官中化学毒物的量;另一方面可能成为游离型化学毒物的来源,具有潜在的危害。外源化学物在贮存库和血液的游离型之间存在着平衡,当体内的一部分外源化学物被排除后,其余外源化学物的一部分就会从贮存库再游离出来进入血液循环,使生物学半衰期延长。贮存库有脂肪组织、骨骼、血浆蛋白、肝脏和肾脏等。

1.与血浆蛋白结合作为贮存库

血浆中的各种蛋白质都有结合其他化学物质的能力,其中白蛋白的结合能力最高。不同化学毒物与血浆白蛋白结合的量不同,其结合能力与外源化学物的理化性质有关,如安替比林不与白蛋白结合,丙烯巴比妥与白蛋白结合50%,而保泰松几乎全部和白蛋白结合。

外源化学物在血液中存在的形式有血浆白蛋白结合型和未结合的游离型两种,两者之间处于平衡状态。一般只有游离的外源化学物以简单扩散方式通过生物膜到达靶部位(但是在肝脏和肾脏,由于存在主动转运系统,结合型外源化学物也可分布进入这些器官)。结合型化学毒物由于相对分子质量大,不能跨膜转运进入组织细胞,因而暂无生物效应,也不能被代谢;化学毒物与白蛋白结合可使血液中游离型外源化学物的浓度降低(但也延缓了化学毒物的消除过程、延长了其毒作用时间),所以白蛋白结合型可被认为是暂时性贮存外源化学物的一种保护机制。

化学毒物与血浆白蛋白的结合是可逆的。由于各种原因,结合型可再次游离,解离速度非常快,可用毫秒计。结合型解离后提高了化学毒物在血液中的游离程度,所以有人认为血浆白蛋白是暂时贮存库。如老年人因血浆白蛋白的量有所减少,相同剂量的外源化学物进入血液后会使游离型在血中的浓度提高,从而表现出更强的急性毒性。

不同化学毒物与血浆白蛋白的结合有竞争性。结合力更强的化学毒物可取代已被结合的化学毒物,使后者成为游离态而显示毒性。例如,DDE(DDT 的代谢产物)能竞争性置换已与白蛋白结合的胆红素,使后者在血液中的游离浓度增加而出现皮肤黄疸。参见本章第五节"血红素的生物转化与胆色素的代谢"。

2.肝脏和肾脏作为贮存库

虽然肝脏和肾脏可消除外源化学物,但也有一定的蓄积作用。肝脏和肾脏具有和许多化学毒物结合的能力,因为这些组织的细胞中含有一些特殊的结合蛋白。肝脏存在配体蛋白类(ligandin)物质,如谷胱甘肽-S-转移酶、与有机化学物亲和性较高的 Y 蛋白(Y-protein)、与重金属结合的金属硫蛋白(metallothionein)等。它们能与许多有机酸结合,还能与一些有机阴离子、偶氮染料致癌物和皮质类固醇结合。肾脏中含有较高浓度的金属硫蛋白,能与镉、汞、砷、铅结合。镉与金属硫蛋白结合,在肝脏或肾脏中的含量较高,体内的生物半衰期可达十几年以上。所以肝脏、肾脏既是毒物转化和排泄的重要器官,又是外源毒物贮存的场所。

3.脂肪组织作为贮存库

脂溶性高的外源化学物如多氯联苯类(PCBs)、有机氯农药(DDT、林丹、六六六等)和二噁英(TCDD)进入体内不易被机体代谢,而容易贮存在脂肪组织中。普通人的脂肪约占体重的 20%,肥胖者的这一比例可高达 50%。由于化学毒物在脂肪中的贮存可降低其在靶器官中的浓度,所以肥胖者对脂溶性毒物的储存能力强,因而其对脂溶性毒物的耐受性高;但当脂肪迅速动员时,可使血中毒物的浓度突然增高而引起中毒。

脂溶性毒物对环境可造成长期的不良影响。比如 PCBs、DDT 和林丹等在禁止使用多年以后,依然可在生物的体脂内检测出其微量存在,说明它们一旦进入体内,再从体内消除就需要很长的时间。同时,如果野生动物等的体脂快速耗竭(如饥饿状态),贮存的化学毒物如 DDT 等就会释放出来,可使血液或靶器官中的浓度快速升高,甚至可引起急性中毒。

4.骨骼作为贮存库

骨骼中的某些成分对某些化学毒物有特殊的亲和力。铅、氟、锶和镉等可在骨中蓄积。氟离子可代替羟基磷灰石晶格中的 OH^-,使骨氟含量增加,造成骨的明显损害(氟骨症)。铅、锶与钙的代谢近似,在骨骼中可相互置换,代替骨质中的钙贮存在骨中。放射性的锶可致骨肉瘤及其他肿瘤的产生。在人体内 90%以上的铅蓄积于骨,而对骨无毒性。所以说骨是氟、锶的靶器官,是铅的贮存库。

5.其他贮存库

具有特殊重要性的器官如大脑、内分泌器官和生殖器官,在反复接触外源化学物后,有时也会发生化学物原型或代谢产物在这些器官的蓄积现象。

三、机体的屏障作用

屏障作用是阻止或减缓外源化学物由血液进入某种组织器官的生理保护机制。机体较为重要的屏障有以下几种：

1. 血-脑屏障（blood-brain barrier）

血-脑屏障的重要性在于保障血液和脑之间正常的物质交换和阻挡非脑营养物质进入脑组织。其解剖学和生理学基础是：①中枢神经系统（CNS）的毛细血管内皮细胞紧密相连，几乎无空隙；②毛细血管被星形胶质细胞包围；③在 CNS 间液中的蛋白质浓度很低，基本不能与毒物结合，这也不利于毒物从血液进入大脑；④内皮细胞质中的单胺氧化酶等代谢酶活性较高，担负着酶屏障的机能；⑤在血-脑屏障上存在的载体 P-糖蛋白，能将一些外源化学物主动转运出大脑，成为血-脑屏障的功能性组成部分。

外源化学物经血-脑屏障的转运主要是采用简单扩散方式，所以外源化学物的脂溶性和解离性以及相对分子质量是影响转运的主要因素。小分子物质和脂溶性物质可直接通过血-脑屏障；有些分子可通过载体转运通过血-脑屏障，如甲基汞可与半胱氨酸结合成复合物，然后借助中性氨基酸的转运系统透过血-脑屏障进入脑组织内，进而造成中枢神经系统的损害。由于新生儿的血-脑屏障还没有完全形成，所以新生儿的脑组织更容易受到外源化学物的影响。

2. 胎盘屏障（placental barrier）

由胎盘形成的屏障调控妊娠母体和胎儿之间的物质交流，是保护胎儿免受外源化学物损害的重要关口。胎盘由母体和胎儿血液循环之间的多层细胞构成，这种结构可能是影响化学毒物向胎儿分布的一个因素。胎盘屏障的细胞层数随动物物种不同和妊娠阶段不同而数量各异。最多的有 6 层，称之为上皮绒膜胎盘；人有 3 层，称血绒膜胎盘；大鼠仅有 1 层，称血内皮胎盘；家兔在妊娠初期有 6 层细胞，到妊娠末期时仅有 1 层。母体和胚胎的组织成分的差别是形成胎盘屏障的另一个原因，例如胚胎几乎没有脂肪，在此对高度脂溶性化学毒物（如二噁英）无蓄积作用，而母体则相反。

虽有"胎盘屏障"的概念，但至今还没有肯定胎盘在防止毒物从母体进入胚胎的特殊作用。非离子型、脂溶性高和相对分子质量小的物质容易通过胎盘屏障。大多数脂溶性化学毒物经被动扩散通过胎盘，脂溶性越高，达到母体-胚胎平衡状态越迅速。胚胎中不同组织的化学毒物浓度则取决于胚胎组织浓集该化学毒物的能力。例如在胚胎脑中可见到较高浓度的铅和二甲基汞，这是因为胚胎的血-脑屏障未发育完全，进入母体的毒物可经胎盘转运引起胎儿危害，如药物反应停引起的海豹畸形胎儿事件和由环境甲基汞污染引起的胎儿性水俣病（慢性甲基汞中毒症）。另外，经胎盘屏障，有些致癌物如多环芳烃类和雌激素等也可能引起胎儿远期危害，如出生后致癌等问题。

3. 其他屏障

血-睾丸屏障和血-眼屏障分别在雄性生殖毒理学和眼毒理学中有重要意义。

第四节 排 泄

排泄指外源化学物及其代谢产物向体外转运的过程，是生物转运的最后环节。外源化学物的排泄途径主要有经肾脏随尿液排出和经肝脏、胆汁随粪便排出的途径,此外还有经肺脏(呼气)、皮肤(汗、皮脂)、乳汁、唾液和泪液排泄等,它们都有各自的代谢和排泄特点。

一、经肾脏排泄

肾脏是水溶性化学物或其代谢产物的主要排泄器官,排泄效率极高。每个肾含有一百多万个肾单位。每个肾单位由一个肾小球(毛细血管组成的球状血管簇)和一条细长的肾小管组成。肾小管的一端呈杯状膜(即肾小囊),肾小囊包裹着肾小球(即血管球),构成肾小体;另一端与直集合小管相连。肾小体主要位于肾皮体质,而肾小管位于肾髓质。肾单位结构图如图2-8所示。

肾脏的排泄机制主要有三个方面,即肾小球过滤、肾小管分泌和肾小管重吸收。随血液循环到达肾脏的外源化学物在肾小球过滤,或者被近曲小管主动分泌到肾小管中,再运到远曲小管。如果在远曲小管没有被重吸收,就可随尿排泄。尿排泄是以上三种过程的总和,可用下式简单表示:尿排泄＝肾小球过滤＋肾小管分泌－肾小管重吸收。

1. 肾小球过滤

肾小球的毛细血管壁不同于一般细胞膜,具有7～8nm大小的微孔,血液成分中相对分子质量在50000(血浆蛋白中相对分子质量接近最小的血浆白蛋白的相对分子质量约为69000)以下的物质都可以过滤。因此,蛋白质等大分子物质基本不能过滤;而通常游离的外源化学物可以过滤,但与血浆蛋白结合后就难过滤。所以外源化学物的血浆蛋白结合率变动会引起肾脏排泄速率的变动。

2. 肾小管重吸收

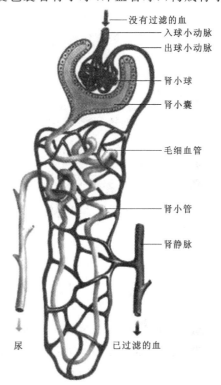

图2-8 肾单位结构图

经肾小球过滤后的滤液中含有许多机体必需物质,肾小管重新吸收这些物质送回到血液中。例如,葡萄糖几乎完全被重吸收,钠离子等也大部分被重吸收,更重要的是水分的重吸收。在正常情况下,成人每天经肾小球滤出的原尿约180L,相当于全身体液总量的4倍,但每天排出的最终尿量一般仅为1～2L,仅为滤液总量的1%左右,滤液中的水分99%被肾小管和集合管重吸收送回血液。经过水分的重吸收,原尿中的外源化学物的浓度明显增加,可高达血液中浓度的100倍,因而可对肾实质细胞产生损害作用。另外,随着原尿中外源化学物浓度的增加,脂溶性的外源化学物也会以简单扩散等方式被重吸收。一般外源化学物经过生物转化后成为极性更大的高水溶性代谢产物,重吸收比较少。尿液的pH值一般低于血浆,有机酸的非解离型比例增加,有利于重吸收的发生;但有机碱的非解离型比例降低,有利于排泄。

喝药的时候适当多喝水，可减轻药物对肾脏的副作用

由于人体的体液总量基本保持稳定，因此适当多喝水可增加最终的尿量。比如，正常成人一天的尿量为 1.5L 左右，如果一天多喝 1.5L 水，最终的尿液基本能翻倍，为 3L，导致肾集合管中的药物或其代谢产物的浓度几乎被稀释为原来浓度的一半，同时其他部位肾小管内的这些物质的浓度也相应降低，从而产生两个结果：①浓度降低，对肾小管等肾脏组织细胞的可能毒性作用也降低；②肾小管中的药物或其代谢产物的浓度与组织液中相应物质的浓度梯度减小，能减少这些物质的重吸收，从而有利于排泄，加快药物从体内消除。

但是喝水过量也对身体有害，因为"剂量决定毒物"，任何物质超过安全剂量就对身体有害。

---

3. 肾小管分泌

某些毒物可通过肾小管分泌而排泄。肾小管具有主动转运功能，包括有机阴离子和有机阳离子的两套转运系统，可逆浓度梯度将这两类外源化学物从近曲小管的毛细血管中转运到肾小管内，称为肾小管分泌。经有机阴离子主动转运载体分泌的有对氨基马尿酸、青霉素和水杨酸等。经有机阳离子主动转运载体分泌的有四乙胺和 N-甲基烟酰胺等。近曲小管的刷状缘膜上的 P-糖蛋白也被认为是外源化学物的主动分泌机制之一。如主动转运载体被抑制，会使相应化学物在血中的浓度上升。

二、经肝-胆排泄

肝脏除了作为外源化学物代谢的主要器官外，也是外源化学物排泄的器官之一。进入肝脏实质细胞的外源化学物以及代谢后的结合产物，会经主动转运排到胆汁中，随胆汁排入十二指肠。胆汁排泄是多种结合产物（如谷胱甘肽结合物和硫酸结合物）的主要排泄途径，可看作随尿排泄的补充途径。肝脏代谢后的产物，小分子进入血液经肾随尿液排泄，较大的分子经胆汁排泄，中等相对分子质量的物质在两种器官都有排泄。经胆汁排泄的相对分子质量存在物种差异，大鼠经肝-胆排泄的化学物相对分子质量在 300 以上，人类为 500 以上。

经肝-胆排泄到肠腔内的葡萄糖醛酸等结合物由于水溶性高，不易被肠道重吸收，会从粪便中最终排出。但是在下段肠道中，经黏膜和肠内菌丛的水解酶如葡糖苷酶的作用，结合物会被分解，外源化学物再次游离，可被肠道吸收经肝门静脉重新进入肝脏，这种现象被称为肠肝循环（enterohepatic circulation）。肠肝循环具有重要的生理学意义，可使一些机体需要的化学物被重新利用，如每天排出的各种胆汁酸约 95% 被小肠壁重吸收，并被再次利用。在毒理学方面，则由于某些外源化学物的再次被吸收，使其在体内的停留时间延长，毒性也相应增强。

三、经肺与其他途径排泄

1. 经肺排泄

经呼吸道吸入的、在体内不能被代谢的气态化学物和经其他途径吸收或在体内形成的挥发性代谢产物(如四氯化碳、丙酮等)都会经肺随呼气排泄。肺排泄的机制主要是简单扩散方式。肺泡壁两侧的气体分压差大,经肺排泄的速度快;血/气分配系数小的外源化学物经肺排出的速度快。

2. 乳汁排泄

外源化学物主要以简单扩散的方式进入乳汁。由于乳汁富含脂肪并偏酸性(pH 值为6.5～7.0),所以脂溶性物质及弱碱性化学物容易在乳汁中浓集。已知有数十种外源化学物可随乳汁排泄,特别是毒性极大的二噁英类物质也随乳汁排泄。

乳汁虽非排泄毒物的主要途径,但具有特殊的意义。婴儿可通过母乳、牛奶接触到外源化学物,成人通过乳和乳制品也会接触到污染在乳汁中的外源化学物。

3. 其他排泄途径

外源化学物从汗液和唾液的排泄量较少。随汗液分泌排泄时,可能引起皮肤的炎症。随唾液排泄时,会被吞咽到消化道重吸收。虽然汗液、唾液和毛发不是主要的排泄途径,但是可以利用这些途径对外源化学物及其代谢产物进行检测,而且是无创性采样。

头发的特殊组成使其能够和一些外源化学物(如重金属、砷等)结合。利用头发生长速度较恒定的特点,可以推测机体过去接触外源化学物的时间和剂量。头发是最常用于检测的生物材料之一。

第五节 生 物 转 化

一、生物转化的概念和意义

外源化学物在机体内经酶催化发生化学结构变化,并形成一些分解产物或衍生物的过程称为生物转化,狭义地称为外源化学物代谢(xenobiotic metabolism)。生物转化和代谢常作同义词使用。生物转化所形成的衍生物或分解产物称为代谢物或中间代谢物。生物转化是对外源化学物处置的重要环节,是机体维持稳定的主要机制。

化学毒物在体内的生物转化,一般来说按反应的先后顺序可分为Ⅰ相反应和Ⅱ相反应,详见本节后面的阐述。通过这两个阶段的反应,通常可使化学毒物(大多脂溶性较强)的极性增强(水溶性增加),从而易于经肾脏随尿液或经胆汁随粪便排出体外;少数情况下也能使外源化学物的水溶性降低,但其代谢产物的毒性通常降低。但是需注意的是,有些外源化学物经过代谢,其产物的毒性可能反而增强,如有机磷杀虫剂对硫磷的中间代谢产物为对氧磷,其毒性反而增强。甚至有些外源化学物,经过代谢转化后,其代谢产物具有致癌、致突变和致畸作用。

研究外源化学物的生物转化过程,可以探究其对机体的损伤机制,防止对机体的损伤;外源化学物经过生物转化形成新的中间代谢产物、终产物,存在于血液和组织中或被排出体外,可为中毒诊断和治疗效果评价提供有意义的生物学材料。化学毒物在生物体内能否发挥其毒作用和毒性大小,除了与外源化学物通过生物转运到达靶部位的剂量或浓度有关外,很大程度上还取决于代谢转化的途径和代谢能力。

二、生物转化的器官和代谢酶

1. 生物转化的器官

担负生物转化的主要器官是肝脏,确切地说是肝细胞的滑面内质网,其中含有多种非特异性酶体系。此外,肺、肾、小肠、皮肤、血浆、心、脑、甲状腺、肾上腺及胎盘等肝外组织也具有一定的代谢功能,统称为肝外代谢或肝外生物转化。虽然肝外组织的代谢能力及代谢容量可能相对低于肝,但有些化学毒物可在这些组织中发生不同程度的代谢转化过程,甚至有些还具有特殊的毒理学意义。生物转化的主要器官和细胞如表 2-3 所示。

表 2-3　生物转化的主要器官和细胞

转化能力	器官	细胞
强	肝脏 肺脏	实质细胞(肝细胞) Clara 细胞、Ⅱ型上皮细胞
中等	肾脏 小肠 皮肤	近曲小管 黏膜内皮细胞 上皮细胞
弱	睾丸	输精管与支持细胞

生物转化的酶系催化外源化学物在体内的转化,这些酶位于内质网膜上(微粒体)或胞液等细胞器或部位中,其中许多是参与机体正常代谢的。酶系的多态性是指随着生物的进化,酶逐渐分化而能催化各种外源化学物的代谢。

2. 生物转化酶的基本特征

(1)生物转化酶类的底物特异性广泛,一类或一种酶可代谢几种外源化学物,而且还可代谢内源化学物如乙醇、丙醇、维生素 A 和维生素 D、胆红素、胆酸、脂肪酸及花生酸等。

(2)生物转化酶类根据其表达特性可分为两类:一类在体内持续地少量表达,称为结构酶;另一类本来不表达或表达量很少,但外源化学物可刺激(诱导)其合成或合成增加,称为诱导酶。后者可增强机体对外界环境的适应能力。

(3)生物转化酶类具有多态性,这是非常突出的特点。比如,细胞色素 P-450 酶系(简称 P-450,也简称为 CYP),是生物转化Ⅰ相反应的最为重要的酶系,现在已经知道这是一个蛋白质超家族,它们催化的反应及其机理基本相似,但其中每一种对底物的专一性都有所不同。表 2-4 列举了人肝组织中的部分 P-450 酶。

表 2-4　人肝主要 P-450 酶的底物、抑制剂和诱导剂举例

P-450	底物	抑制剂	诱导剂
CYP1A2	乙酰苯胺,咖啡因	α-萘黄酮	焦牛肉,吸烟
CYP2A6	香豆素,丁二烯	二乙二硫氨甲酯	苯巴比妥(PB)
CYP2B6	环磷酰胺	邻甲基苯海拉明	未知
CYP2C8	酰胺咪嗪	槲皮素	未知
CYP2C9	双氯高灭酸,苯妥英	苯磺唑酮	利福平
CYP2C19	安定,环己烯巴比妥	反苯环丙胺	利福平

续表 2-4

P-450	底物	抑制剂	诱导剂
CYP2D6	异喹呱	氟西汀,洛贝林,奎尼丁	未知
CYP2E1	乙醇,亚硝胺	氨基三唑,二甲亚砜	乙醇,异烟肼
CYP3A4	尼非地平,二氢吡啶	乙炔雌二醇	地塞米松,PB,利福平

注:人肝不表达 CYP1A1。

现在很多 P-450 酶的 cDNA 和基因结构均已被阐明。对 150 种以上的 P-450 进行比较研究发现,从细菌到哺乳动物的众多 P-450 的 DNA 碱基排列顺序和氨基酸残基的排列顺序都具有较大程度的相似性,即具有进化上的基因同源性。这种多态性被认为是生物进化过程中为适应愈趋复杂的代谢而引起的一种分子进化。这些不同的 P-450 酶分布于不同的物种、不同的个体,以及同一个体的不同组织中,每一种酶都有一定的底物特异性,从而造成生物对外源化学物代谢的物种差异、个体差异以及同一个体内的组织差异。

(4)生物转化酶类往往具有立体异构专一性。如果外源化学物具有立体异构,那么往往只有其中的一种立体异构体能够被生物转化;或者不同的立体异构体在体内被转化为产物的速度不同;或者干脆不同的立体异构体在体内被转化为不同的代谢产物,进而产生不同的毒性效应。实际上,酶的立体异构专一性是生物代谢的基本特性之一。

这样的例子很多,很多具有不同立体异构体的药物在体内可呈现不同的作用。最著名的是"反应停"事件。研究证明,"反应停"的 S-构型体具有镇静作用,能缓解孕期妇女恶心、呕吐等妊娠反应;而 R-构型体非但没有镇静作用,反而能导致胎儿畸形。L-多巴是治疗帕金森的药物,而 D-多巴却有严重的副作用。β-受体阻断剂普萘洛尔的 S-构型体的活性是 R-构型体的 98 倍。

三、生物转化的过程

化学毒物在动物体内的生物转化过程多种多样,一般需经过两个阶段:第一阶段称为Ⅰ相反应(phase Ⅰ reaction),包括氧化、还原和水解过程;第二阶段称为Ⅱ相反应(phase Ⅱ reaction),是与某些内源性物质的结合过程,包括葡萄糖醛酸化、硫酸化、乙酰化、甲基化,与谷胱甘肽结合,与氨基酸结合等。化学毒物经Ⅰ相反应将形成一些极性基团(如—OH、—COOH、—SH 和—NH$_2$ 等),水溶性少量增强,并成为适合于Ⅱ相反应的底物。Ⅱ相反应的结合基团(葡萄糖醛酸、硫酸盐等)为机体的内源性物质,与外源化学物结合后大多导致产物的水溶性明显增高,从而有利于外源化学物的排泄。这两个阶段的生物转化过程可使化学毒物的极性增强(水溶性增加),易于经肾随尿液或随胆汁进入粪便而排出体外,同时对机体的毒性降低。但也有例外,如多氯联苯类化学物(亲脂性)不能转化成水溶性代谢产物,不易从体内排出,在体内蓄积并可达到引起毒效应的浓度。

(一)Ⅰ相反应

Ⅰ相反应指经过氧化、还原和水解等反应,使外源化学物暴露或产生极性基团如—OH、—NH$_2$、—SH、—COOH 等,水溶性增高并成为适合于Ⅱ相反应的底物的过程。

1. 氧化反应

氧化反应(oxidation)是化学毒物最常见和最有效的代谢途径之一,可分为以下几种类型。

(1)微粒体混合功能氧化酶催化的氧化反应

此氧化反应是由位于细胞内质网的非特异性的微粒体混合功能氧化酶（microsomal mixed function oxidase, MFO）进行催化的。在此氧化反应中需要一个氧分子的参与，其中一个氧原子被还原成水，另一个氧原子加入底物进行反应，因此又将 MFO 称为单加氧酶。此酶系的组成极为复杂，主要包括：①微粒体细胞色素 P-450 混合功能氧化酶，即微粒体细胞色素 P-450 依赖性单加氧酶，主要借助细胞色素 P-450 进行电子传递来完成催化反应，该酶在化学毒物氧化代谢中起了非常重要的作用；②微粒体细胞色素 b_5 依赖性单加氧酶，也称为微粒体细胞色素 b_5 混合功能氧化酶，其功能与微粒体细胞色素 P-450 依赖性单加氧酶相似；③还原型辅酶Ⅱ细胞色素 P-450 还原酶（即 NADPH 细胞色素 P-450 还原酶），以及还原型辅酶Ⅰ细胞色素 b_5 还原酶（即 NADH 细胞色素 b_5 还原酶）。上述酶类对底物的特异性较低，在它们的催化作用下凡具有一定脂溶性的化学毒物都可通过不同类型的氧化反应形成多种代谢物，同时，同一种化学毒物也可经不同的酶催化而发生不同类型的氧化反应。MFO 催化氧化的机制如图 2-9 所示。

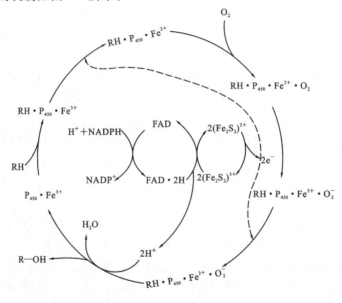

图 2-9　MFO 代谢循环示意图

此反应的特点是利用 NADPH 将氧分子还原活化后，使底物（RH）氧化成 ROH，产物（ROH）中的氧是活性氧。MFO 催化氧化的总反应如下：

$$RH + NADPH + O_2 + H^+ \longrightarrow 产物（ROH）+ NADP^+ + H_2O$$

MFO 催化的氧化反应主要有以下几种类型。

①羟化　脂肪族化学毒物在体内的羟化（hydroxylation）往往是末端的或倒数第二个碳原子被氧化成羟基，如巴比妥（长效类催眠药，具有镇静、催眠、抗惊厥及抗癫痫作用）的侧链可被羟化形成羟基巴比妥（图 2-10）。有机磷杀虫剂八甲磷经羟化后形成羟甲基八甲磷，毒性增强。

大多数芳香族化学毒物（苯、苯胺、乙酰苯胺、萘和萘胺等）均可被羟化形成相应的酚类化学毒物。如苯胺可被羟化形成对氨基酚或邻氨基酚或羟基苯胺（图 2-11）。

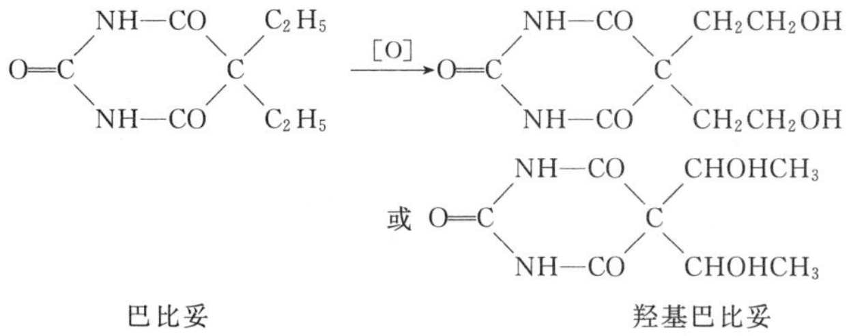

图 2-10 巴比妥的羟化

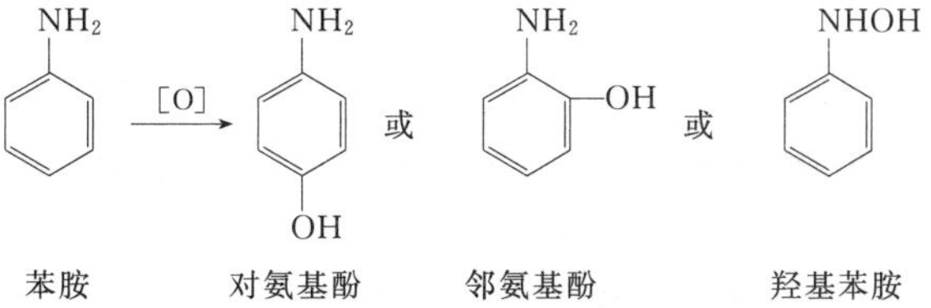

图 2-11 苯胺的羟化

②环氧化 环氧化(epoxidation)是化学毒物生物转化过程中的一种极其重要的微粒体反应。含双键的芳香族和烯烃类化学毒物氧化时,常形成环氧化中间产物。有些环氧化产物不稳定,毒性较大,如氯乙烯的环氧化产物环氧化氯乙烯即为肝致癌物(图 2-12)。

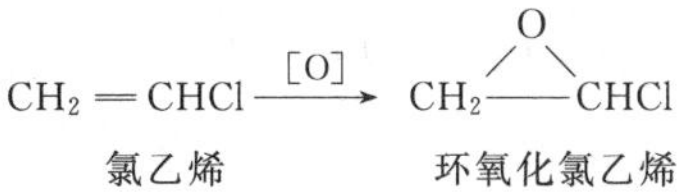

图 2-12 氯乙烯的环氧化

③S-氧化和 N-羟化 含硫醚键(—C—S—C—)的有机磷化学毒物可在细胞色素 P-450 混合功能氧化酶和黄素单加氧酶的催化下进行 S-氧化反应(S-oxygenation),形成砜或亚砜,使毒性增强 5~10 倍。如内吸磷在体内通过此反应生成亚砜型内吸磷,进一步氧化形成砜型内吸磷而使毒性增强;氯丙嗪也可经 S-氧化反应生成氯丙嗪亚砜(图 2-13)。

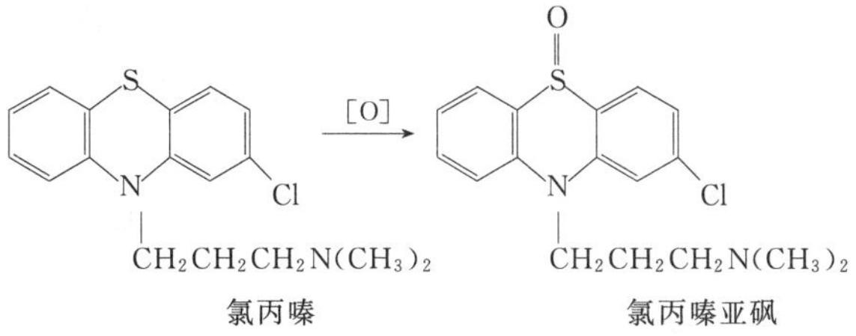

图 2-13 氯丙嗪的 S-氧化

芳香胺类化学毒物如苯胺和许多胺的取代衍生物,可在其氨基上进行 N-羟化(N-hydroxylation)生成 N-羟基苯胺(图 2-14),后者可导致血红蛋白氧化成高铁血红蛋白,引起组织缺氧。

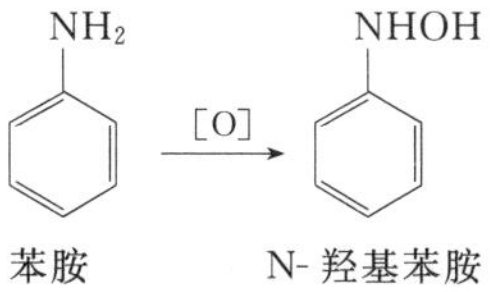

图 2-14 苯胺的 N-羟化

④脱烷基 氮、氧和硫原子上带有烷基的化学毒物可发生脱烷基反应,即烷基被氧化为羟烷基,后者从分子上脱落下来形成醛或酮。如氨基比林经 N-脱烷基后产生 4-脱甲基氨基

比林和甲醛(图 2-15)。

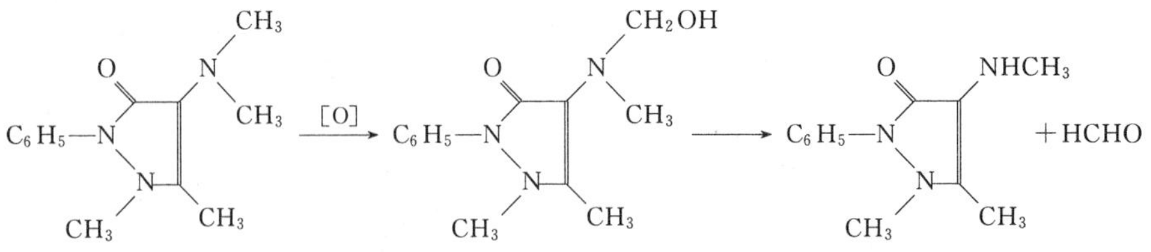

图 2-15　氨基比林的脱烷基

二甲基亚硝胺通过细胞色素 P-450 的催化作用,经 N-脱烷基反应产生活性(自由)甲基,可使核酸的鸟嘌呤甲基化而具有致癌和致突变作用(图 2-16)。

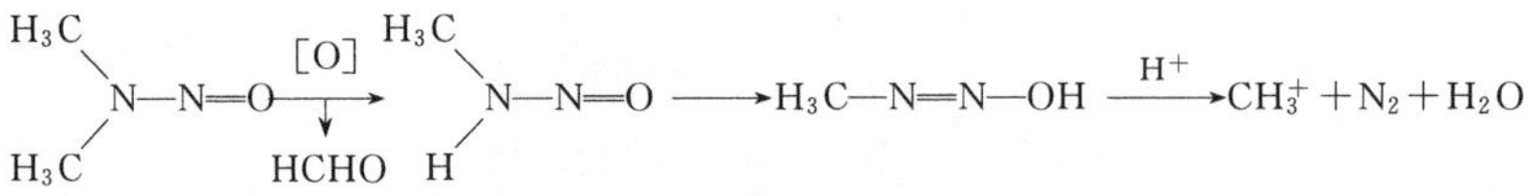

图 2-16　二甲基亚硝胺的脱烷基

⑤氧化基团转移　氧化基团转移(oxidative group transfer)是经细胞色素 P-450 催化的氧化脱氨、氧化脱硫、氧化脱卤素作用。有机磷杀虫剂对硫磷经氧化脱硫后形成对氧磷,其毒性增大 3 倍;苯胺基丙烷经氧化脱氨使芳烃羟化生成苯丙酮。

⑥酯裂解　细胞色素 P-450 可催化酯类化学毒物发生酯裂解(ester cleavage)。磷酸酯类化学毒物如对硫磷经酯裂解后生成中间产物,进一步生成对硝基酚和二乙基硫代磷酸。羧酸酯类化学毒物经酯酶水解生成羧酸类和醇类化学毒物,而经细胞色素 P-450 催化可裂解生成羧酸类和醛类化学毒物,并需要 NADPH 和 O_2 的参与。

(2)微粒体黄素单加氧酶催化的氧化反应

微粒体黄素单加氧酶(flavin-containing monooxygenase,FMO),即微粒体含黄素腺嘌呤二核苷酸(flavin adenosine dinucleotide,FAD)单加氧酶,或称为黄素蛋白单加氧酶,在哺乳动物中已发现有 5 种类型(FMO$_1$、FMO$_2$、FMO$_3$、FMO$_4$、FMO$_5$),主要存在于肝、肾、肺等组织的微粒体中。FMO 以黄素腺嘌呤二核苷酸(FAD)为辅酶,需要 NADPH 和 O_2 的参与,来催化氧化多种有毒的亲核性 N、S、P 杂原子,变为 N-氧化物、S-氧化物、P-氧化物。

FMO 的功能及反应机理与细胞色素 P-450 单加氧酶相似。

FMO 具有广泛的底物专一性,可催化许多化学毒物如叔胺、仲胺、伯胺、芳香胺、硫化物、硫醚、硫醇、磷类等的氧化反应。由于此酶主要催化胺类化学毒物的氧化反应,过去曾称之为混合功能胺氧化酶。此外,上述某些底物也可以是细胞色素 P-450 单加氧酶的底物。也就是说,这两种单加氧酶对底物的特异性存在交叉或重叠的现象。微粒体黄素单加氧酶的作用机制如图 2-17 所示。

(3)非微粒体酶催化的氧化反应

线粒体、细胞液和血浆中的某些非特异性酶能够催化有醇、醛和酮功能基团的化学毒物的氧化反应,催化的酶主要有醇脱氢酶、醛脱氢酶和胺氧化酶类。

①醇醛脱氢　在醇脱氢反应中,醇类化学毒物经辅酶Ⅰ或辅酶Ⅱ催化形成相应的醛类或酮类,如摄入机体的乙醇,经辅酶Ⅰ或辅酶Ⅱ催化形成乙醛。在醛脱氢反应中,醛类化学

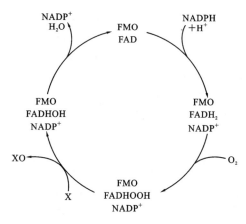

图 2-17 FMO 的催化机制

毒物经辅酶Ⅰ催化形成相应的酸类。反应式如图 2-18 所示。

$$RCH_2OH \xrightarrow{NAD} RCHO \qquad RCHO \xrightarrow{NAD} RCOOH$$

醇类　　　　　　　醛类　　　　　　　醛类　　　　　　　酸类

图 2-18　醇醛脱氢

乙醇的生物转化过程

乙醇的水溶性极强,极易为消化道吸收,饮酒后 5min 便可从血液中检出,30～60min 后,血液中的乙醇浓度达到高峰。吸收后的乙醇 98% 通过生物转化被清除,少量可由呼吸道及尿液排出体外。

肝脏是乙醇分解代谢的主要器官,在肝细胞的不同区域,存在着氧化乙醇的不同酶系,其重要氧化途径有三条。

1. ADH 途径

在肝细胞的细胞液及线粒体中有醇脱氢酶(ADH)和醛脱氢酶(ALDH),它们逐步催化乙醇氧化为乙醛,再氧化为乙酸,后者可继续彻底氧化为 CO_2 和 H_2O,并释放少量能量。

$$CH_3 \cdot CH_2 \cdot OH \xrightarrow[NAD^+ \quad NADH+H^+]{ADH} CH_3 \cdot CHO \xrightarrow[NAD^+ \quad NADH+H^+]{ALDH} CH_3 \cdot COOH$$

2. MEOS 途径

乙醇摄入较多时,肝细胞内质网的微粒体乙醇氧化酶系统(MEOS)启动,在 O_2 存在的条件下,氧化为乙醛。

$$CH_3 \cdot CH_2 \cdot OH \xrightarrow[MEOS]{NADPH+H^+ \quad NADP^+} CH_3 \cdot CHO+2H_2O$$

3. CAT 途径

肝细胞过氧化物酶体中的过氧化氢酶(CAT)也可催化乙醇和 H_2O_2 反应,生成乙醛和水。

$$CH_3 \cdot CH_2 \cdot OH + H_2O_2 \xrightarrow{\text{CAT}} CH_3 \cdot CHO + 2H_2O$$

长期过量饮用乙醇,肝内乙醇代谢酶系被诱导合成加快,其中主要是滑面内质网增生,导致 MEOS 活性增强而使乙醛产量增加,而乙醇水平升高不明显。饮酒后血液中乙醇的浓度随时间的延长呈直线下降,但乙醛的浓度仍维持在较高水平。试验证明,乙醛在体内积蓄,对肝组织的损害较大。

②胺氧化　该反应是由位于肝、肾、肠、胎盘和神经组织中的胺氧化酶催化单胺类和二元胺类化学毒物的氧化反应。根据底物不同可将胺氧化酶分为单胺氧化酶和二胺氧化酶或二元胺氧化酶。前者可将伯胺、仲胺、叔胺等脂肪族胺类化学毒物氧化脱去氨基,形成相应的醛或酮衍生物并释放出氨。后者在氧存在的条件下,催化二元胺类化学毒物氧化生成相应的醛类,再通过氧化作用生成酸类,最后随尿液排出体外。

(4)过氧化物酶依赖性的共氧化反应

在过氧化物酶催化的外源化学物生物转化过程中,一些化学毒物可同时被氧化,包括氢过氧化物酶还原和其他底物氧化生成酯质过氧化物,这一过程称为共氧化。催化共氧化的过氧化物酶有膀胱上皮细胞内的前列腺素 H 合成酶(PHS)、乳腺上皮细胞的乳过氧化物酶及白细胞的髓过氧化物酶等。

2. 还原反应

肝、肾和肺细胞微粒体中的多种酶可催化含硝基、偶氮基、羰基的化学毒物的还原反应(reduction),所需的电子或氢由 NADH 或 NADPH 提供,NADPH-细胞色素 P-450 还原酶就与此有关。

根据化学毒物的结构及反应机理的不同,可将还原反应分为含氮基团还原反应、羰基还原反应、含硫基团还原反应和脱卤反应。

(1)含氮基团还原反应

肝细胞微粒体中含有催化各种硝基化学毒物和偶氮化学毒物的还原酶,可通过还原反应来改变化学毒物的毒性。

①硝基还原反应　硝基化学毒物,特别是芳香族硝基化学毒物,在硝基还原酶的作用下先形成中间代谢产物亚硝基化学毒物,最后还原为相应的胺类化学毒物,其中 NADPH 和 NADH 作为氢供体,并在无氧条件下完成还原反应。硝基还原酶类主要是微粒体 NADPH 依赖性硝基还原酶,胞液硝基还原酶也参与部分作用。此外,还有来自于肠道菌丛的细菌 NADPH 硝基还原酶。如氯霉素经硝基还原酶的作用生成还原型氯霉素(图 2-19)。

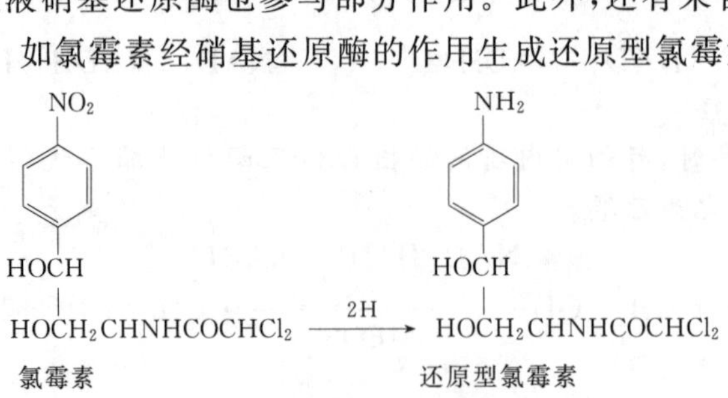

NO₂ ... NH₂ 的化学结构图，反应式为：氯霉素 HOCH₂CHNHCOCHCl₂ 经 2H 还原生成 还原型氯霉素 HOCH₂CHNHCOCHCl₂

图 2-19　氯霉素的硝基还原

②偶氮还原反应　偶氮化学毒物在偶氮还原酶的催化下发生还原反应,形成苯肼衍生物及苯胺衍生物。此反应同样需要无氧条件和 NADPH 的参与,并且需要还原型黄素(如黄素单

核苷酸、FAD、核黄素等)的激活。脂溶性偶氮化学毒物在肠道被吸收后，主要在肝微粒体及肠道中进行还原作用。如百浪多息(偶氮磺胺，抗菌类磺胺药，也是红色染料)经偶氮还原反应先形成含联亚氨基的中间产物，然后形成氨苯磺胺，它是本药的活性成分。水溶性偶氮化学毒物虽然可被肝胞液及微粒体中的还原酶还原，但由于其水溶性较强，在肠道中不易被吸收，而主要被肠道菌丛中的偶氮还原酶还原。如水杨酸偶氮磺胺嘧啶，进入机体后主要在肠道中经肠道菌丛偶氮还原酶的还原作用形成磺胺嘧啶，较少在肝等组织中被还原(图 2-20)。

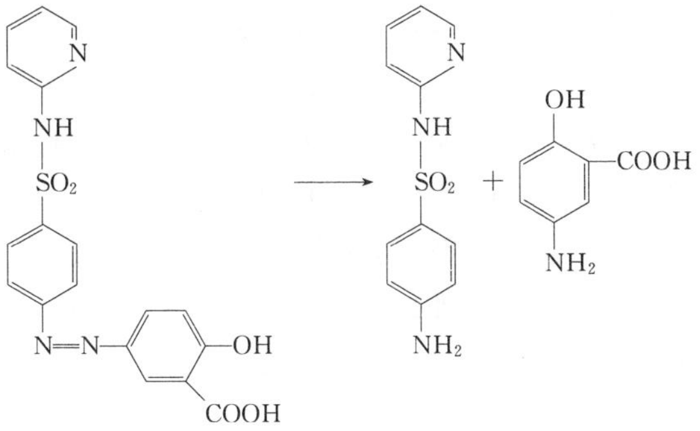

水杨酸偶氮磺胺嘧啶　　　　磺胺嘧啶

图 2-20　水杨酸偶氮磺胺嘧啶的偶氮还原

哺乳动物组织对偶氮键的还原能力较差，但在肠道菌丛中偶氮还原酶起重要的催化还原作用。

③N-氧化物还原反应　烟碱和吗啡等化学毒物经 N-羟化反应可形成烟碱 N-氧化物和吗啡 N-氧化物。这两种 N-氧化物在生物转化过程中都可被还原，形成的烟碱将被肠道吸收，继续进行下一步生物转化过程。

(2)羰基还原反应

醛类和酮类化学毒物经醇脱氢酶和羰基还原酶催化还原为伯醇类和仲醇类化学物(图 2-21)。羰基还原酶是 NADPH 依赖性酶，存在于血液、肝、肾、脑及其他组织的胞浆中。

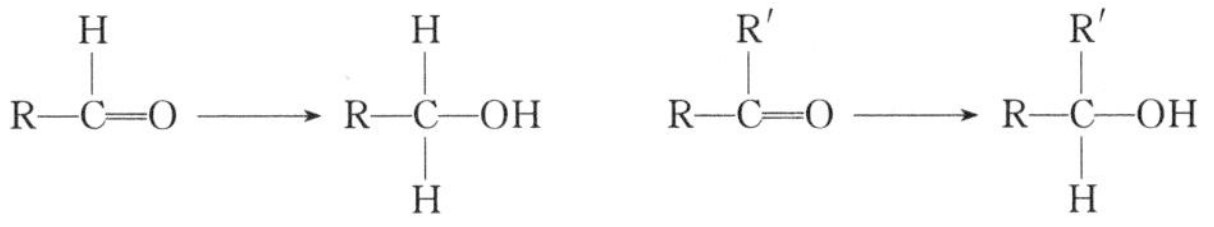

醛　　　　伯醇　　　　酮　　　　仲醇

图 2-21　醛、酮的羟基还原

如含有醛基的水合氯醛可还原为三氯乙醇(图 2-22)。

$$Cl_3CCH(OH)_2 \longrightarrow Cl_3CCH_2OH$$

水合氯醛　　　　三氯乙醇

图 2-22　水合氯醛的羟基还原

(3)含硫基团还原反应

含硫基团化学毒物的还原反应在机体内相对发生较少。杀虫剂三硫磷在氧化还原反应系统中由硫氧还原蛋白依赖性酶类催化，先被氧化成三硫磷亚砜，在一定条件下又可被还原成为三硫磷(图 2-23)，这种可逆性反应使其代谢半衰期延长，增加其在体内的停留时间，对机体的毒性增强。

图 2-23　三硫磷的还原

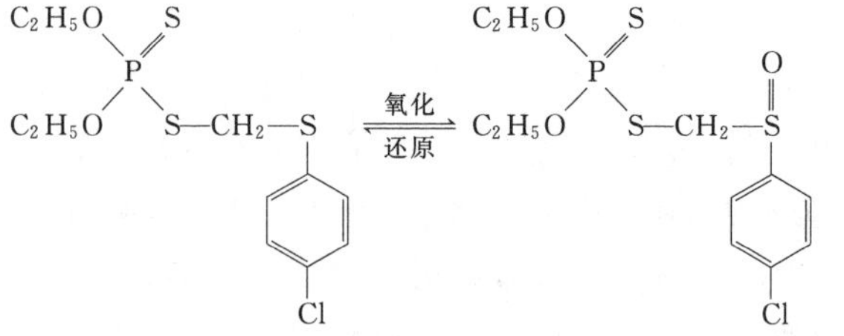

（4）脱卤反应

脱卤反应包括还原脱卤反应、氧化脱卤反应和脱氢卤反应 3 种机制。还原脱卤反应和氧化脱卤反应由细胞色素 P-450 催化，脱氢卤反应由细胞色素 P-450 和谷胱甘肽 S-转移酶催化。这些反应在一些卤代烷烃类化学毒物的生物转化和代谢活化中起重要作用，如肝化学毒物四氯化碳经肝微粒体 NADPH-细胞色素 P-450 还原酶催化还原脱卤，生成三氯甲烷自由基（$\cdot CCl_3$），引起肝脂肪变性及坏死。

3. 水解反应

大量化学毒物如各种酯类、酰胺类或由酯键组成的取代磷酸酯类化学毒物易在体内被广泛分布的水解酶作用而发生水解反应（hydrolysis）。水解酶如酯酶及酰胺酶等分布在细胞内的微粒体、溶酶体及血浆或消化液中。在水解反应中，水离解为氢离子和氢氧根离子，并分别与化学毒物结合，在此过程中不需要消耗能量。

根据反应的性质和机理不同，水解反应可分成以下几种类型：

（1）酯类水解反应

酯类化学毒物由酯酶催化发生水解反应，生成酸类和醇类化学物。酯酶种类繁多，广泛分布于肝、肠、脑及血浆中。不同的酯类化学毒物在各种酯酶的催化作用下形成不同的水解产物。很多有机磷化学毒物主要通过这种方式在体内解毒，如有机磷杀虫剂对硫磷被酯酶水解后产生对硝基酚，并由尿排出；局部麻醉药普鲁卡因经酯酶水解形成对氨基苯甲酸和二乙基氨基乙醇（图 2-24）。

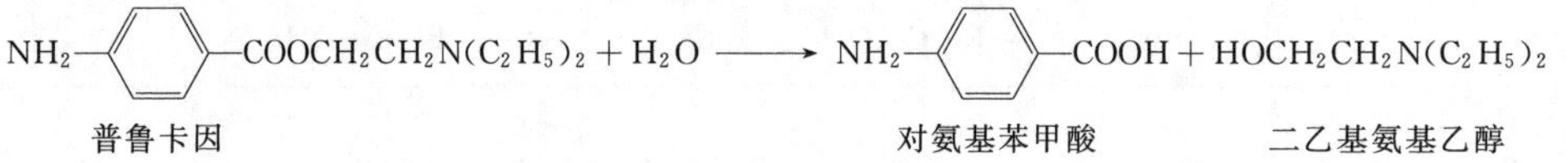

图 2-24　普鲁卡因的水解

（2）酰胺类水解反应

酰胺类化学毒物经酰胺酶类催化水解成酸和胺，如乐果等含酰胺基的有机磷杀虫药就是通过酰胺酶的水解作用而解毒的。但也有少数化学毒物被水解后毒性增强，如灭鼠药氟乙酰胺水解后形成毒性更大的氟乙酸。局部麻醉药利多卡因在生物转化过程中也可发生 C—N 键水解，形成苯胺衍生物二甲代苯胺（图 2-25）。

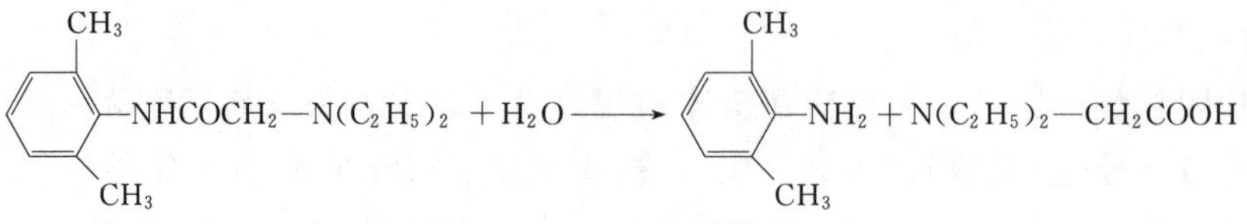

图 2-25　利多卡因的水解

酰胺类化学毒物的水解有时也可由肝微粒体酯酶催化,只是在一般情况下,酯酶催化的水解反应要比酰胺酶催化的反应速度快。如普鲁卡因的酰键(—CO—O—)被酰胺键取代,形成普鲁卡因酰胺,须经酰胺酶催化才能水解。酰胺酶催化普鲁卡因酰胺水解的速度较酯酶催化普鲁卡因水解的速度慢。

(3)脂肪族水解脱卤反应

脂肪族化学毒物分子中与碳原子相连的卤素原子通过酶促作用而从碳链上脱落。如DDT在生物转化过程中经 DDT-脱氯化氢酶催化形成滴滴伊(DDE)的过程就是典型的水解脱卤反应(图 2-26)。DDT-脱氯化氢酶具有较强的构型专一性,只能催化对-对位构型的 DDT 同系物,邻-对位构型者则不能被催化。DDE 的脂溶性较高,而且活性较低,其毒性低于 DDT。

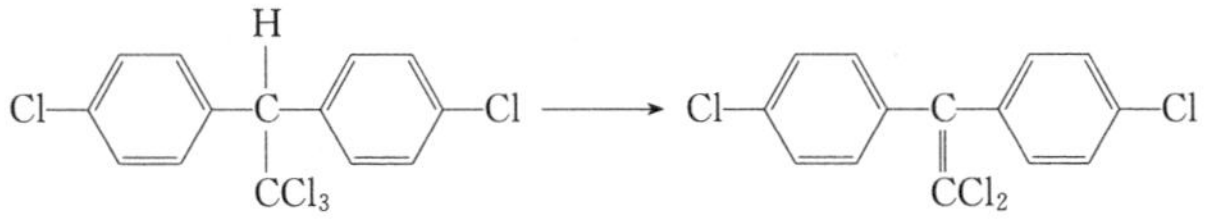

Cl—⬡—C(H)(CCl₃)—⬡—Cl ⟶ Cl—⬡—C(CCl₂)—⬡—Cl

DDT   DDE

图 2-26 DDT 的水解脱卤

(4)环氧化物水化反应

水化反应(hydration)也称为水合反应,是指不饱和的双键或三键化学毒物在环氧化物水化酶的催化下与水化合的反应。

环氧化物水化酶存在于肝内微粒体和胞浆中,即微粒体环氧化物水解酶和胞浆环氧化物水化酶,可使化学毒物形成的烯烃类环氧化物和芳香环氧化物发生水化反应并解毒(图 2-27)。

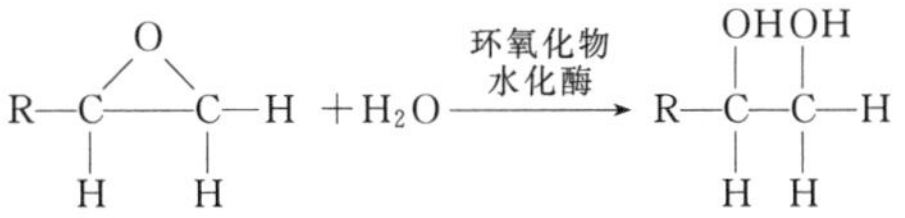

$$R-C(\overset{O}{\underset{H}{\diagup\diagdown}})C-H + H_2O \xrightarrow{\text{环氧化物}\atop\text{水化酶}} R-C(\overset{OH}{\underset{H}{|}})-C(\overset{OH}{\underset{H}{|}})-H$$

烯烃类环氧化物   烯烃二醇

图 2-27 烯烃类环氧化物的水化

水化反应和水解反应是两个方向相反的过程,化学毒物与水分子化合后,在水解反应中发生离解,形成两种或更多的产物,如酯酶及酰胺酶催化的水解反应。但乙烯在与水发生的水化反应中形成乙醇后,不发生离解过程(图 2-28)。

$$H_2C=CH_2 + H_2O \longrightarrow C_2H_5OH$$

乙烯   乙醇

图 2-28 乙烯的水化

(二)Ⅱ相反应

化学毒物经过Ⅰ相反应后,其原有生物活性或毒性有一定程度的降低或丧失,但大多数化学毒物对机体的损害作用往往不能彻底消除,需要进行Ⅱ相反应即结合反应(conjugation),继续进行有利于排泄和毒性降低的生物转化过程。

Ⅱ相反应(phase Ⅱ biotransformation)指具有一定极性的外源化学物与内源性辅因子(结合基团)进行化学结合的反应(conjugation)。Ⅱ相反应使外源化学物的水溶性显著增加,促进其排泄。因此,结合反应是化学毒物在机体内解毒的重要方式之一。在此反应中需要有辅酶和转移酶的参与,并消耗能量。一般可以将内源性辅因子作为体内的防御性因子,但有例外。有些具有极性基团的外源化学物可以不经过Ⅰ相反应而直接参与Ⅱ相反应。结合反应主要有以下几种类型:

1. 与葡萄糖醛酸结合

与葡萄糖醛酸结合是化学毒物Ⅱ相反应的一种主要代谢途径，对化学毒物的解毒和活化具有重要作用。葡萄糖醛酸是体内糖类的正常代谢产物。许多化学毒物如羟基、羧基、氨基和巯基化学毒物在动物体内均与葡萄糖醛酸发生结合反应，即通过羟基和羧基的氧、氨基的氮、巯基的硫与葡萄糖醛酸的第一位碳结合成尿苷二磷酸葡萄糖（uridine diphosophate glucose，UDPG），再经 UDPG 脱氢酶催化，形成尿苷二磷酸葡萄糖醛酸（uridine diphosophate glucuronic acid，UDPGA）。UDPGA 主要在肝内质网和核膜，作为供体通过 UDP-葡萄糖醛酸基转移酶催化，形成高度水溶性的葡萄糖醛酸结合物，易于从尿和胆汁排泄。如大肠内腐败产生的或由其他途径进入体内的苯酚就是通过与葡萄糖醛酸结合后生成苯葡萄糖醛酸苷而排出体外的（图 2-29）。

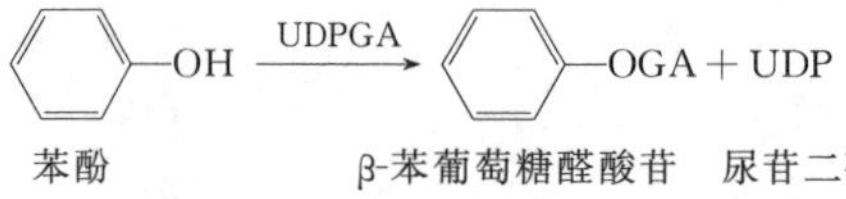

$$\text{苯酚} \xrightarrow[\quad]{\text{UDPGA}} \text{OGA} + \text{UDP}$$

苯酚 　　　β-苯葡萄糖醛酸苷　尿苷二磷酸

图 2-29　苯酚与葡萄糖醛酸的结合

血红素的生物转化与胆色素的代谢

正常红细胞的寿命是 120d。衰老的红细胞在单核-巨噬细胞系统的破坏下释放出血红蛋白，后者是人体胆红素的主要来源。游离胆红素对人体有毒，其解毒过程如下：

血红蛋白随后分解为珠蛋白和血红素。珠蛋白降解为氨基酸，供机体再利用。血红素在单核-巨噬细胞的微粒体内，被血红素加氧酶催化氧化，甲炔基（—CH ＝）断裂，释放出 CO，并将两端的吡咯环羟化，形成胆绿素。释放的铁可被机体再利用。胆绿素在胞液被胆绿素还原酶催化还原，生成胆红素。此为血红素生物转化的Ⅰ相反应（图 2-30）。

胆红素含有多个亲水基团，但这些基团在内部形成 6 个氢键，使胆红素分子的极性基团藏于分子内部，不能与水结合，因此胆红素成了不溶于水的脂溶性物质。虽然胆红素难溶于水，但对血浆白蛋白有极高的亲和力。所以，胆红素离开单核-巨噬细胞后，在血液中主要通过与白蛋白结合来运输。正常人的血浆胆红素浓度仅 0.2～0.9mg/100mL，因为血液中有足够的白蛋白，因此不与白蛋白结合的胆红素甚微。

胆红素在被肝细胞摄取前先与白蛋白分离。肝细胞表面有结合胆红素的特异受体，可迅速主动地摄取胆红素。胆红素进入细胞后，与胞液中的载体蛋白结合形成复合物，并以此进入滑面内质网，在葡萄糖醛酸基转移酶的催化下，接受来自 UDP-葡萄糖醛酸（UDP-GA）的葡萄糖醛酸基团，生成葡萄糖醛酸胆红素。由于胆红素有 2 个羧基，因此每分子胆红素可结合 2 个葡萄糖醛酸基团（图 2-31）。这是血红素生物转化的Ⅱ相反应。

双葡萄糖醛酸胆红素是主要的结合产物。这些与葡萄糖醛酸基团结合的胆红素被称为结合胆红素。此时，由于葡萄糖醛酸基团的强烈亲水性，加之胆红素分子内原有的 6 个氢键被破坏，因此结合胆红素的水溶性强，随胆汁排入小肠。

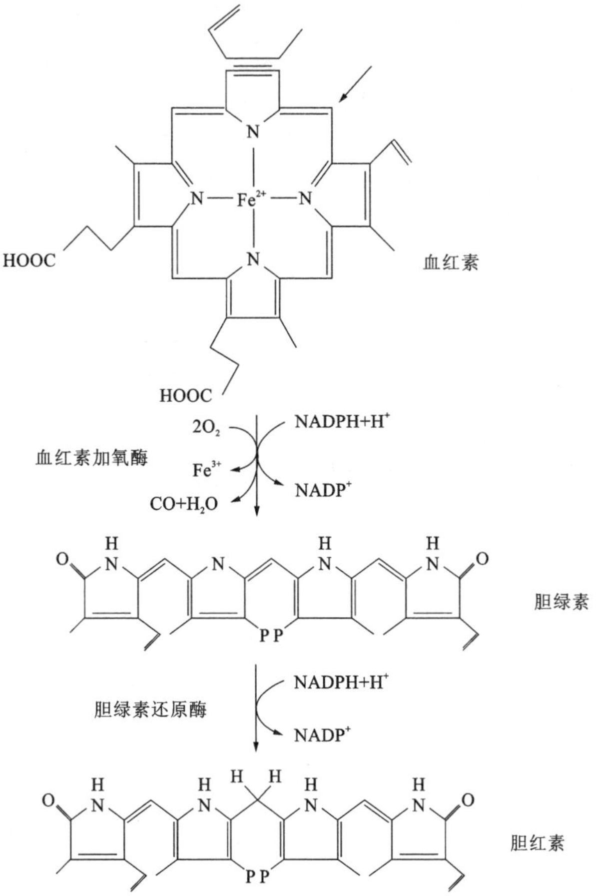

血红素

血红素加氧酶

$2O_2$ NADPH+H⁺

Fe³⁺

CO+H₂O NADP⁺

胆绿素

胆绿素还原酶

NADPH+H⁺

NADP⁺

胆红素

图 2-30　胆红素的生成过程

P：—CH₂—CH₂—COOH

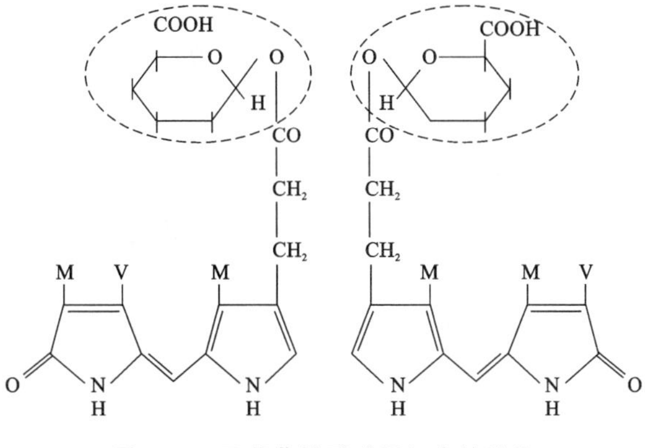

COOH COOH

图 2-31　双葡萄糖醛酸胆红素的结构

M：—CH₃；V：—CH =CH₂

结合胆红素在肠道细菌的作用下，脱去葡萄糖醛酸基团，并逐步被还原成胆素原、类胆素原、d-尿胆素原，这些物质统称为胆素原。在肠道下段，这些无色的胆素原接触空气，分别被氧化为相应的 1-尿胆素、粪胆素、d-尿胆素，后三者合称胆素。胆素呈黄褐色,是粪便的主要色素,日排出量为 40～280mg。胆道完全梗阻时,胆红素不能排入肠道形成胆素原和胆素,因此粪便呈灰白色;新生儿的肠道细菌稀少,粪便中未被细菌作用的胆红素使粪便呈橘黄色。

肠道中 10%～20% 的胆素原被肠黏膜重吸收,经门静脉入肝,其中大部分再次随胆汁排入肠道,形成胆素原的肠肝循环(图 2-32)。只有少量的胆素原经血液循环入肾并随尿排出。正常人每日随尿排出 0.5～4.0mg 胆素原。胆素原接触空气后被氧化为尿胆素,后者是尿的主要色素。

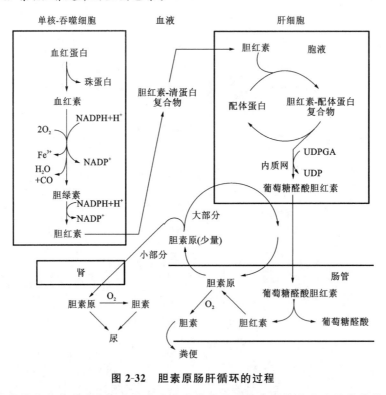

图 2-32　胆素原肠肝循环的过程

2. 与硫酸结合

化学毒物经Ⅰ相反应后生成的羟基、氨基和羧基等与活化形式的硫酸盐结合而形成硫酸酯。硫酸来源于含硫氨基酸的代谢产物。这一结合反应多数在肝、肾、胃、肠中进行,其反应过程为硫酸根离子和三磷酸腺苷(ATP)反应生成 5′-磷酰硫酸腺苷,进一步与 ATP 反应形成 3′-磷酸腺苷-5′-磷酰硫酸(PAPS)。PAPS 是硫酸结合反应的供体,在磺基转移酶的作用下,硫酸基可转移到酚羟基上生成硫酸酯。在多数情况下,化学毒物与硫酸结合后毒性减弱或消失,如酚的代谢。

与硫酸结合和与葡萄糖醛酸结合的底物功能基团相似。对于酚类化学毒物,与硫酸结合相对于与葡萄糖醛酸结合的亲和力高、代谢容量低。同一种化学毒物与硫酸和葡萄糖醛酸结合的相对量取决于染毒剂量,在低剂量时结合反应的主要代谢产物为硫酸结合物,剂量增加则化学毒物与葡萄糖醛酸结合的比例增加。化学毒物的硫酸结合物主要随尿排泄,少部分从胆汁排泄。化学毒物与硫酸结合后,尿中有机硫酸酯与无机硫酸盐的比值明显增加,这可用作一些化学毒物的染毒指标。

3. 与谷胱甘肽结合

谷胱甘肽(glutathione)是体内广泛存在的含巯基(—SH)物质,细胞内的浓度为 $0.5\sim$ 10mmol/L。—SH 基具有亲核性,能与外源化学物的亲电子性中心进行反应,称为谷胱甘肽结合(glutathione conjugation)。卤化有机物、环氧化物及芳香族非取代型碳氢化学毒物在谷胱甘肽 S-转移酶(glutathione S-transferase,GST)的催化下,与还原型谷胱甘肽(GSH)结合形成谷胱甘肽结合物,此结合物具有极性和水溶性,可经胆汁排泄,并可经体循环转运至肾,经肾内一系列酶催化反应转变为硫醚氨酸衍生物,由尿排泄。此反应是上述化学毒物解毒的主要方式,并且在自由基解毒中也起着重要作用。

谷胱甘肽 S-转移酶主要存在于肝、肾等组织的胞液中,可达细胞总 I 蛋白的 10%,在微粒体内含量较低。此酶在毒理学上具有重要意义。化学毒物在生物转化 I 相反应中形成的中间产物可与大分子重要成分结合,对动物机体产生损害作用。谷胱甘肽在谷胱甘肽 S-转移酶的催化下可与化学毒物的中间产物结合,可防止与机体大分子重要成分结合作用的产生,对化学毒物起解毒和失活的作用。

4. 与氨基酸结合

含羧酸和芳香羟胺化学毒物可与氨基酸结合发生反应。如大肠内细菌对饲料残渣作用产生的苯甲酸,在肝中苯甲酸的羧酸首先在酰基辅酶 A 合成酶的催化下,与 ATP 和乙酰辅酶 A 反应,形成酰基辅酶 A 硫酯,再由 N-乙酰转移酶催化,与氨基酸如甘氨酸、谷氨酸、牛磺酸的氨基反应而形成含酰胺键的马尿酸,然后经肾由尿排出,这是苯甲酸的一种主要解毒反应(图 2-33)。

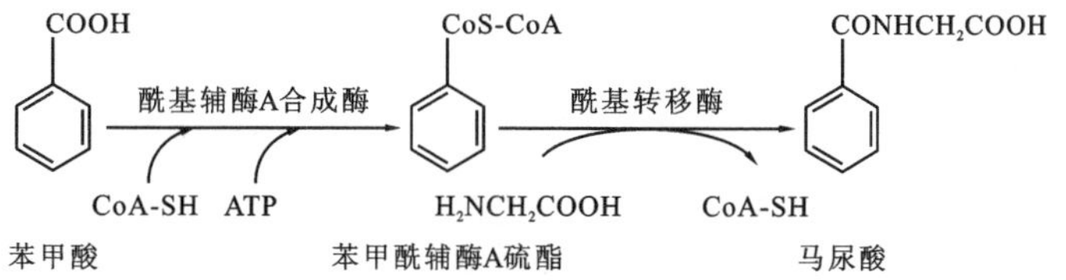

图 2-33　苯甲酸与氨基酸结合

芳香羟胺化学毒物则由氨酰-tRNA 合成酶催化并需要 ATP 的参与,与氨基酸的羧基反应生成 N-酯,是一种活化反应。

5. 乙酰化作用

乙酰化作用是指含伯胺、羟基或巯基的化学毒物在乙酰基转移酶催化和乙酰辅酶 A 的作用下与乙酰基结合的反应,可使氨基的活性作用减弱,从而有利于解毒。乙酰化作用是这些化学毒物的主要生物转化途径。磺胺药的解毒多属此类方式。猪、羊、兔、鸡、猫、狗等动物能使磺胺药发生乙酰化作用,使磺胺药的抗菌力降低以致丧失。磺胺嘧啶的乙酰化如图 2-34 所示。

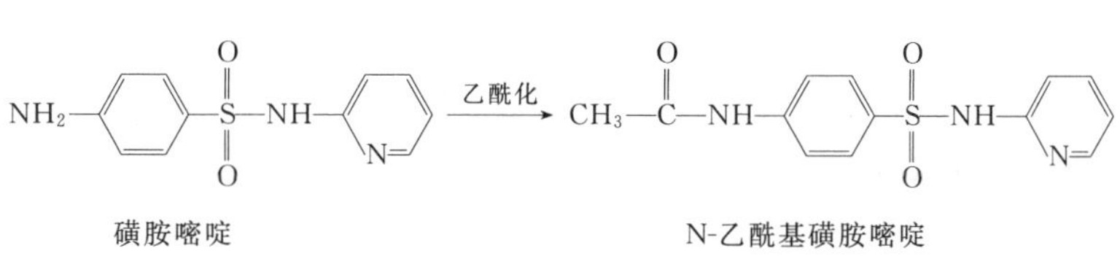

图 2-34　磺胺嘧啶的乙酰化

b.甲基化作用

在甲基转移酶的催化作用下,将活化的甲基转移至含羟基、巯基和氨基的酚类、硫醇类和胺类化学毒物中,使这些化学毒物产生甲基化作用。甲基多由甲硫氨酸等供给。许多内源性胺类和外源性胺类化学毒物常以此种方式消除活性,如动物体内出现的腐胺等生物胺类化学毒物具有一定的毒性,但与甲基结合后毒性降低或消失;外源巯基化学毒物可被微粒体酶系统甲基化,如巯基乙醇、二巯基丙醇等化学毒物均能经甲基化作用而解毒。

结合作用的主要类型及结合酶定位总结见表 2-5。

表 2-5　结合作用的主要类型及结合酶定位

类型	结合酶	底物功能基团	结合基团的来源	酶定位
与葡萄糖醛酸结合	UDP-葡萄糖醛酸基转移酶	OH,COOH,NH_2,SH,C—C	尿苷二磷酸葡萄糖醛酸(UDPGA)	微粒体
与硫酸结合	磺基转移酶	NH_2,OH	$3'$-磷酸腺苷-$5'$-磷酰硫酸(PAPS)	胞液
乙酰化作用	乙酰基转移酶	NH_2,SO_2NH_2,OH	乙酰辅酶 A(乙酰CoA)	线粒体、胞液
甲基化作用	甲基转移酶	OH,NH_2,SH	S-腺苷蛋氨酸	胞液
与氨基酸结合	酰基转移酶	COOH	甘氨酸	线粒体、微粒体
与谷胱甘肽结合	谷胱甘肽 S-转移酶	环氧化物、有机卤化物、有机硝基化合物、不饱和化合物	谷胱甘肽	胞液、微粒体

总之,通过各种途径进入机体的化学毒物或大肠内细菌腐败作用产生的化学毒物随血液进入肝脏后,在各种酶的催化下发生各种化学变化,生成毒性降低,甚至无毒的代谢产物,经尿或胆汁排出体外,此为代谢解毒(metabolic detoxication)。但因酶的特异性不强,也可使某些化学毒物经这些酶催化后,生成毒性更大的产物,对动物机体造成危害,此为代谢活化(metabolic activation)。由于外源化学物的毒性取决于它本身的化学结构,在经过了生物转化之后,化学结构发生了变化,自然会影响其毒性。生物转化反应的结局具有代谢灭活和代谢活化的正负两面性,掌握其正负两面性,特别是负面作用对了解中毒机制是十分重要的。

四、影响生物转化过程的因素

影响化学毒物生物转化的因素很多,可归结为环境因素、化学因素、生理因素和遗传因素等 4 个方面。各种因素对生物转化过程的影响主要是由于在各种因素的作用下,催化生物转化过程的各种代谢酶的活性发生了变化,从而改变了外源化学毒物对动物机体的生物学作用。

(一)环境因素

环境中存在多种因素如光、季节、温度等可对机体内酶或辅酶的合成及催化化学毒物的生物转化过程产生影响。由于各种环境因素本身和它们对机体及化学毒物生物转化过程的影响极为复杂,所以特别要考虑到各种环境因素之间的相互作用或联合作用所产生的后果。

1. 昼夜节律和季节

许多酶包括某些化学毒物代谢酶呈现昼夜周期,细胞色素 P-450 依赖性单加氧酶的活性也呈现昼夜差异。如大鼠和小鼠在黑夜开始时此酶的活性最高,所以一般在黑暗阶段,外源化学毒物的代谢转化速度逐渐加快,进入照明阶段后又逐渐下降。谷胱甘肽结合反应也可因肝谷胱甘肽含量的昼夜节律变化而在黑暗中增强,照明中减弱。在合理的动物饲养条件下,每日人工控制 12h 黑暗和 12h 照明,生物转化过程的昼夜节律则更加明显。一般认为此种差异是由于动物内分泌功能的昼夜节律而引起的。

季节变化也影响化学毒物的生物转化进程,如在一年四季均取 10 只同品系大鼠注入一定剂量的巴比妥钠,结果其入睡时间和睡眠时间均有差别。

2. 温度

动物体内各种酶的最适温度一般为 37～40℃,接近动物的体温。低温能降低酶的活性,但不破坏酶分子构象。所以,动物体温正常时,大多数化学毒物在酶的作用下被转化成活性降低的代谢产物,使其对机体的毒性降低,如五氯酚在 37℃ 时代谢增强,使毒性减弱;动物体温下降使代谢酶活性降低,减慢组织细胞对化学毒物的代谢速度,使其毒性增强,如氯丙嗪能引起动物体温下降,它在 8℃ 时毒性最强。但酶的最适温度并不是恒定的常数,它还与化学毒物的种类、保温时间等因素有关。虽然气温的变化不会影响恒温动物对外源化学毒物的代谢,但会使机体处于一种应激状态,通过激素的相互作用而产生变化。温度对毒性的影响,大体有两种基本类型:或是在高温和低温时毒性都增强,或是毒性随温度的升高而增强。例如,温暖和寒冷能使咖啡因对小鼠的毒性增强,而在温度降低时,α-苯异丙胺的毒性减弱。

凡经皮肤或呼吸道吸收的化学毒物在高温环境中可使吸收率加快。据报道,给小鼠腹腔注射 3 种农药,发现不同的环境温度对毒性有不同的影响(表 2-6)。

表 2-6 环境温度对 3 种农药小鼠腹腔注射毒性的影响

农药	LD_{50} 及 95% 可信限(mg/kg 体重)		
	1℃	27℃	38℃
对硫磷	16.5(13.2～20.6)	29(23～35.9)	11.3(8.3～15.2)
西维因	263(173～400)	588(420～822)	112(66～191)
DDT	750(535～1050)	1175(758～1821)	875(565～1385)

伴随高温高湿的环境,对经皮肤接触吸收的化学毒物可加速其经皮肤吸收的速度。一些刺激性化学毒物如 HCl 等的吸收毒性随温度的升高而增强。动物在低温环境下,可增高士的宁、烟碱、阿托品、马拉硫磷等的毒性,亦可降低对硫磷的毒性。有些物质在阳光下受紫外线作用可生成有毒物质。例如,四氯化碳与三氯乙烯形成氯化氢和光气;大气中氮氧化物与碳氢化学毒物等污染物形成光化学烟雾等。

3. 管理因素

动物的管理如捕捉、笼养和垫料等均可影响化学毒物的生物转化。例如,单独笼养的大鼠,异丙肾上腺素的 LD_{50} 小于 50mg/kg 体重,而以 10 只为一组笼养时,LD_{50} 约为 800mg/kg 体重,铁板"密闭笼"内的大鼠对吗啡的急性毒性比铁丝"开放笼"中的低。

4．联合作用

两种或两种以上的化学毒物对机体的交互作用在毒理学上称为联合作用。联合作用可分为以下 3 种类型：

（1）相加作用。联合作用为各个单独化学毒物作用之和。多见于化学同系物或其毒作用的靶器官相同的情况。例如大部分刺激性气体的刺激作用和大多数有机磷农药的胆碱酯酶抑制作用。

（2）协同作用。联合作用大于各化学毒物作用之和，亦称增强作用、增效作用、相乘作用。例如四氯化碳和乙醇对肝的作用以及对肝无毒的异丙醇明显增强四氯化碳的肝毒性作用。

（3）颉颃作用。联合作用小于各化学毒物作用之和，又可分为化学颉颃作用和功能性颉颃作用。化学颉颃作用即一种化学毒物在体内与另一种化学毒物发生化学反应，产生毒性较低的产物，如二巯基丙醇与重金属螯合。功能性颉颃作用指两种化学毒物对同一生理参数产生反作用，如中枢神经兴奋药和抑制药之间的反作用。在功能性颉颃作用中，引起同一受体兴奋和抑制的，称为竞争性颉颃作用，如烟碱对神经节的作用，可被神经节阻断剂所阻断。又如敌枯双在体内代谢生成氢基噻二唑，可取代辅酶Ⅰ中的烟酰胺，使辅酶Ⅰ失活。而化学毒物的毒作用被另一种化学毒物非特异性阻断，即不占有相同受体者，称为非竞争性颉颃，如阿托品降低胆碱酯酶抑制剂的毒性等。

（二）化学因素

多种化学毒物同时接触动物会对其生物转化过程中有关催化酶类的活性产生影响，表现为酶活性的诱导或抑制作用，以及由此引起的催化反应速度的改变。在生物化学和毒理学范畴内，凡能使一种酶活性增强或含量增多及催化反应速度加速的现象称为诱导作用。具有诱导作用的化学物则称为诱导物或激活物。凡能使酶活性减弱或含量减少及催化反应速度减慢的现象称为抑制作用。具有抑制作用的化学物称为抑制物。一种化学毒物与诱导物或抑制物接触后，由于其代谢转化有关催化酶的活性或含量受到影响，化学毒物对机体的生物学作用也将发生变化。

1．化学毒物对代谢酶的诱导

（1）主要诱导物及其作用类型

根据诱导物的作用性质可将其分为以下类型：①苯巴比妥类。包括许多药物、杀虫剂等，如苯巴比妥、DDT 及六六六等可引起肝滑面内质网明显增生，并诱导产生细胞色素 P-450 酶。经诱导物诱导作用后肝体积增大，磷脂合成和微粒体酶蛋白质合成也增加，同时也可刺激 mRNA 的合成并降低酶的分解速度。通常诱导物摄入机体后大约 10h 出现诱导作用，2～3d 达到最高峰，作用持续 6d 左右。本类诱导物可诱导范围广泛的氧化活性反应，如戊巴比妥羟化作用、乙基吗啡脱甲基作用等，其结果使许多化学毒物的生物转化作用明显加速。②多环芳烃类。主要包括多环碳氢化学物，如苯并芘、3-甲基胆蒽和 2,3,7,8-四氯二苯二噁英（TCDD）等。其中的 TCDD 为当前已知的最强诱导物，仅 $1\mu g/kg$ 体重的剂量即可对某些动物体内的代谢酶呈现诱导作用。诱导作用主要表现在使细胞色素 P-450 酶或细胞色素 P-448 酶含量增多，但滑面内质网并不增生，也不降低酶的分解速度。诱导物摄入机体后诱导作用出现较为迅速，一般为 5h 左右，1～2d 内达到作用高峰，持续时间较长，可维持 10d 左右。与苯巴比妥类诱导物相比，可被多环芳烃类诱导物诱导的化学毒物生物转化过程相对较少。③甾类。16-α-碳腈壬烯醇酮(PCN)、地塞米松等对细胞色素 P-450 和 UDP-葡萄糖醛酸转移酶具有诱导作用,所诱导形成的细胞色素 P-450 称为细胞色素 $P-450_{PCN}$。④其他。如属于多氯联苯类化学毒物的 Arochlor1254,兼有与苯巴比妥和 3-甲基胆蒽一样的诱导作用。它既可诱导细胞色素 P-450 酶类,又可诱导细胞色素 P-448 酶类。此外,乙醇和异黄樟素所诱导的酶类虽然也属于细胞色素 P-450 酶类和细胞色素 P-448 酶类,但与苯巴比妥类和多环芳烃类所诱导的酶类在底物专一性及酶活性方面存在较大的差异。

(2)诱导作用对化学毒物生物转化的影响

诱导作用对化学毒物生物转化有以下主要影响:①诱导酶活性增高。苯巴比妥类诱导物主要诱导细胞色素 P-450 酶,另外对乙基吗啡脱甲基、对硝基茴香醚 O-甲基化及脂肪族羟化和还原脱卤等反应的有关酶类也有诱导作用,还可诱导 UDP-葡萄糖醛酸转移酶、环氧化物酶。多环芳烃类诱导物主要诱导细胞色素 P-448 酶,使酶的活性增高。②加快生物转化的速度。如在某些诱导物的作用下,环己巴比妥的睡眠作用持续时间可显著缩短。又如巴比妥类药物可加快抗血凝药双香豆素的代谢过程,主要是有关催化酶类活性增强的结果。③改变化学毒物对机体的生物学作用。经生物转化后毒性消失或降低的化学毒物,在诱导物的参与下,其解毒过程将更加显著和迅速,如苯巴比妥能减少黄曲霉毒素的致癌作用;对本身不具有毒性或毒性极低,但经代谢转化后毒性增强的化学毒物,经诱导物作用后毒性加大,对机体产生较强的损害作用,如苯巴比妥可加速氯仿、四氯化碳的生物转化,产生更多有毒的中间产物。

2. 化学毒物对代谢酶的抑制

(1)抑制作用的类型

很多化学毒物对代谢酶都具有抑制作用,根据抑制作用的性质不同可分为可逆性抑制作用和不可逆性抑制作用两大类。

①可逆性抑制作用。抑制物与酶分子的必需基团以非共价键结合,从而抑制酶的活性,用透析或稀释等物理方法可去除抑制物,使催化酶的活性又得以恢复。所以这种抑制作用是一种可逆反应,并可在短时间内迅速完成。

可逆性抑制作用又可分为竞争性抑制作用和非竞争性抑制作用。有些抑制物的分子结构与作为底物的化学毒物结构相似,因而它们为了与催化酶的同一活性中心结合而发生相互竞争、相互排斥的现象,这种抑制作用为竞争性抑制作用。抑制物与催化酶的活性中心结合后,活性中心与其他化学毒物的结合受阻,从而影响酶的催化能力。细胞色素 P-450 单加氧酶的底物专一性很低,具有与多种化学毒物结合的能力,容易产生竞争性抑制作用,如 β-二乙基氨基苯丙基乙酯(SKF-525A)可抑制细胞色素 P-450 酶类,肝脏中氨基比林和乙基吗啡的代谢过程可由于四氯化碳的出现而减弱。非竞争性抑制作用中,抑制物与酶-底物复合物同时结合在酶分子的不同部位上形成三元复合物,也就是抑制物与酶分子结合后并不妨碍该酶分子再与底物分子结合。因此,不存在抑制物和外源化学毒物为了与酶的活性中心结合而发生竞争的现象。甲霜吡丙酮为典型混合功能氧化酶反应的非竞争性抑制物,但在化学毒物生物转化过程中相对较为少见。此外,7,8-苯并黄酮对肝微粒体芳烃羟化酶和 UDP-葡萄糖醛酸转移酶具有非竞争性抑制作用,可延长环己巴比妥催眠的持续时间。

②不可逆性抑制作用。如果抑制物与酶分子的必需基团发生共价键结合或形成稳定的结合物,会致使酶的结构遭受破坏,失去原有的生物活性并不再可能出现可逆性反应,常对

动物机体产生较为严重的后果。

不可逆抑制物的种类很多,常见的有有机磷杀虫剂、有机汞化合物、有机砷化合物、一氧化碳、氰化物等化学毒物。有机磷杀虫剂苯硫磷可对羧酸酯酶进行磷酸化,呈现不可逆性抑制作用;有机磷杀虫剂马拉硫磷在生物转化过程中可被羧酸酯酶水解。所以,将苯硫磷与马拉硫磷混合使用,可阻止马拉硫磷被羧酸酯酶水解的过程,延长其生物学作用。在实际中,上述混合使用可提高马拉硫磷的杀虫效果,但同时也增强了其对人畜的毒性。

(2)抑制作用对化学毒物生物转化的影响

抑制作用主要表现为某些化学毒物在机体内的代谢速度减慢,使其在血液中的浓度增高,使某些化学毒物对机体的毒性进一步增强。如环己巴比妥在抑制物的作用下使睡眠作用持续时间延长,主要是使细胞色素 P-450 单加氧酶活性减弱或丧失而影响了化学毒物的代谢速度,使其毒性增强。但也有使毒性减弱的相反现象,如谷硫磷在生物转化过程中可形成具有强抗胆碱酯酶作用的代谢物,在 SKF-525A 的抑制作用下形成的代谢物减少,使之毒性降低。

（三）生理因素

1. 年龄及性别的影响

年龄对外源化学物代谢转化过程的影响,表现在肝微粒体酶在机体尚未发育成熟时和老年后,其功能皆低于成年。例如大鼠出生后 30d,肝微粒体混合功能氧化酶才达到成年水平,250d 后又开始下降。但大鼠的单胺氧化酶活力随年龄的增长而增强。

动物发育的不同阶段,某些组织脏器、酶系等的功能发育并不相同。新生动物的中枢神经系统发育还不完全,因此对神经毒就不敏感。大鼠的葡萄糖醛酸基转移酶大约在出生后 30d 才能达到成年水平。人出生后 8 周龄,肝脏微粒体混合功能氧化酶才能达到成人活力水平。因此,凡需要在机体内转化后才能充分发挥毒性效应的化合物,在新生或幼年动物中反映的毒性一般就会比成年动物低;反之,凡在机体内可以较快地经过酶代谢降解失活的化合物,则对新生或幼年动物的毒性就可能较大。例如,八甲磷需在体内经过反应后才具有毒性,以 35mg/kg 体重的剂量给初生大鼠灌胃不引起死亡,但相同剂量给成年大鼠灌胃则100％死亡。而对硫磷在体内降解很快,所以对仔鼠的毒性就大于成年大鼠。动物进入老年,其代谢功能又逐渐衰退,对化合物毒性的反应也发生变化,如仍给八甲磷 35mg/kg 体重的剂量,则仅引起 20％的死亡。老年大鼠的肝、肾中的葡萄糖-6-磷酸酶,线粒体细胞色素还原酶,红细胞膜 Na^+、K^+-ATP 酶等,也均随年龄的增长而活性下降。

有些化合物的毒性反应存在性别差异。一般成年雌性动物比雄性动物对化合物毒性敏感。其原因可能主要与性激素有关。据研究,雄性激素能促进细胞色素 P-450 的活力,因此外来化合物在雄性体内易于代谢和降解。例如,对于将 DDT 转化成 DDE 的能力,雄性大鼠高于雌性大鼠,雄性大鼠使化合物代谢转化后与葡萄糖醛酸结合的能力也较雌性大鼠高。但也有例外,如雄性大鼠对马拉硫磷的毒性敏感性高于雌性大鼠。

2. 营养状况的影响

动物的营养状况发生改变可引起体内代谢水平和酶活性的变化。饲料中缺乏必需的脂肪酸、磷脂、蛋白质、一些维生素及微量元素,都可使机体对化学毒物的代谢转化发生改变。已知膳食中蛋白质不足致使细胞色素 P-450 与 NADPH/细胞色素 P-450 还原酶活性降低,此时苯并[a]芘、苯胺在体内的氧化反应将减弱,四氯化碳的毒性将下降,六六六、对硫磷的毒性将增强。膳食中如缺乏维生素 A、维生素 C、维生素 B₂、磷脂等,也可使化合物的毒性改变。因维生素 A 可影响内质网的结构,使混合功能氧化酶的活性受损;维生素 C 可能参与细胞色素 P-450 的功能过程;维生素 B₂ 是黄素酶的辅基;磷脂是生物膜的重要组成成分。经动物试验发现,缺乏铁使许多物质在肝中的代谢速度加快,但缺乏铁对肝细胞色素 P-450 或细胞色素 P-450 还原酶活性的影响较小。大鼠小肠细胞色素 P-450 的水平对膳食中缺乏铁高度敏感,缺乏这种金属会引起几种 P-450 相关酶活性的快速下降。镁的缺乏导致肝细胞色素 P-450 及细胞色素 P-450 还原酶活性的下降,从而明显降低肝脏对异源化学物质的代谢。这可能是营养不良者的肝脏对异源化学物质的代谢量降低的原因之一。

3. 肝、肾功能状态的影响

肝、肾功能状态可明显影响化学毒物的代谢转化。当动物肝功能损害时,其中的催化代谢酶如细胞色素 P-450、氨基比林 N-脱甲基酶和对硝基茴香醚 O-脱甲基酶的活力将出现明显降低。同样,当肾功能不良时,排泄水溶性代谢物的速度减慢,导致化学毒物在体内潴留,如肾功能不良可使硫喷妥、环己巴比妥和氯霉素的半衰期延长。

(四)遗传因素

种属、品系和个体差异对化学毒物生物转化过程的影响主要表现在有关催化酶类活性的变化、化学毒物在机体内代谢速度和途径的变化以及机体对化学毒物的反应和化学毒物对机体的毒性作用等几个方面。

1. 种属差异

同一外源化学物在不同动物体内的生物转化速度可以有很大的差异,如苯胺在小鼠体内的生物半减期为 35min,在狗体内的生物半减期为 167min;安替比林在大鼠体内的生物半减期为 140min,在人体内的生物半减期为 600min。同一外源化学物在不同动物体内的代谢情况可以完全不同,如 N-2-乙酰氨基芴(AAF)在大鼠、小鼠和狗体内可进行 N-羟化,并再与硫酸结合成为硫酸酯,呈现强烈致癌作用;而在豚鼠体内一般不发生 N-羟化,因此不能结合成为硫酸酯,也无致癌作用或致癌作用极弱。还有些动物的肝中缺乏硫酸转移酶,AAF 无法形成硫酸酯,因此也不致癌。而且还发现动物肝中硫酸转移酶的活力与 AAF 的致癌性强弱呈一定的平行关系。

2. 个体差异

外源化学物在体内的生物转化还表现在某些参与代谢的酶类在各个体中的活力。例如,芳烃羟化酶(aryl hydrocarbon hydroxylase,AHH)可使芳香烃类化合物羟化,并产生致癌活性,其活力在个体之间存在明显的差异。在吸烟量相同的情况下,AHH 活力较高的人,患肺癌的危险度比活力低的人高 36 倍;体内 AHH 具有中等活力的人,患肺癌的危险度比活力低者高 16 倍。但也有相反的情况,有人发现乳腺癌患者细胞内 16-α-羟化酶的活力较低,因此,具有致癌作用的雌酮与雌二醇不能羟化成为不致癌的雌三醇。以上表明,与生物转化有关酶类的活力存在着个体差异。

本章小结

生物膜是镶嵌有蛋白质的流动脂双层,外源化学物的吸收、分布和排泄过程就是通过生物膜构成的屏障的过程,属于生物转运过程,化学物通过生物膜的转运方式有被动转运、主动转运和膜动转运。外源化学物被机体吸收的主要途径有消化道、呼吸道、皮肤和注射方式；被吸收进入血液或淋巴液的化学物随体循环分散到全身组织器官，并出现在特定的器官蓄积，即靶器官和贮存库；化学物的排泄途径有经肾随尿液排出和经肝、胆随粪便排出，还有经肺（呼气）、皮肤（汗、皮脂）、乳汁、唾液和泪液等排泄方式。外源化学物在机体内的生物转化一般需经两个阶段：第一阶段称为Ⅰ相反应，包括氧化、还原和水解过程；第二阶段称为Ⅱ相反应，是化学物与某些内源性物质结合的过程，包括葡萄糖醛酸化、硫酸化、乙酰化、甲基化，与谷胱甘肽结合，与氨基酸结合等。影响生物转化的因素可归结为环境、化学、生理和遗传等4个方面。

案例分析

1. 表 2-1 列举了几种化学毒物的肠吸收率与其脂/水分配系数。

请分析：为什么硫喷妥的肠吸收率最高，而甘露醇的肠吸收率最低？这说明了什么问题？

2. 某工人曾在郑州振东耐磨材料有限公司上班，先后从事过杂工、破碎、开压力机等工种，每天无意中吸入大量的粉尘。他一干就是 3 年，之后开始感到身体不适，主要表现为胸闷、咳嗽，他也没太在意，一直当作感冒来治，但效果不好。

请分析：他可能患了什么疾病？其发病机理是什么？

复习思考题

一、名词解释

生物膜　ADME 过程　生物转运　消除　转化　吸收　首过效应　Ⅰ相反应　Ⅱ相反应　联合作用　生物转化

二、判断题

1. 主动转运需要有载体或运载系统参与，其主要特点是可逆浓度梯度进行物质转运，这一转运过程需要消耗能量。　　　　　　　　　　　　　　　　　　　　　　（　　）

2. 气溶胶颗粒的直径越大，越容易在肺部沉积。　　　　　　　　　　　　　　（　　）

3. 尿液排泄＝肾小球过滤＋肾小管分泌＋肾小管重吸收。　　　　　　　　　　（　　）

4. 担负生物转化的主要器官是脾脏。　　　　　　　　　　　　　　　　　　　（　　）

5. 结合反应是化学毒物在机体内解毒的重要方式之一，在此反应中需要有辅酶和转移酶的参与，但不需要消耗能量。　　　　　　　　　　　　　　　　　　　　　（　　）

6. 化学毒物对机体的联合作用有相加作用、协同作用、颉颃作用。　　　　　　（　　）

7. 化学毒物对代谢酶的抑制作用主要表现为某些化学毒物在体内的代谢速度减慢，使其在血液中的浓度增高，对机体的毒性增强。　　　　　　　　　　　　　　　（　　）

8. 化学毒物进入机体内的方式主要是简单扩散而不是主动运输。　　　　　　（　　）

三、选择题

1.外源化学物的被动转运不包括( )。

A. 入胞作用   B. 简单扩散   C. 易化扩散   D. 膜孔滤过

2.外源化学物的主要吸收途径有( )。

A. 经消化道吸收   B. 经呼吸道吸收   C. 经皮肤吸收   D. 注射方式

3.机体内的主要贮存库是( )。

A. 血浆蛋白   B. 肝脏和肾脏   C. 脂肪组织   D. 骨骼

4.动物试验的经口(胃肠道)染毒途径有( )。

A. 灌胃   B. 吞咽胶囊   C. 静式吸入染毒   D. 喂饲

5.生物转化的Ⅰ相反应包括( )等过程。

A. 氧化   B. 还原   C. 结合   D. 水解

6.根据化学毒物的结构及反应机理的不同,可将还原反应分为( )。

A. 含氮基团还原反应   B. 羰基还原反应

C. 含硫基团还原反应   D. 脱卤反应

四、简述题

1.简述生物膜的结构特点以及与外源化学物转运的关系。

2.什么是靶器官和贮存库?贮存库的意义是什么?机体内的主要贮存库是什么?

3.经口(胃肠道)染毒有几种方式?优缺点各是什么?

4.什么是Ⅱ相反应(结合反应)?Ⅱ相反应主要包括哪几种反应类型?

5.微粒体混合功能氧化酶催化的氧化反应包括哪几种反应类型?

6.化学毒物对代谢酶的诱导作用对生物转化有何影响?

7.著名呼吸疾病专家钟南山在一次论坛上说,"50岁以上的广州人的肺都是黑色的"。为什么人出生时肺是粉红色的,而随着年龄的增长会逐渐变黑呢?为什么空气污染越严重,肺变黑的速度会越快?

第三章 我国食品安全性毒理学评价程序和方法

知识目标

1. 掌握我国食品安全性毒理学评价主要试验的顺序及其结果判定；食品中危害物质限量标准制定的一般步骤。

2. 理解美国食品安全科学委员会提出的食品安全性评估的决定树分析；对不同受试物选择毒性试验的原则；主要毒理学试验的目的与原理；食品安全性的风险分析。

3. 主要毒理学试验的设计及其观察指标，结果评价；了解进行食品安全性评价时需要考虑的因素。

技能目标

1. 针对不同的受试物，能够根据我国食品安全性毒理学评价程序的要求，选择需要做的试验，用相对较少的时间、动物、财力等成本得到必要而相对可靠的毒理学试验结果。

2. 能根据已经取得的毒理学试验结果，判断受试物的安全性，并判定是否需要进一步的试验。

3. 能根据毒理学试验结果，以及已知的食品系数，确定食品中某种化学物的安全标准。

各类外源化学物质对人体作用的安全剂量的确定是一个复杂的过程，涉及毒理学、流行病学、临床医学、化学、生物学、统计学等多方面的研究，其中毒理学和流行病学是较为重要的部分。

食品中固有或经过各种途径进入食品的成分，其毒理学数据主要从动物毒理学研究中获得。和流行病学研究相比，毒理学研究具有试验设计的优点，所有条件均可保持连续性。待确定物质的暴露分析、暴露过程和暴露条件（如饮食、气候等）都能被仔细监测和控制，并用病理学、组织免疫学、生物化学等方法提供可能的高敏感性的副作用反应研究。但是，毒理学研究结果不一定意味着就能直接应用于人。从试验动物获得的毒理学数据外推到人群进行定量的风险性评价时，常常需要三个重要的假设：①试验动物与人群的反应性要相似；②试验接触的反应与人的健康有关，并可外推到环境接触（包括食品摄入）水平；③动物试验能够表现出被检物的所有反应特性，这种物质对人有潜在的毒副作用。通常在进行定量风险性评价时可能有很大程度的不确定性。从毒理学试验获得的数据有限时，就需要运用流行病学方法进行分析。

和毒理学相比，流行病学是一门观察科学，它能提供许多毒理学试验难以提供的资料。虽然流行病学观察在某些时候类似于"亡羊补牢"，但有时可以提供一些始料未及的线索和思路，如 DDT 对人类和整个生态系统的毒性。流行病学观察存在一定的滞后性，有可能当人们已经接触某一危害物时流行病学还未能得出观察结果。因此，对于新出现的化学物质，通过流行病学方法观察在早期往往是没有用的，还需要依靠毒理学方法进行研究和预防。

为了建立一个有效的食品安全性毒理学分析检验体系,即能依靠该体系做出食品毒性评估的正确判断,同时尽可能减少测试所需的试验动物数目,节约开支和时间,美国食品安全科学委员会提出被称为"决定树"的方案,已广泛被世界各国所接受。该"决定树"总的程序如图 3-1 所示。

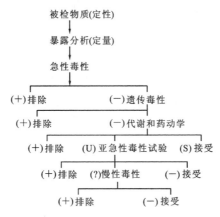

图 3-1　食品安全性评估的决定树分析

＋:毒性不可接受;－:不表示不可接受的毒性;

?:证据不足;S:已知代谢途径并且安全;U:代谢途径未知

第一节　食品安全性毒理学评价试验的内容及选用原则

我国对化学物质的毒性鉴定及毒理学试验开始于 20 世纪 50 年代,但直到 20 世纪 80 年代以后才有了迅速的发展。目前我国实施的主要的有关法律法规如下所述:

(1)卫生部于 1983 年公布《食品安全性毒理学评价程序(试行)》,1985 年修订。1994 年,卫生部批准通过中华人民共和国国家标准《食品安全性毒理学评价程序》(GB 15193.1—1994)并予以实施;2003 年再次修订并颁布《食品安全性毒理学评价程序》(GB 15193.1—2003)。2014 年,国家卫生和计划生育委员会再次组织专家进行修订工作,并将该标准名称改为《食品安全性毒理学评价程序》(GB 15193.1—2014),于 2015 年 5 月 1 日正式开始实施,替换 2003 年版的《食品安全性毒理学评价程序》。

至今,有关食品毒理学试验的技术标准绝大多数已完成更新,标准编号、名称及其实施时间如表 3-1 所示。

表 3-1　食品毒理学试验系列技术标准

标准编号	标准名称	实施日期
GB 15193.1—2014	食品安全性毒理学评价程序	2015-05-01
GB 15193.2—2014	食品毒理学实验室操作规范	2015-05-01
GB 15193.3—2014	急性经口毒性试验	2015-05-01
GB 15193.4—2014	细菌回复突变试验	2015-05-01
GB 15193.5—2014	哺乳动物红细胞微核试验	2015-05-01

续表 3-1

标准编号	标准名称	实施日期
GB 15193.6—2014	哺乳动物骨髓细胞染色体畸变试验	2015-05-01
GB 15193.7—2003	小鼠精子畸形试验	2004-05-01
GB 15193.8—2014	小鼠精原细胞或精母细胞染色体畸变试验	2015-05-01
GB 15193.9—2014	啮齿类动物显性致死试验	2015-05-01
GB 15193.10—2014	体外哺乳类细胞 DNA 损伤修复（非程序性 DNA 合成）试验	2015-05-01
GB 15193.11—2015	果蝇伴性隐性致死试验	2015-10-07
GB 15193.12—2014	体外哺乳类细胞 HGPRT 基因突变试验	2015-05-01
GB 15193.13—2015	90 天经口毒性试验	2015-10-07
GB 15193.14—2015	致畸试验	2015-10-07
GB 15193.15—2015	生殖毒性试验	2015-10-07
GB 15193.16—2014	毒物动力学试验	2015-05-01
GB 15193.17—2015	慢性毒性和致癌合并试验	2015-10-07
GB 15193.18—2015	健康指导值	2015-10-07
GB 15193.19—2015	致突变物、致畸物和致癌物的处理方法	2015-10-07
GB 15193.20—2014	体外哺乳类细胞 TK 基因突变试验	2015-05-01
GB 15193.21—2014	受试物试验前处理方法	2015-05-01
GB 15193.22—2014	28 天经口毒性试验	2015-05-01
GB 15193.23—2014	体外哺乳细胞染色体畸变试验	2015-05-01
GB 15193.24—2014	食品安全性毒理学评价中病理学检查技术要求	2015-05-01
GB 15193.25—2014	生殖发育毒性试验	2015-05-01
GB 15193.26—2015	慢性毒性试验	2015-10-07
GB 15193.27—2015	致癌试验	2015-10-07
GB 15193.28—2020	食品安全国家标准 体外哺乳类细胞微核试验	2021-03-11
GB 15193.29—2020	食品安全国家标准 扩展一代生殖毒性试验	2021-03-11

（2）除了食品安全性毒理学评价程序和试验标准外，我国卫生部和其他管理部门还陆续制定、颁布了一系列针对不同类型的外源化学物质进行安全性毒理学评价的程序和规范。

其中，比较系统的有《GB/T 15670—2017 农药登记毒理学试验方法》，它以试验项目为单位，分成相对独立的 29 个标准，标准号从 GB/T 15670.1—2017 到 GB/T 15670.29—2017，与表 3-1 的 29 个标准基本对应，实施日期从 2018 年 2 月 1 日开始。

此外，还有《化妆品安全性评价程序和方法》（GB 7919—1987），《化妆品安全技术规范》（2015 版），《医疗机构消毒技术规范》（2012 版），《新药（西药）毒理学研究指导原则》（1993 版），《新药（中药）毒理学研究指导原则》（1994 版），《国家环境保护局化学品测试准则》（1990 版），《化学品毒性鉴定管理规范》（2015 版），《保健食品安全性毒理学评价规范》（2003

版)等。

除国家标准外,我国还有诸多地方标准。如吉林省质量技术监督局制定了《DB 22/T 396.1—2017 保健用品毒理学评价程序与检验方法》的系列标准,对保健用品的毒理学评价和检验给出了较为系统的规范性指导。

一、食品安全性毒理学评价试验的内容

按照《食品安全性毒理学评价程序》(GB 15193.1—2003)的要求,食品安全性毒理学评价需要进行以下四个阶段的试验,这些试验基本对应于前述决定树的各级试验。

1. 第一阶段

第一阶段的试验为急性毒性试验,主要测试其经口急性毒性,包括 LD_{50} 和联合急性毒性。

2. 第二阶段

第二阶段的试验包括遗传毒性试验、传统致畸试验、30d 喂养试验。

3. 第三阶段

第三阶段的试验为亚慢性毒性试验,包括 90d 喂养试验、繁殖试验、代谢试验。

4. 第四阶段

第四阶段的试验包括慢性毒性试验(包括致癌试验)。

国家卫生和计划生育委员会颁布的《食品安全性毒理学评价程序》(GB 15193.1—2014)不再对毒理学试验进行阶段划分,而是只具体列出食品安全性毒理学评价试验的内容。具体内容如下:

1. 急性经口毒性试验。

2. 遗传毒性试验

(1)遗传毒性试验的内容:①细菌回复突变试验;②哺乳动物红细胞微核试验;③哺乳动物骨髓细胞染色体畸变试验;④小鼠精原细胞或精母细胞染色体畸变试验;⑤体外哺乳类细胞 HGPRT 基因突变试验;⑥体外哺乳类细胞 TK 基因突变试验;⑦体外哺乳类细胞染色体畸变试验;⑧啮齿类动物显性致死试验;⑨体外哺乳类细胞 DNA 损伤修复(非程序性 DNA 合成)试验;⑩果蝇伴性隐性致死试验。

(2)遗传毒性试验组合:一般应遵循原核细胞与真核细胞、体内试验与体外试验相结合的原则。根据受试物的特点和试验目的,推荐表 3-2 所示的遗传毒性试验组合,每个组合有三个试验。

表 3-2　遗传毒性试验组合

组合	备选试验名称		
组合一	①细菌回复突变试验	②哺乳动物红细胞微核试验或③哺乳动物骨髓细胞染色体畸变试验	④小鼠精原细胞或精母细胞染色体畸变试验或⑧啮齿类动物显性致死试验
组合二	①细菌回复突变试验	②哺乳动物红细胞微核试验或③哺乳动物骨髓细胞染色体畸变试验	⑦体外哺乳类细胞染色体畸变试验或⑥体外哺乳类细胞 TK 基因突变试验

其他备选遗传毒性试验：⑩果蝇伴性隐性致死试验；⑨体外哺乳类细胞 DNA 损伤修复（非程序性 DNA 合成）试验；⑤体外哺乳类细胞 HGPRT 基因突变试验。

3. 28d 经口毒性试验。

4. 90d 经口毒性试验。

5. 致畸试验。

6. 生殖毒性试验和生殖发育毒性试验。

7. 毒物动力学试验。

8. 慢性毒性试验。

9. 致癌试验。

10. 慢性毒性和致癌合并试验。

二、对不同受试物选择毒性试验的原则

1. 凡属我国首创的物质，特别是其化学结构提示有潜在慢性毒性或致癌性或该受试物产量大、使用范围广、人体摄入量大者，应进行系统的毒性试验，包括急性经口毒性试验、遗传毒性试验、90d 经口毒性试验、致畸试验、生殖发育毒性试验、毒物动力学试验、慢性毒性试验和致癌试验（或慢性毒性和致癌合并试验）。对于这一类物质，2003 年版的标准要求必须进行全部四个阶段的毒性试验。

2. 凡属与已知物质（指经过安全性评价并允许使用者）的化学结构基本相同的衍生物或类似物，或在部分国家和地区有安全食用历史的物质，则可先进行急性经口毒性试验、遗传毒性试验、90d 经口毒性试验和致畸试验，根据试验结果判定是否需进行毒物动力学试验、生殖毒性试验、慢性毒性试验和致癌试验等。对于这一类物质，2003 年版的标准要求根据第一、二、三阶段的毒性试验结果判断是否需进行第四阶段的毒性试验。

3. 凡属已知的或在多个国家有食用历史的物质，同时申请单位又有资料证明申报受试物的质量规格与国外产品一致，则可先进行急性经口毒性试验、遗传毒性试验、28d 经口毒性试验，根据试验结果判定是否进行进一步的毒性试验。对于这一类物质，2003 年版的标准要求先进行第一、二阶段毒性试验，若试验结果与国外产品的结果一致，一般不要求进行进一步的毒性试验，否则应进行第三阶段毒性试验。

4. 食品添加剂、新食品原料、食品相关产品、农药残留和兽药残留的安全性毒理学评价试验的选择如下所示。

（1）食品添加剂

①香料

a. 凡属世界卫生组织（WHO）已建议批准使用或已制订每日允许摄入量者，以及香料生产者协会（FEMA）、欧洲理事会（COE）和国际香料工业组织（IOFI）中的两个或两个以上允许使用的，参照国外资料或规定进行评价。

b. 凡属资料不全或只有一个国际组织批准的，先进行急性毒性试验和所规定的致突变试验中的一项，经初步评价后，再决定是否需进行进一步试验。

c. 凡属尚无资料可查、国际组织未允许使用的，先进行第一、二阶段毒性试验，经初步评价后，决定是否需进行进一步试验。

d. 凡属用动、植物可食部分提取的单一高纯度天然香料，如其化学结构及有关资料并

未提示具有不安全性的,一般不要求进行毒性试验。

②酶制剂

a.由具有长期安全食用历史的传统动物和植物可食用部分生产的酶制剂,世界卫生组织已公布每日允许摄入量或不需规定每日允许摄入量者或多个国家批准使用的,在提供相关证明材料的基础上,一般不要求进行毒理学试验。

b.对于其他来源的酶制剂,凡属毒理学资料比较完整,世界卫生组织已公布每日允许摄入量或不需规定每日允许摄入量者或多个国家批准使用的,如果质量规格与国际质量规格标准一致,则要求进行经口毒性试验和遗传毒性试验;如果质量规格与国际质量规格标准不一致,则需增加 28d 经口毒性试验,根据结果考虑是否进行其他相关毒理学试验。

c.对其他来源的酶制剂,凡属新品种的,需要进行急性经口毒性试验、遗传毒性试验、90d 经口毒性试验和致畸试验,经初步评价后,决定是否需要进行进一步试验。凡属一个国家批准使用,世界卫生组织未公布每日允许摄入量或资料不完整的,需进行急性经口毒性试验、遗传毒性试验和 28d 经口毒性试验,根据试验结果判定是否需要进一步的试验。

d.通过转基因方法生产的酶制剂,按照国家对转基因管理的有关规定执行。

③其他食品添加剂

a.凡属毒理学资料比较完整,世界卫生组织已公布每日允许摄入量或不需规定每日允许摄入量或多个国家批准使用的,如果质量规格与国际质量规格标准一致,则要求进行急性经口毒性试验和遗传毒性试验;如果质量规格与国际质量规格标准不一致,则需要增加 28d 经口毒性试验,根据试验结果考虑是否进行其他相关毒理学试验。

b.凡属一个国家批准使用,世界卫生组织未公布每日允许摄入量或资料不完整的,则可先进行急性经口毒性试验、遗传毒性试验、28d 经口毒性试验和致畸试验,根据试验结果判定是否需要进行进一步的试验。

c.对于由动、植物或微生物制取的单一组分、高纯度的食品添加剂,凡属新品种的,需先进行急性经口毒性试验、遗传毒性试验、90d 经口毒性试验和致畸试验,经初步评价后,决定是否需要进行进一步试验。凡属国外有一个国际组织或国家已批准使用的,则进行急性经口毒性试验、遗传毒性试验和 28d 经口毒性试验,经初步评价后,决定是否需要进行进一步试验。

(2)新食品原料

按照《新食品原料申报与受理规定》(国卫食品发【2013】23 号)进行评价。

(3)食品相关产品

按照《食品相关产品新品种申报与受理规定》(卫监督发【2011】49 号)进行评价。

(4)农药残留

按照《农药登记毒理学试验方法》(GB 15670—1995)进行评价。

(5)兽药残留

按照《兽药临床前毒理学评价试验指导原则》(中华人民共和国农业部公告第 1247 号)进行评价。

第二节　食品安全性毒理学评价的试验方法

一、试验前的准备工作

1. 收集受试物的基本材料

(1) 化学结构：根据其结构式，有时可以预测一些物质的毒性大小和致癌活性。

(2) 组成成分和杂质：有时杂质的毒性会明显区别于受试物质。这些杂质有的可能是在生产过程中产生的，如农药中的二噁英；有的可能是在配制、储存过程中产生的或被环境中的微生物转化的。因此，还需了解受试物的生产工艺、流程及其储存方法。

(3) 理化性质：受试物质的外观、密度、熔点、沸点、水溶性和脂溶性、蒸气压、在常见溶剂中的溶解度、乳化性或混悬性、储存稳定性等。

(4) 受试物及其代谢产物的定性与定量分析方法。

2. 了解受试物的使用情况

使用情况包括受试物的用途、使用量、使用方式以及与人体接触的途径、人体可能的摄入量。如果受试物曾经被人群接触过，则应收集职业性或事故性接触人群的流行病学资料。

3. 选用人类实际接触的产品形式进行试验

用于毒理学试验的受试物，应该是实际生产使用或人类实际接触的产品，而非纯品。并且，受试物的工艺流程和产品成分规格必须稳定。如果需确定毒性作用是来自该受试物还是其所含的杂质，通常采用纯品与应用品分别试验，然后比较结果的方式。

4. 收集已有的相关毒理学资料

有关资料包括受试物在动物和人体内的吸收、分布、代谢、排泄情况，以及其体内、体外试验的已有资料。

二、急性经口毒性试验

1. 试验目的和原理

急性经口毒性试验是检测和评价受试物毒性作用最基本的一项试验，即经口一次性或24h内多次给予受试物后，在短期内观察动物所产生的毒性反应，包括中毒体征和死亡，通常用 LD_{50} 来表示。

该试验可提供在短期内经口接触受试物所产生的健康危害信息；作为急性毒性分级的依据；为进一步毒性试验提供剂量选择和观察指标的依据；初步估测毒作用的靶器官和可能的毒作用机制。

2. 受试物

(1) 受试物的配制：将受试物溶解或悬浮于合适的溶媒中。首选溶媒为水，不溶于水的受试物可使用植物油（或橄榄油、玉米油等），不溶于水或油的受试物亦可使用羧甲基纤维素、淀粉等配成混悬液或糊状物等。受试物应新鲜配制，有资料表明其溶液或混悬液储存稳定者除外。

(2) 受试物的给予：

①途径:经口灌胃。

②试验前禁食:试验前动物需禁食,一般大鼠需整夜禁食(一般禁食 16h 左右),小鼠需禁食 4～6h,自由饮水。给予受试物后大鼠需继续禁食 3～4h,小鼠需继续禁食 1～2h。若采用分批多次给予受试物,可根据染毒间隔时间的长短给动物一定量的饲料。

③灌胃体积:各试验组的灌胃体积应相同,大鼠为 10mL/kg 体重,小鼠为 20mL/kg 体重。如果溶媒为水,大鼠的最大灌胃体积可达 20mL/kg 体重,小鼠的最大灌胃体积可达 40mL/kg 体重。

④方式:一般一次性给予受试物。也可一日内多次给予受试物(每次间隔 4～6h,24h 内不超过 3 次,尽可能达到最大剂量,合并作为一次剂量计算)。

⑤观察期限:一般观察 14d,必要时延长到 28d,特殊应急情况下至少观察 7d。

3. 实验动物

(1)动物选择:实验动物的选择应符合国家标准和有关规定(GB 14923—2010、GB 14922.1—2001、GB 14922.2—2011)。选择两种性别的健康成年大鼠(180～220g)和小鼠(18～22g),或选用其他实验动物。雌性动物应是未交配过、未妊娠的。同性别实验动物个体间的体重相差不超过平均体重的 ±20%。

(2)动物准备:试验前,实验动物在试验环境中至少应进行 3～5d 的环境适应和检疫观察。

(3)动物饲养:实验动物饲养条件、饮用水、饲料应符合国家标准和有关规定(GB 14925—2010、GB 5749—2006、GB 14924.1—2001、GB 14924.2—2001、GB 14924.3—2010)。每个受试物组的实验动物按性别分笼饲养,以不影响动物自由活动和观察动物的体征为宜。对某些受试物常引起的特殊生物学特征及毒性反应(如易激动、互斗相残等),可作单笼饲养。试验期间实验动物喂饲基础饲料,自由饮水。

4. 试验的设计

以霍恩氏法为例:

(1)预试验

根据受试物的性质和已知资料选用下述方法:一般采用 100mg/kg 体重、1000mg/kg 体重和 10000mg/kg 体重的剂量,各以 2～3 只实验动物做预试验。根据 24h 内的死亡情况,估计 LD_{50} 的可能范围,确定正式试验的剂量组。也可简单地直接采用一个剂量,如 215mg/kg 体重,用 5 只动物做预试验,观察 2h 内动物的中毒表现。如中毒体征严重,估计多数动物可能死亡,即可采用低于 215mg/kg 体重的剂量系列进入正式试验;反之,中毒体征较轻,则可采用高于 215mg/kg 体重的剂量系列进入正式试验。如有相应的文献资料,可不进行预试验。

同类或相近化学物质的毒性研究资料可为剂量设计提供参考依据。比如,要测定氯乙酸的大鼠经口 LD_{50}。由文献已知乙醇的大鼠经口 LD_{50} 为 10.8g/kg 体重,而氯乙醇的大鼠经口 LD_{50} 为 71mg/kg 体重,可见氯取代可明显增强毒性。现已知乙酸的 LD_{50} 为 3.4g/kg 体重,推测氯乙酸的大鼠经口 LD_{50} 应与氯乙醇的相近,实测结果为 78mg/kg 体重。

(2)正式试验

①动物数:一般每组选取 10 只动物,雌雄各半。

②常用剂量系列:

$$\left.\begin{array}{l}1.00\\2.15\\4.64\end{array}\right\}\times 10^t, t=0, \pm 1, \pm 2, \pm 3;$$

$$\left.\begin{array}{l}1.00\\3.16\end{array}\right\}\times 10^t, t=0, \pm 1, \pm 2, \pm 3。$$

一般试验时，可根据上述剂量系列设计 5 个组。比如，组间剂量按 $\sqrt[3]{10}=2.154$ 的比例递增，这样 5 组的剂量可以是：1.00、2.15、4.64、10.0、21.5（mg/kg 体重）。

③观察：观察期内记录动物死亡数、死亡时间及中毒表现等，根据每组死亡动物数和所采用的剂量系列，查霍恩氏（Horn's）表求得 LD_{50}（见 GB 15193.3—2014 的附录 A）。

截取 GB 15193.3—2014 附录 A.1 的部分霍恩氏表，如图 3-2 所示。查表时，在第一行找到 4 组剂量值，这 4 组剂量值应包括（接近）半数动物死亡组的剂量值；在第一列找出这 4 组动物对应的死亡数（本表仅示意排在前面的几组死亡数组合），然后查到相应的 LD_{50} 值及其可信限。

表 A.1　霍恩氏（Horn's）法 LD_{50} 值计算（剂量递增分比为 $\sqrt[3]{10}$）

组1	组2	组3	组4	剂量1=0.464 剂量2=1.00 剂量3=2.15 剂量4=4.64 $\}\times 10^t$		剂量1=1.00 剂量2=2.15 剂量3=4.64 剂量4=10.0 $\}\times 10^t$		剂量1=2.15 剂量2=4.64 剂量3=10.0 剂量4=21.5 $\}\times 10^t$	
组1	组3	或 组2	组4	LD_{50}	可信限	LD_{50}	可信限	LD_{50}	可信限
0	0	3	5	2.00	1.37～2.91	4.30	2.95～6.26	9.26	6.36～13.5
0	0	4	5	1.71	1.26～2.33	3.69	2.71～5.01	7.94	5.84～10.8
0	0	5	5	1.47	～	3.16	～	6.81	～
0	1	2	5	2.00	1.23～3.24	4.30	2.65～6.98	9.26	5.70～15.0
0	1	3	5	1.71	1.05～2.78	3.69	2.27～5.99	7.94	4.89～12.9
0	1	4	5	1.47	0.951～2.27	3.16	2.05～4.88	6.81	4.41～10.5
0	1	5	5	1.26	0.926～1.71	2.71	2.00～3.69	5.84	4.30～7.94
0	2	2	5	1.71	1.01～2.91	3.69	2.17～6.28	7.94	4.67～13.5
0	2	3	5	1.47	0.862～2.50	3.16	1.86～5.38	6.81	4.00～13.5
0	2	4	5	1.26	0.775～2.05	2.71	1.69～4.41	5.84	3.60～9.50
0	2	5	5	1.08	0.741～1.57	2.33	1.60～3.99	5.01	3.44～7.30

图 3-2　霍恩氏表截图

计算 LD_{50} 的方法很多，常用的计算方法有改良寇氏法、霍恩氏法、概率单位法等。每种方法的剂量设计及动物数量的要求都有所不同。

5. 观察指标

(1)临床观察：包括皮肤、被毛、眼、黏膜以及呼吸系统、泌尿生殖系统、消化系统和神经系统等，特别要注意观察有无震颤、惊厥、流涎、腹泻、呆滞、嗜睡和昏迷等症状。在试验开始和结束时称取并记录动物体重，并且在观察期间每周至少称取动物体重 1 次。全面观察并记录动物变化发生的时间、程度和持续时间，评估可能的毒作用靶器官。如发现动物濒临死亡或表现出严重的疼痛和持续的痛苦状态，应处死动物。死亡时间的记录应当尽可能地精确。

(2)病理学检查：所有的动物，包括试验期间死亡、人道处死和试验结束处死的动物，都要进行大体解剖检查，记录每只动物大体的病理学变化，出现大体解剖病理改变时，应做病理组织学观察。

6.试验结果评价

描述中毒表现初步提示的毒作用特征，根据LD_{50}确定受试物的急性毒性分级。

7.试验的解释

急性经口毒性试验可提供在短时间内经口接触受试物所产生的健康危害信息，为进一步毒性试验的剂量选择提供依据，并初步估测毒作用的靶器官和可能的毒作用机制。但由于动物和人存在的种属差异，故将试验结果外推到人的方法存在一定的局限性。

三、遗传毒性试验

以下试验结果的评价，通常是当剂量组与阳性对照组有明显的剂量-反应关系并有统计学意义时，即可确认为阳性结果；若统计学上的差异有显著性，但无剂量-反应关系，则应进行重复试验，结果能重复者可确定为阳性。

1.细菌回复突变试验

(1)试验目的和原理

本试验可用于检测受试物对微生物(细菌)的基因突变作用，预测其遗传毒性和潜在的致癌作用。

细菌回复突变试验利用鼠伤寒沙门氏菌和大肠杆菌来检测点突变，试验菌株有多种，其突变分别涉及DNA的一个或几个碱基对的置换、插入或突变缺失。鼠伤寒沙门氏菌和大肠杆菌分别为组氨酸缺陷突变型和色氨酸缺陷突变型，在无组氨酸或色氨酸的培养基上不能生长，在有组氨酸或色氨酸的培养基上才能正常生长。致突变物存在时可以回复突变为原养型，在无组氨酸或色氨酸的培养基上也可以生长。因此，可根据菌落形成数量来衡量受试物是否为致突变物。

某些致突变物需要代谢活化后才能使上述细菌产生回复突变，受试物要同时在有和没有代谢活化系统的条件下进行试验。

(2)试验结果评价

如果经过受试物的作用后，这些细菌能够在相应的营养缺乏培养基中生长成菌落，则说明该受试物使细菌发生了回变。

2.哺乳动物红细胞微核试验

(1)试验目的和原理

哺乳动物红细胞微核试验通过分析动物骨髓和(或)外周血红细胞，用于检测受试物引起的成熟红细胞染色体损伤或有丝分裂装置损伤，导致形成含有迟滞的染色体断片或整条染色体的微核。这种情形的出现通常是受到染色体断裂剂作用的结果。此外也可能在受到纺锤体毒物的作用时，主核未能形成，却代之以一组小核，此时小核比一般典型的微核稍大。

(2)试验结果评价

试验组与对照组相比,含微核细胞率有明显的剂量-反应关系并有统计学意义时,即可确认为阳性结果;若统计学上的差异有显著性,但无剂量-反应关系,则应进行重复试验,结果能重复者可确定为阳性。

3. 哺乳动物骨髓细胞染色体畸变试验

(1)试验目的和原理

在给予受试物后,用中期分裂相阻断剂(如秋水仙素或秋水仙胺)处理,抑制细胞分裂时纺锤体的形成,以便增加中期分裂相细胞的比例,随后取材、制片、染色、分析染色体畸变。

本试验可检测受试物能否引起整体动物骨髓细胞染色体畸变,以评价受试物致突变的可能性。若有证据表明受试物或其代谢产物不能到达骨髓,则不适用于本方法。

(2)试验结果评价

结果评价时应从生物学意义和统计学意义两个方面进行分析。剂量组染色体畸变率与阳性对照组相比,具有统计学意义,并呈剂量-反应关系,或一个剂量组的染色体畸变细胞数明显增多并具有统计学意义,并经重复试验证实,即可确认为阳性结果。若有统计学意义,但无剂量-反应关系,则应进行重复试验,结果能重复者可确定为阳性。

4. 小鼠精子畸形试验

(1)试验目的和原理

精子畸形是指精子的形态异常,包括精子形态改变及精子数目的增加。在正常情况下,人与其他哺乳动物的精液中也有少量畸形精子,即有一定的精子畸形率本底值。在某些生殖毒物的作用下,尤其是在可导致生殖细胞遗传性损伤的毒物作用下,人和其他哺乳动物睾丸产生的畸形精子数量可大大增加。因此,雄性动物受化合物处理后,检查其精子畸形率的高低,可以作为评价外来化合物生殖毒性和诱变性的指标之一。

(2)试验结果评定

每个剂量组应分别与相应的阴性对照组进行比较,剂量组畸形率至少为阴性对照组的倍量或具有统计学上的显著区别,并呈剂量-反应关系,方可判定受试物对精子具有致畸作用。需注意的是,一般阴性对照组的精子异常率为 $0.8\%\sim3.4\%$,因此应有本试验所用试验动物的自发畸形率作为参考。

5. 小鼠精原细胞或精母细胞染色体畸变试验

(1)试验目的和原理

经口给予实验动物受试样品,一定时间后处死动物,观察睾丸精原细胞或精母细胞染色体畸变情况,以评价受试样品对雄性生殖细胞的致突变性。

动物处死前,用细胞分裂中期阻断剂处理,处死后取出两侧睾丸,经低渗、固定、软化及染色后制备精原细胞或精母细胞染色体标本,在显微镜下观察中期分裂相细胞,分析精原细胞或精母细胞染色体的畸变。

(2)试验结果评价

受试剂量组染色体畸变率或畸变细胞率与阴性对照组相比,差别有统计学意义,并有明显的剂量-反应关系,结果可定为阳性。在一个受试剂量组中,如果染色体畸变率或畸变细胞率差异有统计学意义,但无剂量-反应关系,则需进行重复试验,结果可重复者定为阳性。

6. 啮齿类动物显性致死试验

(1)试验目的和原理

啮齿类动物显性致死试验是检测受试物诱发哺乳动物生殖细胞遗传毒性的试验方法，其观察终点为显性致死突变。致突变物可引起哺乳动物生殖细胞染色体畸变，以致不能与异性生殖细胞结合或导致受精卵在着床前死亡，或导致胚胎早期死亡。一般用受试物处理雄性啮齿类动物，然后与雌性动物交配，按照顺次的周期对不同发育阶段的生殖细胞进行检测，经过适当时间后，处死雌性动物，检查子宫内容物，确定着床数、活胚胎数和死亡胚胎数。如果处理组死亡胚胎数增加或活胚胎数减少，与对照组比较有统计学意义，并呈剂量-反应关系或试验结果能够重复者，则可认为该受试物为哺乳动物生殖细胞的致突变物。

　　(2)试验结果评价

　　主要依据显性致死指标的结果进行判定：①试验组与对照组比较，胚胎死亡率(%)和(或)平均死亡胚胎数明显高于对照组，有统计学意义并有剂量-反应关系时，即可确认为阳性结果。②若结果在统计学上有显著差异，但无剂量-反应关系，则应进行重复试验，结果能重复者可确定为阳性。与此同时，应在综合考虑生物学意义和统计学意义的基础上做出最终评价。

　　7.体外哺乳类细胞 DNA 损伤修复(非程序性 DNA 合成)试验

　　(1)试验目的和原理

　　在正常情况下，DNA 合成仅在细胞有丝分裂周期的 S 期进行。当化学或物理因素诱发 DNA 损伤后，细胞启动非程序性 DNA 合成程序以修复损伤的 DNA 区域，在非 S 期分离培养的原代哺乳动物细胞或连续细胞系中，加入 ^{3}H-胸腺嘧啶核苷(^{3}H-TDR)，通过 DNA 放射自显影技术或液体闪烁计数(LSC)法检测染毒细胞中 ^{3}H-TDR 掺入 DNA 的量，可说明受损 DNA 的修复合成的程度。

　　在体外培养细胞中，用缺乏半必需氨基酸——精氨酸的培养基(ADM)进行同步培养，DNA 合成的始动受阻，使细胞同步于 G1 期；并用药物(常用羟基脲)抑制残留的半保留 DNA 复制后，通过掺入 ^{3}H-TDR 可显示非程序性 DNA 合成(UDS)。

　　(2)试验结果评价

　　受试物组的细胞 ^{3}H-TDR 掺入量随剂量的增加而增加，且与阴性对照组相比有统计学意义，或者至少在一个测试点得到可重复并有统计学意义的掺入量增加，则均可判定为阳性。

　　8.果蝇伴性隐性致死试验

　　(1)试验目的和原理

　　隐性基因在伴性遗传中具有交叉遗传特征，即雄蝇的 X 染色体传给 F_1 代雌蝇，又通过 F_1 代雌蝇传给 F_2 代雄蝇。位于 X 染色体上的隐性基因在 F_1 代雌蝇中为杂合体，不能表达，而能在半合型 F_2 代雄蝇中表现出来。据此，利用眼色性状由 X 染色体上的基因决定，并与 X 染色体的遗传相关联的特征，作为观察 X 染色体上基因突变的标记。给野生型雄蝇(红色圆眼，正常蝇)染毒，与 Basc(Muller-5)雌蝇(淡杏色棒眼，在两个 X 染色体上各带一个倒位以防止 F_1 代把处理过的父系 X 染色体和母系 X 染色体互换)交配。如雄蝇经受试物处理后，在 X 染色体上的基因发生隐性致死，则可通过上述遗传规则于 F_2 代的雄蝇中表现出来，并以眼色性状为标记来判断试验的结果。即根据孟德尔分类反应产生 4 种不同表型的 F_2 代，有隐性致死作用时在 F_2 代中没有红色圆眼的雄蝇。

　　(2)试验结果评价

受试物诱发的致死率明显增加,与阴性对照组相比有统计学差异,并且有剂量-反应关系时判定为阳性;如无剂量-反应关系,应至少有一时间点的阳性致死率可重复并有统计学意义上的增加,也可判定为阳性。

9.体外哺乳类细胞 HGPRT 基因突变试验

(1)试验目的和原理

在正常的培养条件下,细胞能够产生 HGPRT,在含有 6-硫鸟嘌呤(6-thioguanine,6-TG)的选择性培养液中,HGPRT 催化产生核苷-5′-单磷酸(NMP),NMP 掺入 DNA 中致细胞死亡。在致癌和(或)致突变物作用下,某些细胞 X 染色体上控制 HGPRT 的结构基因发生突变,不能再产生 HGPRT,从而使突变细胞对 6-TG 具有抗性作用,能够在含有 6-TG 的选择性培养液中存活生长。

在加入和不加入代谢活化系统的条件下,使细胞暴露于受试物一定时间,然后将细胞再传代培养,在含有 6-TG 的选择性培养液中,突变细胞可以继续分裂并形成集落。基于突变集落数,计算突变频率以评价受试物的致突变性。

(2)试验结果评价

阳性结果的判定:①受试物在任何一个剂量条件下的突变频率为阴性(溶媒)对照组的 3 倍或 3 倍以上,可判定为阳性。②受试物的突变频率增加,与阴性(溶媒)对照组比较具有统计学意义,并有剂量-反应趋势,可判定为阳性。③受试物在任何一个剂量条件下引起具有统计学意义的增加并有重复性,可判定为阳性。

阴性结果的判定:不符合上述阳性结果判定标准的,则可判定为阴性。

四、28d 经口毒性试验

1.试验目的和原理

试验可确定 28d 内经口连续接触受试物后引起的毒性效应,了解受试物剂量-反应关系和毒作用靶器官,确定 28d 经口最小观察到有害作用剂量(LOAEL)和未观察到有害作用剂量(NOAEL),初步评价受试物经口的安全性,并为下一步较长期毒性作用和慢性毒性试验剂量、观察指标、毒性终点的选择提供依据。

2.受试物

受试物应使用原始样品。若不能使用原始样品,应按照受试物处理原则对受试物进行适当处理。将受试物掺入饲料、饮用水或灌胃给予。

3.动物选择

实验动物的选择应符合 GB 14922.1—2001 和 GB 14922.2—2011 的有关规定。选择已有资料证明对受试物敏感的物种和品系,一般啮齿类动物首选大鼠,非啮齿类动物首选犬(通常选用 Beagle 犬)。大鼠周龄不超过 6 周,体重为 50～100g,试验开始时每种性别动物体重的差异不应超过平均体重的±20%;每组动物不少于 20 只,雌雄各半;若计划试验结束时做恢复期的观察,应增加动物数(对照和高剂量增加卫星组,每组 10 只,雌雄各半)。应选用 4～6 个月幼犬,试验开始时每种性别动物体重的差异不应超过平均体重的±20%;每组动物不少于 8 只,雌雄各半;若计划试验结束时做恢复期的观察,应增加动物数(对照和高剂量增加卫星组,每组 4 只,雌雄各半)。对照组动物性别和数量应与受试物剂量组性别和数量相同。

4.剂量

(1)分组:试验至少设 3 个受试物剂量组、1 个阴性(溶媒)对照组,必要时增设未处理对照组。若试验结束时做恢复期的观察,对照和高剂量需增设卫星组。对照组除不给受试物外,其余处理均同受试物剂量组。

(2)剂量设计:

①原则上高剂量应使部分动物出现比较明显的毒性反应,但不引起死亡;低剂量不宜出现任何观察到的毒效应(相当于 $NOAEL$),且高于人的实际接触水平;中剂量介于两者之间,可出现轻度的毒性效应,以得出 $LOAEL$。一般递减剂量的组间距以 $2\sim4$ 倍为宜,如受试物剂量总跨度过大,可加设剂量组。试验剂量的设计参考急性毒性 LD_{50} 剂量和人体实际摄入量进行。

②能求出 LD_{50} 的受试物,以 LD_{50} 的 $10\%\sim25\%$ 作为 28d 经口毒性试验的最高剂量,百分比的选择主要参考 LD_{50} 剂量-反应曲线的斜率。然后在此剂量下设几个剂量组,最低剂量至少是人体预期摄入量的 3 倍。

③求不出 LD_{50} 的受试物,试验剂量应尽可能涵盖人体预期摄入量 100 倍的剂量。在不影响动物摄食及营养平衡的前提下,应尽量提高高剂量组的剂量。对于人体拟摄入量较大的受试物,高剂量组亦可以按最大给予量设计。

5.试验步骤和观察指标

本试验的试验步骤和观察指标与 90d 经口毒性试验的试验步骤和观察指标基本相同,只是观察期限为 28d。若计划做恢复期的观察,应于停止给予受试物后继续观察 14d。

6.试验结果评价

应将临床观察、生长发育情况、血液学检查、血生化检查、尿液检查、大体解剖、脏器重量和脏体比值、病理组织学检查等各项结果,结合统计结果进行综合分析,初步判断受试物毒作用的特点、程度、靶器官、剂量-效应、剂量-反应关系。如设有恢复期卫星组,还可判断受试物毒作用的可逆性。在综合分析的基础上得出 28d 经口毒性 $LOAEL$ 和(或)$NOAEL$,初步评价受试物经口的安全性,并为进一步的毒性试验提供依据。

7.试验的解释

28d 经口毒性试验能提供受试物在较短时间内重复给予引起的毒性效应、毒作用特征及靶器官等有关资料。由于动物和人存在物种差异,因此将试验结果外推到人有一定的局限性,但可为初步估计人群允许接触水平提供有价值的信息。

五、90d 经口毒性试验

1.试验目的和原理

本试验可确定在 90d 内经口重复接触受试物引起的毒性效应,了解受试物剂量-反应关系、毒作用靶器官和可逆性,得出 90d 经口最小观察到有害作用剂量($LOAEL$)和最大未观察到有害作用剂量($NOAEL$),初步确定受试物的经口安全性,并为慢性毒性试验剂量、观察指标、毒性终点的选择以及获得"暂定的人体健康指导值"提供依据。

2.受试物

受试物应使用原始样品。若不能使用原始样品,应按照受试物处理原则对受试物进行适当处理。将受试物掺入饲料、饮用水或灌胃给予。

3.动物选择

本试验的动物选择方法与 28d 经口毒性试验的动物选择方法基本相同。

4.剂量

(1)分组:试验至少设 3 个受试物剂量组、1 个阴性(溶媒)对照组,必要时增设未处理对照组。若试验中期需要观察血液生化指标、进行尸检或试验结束时做恢复期观察,对照和高剂量需增设卫星组。对照组除不给受试物外,其余处理均同受试物剂量组。

(2)剂量设计:

①原则上高剂量应使部分动物出现比较明显的毒性反应,但不引起死亡;低剂量不宜出现任何观察到的毒效应(相当于 NOAEL),且高于人的实际接触水平;中剂量介于两者之间,可出现轻度的毒性效应,以得出 LOAEL。一般递减剂量的组间距以 2～4 倍为宜,如受试物剂量总跨度过大,可加设剂量组。试验剂量的设计参考急性毒性 LD_{50} 剂量、28d 经口毒性试验剂量和人体推荐摄入量进行。

②能求出 LD_{50} 的受试物,以 28d 经口毒性试验的 NOAEL 或 LOAEL 作为 90d 经口毒性试验的最高剂量;或以 LD_{50} 的 5%～15% 作为最高剂量,百分比的选择主要参考 LD_{50} 剂量-反应曲线的斜率。然后在此剂量下设几个剂量组,最低剂量至少是人体推荐摄入量的 3 倍。

③求不出 LD_{50} 的受试物,试验剂量应尽可能涵盖人体预期摄入量 100 倍的剂量。在不影响动物摄食及营养平衡的前提下,应尽量提高高剂量组的剂量。对于人体拟摄入量较大的受试物,高剂量组亦可以按最大给予量设计。

5.观察指标

(1)一般临床观察

观察期限为 90d,若设恢复期观察,应于停止给予受试物后继续观察 28d,以观察受试物毒性的可逆性、持续性和迟发效应。试验期间至少每天观察一次动物的一般临床表现,并记录动物出现中毒的体征、程度和持续时间及死亡情况。观察内容包括被毛、皮肤、眼、黏膜、分泌物、排泄物、呼吸系统、神经系统、自主活动(如流泪、竖毛反应、瞳孔大小、异常呼吸)及行为表现(如步态、姿势、对处理的反应、有无强直性或阵挛性活动、刻板反应、反常行为等)。应隔离体质弱的动物,及时解剖濒死和死亡动物。

(2)体重、摄食量及饮水消耗率

每周记录体重、摄食量,计算食物利用率;试验结束时,计算动物体重增长量、总摄食量、总食物利用率。受试物经饮水给予的,应每日记录饮水量。如受试物经掺入饲料或饮水给予的,应计算和报告各剂量组实际摄入量。

(3)眼部检查

在试验前和试验结束时,至少对高剂量组和对照组大鼠进行眼部检查(角膜、晶状体、球结膜、虹膜),犬用荧光素钠进行检查,若发现高剂量组动物有眼部变化,则应对所有动物进行检查。

(4)血液学检查

于大鼠试验中期(卫星组)、试验结束、恢复期结束(卫星组)时进行血液学指标测定;犬试验前、试验期间(45d)、试验结束、恢复期结束(卫星组)时进行常规血液学指标测定。如果受试物对血液系统有影响,应增加网织红细胞、骨髓涂片细胞学检验。

（5）血生化学检查

于大鼠试验中期（卫星组）、试验结束、恢复期结束（卫星组）时进行血液生化指标测定；犬试验前、试验期间（45d）、试验结束、恢复期结束（卫星组）时进行血液生化指标测定，应空腹采血。测定指标应包括电解质平衡，糖、脂和蛋白质代谢，肝（细胞、胆管）、肾功能等方面。应根据受试物的毒作用特点或构效关系增加检测内容。

（6）尿液检查

于大鼠试验中期（卫星组）、试验结束、恢复期结束（卫星组）时进行尿液常规检查；犬试验前、试验期间（45d）、试验结束、恢复期结束（卫星组）时进行尿液常规检查。若预期有毒性反应指征，应增加尿液检查的有关项目，如尿沉渣镜检、细胞分析等。

（7）体温、心电图检查

于犬试验前、试验期间（45d）、试验结束、恢复期结束（卫星组）时进行体温、心电图检查。

（8）病理检查

①大体解剖：试验结束、恢复期结束（卫星组）时必须对所有动物进行大体检查，包括体表、颅、胸、腹腔及其脏器，并称脑、心脏、胸腺、肾上腺、肝、肾、脾、睾丸、附睾的绝对质量，计算相对质量［脏/体比值和（或）脏/脑比值］。

②组织病理学检查：可以先对最高剂量组和对照组动物进行以下脏器组织的病理学检查，发现病变后再对较低剂量组动物的相应器官及组织进行检查。检测脏器应包括脑、垂体、甲状腺、胸腺、肺、心脏、肝、肾、肾上腺、胃、十二指肠、空肠、回肠、结肠、直肠、胰、肠系膜淋巴结、卵巢、子宫、睾丸、附睾、前列腺、膀胱等。必要时可加测脊髓（颈、胸、腰）、食道、唾液腺、颈淋巴结、气管、动脉、精囊腺和凝固腺、子宫颈、阴道、乳腺、骨和骨髓、坐骨神经和肌肉、皮肤和眼球等组织器官。对肉眼可见的病变或可疑病变组织进行病理组织学检查。应有组织病理学检查报告，对于病变组织，应提供病理组织学照片。

③其他指标：必要时，根据受试物的性质及所观察的毒性反应，增加其他指标，如神经毒性、免疫毒性、内分泌毒性指标。

6. 试验结果评价

应将临床观察、生长发育情况、血液学检查、尿液检查、血生化学检查、心电图检查、大体解剖、脏器质量和脏/体比值、病理组织学检查等各项结果，结合统计结果进行综合分析，判断受试物毒作用的特点、程度、靶器官、剂量-效应、剂量-反应关系。如设有恢复期卫星组，还可判断受试物毒作用的可逆性。在综合分析的基础上得出 90d 经口毒性 $LOAEL$ 和（或）$NOAEL$，为慢性毒性试验的剂量、观察指标的选择提供依据。

7. 试验的解释

应根据现代毒理学和生物学知识，对试验所得的阳性结果是否与受试物有关作出肯定或否定的意见；对出现矛盾的结果应做出合理解释，评价结果的生物学意义和毒理学意义。由剂量-效应和剂量-反应关系的资料，得出 $LOAEL$ 和（或）$NOAEL$。同时对是否需要进行慢性毒性试验，以及对慢性毒性试验的剂量、观察指标等提出建议。由于动物和人存在物种差异，将试验结果外推到人有一定的局限性，但也能为初步确定人群的允许接触水平提供有价值的信息。

六、致畸试验

1.试验目的和原理

母体在孕期受到可通过胎盘屏障的某种有害物质作用，影响胚胎的器官分化与发育，导致结构异常，出现胎仔畸形。因此，在受孕动物的胚胎的器官形成期给予受试物，可检测出该物质对胎仔的致畸作用。

本试验可检测妊娠动物接触受试物后引起的致畸可能性，预测其对人体可能的致畸性。

2.实验动物

(1)种、系选择

实验动物的选择应符合 GB 14922.2—2011 和有关规定，啮齿类首选大鼠，非啮齿类首选家兔。若选用其他物种，应给出理由。选用健康、性成熟的雄性动物和未经交配的雌性动物。试验开始时动物体重的差异不应超过平均体重的±20％。所用动物应注明种类、品系、性别、体重和周龄。

(2)动物性别和数量

性成熟雄性和雌性动物通常按 1∶1 或 1∶2 的比例合笼交配，如果 5 天内未交配，应更换雄鼠。为了获得足够的胎仔来评价其致畸作用，每个剂量水平的怀孕大鼠应不少于 16 只，每个剂量水平的怀孕家兔应不少于 12 只。

3.剂量

试验至少设 3 个剂量组，同时设溶媒对照组。溶媒对照组除不给受试物外，其余处理均同剂量组。必要时设阳性对照组。曾用阳性物开展过致畸试验，并在所用实验动物种系中有阳性结果者，可不设置阳性对照组。

高剂量组原则上应使部分动物出现某些发育毒性和(或)母体毒性，如体重轻度减轻等，但不至于引起死亡或严重疾病；如果母体动物有死亡发生，死亡数量应不超过母体动物数量的 10％。低剂量组不应出现任何能观察到的母体毒性或发育毒性作用。建议递减剂量系列的组间距为 2～4 倍。当组间距较大时(如超过 10 倍)，增设一个试验组。

试验剂量的设计参考急性经口毒性试验剂量、28d 经口毒性试验剂量、90d 经口毒性试验剂量和人体实际摄入量进行。对于能求出 LD_{50} 的受试物，根据 LD_{50} 和剂量-反应关系曲线斜率设计高剂量组的剂量。对于求不出 LD_{50} 的受试物，如果 28d 或 90d 经口毒性试验未观察到有害作用，以最大未观察到有害作用剂量($NOAEL$)作为最高剂量；如果 28d 或 90d 经口毒性试验观察到有害作用，以最小观察到有害作用剂量($LOAEL$)为最高剂量，以下设 2 个剂量组。设置剂量水平时还应参考受试物的其他毒理学资料。

4.试验步骤和观察指标

(1)"受孕动物"的检查

对于大鼠，雌、雄性动物同笼后，每日早晨检查雌鼠的阴栓或阴道涂片是否有精子，查出阴栓或精子，认为该动物已交配，记录当日为"受孕"零天。对于家兔，雌兔和雄兔合笼后，以阴道涂片检查到精子当日作为"受孕"零天，将检出的"受孕动物"随机分到各组，并称重和编号。

(2)受试物的给予

受试物通常经口灌胃给予。若选用其他途径，应说明理由。通常在器官形成期给予受试物(大鼠孕期的第 6～15d,兔孕期的第 6～18d)。

(3)母体观察

每日对动物进行临床观察,包括皮肤、被毛、眼睛、黏膜、呼吸、神经行为、四肢活动等情况,及时记录各种中毒体征,包括发生时间、表现程度和持续时间,发现虚弱或濒死的动物,应进行隔离或处死,母体有流产或早产征兆时应及时进行剖检。

在受孕第 0d、给予受试物第 1d、给予受试物每 3d 及处死当日称母体体重。若通过饮水途径给予受试物,还应记录饮水量。

(4)受孕母体处死和检查

①一般检查:于分娩前 1d(一般大鼠为孕后第 20d,家兔为孕后第 28d)处死母体,剖腹检查亲代受孕情况和胎体发育情况。迅速取出子宫,称子宫连胎重,以得出妊娠动物的净增重。记录黄体数、早死胎数、晚死胎数、活胎数及着床数。

处死时对所有妊娠动物进行尸体解剖和肉眼检查,保存肉眼发现的有改变的脏器,以便于进行组织学检查,同时保存足够对照组的相应脏器以供比较。

②胎仔外观检查:逐一记录胎仔性别、体重、体长,检查胎仔外观有无异常。外观检查至少包括头部、躯干部、四肢的 30 个项目,如是否存在无脑、眼球突出、下颚裂、胸骨裂、脐疝、多肢、短肢等现象。

③胎仔骨骼标本制作和检查:骨骼标本的制作方法有两种。胎仔骨骼检查项目有 9 个部位的 27 项,如:检查枕骨,看其骨化中心是否缺失;检查盆骨,看其是否存在骨化中心缺失、性状异常、融合、裂开、缩窄、脱离等问题。

④胎仔内脏检查:对于大鼠,每窝的 1/2 活胎鼠放入 Bouins 液中固定,作内脏检查。之后按要求剖开胸腔和腹腔。按不同部位的断面观察器官的大小、形状和相对位置。

先观察 5 个切面的不同头颈部器官。以后自腹中线剪开胸、腹腔,依次检查心、肺、横膈膜、肝、胃等脏器的大小、位置,查毕将其摘除;再检查肾脏、输尿管、膀胱、子宫或睾丸的位置及发育情况。然后将肾脏切开,观察有无肾盂积水与扩大。必要时还需对心脏的内部结构进行检查。

致畸试验的胎仔内脏检查至少包括头部(脊髓)、胸部、腹部的 33 项,如:检查头部(脊髓),看其是否存在嗅球发育不全、单眼球等问题;检查胸部,看其是否存在右位心、器官狭窄、肺叶融合等问题;检查腹部,看其是否存在肝分叶异常、肾上腺缺失、卵巢缺失等问题。

5.试验结果评价

用合理的统计方法对下述指标进行统计分析:母体体重、体重增重(处死时母体体重－孕 6d 体重)、子宫连胎重、体重净增重(处死时母体体重－子宫连胎重－孕 6d 体重)、着床数、黄体数、吸收胎数、活胎数、死胎数及百分率、胎仔的体重及体长、有畸形的胎仔数(包括外观、骨骼和内脏畸形)、有畸形胎仔的窝数及百分率,计算动物总畸胎率和某单项畸胎率。对胎仔的相关统计应以窝为单位。

6.试验的解释

致畸试验检验动物孕期经口重复暴露于受试物而产生的子代致畸性和发育毒性。试验结果应该结合亚慢性试验、繁殖毒性试验、毒物动力学试验及其他试验结果进行综合解释。由于动物和人存在物种差异,故将试验结果外推到人的方法存在一定的局限性。

七、生殖毒性试验

1.术语和定义

(1)生殖毒性：对雄性和雌性生殖功能或能力的损害和对后代的有害影响。生殖毒性既可发生于妊娠期，也可发生于妊娠前期和哺乳期，表现为外源化学物对生殖过程的影响，例如生殖器官及内分泌系统的变化、对性周期和性行为的影响，以及对生育能力和妊娠结局的影响等。

(2)发育毒性：个体在出生前暴露于受试物、发育成为成体之前（包括胚期、胎期以及出生后）出现的有害作用，表现为发育生物体的结构异常、生长改变、功能缺陷和死亡。

(3)母体毒性：受试物引起亲代雌性妊娠动物直接或间接的健康损害效应，表现为增重减少、功能异常、中毒体征，甚至死亡。

2.试验目的和原理

凡受试物能引起生殖机能障碍，干扰配子的形成或使生殖细胞受损，其结果除可影响受精卵及其着床而导致不孕外，还可影响胚胎的发育，如胚胎死亡导致自然流产、胎仔发育迟缓以及胎仔畸形。如果对母体造成不良影响会出现妊娠、分娩和乳汁分泌的异常，也可出现胎仔出生后发育异常。

3.实验动物

实验动物的选择应符合国家标准和有关规定。首选 7～9 周龄大鼠，试验开始时动物体重的差异应不超过平均体重的±20%。试验前动物在动物房内应至少进行 3～5d 环境适应和检疫观察。每组应有足够的雌鼠和雄鼠配对，产生约 20 只受孕雌鼠。为此，一般在试验开始时每组需要两种性别的亲代（F_0 代）大鼠各 30 只；在继续的试验中用来交配的各代大鼠[子一代（F_1 代）、子二代（F_2 代）以及子三代（F_3 代）]，每组需要每种性别的大鼠各 25 只（至少每窝雌雄各取 1 只，最多每窝雌雄各取 2 只）。选用的 F_0 代雌鼠应为非经产鼠、非孕鼠。

4.剂量及分组

动物按体重随机分组，试验应至少设 3 个受试物组和 1 个对照组。应考虑受试物特性（如生物代谢和生物蓄积特性）的影响作用。如果受试物使用溶媒，对照组应给予溶媒的最大使用量。如果受试物引起动物食物摄入量和利用率的下降，那么对照组动物需要与试验组动物配对喂饲。设计受试物的剂量时，应考虑其对营养素平衡的影响。对于非营养成分，受试物剂量不应超过饲料的 5%。

在受试物理化和生物特性允许的条件下，最高剂量应使亲代动物出现明显的毒性反应，但不引起死亡；中间剂量可引起亲代动物轻微的毒性反应；低剂量应不引起亲代及其子代动物的任何毒性反应（可按最大未观察到有害作用剂量的 1/30，或人体推荐摄入量的 10 倍设计）。

5.试验结果评价

逐一比较受试物组动物与对照组动物的繁殖指数（受孕率、妊娠率、出生活仔率、出生存活率、哺乳存活率、性别比）是否有显著性差异，以评定受试物有无生殖毒性，并确定其生殖毒性的未观察到有害作用剂量（*NOAEL*）和最小观察到有害作用剂量（*LOAEL*）。同时还可根据出现统计学差异的指标（如体重、观察指标、大体解剖和病理组织学检查结果等），进一步估计生殖毒性的作用特点。

6.试验的解释

生殖毒性试验检验动物经口重复暴露于受试物而产生的对雄性和雌性生殖功能的损害及对后代的有害影响,并由剂量-效应和剂量-反应关系的资料得出 $LOAEL$ 和 $NOAEL$。试验结果应该结合亚慢性试验、致畸试验、毒物动力学试验及其他试验结果进行综合解释。由于动物和人存在物种差异,故将试验结果外推到人存在一定的局限性,但也能为初步确定人群的允许接触水平提供有价值的信息。

八、生殖发育毒性试验

1.试验目的和原理

本试验对三代(F_0、F_1 和 F_2 代)动物进行试验,F_0 代和 F_1 代给予受试物,观察生殖毒性;观察 F_2 代的功能发育毒性,提供关于受试物对雌性和雄性动物生殖发育功能的影响信息,如性腺功能、交配行为、受孕、分娩、哺乳、断乳以及子代的生长发育和神经行为情况等。毒性作用主要包括子代出生后死亡率的增加、生长与发育的改变、功能缺陷(包括神经行为)和生殖异常等。

2.受试物

受试物应首先使用原始样品。若不能使用原始样品,应按照受试物处理原则对受试物进行适当处理。将受试物掺入饲料、饮用水或灌胃给予。

3.实验动物

(1)动物选择

实验动物的选择应符合 GB 14922.1—2001 和 GB 14922.2—2011 的有关规定。选择已有资料证明对受试物敏感的动物物种和品系,一般啮齿类动物首选大鼠,避免选用生殖率低或发育缺陷发生率高的品系。为了正确地评价受试物对动物生殖和发育能力的影响,两种性别的动物都应使用。所选动物应注明物种、品系、性别、体重和周龄。同性别实验动物个体间体重相差不超过平均体重的 $\pm20\%$。选用的亲代(F_0 代)雌鼠应为非经产鼠、非孕鼠。

(2)实验动物数量

为了获得具有统计学要求的基本试验数据,正确地评价受试物对动物生殖发育过程[包括亲代(F_0 代)动物生殖、妊娠和哺育的过程,子一代(F_1 代)动物从出生到成熟过程中的吸乳、生长发育情况,以及子二代(F_2 代)动物从出生到断乳的生长发育过程相关指标]可能引起的毒性作用,须保证每个受试物组及对照组都能至少获得20只孕鼠。一般在试验开始时每组需要两种性别的动物30只(F_0 代),在后续的试验中用来交配的动物,每种性别每组各需要25只(F_1 代)(至少每窝雌雄各取1只,最多每窝雌雄各取2只)。

4.剂量及分组

动物按体重随机分组,试验至少设3个受试物组和1个对照组。如果受试物使用溶剂,对照组应给予溶剂的最大使用量。如果受试物引起动物食物摄入量和利用率的下降,那么对照组动物需要与试验组动物配对喂饲。设计受试物的剂量时,应考虑其对营养素平衡的影响。对于非营养成分,受试物剂量不应超过饲料的 5%。

在受试物理化和生物特性允许的条件下,最高剂量应使亲代和子代动物出现明显的毒性反应,但不引起死亡;中间剂量可引起亲代和子代动物轻微的毒性反应;低剂量应不引起亲代及子代动物的任何毒性反应。如果受试物的毒性较低,1000mg/kg 体重的剂量仍未观察到对生殖发育过程有任何毒副作用,则可以采用限量试验,即试验不再考虑增设受试物的其他剂量组。若高剂量的预试验观察到明显的母体毒性作用,但对生育无影响,也可以采用限量试验。

5.试验方法

选用断乳后 7～9 周的 F_0 代雌、雄鼠,适应环境 3～5d 后开始给予受试物,至交配前至少持续 10 周。交配结束后,对 F_0 代雄鼠进行剖检。在 3 周交配期、妊娠期,直到 F_1 代断乳整个试验期间,F_0 代雌鼠每天给予受试物。F_1 代断乳后,给予受试物,并一直延续直到 F_2 代断乳。试验期间根据受试物的代谢和蓄积特性,可适当调整给予剂量。

6.观察指标

(1)对实验动物做全面的临床检查,记录受试物毒性作用所产生的体征、相关的行为改变、分娩困难或延迟的迹象等所有的毒性指征及死亡率。

(2)交配期间应检查雌鼠(F_0 代和 F_1 代)的阴道和子宫颈,判断雌鼠的发情周期有无异常。

(3)交配前和交配期,每周记录一次实验动物重量与摄食量,而妊娠期间可考虑逐日记录。如受试物通过掺入饮用水方式给予,则需每周计算一次饮用水消耗量。

(4)F_0 代和 F_1 代参与生殖的动物,应在给予受试物的第 1d 进行称重,以后每周称量体重一次,逐只记录。

(5)试验结束时,选取 F_0 代和 F_1 代雄鼠的附睾进行精子形态、数量以及活动能力的观察和评价。可先选择对照组和高剂量组的动物进行检查,每只动物至少检查 200 个精子。如检查结果有意义,则进一步对低、中剂量组动物进行检查。

(6)为确定每窝仔鼠的数量、性别、死胎数、活胎数和是否有外观畸形,应在母鼠产仔后尽快对其进行检查。死胎、哺乳期间死亡的仔鼠以及产后第 4d 由于标准化而需处死的仔鼠的尸体,均需妥善保存并做病理学检查。

(7)对明显未孕的动物,可处死后取其子宫,采用硫化铵染色等方法检查着床数,以证实胚胎是否在着床前死亡。

(8)存活的仔鼠在出生后的当天上午、第 4d、第 7d、第 14d 和第 21d 分别进行计数和体重称量,并观察和记录母鼠及子代的生理和活动是否存在异常。

(9)以窝为单位,检查并记录全部 F_1 代仔鼠的生理发育指标,如断乳前耳郭分离、睁眼、张耳、出毛、门齿萌出时间,以及断乳后雌性阴道张开和雄性睾丸下降的时间等。

(10)在各试验剂量组中随机选取一定数目、标记明确的 F_2 代仔鼠,分别进行相关生理发育和神经行为指标的测定,如个体运动行为能力的测定、自主活动的观察、性成熟的观察、运动和感觉功能的测定、神经病理学检查、仔鼠记忆能力的测定、成年仔鼠大脑称重等。如果有资料提示受试物可能对认知能力有影响,需要进一步地进行感觉功能、运动功能的检测,并可根据文献报道和前期的研究结果有针对性地选择相关的学习和记忆检测方法。如果无上述信息的提供,推荐使用主动回避试验、被动回避试验以及 Morris 水迷宫试验等检测方法。

7.病理学检查

（1）生殖毒性病理学检查

①大体解剖：在生殖发育毒性试验过程中，处死的或死亡的所有成、仔鼠均需进行大体病理解剖，观察包括生殖器官在内的脏器是否存在病变或结构异常。

②器官称重：在大体解剖的基础上应对子宫及卵巢、睾丸及附睾、前列腺、精囊腺、脑、肝脏、肾、脾、脑垂体、甲状腺和肾上腺等重要的器官进行称量，并记录。

③组织病理学检查：用于交配和发育毒性检测的 F_0 代和 F_1 代动物，保留其卵巢、子宫、子宫颈、阴道、睾丸、附睾、精囊腺、前列腺、阴茎以及可能的靶器官进行组织病理学检查。对于雄鼠，还应判断其精子的数量是否改变，是否出现精子畸形。大体解剖中显示病变的组织应做组织病理学检查，建议对怀疑不育的动物的生殖器官做组织病理学检查。

（2）神经发育毒性病理学检查

于 F_2 代仔鼠出生后第 11d 和第 70d，分别进行相关仔鼠的神经病理学检查。可先进行高剂量受试物组和对照组的检查，如发现有意义的神经病理学改变，再继续进行中、低剂量受试物组的检查。建议观察嗅球、大脑皮层、海马、基底神经节、丘脑、下丘脑、中脑、脑干以及小脑等组织。

8.试验结果评价

逐一比较受试物组动物与对照组动物的观察指标和病理学检查结果是否有显著性差异，以评定受试物有无生殖发育毒性，并确定其生殖发育毒性的最小观察到有害作用剂量（LOAEL）和未观察到有害作用剂量（NOAEL）。同时还可根据出现统计学差异的指标（如体重、生理指标、大体解剖和病理组织学检查结果等），进一步估计生殖发育毒性的作用特点。

九、毒物动力学试验

1.试验目的和原理

对一组或几组实验动物分别通过适当的途径一次或在规定的时间内多次给予受试物，然后测定体液、脏器、组织、排泄物中受试物和（或）其代谢产物的量或浓度的经时变化，进而求出有关的毒物动力学参数，探讨其毒理学意义。

2.实验动物

（1）动物种、系的选择

实验动物的选择应符合 GB 14922.1—2001 和 GB 14922.2—2011 的有关规定。尽可能选用与其他毒理学试验相同的种、系，并能出现受试物的典型毒作用的动物。一般首选大鼠，周龄一般为 6～12 周，但若有证据证明其代谢途径与人类接近的，应选择相应的动物。一般应选用年轻、健康的成年动物。选用啮齿类动物时，试验开始时动物体重的差异不应超过平均体重的 ±20%。选择其他动物时应说明理由。

（2）性别和数量

对实验动物的性别不作特殊规定，如毒理学研究表明毒性有明显的性别差异时，应设不同的性别组。一般情况下，雌性动物应选用未产过仔和非妊娠的，每一试验组不应少于 5 只动物。在非啮齿类动物的试验中，动物数量可酌情减少。

3.剂量

试验中至少需要选用两个剂量水平，每个剂量水平应使其受试物或受试物的代谢产物足以在排泄物中测出。设置剂量时应充分考虑现有的毒理学资料所提供的信息。如果缺乏相应的毒理学资料,则高剂量水平应低于 LD_{50},或低于急性毒性剂量范围的较低值。

如果试验中仅设置一个剂量水平,则该剂量理论上应使其受试物或受试物的代谢产物足以在排泄物中测出,并不产生明显的毒性,同时应提供合理的理由说明不设置两个剂量水平的原因。

4.试验步骤

(1)受试物的准备

受试物的纯度不应低于98%。试验可采用"未标记的"或"标记"的受试物。如果使用用放射性同位素标记的受试物,其放射化学纯度不应低于95%,且应将放射性同位素标记在受试物分子的骨架上或具有重要功能的基团上。

(2)受试物给予途径

当选用溶媒或其他介质时,受试物应充分溶解或均匀悬浮其中,所选溶媒或介质对受试物毒物动力学不产生任何影响。一般采用灌胃的途径,某些情况下还可以采用吞服胶囊、掺入饲料的方式给予受试物。

采用静脉注射方式给予受试物时,应选择合适的注射部位和注射量,所选溶媒或介质应不影响血液的完整性或血流量。

(3)生物样品分析方法的建立和确证

由于生物样品一般来自全血、血清、血浆、尿液、器官或组织等,具有取样量少、受试物浓度低、干扰物质多以及个体差异大等特点,因此必须根据受试物的结构、生物介质和预期的浓度范围,建立灵敏、特异、精确、可靠的生物样品定量分析方法,并对方法进行确证,如色谱法、免疫学方法、微生物方法、同位素示踪法等。

5.观察指标

(1)血中受试物浓度-时间曲线

①受试动物数:动物给予受试物后,选择 9～11 个不同的时间点采血,每个时间点的动物数不应少于 5 只。最好从同一动物个体多次取样。如由多只动物的数据共同构成一条血中受试物浓度-时间曲线,应相应增加动物数,以反映个体差异对试验结果的影响。

②采样点:给予受试物前需要采血作为空白样品。为获得给予受试物后的一个完整的血中受试物浓度-时间曲线,采样时间点的设计应兼顾受试物的吸收相、分布相(峰浓度附近)和消除相。整个采样时间至少应持续到 3～5 个消除半衰期,或持续到血中受试物浓度为峰浓度的 1/20～1/10。

③毒物动力学参数:根据试验中测得的各受试动物的血中受试物浓度-时间数据,求得受试物的主要毒物动力学参数。采用静脉注射给予受试物的方法时,应提供消除半衰期、表观分布容积、曲线下面积、机体总清除率等参数值;采用血管外给予受试物方法时,除提供上述参数外,尚应提供达峰浓度和达峰时间等参数,以反映受试物的吸收规律。

④单次给予受试物:单次给予不同剂量的受试物(或其放射性同位素标记物)后,于不同时间测定血浆或全血中受试物的浓度(或总放射活性强度),提供各个受试动物的血中受试物浓度-时间数据和曲线及其平均值、标准差及其曲线,各个受试动物的主要毒物动力学参数及平均值、标准差。

⑤重复多次给予受试物:重复多次给予受试物,应结合单次试验进行,一般选取一个剂量多次给予受试物,至少提供 3 次稳态的受试物的谷浓度,达到稳态后进行末次给予受试物

试验。于不同时间测定血浆或全血中受试物的浓度或总放射活性强度,与单次给予受试物相比,确定重复多次给予受试物时的毒物动力学特征。

（2）吸收

受试物吸收的程度和速率取决于受试物的给予途径。一般认为静脉注射给予受试物时母体化学物的瞬时吸收率计为100％,经口给予受试物时应确定达峰浓度、达峰时间和曲线下面积。分析母体化学物浓度与时间变化曲线可以确定经口给予受试物的吸收常数。

生物利用度为经口给予受试物的曲线下面积与静脉注射受试物的曲线下面积的比值。

（3）分布

选择合适的受试物剂量给予实验动物后,根据受试物的理化性质和毒性特点测定其在血液、心、肝、脾、肺、肾、胃肠道、生殖腺、脑、体脂、骨骼肌等组织的浓度,以了解受试物在体内的主要分布器官、组织。特别关注受试物浓度高、蓄积时间长的组织和器官,以及受试物在毒性靶器官的分布。参考血中受试物浓度-时间曲线的变化趋势,选择至少3个时间点分别代表吸收相、分布相和消除相的受试物分布。若某组织的受试物浓度较高,应增加观测点,进一步研究该组织中受试物消除的情况。每个时间点至少应有5个动物的数据。

进行组织分布试验,应注意取样的代表性和一致性。

同位素标记物的组织分布试验,应提供标记受试物的放射化学纯度、标记率（比活性）、标记位置、给予受试物剂量等参数;提供放射性测定所采用的详细方法;提供采用放射性示踪生物学试验的详细过程,以及在测定生物样品时对放射性衰变所进行的校正方程等。在试验条件允许的情况下,尽可能提供给予受试物后不同时相的整体放射自显影图像。

（4）代谢

应采用适当的技术分析生物样本,以确定受试物的代谢途径和程度。应阐明代谢产物的结构。体外试验也有助于获取受试物代谢途径方面的信息。

（5）排泄

在排泄试验中,选定合适的剂量给予受试物后,按一定的时间间隔分段收集尿样、粪便、呼出气,测定受试物浓度,计算受试物经此途径排泄的速率及排泄量。必要时还应收集胆汁,检测经此途径排泄的速率及排泄量。

在给予受试物的剂量至少90％已被消除,或在上述收集到的样品中已检测不到受试物,或检测时间长达7d时,可停止排泄物的收集。若呼出气中受试物和（或）代谢产物的浓度小于或等于1％,可停止对动物呼出气体的收集。

记录受试物自粪、尿、呼出气等排泄的速率及总排泄量,提供受试物在动物体内的物质平衡的数据。

6.试验结果的评价及其解释

根据具体的试验类型,将数据汇总,并用合适的统计学方法进行统计分析,得出有关的毒物动力学参数。

根据试验结果,对受试物进入机体的途径、吸收速率和程度,受试物及其代谢产物在脏器、组织和体液中的分布特征,生物转化的速率和程度,主要代谢产物的生物转化通路,排泄的途径、速率和能力,受试物及其代谢产物在体内蓄积的可能性、程度和持续时间做出评价。结合相关学科的知识对各种毒物动力学参数进行毒理学意义的评价。

十、慢性毒性试验

1.试验目的和原理

本试验可确定实验动物长期经口重复给予受试物而引起的慢性毒性效应,了解受试物剂量-反应关系和毒性作用靶器官,确定未观察到有害作用剂量($NOAEL$)和最小观察到有害作用剂量($LOAEL$),为预测人群接触该受试物的慢性毒性作用及确定健康指导值提供依据。

2.动物选择

本试验的动物选择方法基本与28d经口毒性试验的动物选择方法相同,每组动物至少40只。

3.剂量及分组

(1)试验至少设3个受试物组、1个阴性(溶媒)对照组,对照组除不给予受试物外,其余处理均同受试物组的一致。必要时增设未处理对照组。

(2)高剂量应根据90d经口毒性试验确定,原则上应使动物出现比较明显的毒性反应,但不引起过高死亡率;低剂量应不引起任何毒性作用;中剂量应介于高剂量与低剂量之间,可引起轻度的毒性作用,以得出剂量-反应关系、$NOAEL$和(或)$LOAEL$。一般剂量的组间距以2～4倍为宜,不超过10倍。

4.试验期限

试验期限至少为12个月。检测由受试物引起的任何毒性改变的可逆性、持续性或延迟作用。停止给予受试物后,观察期限应不少于28d,不多于试验期限的1/3。

5.观察指标

本试验的观察指标基本与90d经口毒性试验的观察指标相同。

一般观察时,如有肿瘤发生,则记录肿瘤发生时间、发生部位、大小、性状和发展等情况。对濒死和死亡动物,应及时解剖并尽量准确记录死亡时间。

关于体重、摄食量及饮水量,试验前13周每周记录一次,试验之后每4周记录一次。

在试验的第3个月、第6个月和第12个月及试验结束时(试验期限为12个月以上时)对所有动物进行血液学检查、血生化学检查、尿液检查、体温和心电图检查。如果在90d经口毒性试验中,这些项目的检查未见异常,则试验的第3个月可不检查这些项目。

6.试验结果评价

结果评价项目应包括受试物慢性毒性的表现、剂量-反应关系、靶器官、可逆性,得出慢性毒性相应的$NOAEL$和(或)$LOAEL$。

7.试验的解释

慢性毒性的$NOAEL$和$LOAEL$能为确定人群的健康指导值提供有价值的信息。

十一、致癌试验

1.试验目的和原理

本试验可确定在实验动物的大部分生命期间,经口重复给予受试物而引起的致癌效应,了解肿瘤发生率、肿瘤靶器官、肿瘤性质、肿瘤发生时间和每只动物的肿瘤发生数,为预测人群接触该受试物的致癌作用以及最终评定该受试物能否应用于食品提供依据。

2.动物选择

本试验的动物选择方法基本与28d经口毒性试验的动物选择方法相同,每组动物至少100只。

3.试验期限

(1)小鼠的试验期限为18个月,大鼠的试验期限为24个月,个别生命周期较长和自发性肿瘤率较低的动物的试验期限可适当延长。

(2)试验期间,当最低剂量组或对照组存活的动物数仅为开始时的25%时(雌、雄动物分别计算),可及时终止试验。高剂量组动物因明显的受试物毒性作用出现早期死亡时,不应终止试验。

4.剂量与分组、观察指标

本试验的剂量与分组、观察指标与慢性毒性试验基本相同。

5.试验结果评价

(1)致癌试验阴性结果确立的前提是小鼠在试验期为15个月或大鼠在试验期为18个月时,各组动物的存活率不小于50%;小鼠在试验期为18个月或大鼠在试验期为24个月时,各组动物的存活率不小于25%。

(2)致癌试验阳性结果的判断采用世界卫生组织(WHO)提出的标准[EHO(1969),Principles for the testing and evaluation of drug for carcinogenicity,WHO Technical Report Series 426]。符合以下任何一条,可判定受试物为对大鼠的致癌物:①肿瘤只发生于试验组动物,对照组中的动物无肿瘤发生;②试验组与对照组动物均发生肿瘤,但试验组的发生率高;③试验组与对照组动物的肿瘤发生率虽无明显差异,但试验组的发生时间较早;④试验组动物中多发性肿瘤明显,对照组动物中无多发性肿瘤,或只是少数动物有多发性肿瘤。

6.试验的解释

由于动物和人存在种属差异,将致癌试验结果外推到人或用于风险评估具有一定的局限性。

十二、慢性毒性和致癌合并试验

1.试验目的和原理

本试验可确定在实验动物的大部分生命期间,经口给予受试物引起的慢性毒性和致癌效应,了解受试物慢性毒性的剂量-反应关系、肿瘤发生率、靶器官、肿瘤性质、肿瘤发生时间和每只动物肿瘤发生数,确定慢性毒性的未观察到有害作用剂量(NOAEL)和最小观察到有害作用剂量(LOAEL),为预测人群接触该受试物的慢性毒性和致癌作用以及最终评定该受试物能否应用于食品提供依据。

2.动物选择

本试验的动物选择方法基本与28d经口毒性试验的动物选择方法相同,每组动物至少120只。

3.试验期限

慢性毒性试验的试验期限至少为12个月,致癌试验的试验期限为24个月。本试验的注意事项分别与慢性毒性试验或致癌试验的注意事项相同。

4.剂量及分组、观察指标、结果评价、试验的解释

本试验的剂量及分组、观察指标、结果评价、试验的解释分别与慢性毒性试验或致癌试验的相关内容相同。

第三节　各项毒理学试验结果的判定及食品安全性评价

一、各项毒理学试验结果的判定

根据我国卫生和计划生育委员会颁发的《食品安全性毒理学评价程序》(GB 15193.1—2014)的要求,各项毒理学试验结果的判定依据如下。

1.急性经口毒性试验

如 LD_{50} 小于人的推荐(可能)摄入量的 100 倍,则一般放弃该受试物用于食品,不再继续进行其他毒理学试验。

2.遗传毒性试验

(1)如果遗传毒性试验组合中的两项或两项以上试验呈阳性,则表示该受试物很可能具有遗传毒性和致癌作用,一般应放弃该受试物应用于食品。

(2)如果遗传毒性试验组合中的一项试验为阳性,则再选择两项备选试验(至少一项为体内试验)。如果再选的试验均为阴性,则可继续进行下一步的毒性试验;如果其中有一项试验呈阳性,则应放弃该受试物应用于食品。

(3)如果三项试验均为阴性,则可继续进行下一步的毒性试验。

3. 28d 经口毒性试验

对只要求进行急性毒性、遗传毒性和 28d 经口毒性试验(即原来 GB 15193.1—2003 规定的第一、二阶段毒理学试验)的受试物,若短期喂养试验未发现有明显毒性作用,综合其他各项试验结果可做出初步评价;若试验中发现有明显毒性作用,尤其是有剂量-反应关系时,则考虑进行进一步的毒性试验。

4. 90d 经口毒性试验

根据试验所得的未观察到有害作用剂量(NOAEL)进行评价,原则是:

(1)未观察到有害作用剂量小于或等于人的推荐(可能)摄入量的 100 倍,表示毒性较强,应放弃将该受试物用于食品。

(2)未观察到有害作用剂量大于人的推荐(可能)摄入量的 100 倍而小于 300 倍者,应进行慢性毒性试验。

(3) 未观察到有害作用剂量大于或等于人的推荐(可能)摄入量的 300 倍者,则不必进行慢性毒性试验,可进行安全性评价。

5.致畸试验

若致畸试验的结果呈阳性,则不再继续进行生殖毒性试验和生殖发育毒性试验。在致畸试验中观察到的其他发育毒性,应结合 28d 和(或)90d 经口毒性试验结果进行评价。

6.生殖毒性试验和生殖发育毒性试验

根据试验所得的未观察到有害作用剂量进行评价,原则是:

(1)未观察到有害作用剂量小于或等于人的推荐(可能)摄入量的 100 倍,表示毒性较

强,应放弃该受试物用于食品。

(2)未观察到有害作用剂量大于人的推荐(可能)摄入量的 100 倍而小于 300 倍者,应进行慢性毒性试验。

(3)未观察到有害作用剂量大于或等于人的推荐(可能)摄入量的 300 倍者,则不必进行慢性毒性试验,可进行安全性评价。

7.慢性毒性试验和致癌试验

(1)根据慢性毒性试验所得的未观察到有害作用剂量进行评价,原则是:

①未观察到有害作用剂量小于或等于人的推荐(可能)摄入量的 50 倍,表示毒性较强,应放弃该受试物用于食品。

②未观察到有害作用剂量大于人的推荐(可能)摄入量的 50 倍而小于 100 倍者,经安全性评价后,决定该受试物可否用于食品。

③未观察到有害作用剂量大于或等于人的推荐(可能)摄入量的 100 倍者,则可考虑允许使用于食品。

(2)根据致癌试验所得的肿瘤发生率、潜伏期和多发性等进行致癌试验结果判定:见第二节的致癌试验中 WHO 的判断依据。

8.其他

若受试物掺入饲料的最大加入量(原则上最高不超过饲料的 10%)或液体受试物经浓缩后的浓度仍达不到人的推荐(可能)摄入量的规定倍数,则综合其他的毒性试验结果和实际食用或饮用量进行安全性评价。

二、进行食品安全性评价时需要考虑的因素

1.试验指标的统计学意义、生物学意义和毒理学意义

对试验中某些指标的异常改变,应根据试验组与对照组指标是否有统计学差异、有无剂量-反应关系、同类指标横向比较、两种性别的一致性及与本实验室的历史性对照值范围等,综合考虑指标差异有无生物学意义,并进一步判断是否具有毒理学意义。此外,如在受试物组发现某种在对照组没有发生的肿瘤,即使与对照组比较无统计学意义,仍要给予关注。

2.人的推荐(可能)摄入量较大的受试物

应考虑给予的受试物量过大时,可能影响营养素摄入量及其生物利用率,从而导致某些毒理学表现,而非受试物的毒性作用所致。

3.时间-毒性效应关系

对由受试物引起实验动物的毒性效应进行分析评价时,要考虑在同一剂量水平下毒性效应随时间的变化情况。

4.特殊人群和易感人群

对孕妇、哺乳期女性或儿童食用的食品,应特别注意其胚胎毒性或生殖发育毒性、神经毒性和免疫毒性等。

5.人群资料

由于存在着动物与人之间的物种差异,在评价食品的安全性时,应尽可能收集人群接触受试物后的反应资料,如职业性接触和意外事故接触等。在确保安全的条件下,可以考虑遵

照有关规定进行人体试食试验，志愿受试者的毒物动力学或代谢资料对于将动物试验结果外推到人具有很重要的意义。

6.动物毒性试验和体外试验资料

各项动物毒性试验和体外试验资料是目前管理（法规）毒理学评价水平下所得的最重要的资料，也是进行安全性评价的主要依据。在试验得到阳性结果，而且结果的判定涉及受试物能否应用于食品时，需要考虑结果的重复性和剂量-反应关系。

7.不安全系数

将动物毒性试验结果推论到人时，鉴于动物与人的物种和个体之间的生物学差异，安全系数通常为100，但可结合受试物的原料来源、理化性质、毒性大小、代谢特点、蓄积性、接触的人群范围、食品中的使用量和人的可能摄入量、使用范围及功能等因素来综合考虑其安全系数的大小。

8.毒物动力学试验的资料

毒物动力学试验是对化学物质进行毒理学评价的一个重要方面，因为不同化学物质、剂量大小，在毒物动力学或代谢方面的差别往往对毒性作用的影响很大。在毒性试验中，原则上应尽量使用与人具有相同毒物动力学或代谢模式的动物种系来进行试验。研究受试物在实验动物和人体内吸收、分布、排泄和生物转化方面的差别，对于将动物试验结果外推到人和降低不确定性具有重要意义。

9.综合评价

在进行最后评价时，应全面考虑受试物的理化性质、结构、毒性大小、代谢特点、蓄积性、接触的人群范围、食品中的使用量与使用范围、人的推荐（可能）摄入量等因素。对于已在食品中应用了相当长时间的物质，对接触人群进行流行病学调查具有重大意义，但往往难以获得剂量-反应关系方面的科学资料；对于新的受试物质，则只能依靠动物试验和其他试验研究资料。然而，即使有了完整和详尽的动物试验资料和一部分人类接触的流行病学研究资料，由于人类的种族和个体差异，也很难做出能保证每个人都安全的评价。所谓绝对的安全实际上是不存在的。应在受试物可能对人体健康造成的危害以及其可能的有益作用之间进行权衡，以食用安全为前提。安全性评价的依据不仅仅是安全性毒理学试验的结果，还与当时的科学水平、技术条件以及社会经济、文化因素有关。因此，随着时间的推移，社会经济的发展、科学技术的进步，有必要对已通过评价的受试物进行重新评价。

第四节　食品安全性的风险分析与标准的制定

在 FAO/WHO 的建议下，食品法典委员会（CAC）在 20 世纪 90 年代初将风险分析（risk analysis）方法引入食品安全性评价中，随后 FAO/WHO 连续召开专家咨询会议，在几年时间内基本构建起了一套完整的风险分析理论体系。食品安全风险分析包括风险评估、风险管理和风险交流三部分，三者互为前提、相互作用，如图 3-3 所示。其中，风险评估是风险分析体系的核心和基础。

一、风险评估

风险评估（risk assessment）是对科学技术信息及其不确定信息进行组织和系统研究的

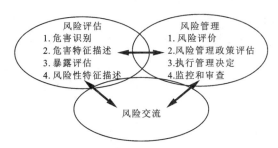

图 3-3　食品安全风险分析各部分之间的关系

一种方法,用以确定食品中的化学物质或微生物等因素对人体产生危害的概率和强度,危害等于概率和强度的乘积。风险评估的主体是食品科学、卫生学、毒理学等方面的科学家,必须独立于政府和企业,从而保证其评估结论的可靠性。

（一）食品中化学物的风险评估

化学物的风险评估涉及的对象包括食品中有意加入的化学物(如食品添加剂、农药、饲料添加剂、兽药及其他农药化学物)、非有意加入食品的污染物,以及食品中天然存在的化学物(如植物毒素、藻类毒素、真菌毒素),但微生物产生的细菌毒素通常不包括在内。

食品中化学物的风险评估过程可以分为四个明显不同的阶段:危害识别(hazard identification)、危害特征描述(hazard characterization)、暴露评估(exposure evaluation)和风险性特征描述(risk characterization)。

1. 危害识别

危害识别,又称为危害鉴定。危害识别是风险评估的第一步,主要是识别有害作用,即对食品中的某种生物性、化学性或物理性的因素可能对健康产生不利作用的确定,属于定性评估的范畴。危害识别时,常采用证据加权的方法进行。这种方法需要对来源于合适的数据库、经同行专家审评的文献,以及诸如企业界未发表的研究报告等科学资料进行充分的评议。各种研究资料的权重顺序(由大到小)通常如下:流行病学研究、动物毒理学研究、体外试验,以及定量结构与活性的关系。目前的研究主要以动物试验和体外试验的资料为依据,流行病学研究的资料虽然价值大,但难以获得,现今提供的数据较少。

2. 危害特征描述

危害特征描述的主要内容是研究剂量-反应关系,主要是将产生的效应量化,以便使这一阶段获得的剂量-反应关系能够与可能的暴露量进行比较。一般是将毒理学试验所获得的数据外推到人,计算人体的每日允许摄入量(ADI)。环境污染物有蓄积性与非蓄积性之分,对于蓄积性的环境污染物如重金属等,可制订暂定每周耐受摄入量(PTWI)标准;对于非蓄积性的环境污染物如砷等,可制订暂定每日耐受摄入量(PTDI)标准。对于营养素,要制订每日推荐摄入量(RDI)标准。

3. 暴露评估

暴露评估又称为摄入量评估,是求得某种危害物对人体的暴露剂量、暴露频率、时间长短、途径以及范围的方法。根据 Ree 和 Tennant 所述,评估化学物摄入量时有 4 个指导原则,即:评估应当与所要达到的目的相一致;评估应包括对精确度的评价;应明确阐明所提出的假设;应当考虑到那些受化学物影响与一般人不同的关键人群。

在暴露评估中,需要两种基础资料:一是化学物在食物中存在的水平;二是含有该种化学物的食物的消费量。获得这些食物消费数据和化学物浓度的数据后,还需要利用代表膳食暴露情况的数学模型来进行测算。

暴露量评估准则：由于暴露评估所需进行的工作项目极多，若无可依循的准则，常导致评估结果有极大的差异。完整的暴露量评估应该包括以下 6 大项工作：单一化学物或混合物的基本特性、污染源、暴露途径及对环境的影响、通过测量或估计的化学物浓度、暴露人群的情况、整体暴露分析。

4. 风险性特征描述

风险性特征描述是就危害物暴露对人群健康产生不良效应的可能性进行估计，是危害识别、危害特征描述和暴露评估的综合结果。

对于有阈值的化学物，比较暴露量与 ADI 值（或其他测定值）的大小。如果暴露量小于 ADI 值，则对人群健康产生不良效应的可能性理论上为零。

对于无阈值的化学物，对人群的风险是摄入量与危害程度的综合结果。比如，食品安全风险＝致癌作用强度×摄入量，即评价根据摄入量估计出的所增加的癌症病例数是可接受的（不构成危险）还是不可接受的（构成危险）。

在风险性特征描述中，需要说明风险评估过程中每一步所涉及的不确定性，这种不确定性包含了前面三个阶段评估中的不确定性。在实际工作中，依靠增加额外的人体研究以及专家的判断可以降低不确定性。

（二）食品中生物性因素的风险评估

与食品安全有关的生物性危害包括致病性细菌、病毒、蠕虫、寄生虫、霉菌等。目前全球食品安全最显著的危害是致病性细菌，研究数据也主要是针对细菌的风险评估，但主要是定性的风险性特征描述。相对于化学物而言，目前尚缺乏足够的资料以建立衡量食源性病原体风险的可能性和严重性的数学模型。而且，生物性危害物还会受到很多复杂因素的影响。

生物性危害物的危害识别主要依靠有害微生物在食品中的含量和毒性、食源性疾病、流行病学传播机理等。危害特征描述的内容则是微生物与食品、人体健康之间的关系等。定性的风险评估取决于特定的食品品种、病原体的生态学知识、流行病学数据，以及专家对生产、加工、贮存、烹调等过程有关危害的判断。

（三）食品中危害物质限量标准制定的一般步骤

（1）了解危害物质的化学结构与性质。

（2）进行动物毒理学试验。通过一系列的毒理学试验，获得受试物的一些基本的毒理学参数。进行该步骤的主要目的是确定出该物质的 NOAEL 值，为进一步制订化学物的安全限值提供重要的依据。

（3）确定人体 ADI。由于物种差异，不能将动物试验结果直接用于人，需要综合多种研究结果进行外推，其中有很多的不确定性因素。为此，尽可能收集人群流行病学资料，以及个体长期接触受试物的资料或自愿受试者体内的代谢资料，可降低上述不确定性，对动物试验结果外推到人有重要的意义。

要确定人体 ADI，需要根据以上多方面风险评估的情况选择合理的安全系数（SF）。将动物试验所获得的 NOAEL 除以 SF，就可得到某种物质的人体 ADI。国际上承认非致癌物的 SF 取 100；如果是致癌物或其他特殊毒性物质，其 SF 需视具体情况而定，一般要远远大于 100。

（4）确定食物中的最高容许残留量（MRL）。ADI 是人体安全摄入量的一个理论值，具体到制定食物中的最高容许残留量时就要考虑到食物的多样性、不同食物在总食物中所占的比例,以及该食物以外的其他可能摄入途径。对于某种化学物而言,除了来源于食物外,还可能来源于水、空气。

在制定各食物的 MRL 时,不妨先根据 ADI 计算一日总膳食中允许摄入某化学物的总量(总 MRL),然后再根据食物系数确定在每一种食物中的 MRL。所谓食物系数,就是可能含有某化学物的食物的量占一日摄入食物总量的比例。要获得人群中各种食品的食物系数,需要对人群的食物结构进行分析。

(5)制定食品中的允许含量标准。以上述计算确定的每种食品的 MRL 为基础,根据该化学物在食品中的实际残留量,适当进行调整,制定标准。如果该化学物在食品中的实际含量低于 MRL,可将其实际含量作为允许量标准;如果实际含量高于 MRL,可将 MRL 定为允许量标准,并设法降低该化学物在食品中的实际含量。原则上,允许量不能超过 MRL。

二、风险管理

风险管理是在风险评估的基础上,以维护消费者健康为首要目的,同时考虑社会、经济等方面的因素,对各种管理措施和方案进行权衡、选择,然后实施的过程。风险管理的主体是政府,其产生的结果是制定包括食品安全标准和准则等在内的法律法规、对公众进行食品安全教育等措施。

食品风险管理是一个动态的过程,尤其必须坚持风险评估和风险管理相分离的原则,防止政府既是"裁判员"又是"运动员"的现象发生。

在风险管理过程的所有方面,都应当包括政府与消费者、有关团体进行清楚的相互交流。在所有的有关主体之间进行持续的相互交流是风险管理过程的一个组成部分。风险情况交流不仅仅是信息的传播,更重要的是这可以将一些至关重要的信息和意见并入决策的过程,从而有助于政府进行更为有效的风险管理。

三、风险交流

风险交流是指在风险评估人员、风险管理人员、消费者和其他有关团体之间就与风险有关的信息和意见进行相互的交流,包括信息内容、信息传递的机制、信息的获得与使用等,以及交流的目的、信息的可靠性和交流的及时性等。

有效的风险交流要求有关各方进行相互对话,应当用清楚、全面的词句解释食品中各种危害所带来的风险、严重性,使公众感到可靠和值得信任。并且,有效的风险交流还要求交流者认识和克服目前知识中的不足以及风险评估中的不确定性所带来的障碍,从而改进交流的策略。

本章小结

毒理学研究和流行病学观察是确定各类外源化学物对人体作用的安全剂量的最主要的依据。在我国,《食品安全性毒理学评价程序》(GB 15193.1—2014)规定了食品安全性毒理学试验的内容,这些内容基本对应于美国食品安全科学委员会提出的被称为"决定树"的方案。

对于我国自行研制的完全创新的物质，原来 2003 版标准要求进行四个阶段的完整试验，2014 版新标准也要求进行除 28d 经口毒性试验以外的全部的毒理学试验；部分创新物质，可以酌情减少毒物动力学试验、生殖毒性试验、慢性毒性试验；仿制品或推广性物质，则只需进行急性经口毒性试验、遗传毒性试验，外加 28d 经口毒性试验证明产品的安全性即可。

进行食品安全性毒理学评价试验，首先必须做好试验前的准备工作。急性经口毒性试验的主要目的是测定 LD_{50}。遗传毒性试验的目的是对受试物的遗传毒性以及是否具有潜在致癌作用进行筛选，方法是多种致突变试验。28d、90d 经口毒性试验，均是求出阶段性的 $LOAEL$ 和 $NOAEL$，初步评价受试物经口的安全性，并为下一步的较长期毒性作用和慢性毒性试验剂量、观察指标、毒性终点的选择提供依据。致畸试验主要是检测受试物对胎仔有否致畸作用。生殖毒性试验和生殖发育毒性试验全面、深入地研究受试物对生殖和（或）发育的作用特性，并从该角度求出受试物的 $LOAEL$ 和 $NOAEL$，为初步制定人群安全接触限量标准提供依据。毒物动力学试验则是研究受试物在动物体内的 ADME 过程，为慢性毒性试验选择合适的实验动物种系提供依据。慢性毒性试验主要是确定受试物的 $NOAEL$，和致癌试验一起，为受试物能否应用于食品的最终评价和制定健康指导值提供依据。

食品安全性的风险分析中，风险评估是风险分析体系的核心和基础，是制定食品中危害物质限量标准的依据。

案例分析

有一位年轻的农民工原本身体非常健康，出来打工后，为了省钱，一连两年，几乎每日三餐都吃方便面，每餐 1～2 包，平均每日 5 包。两年后，这位农民工被检出肾病。

请分析：

(1) 如果他所吃的方便面的各项指标都完全符合国家的食品安全标准，那么他得肾病的原因很有可能是什么？

(2) 如果当时根据人群的食物结构分析，专家们认定一般人一个星期才吃一包方便面，并据此制定出方便面中的各种添加剂的允许含量标准。那么对于这位农民工，方便面在他的总食谱中的食物系数是多少？他摄入的各种方便面添加剂是一般人的多少倍？

复习思考题

一、名词解释

最大无作用剂量　风险评估　生殖毒性　发育毒性

二、判断题

1. 急性毒性试验通常采用喂饲法染毒。　　　　　　　　　　　　　　　　（　　）

2. 慢性毒性试验优先选用灌胃法染毒。　　　　　　　　　　　　　　　　（　　）

3. 传统致畸试验中，通常是让孕鼠自然分娩来取得胎鼠，然后观察畸形情况。　（　　）

4. 在急性经口毒性试验中,对速发性死亡的试验,也一定要观察到 14d。　　　（　　）

5. 如果亚慢性毒性试验的啮齿类动物选的是某品系的大鼠,则慢性毒性试验也应当优先选用该品系的大鼠做试验。　　　（　　）

三、选择题

1. 下列各种研究资料中（　　）的价值最高。

A. 流行病学研究　　B. 动物毒理学研究　　C. 体外试验　　D. 定量结构与活性的关系

2. 食品毒理学通常采用（　　）方式染毒。

A. 吸入　　　　　　B. 腹腔注射　　　　C. 经口　　　　　D. 涂皮

3. 90d 经口毒性试验测得的最大无作用剂量（$NOAEL_{90d}$）是人的可能摄入量的（　　）时,可以不做慢性毒性试验。

A. 100 倍以下　　B. 100～300 倍　　C. 300 倍以上　　D. 一定要在 600 倍以上

4. 急性经口毒性试验中的剂量设计,通常要求（　　）。

A. 相邻组间的剂量差相等　　　　　　　　B. 相邻组间的剂量对数差相等

C. 各组间染毒剂量以相差 5～10 倍为宜　　D. 没有什么特殊要求

5. 以下遗传毒性试验,（　　）是可行的。

①细菌回复突变试验;②哺乳动物红细胞微核试验;③哺乳动物骨髓细胞染色体畸变试验;④小鼠精原细胞或精母细胞染色体畸变试验;⑤体外哺乳类细胞 HGPRT 基因突变试验;⑥体外哺乳类细胞 TK 基因突变试验;⑦体外哺乳类细胞染色体畸变试验;⑧啮齿类动物显性致死试验;⑨体外哺乳类细胞 DNA 损伤修复（非程序性 DNA 合成）试验;⑩果蝇伴性隐性致死试验。

A. ①②④　　　　B. ①③⑧　　　　C. ①②⑦　　　　D. ①③⑥

四、简述题

1. 我国卫生部颁发的《食品安全性毒理学评价程序》(GB 15193.1—2014)标准要求的食品安全性毒理学评价包括哪些试验内容?

2. 哪些外源化学物只需进行急性经口毒性试验、遗传毒性试验、90d 经口毒性试验和致畸试验?

3. 霍恩氏法设计的急性经口毒性试验中,如何查得 LD_{50}?

4. 如何判定慢性毒性试验的结果?

第四章 食品毒理学实训

实训一 实验动物的饲养管理

一、预备知识:实验动物房的环境要求

(一)实验动物房的环境因素

实验动物指经人工培育,对其携带的微生物和寄生虫实行控制,遗传背景明确或者来源清楚,用于科学研究、教学、生产、检验以及其他科学试验的动物。实验动物房是指实验动物繁殖、饲养、试验的场所。实验动物房的环境因素分为:①物理因素:包括温度、湿度、气流速度、光照、噪声等。②化学因素:包括饲料、饮水、空气、臭气、消毒剂、有毒物质等。③生物因素:包括饲养密度及各种病原体(病毒、细菌、寄生虫等)。④人为因素:包括设施、饲养、管理、试验处理等。无论是哪种因素,都不是孤立的,而是相互联系并产生影响的。实验动物环境控制的原则就是按照有关国家标准,减少或消除对实验动物机体的一切有害因素和不利影响,创造一个使实验动物机体正常生长、发育、繁殖的最适条件,以保证实验动物的健康和达到试验的目的。

实验动物房的环境总体上可分为三类:①普通环境:符合动物居住的基本要求,不能完全控制传染因子,适用于饲养教学等用途的普通级实验动物。②屏障环境:适用于饲养清洁实验动物及无特定病原体(specific pathogen free,SPF)实验动物,该环境严格控制人员、物品和环境空气的进出。③隔离环境:采用无菌隔离装置以保证无菌或无外来污染物。隔离装置内的空气、饲料、水、垫料和设备均为无菌,动物和物料的动态传递须经特殊的传递系统,该系统既能保证与环境的绝对隔离,又能满足转运动物时保持内环境一致的要求。该环境设施适用于饲育无特定病原体(SPF)、悉生(gnotobiotic)及无菌(germ free)实验动物。

（二）实验动物房的环境指标

环境条件不仅影响实验动物的质量,而且还直接影响动物试验的科学性、动物反应的敏感性和试验结果的可重复性,所以必须严格控制实验动物房的环境条件。

实验动物房应具有一定的空间,内部通风良好,笼架不固定以便移动,地面及墙壁耐冲洗,以便于消毒、清洁和更换饲养各种动物;要有防蚊蝇等昆虫及野生动物进入的屏障设施;要使之符合各种动物的生活习性,做到干燥、安静,温度和湿度适宜。为了防止温差过大或空气潮湿影响动物健康,应安装通风和空气调节装置;如持续进行机械通风,动物占有的空间可按通气量适当调整。现在人们趋向于建造封闭式动物房,室内的温度、湿度、光照、通风都靠人工控制。封闭式动物房要求将各种影响因素控制如下:温度 20～26℃;湿度 50%～70%;噪声小于 60dB,并且还应注意防止人耳听不到的 20000～50000Hz 超声波的影响;换气 8～15 次/h,气流速度 10～25cm/s;定时照明 10～14h/d。

实验动物房的房间不宜过大,每间以 20m³ 为好。10 只小鼠至少占 1～1.5m³,10 只大鼠占 2～3m³,每只兔占 1m³。实验动物房的其他环境指标如表 4-1 所示。

表 4-1　实验动物房的其他环境指标（静态）

项　目		指　标						
		小鼠、大鼠、豚鼠、地鼠			犬、猴、猫、兔、小型猪			鸡
		普通环境	屏障环境	隔离环境	普通环境	屏障环境	隔离环境	屏障环境
温度（℃）		18～19	20～26		16～28	20～26		16～28
日温差（℃）≤		—	4		—	4		4
相对湿度（%）		40～70						
换气次数（次/小时）		8～10	10～20①	20～50①	8～10	10～20①	20～50①	10～20①
气流速度（m/s）		0.1～0.2						
压强梯度（Pa）		—	20～50②	100～150	—	20～50②	100～150	20～50②
空气洁净度（级）		—	10000	100	—	10000	100	10000
落下菌数（个/皿）≤		30	3	无检出	30	3	无检出	3
氨浓度（mg/m³）≤		14						
噪声（dB）　≤		60						
照度（lx）	工作照度	150～300						
	动物照度	15～20		100～200			5～10	
昼夜明暗交替时间（h）		12/12 或 10/14						

注:表中的氨浓度指标为动态指标。①一般采用全新风,保证动物室有足够的新鲜空气。如果先期去除了粉尘颗粒物和有毒有害气体,不排除使用循环空气的可能,但再循环空气仅限于同一单元,新鲜空气不得少于 50%,并保证供风的温度、湿度参数。②单走廊设施必须保证饲育室、实验室压强最高。

（三）实验动物房的消毒措施

为了保障工作人员的健康和预防实验动物疾病,动物房内应制订定期的清洁卫生和消毒制度,保持室内清洁。每天上班后,工作人员立即检查动物的一般状况,发现病鼠、死鼠应查明原因,及时处理并登记。消毒包括定期消毒和临时消毒。定期消毒包括每日（1～2

次)、周(大扫除 1 次)、月、季度等对动物房、笼具、垫料、器械以及工作人员的手、衣物进行消毒;临时消毒是指为了扑灭、控制或预防疾病的传播所采用的临时措施。

动物房的消毒方法可分为:①机械消毒法。这是常规使用的方法,包括动物房的清扫、洗刷,笼具、食具、水瓶的洗刷,粪便、垫料、饲料残渣的清除等。机械消毒法可清除大量病原微生物和有害物质,但必须配合其他消毒方法才能达到彻底消毒的目的。②物理消毒法。包括对清扫洗刷干净后的动物房及笼具等进行日光曝晒或紫外线照射,对笼具、食具、器械和饲料等进行干热、高热煮沸或高压蒸汽消毒,以及焚烧动物尸体、垫料等。③化学消毒法。使用化学消毒药液对清扫洗刷干净的动物房、动物笼具、器械,甚至工作人员的手进行喷洒、浸泡、熏蒸等。要注意:配制的消毒药液浓度要适当,过高或过低都达不到消毒目的,且要充分溶解,搅拌均匀;对可能经呼吸道、口、皮肤、虹膜引起人和动物中毒的消毒药剂,使用时应根据其特性,采取有效的防护措施。

二、操作训练:实验动物的饲养管理

(一)实训目的

实验动物的饲养管理是保障动物试验可靠性的基础技术,通过本次实训,了解实验动物房的环境要求及管理要点,掌握实验动物饲养管理的操作方法和程序,掌握实验动物健康的观察和评价方法。

(二)仪器和材料

小鼠、大鼠、兔、饲养盒、垫料、水瓶及辅助器材、开口器、体温表等。

(三)操作方法

1. 大、小鼠的日常饲养管理

(1)进入屏障动物房的准备:工作人员进入屏障动物房前必须沐浴、穿无菌隔离服,佩戴帽子、口罩和乳胶手套等。

(2)进入动物房后的观察:工作人员进入后,首先巡视整个动物房,观察动物房温度、湿度、通风状况有无异常情况,并做好记录。

(3)大、小鼠的喂料:大、小鼠应喂全价颗粒饲料。①屏障动物房宜采用每天定时加料的方法,这样能减少因动物磨牙、咬碎饲料而造成的浪费;在潮湿的季节,也能防止饲料的霉变。②每天给鼠盒加料一次,加料时打开饲料袋,用加料勺向盒盖上加料。加料量取决于动物的大小和数量,以到第二天上午检查时每盒剩下 1~2 颗饲料为宜。③应注意观察、记录动物采食的量。饲料太硬或霉变时,动物采食会减少;饲料太松时,因鼠磨牙啃咬,成为碎料,浪费大。

(4)大、小鼠的喂水:①每周更换饮水瓶 2~3 次,换水瓶时将经洗涤、灭菌的饮水瓶装满洁净水,塞紧瓶塞。②将饮水瓶装箱推入动物房,从鼠盒的盒盖上取下用过的水瓶,丢入存放箱中,同时取一新装满水的水瓶插在盒盖上。③每插上一个水瓶后,观察一会儿,以确定饮水瓶不会漏水。漏水的饮水瓶不得使用。④一般不采用向瓶中加水的方式。更换下的水瓶需带出屏障动物房,清洗灭菌后再使用。

(5)大、小鼠换饲养盒:每周至少更换两次垫料,换料时要到专门的房间倒垫料,防止灰尘污染。①在清洁消毒间,将灭菌垫料装入消毒后的新的饲养盒中,一盒盒叠起,送入动物房。②从鼠架上取下旧的饲养盒并放置于工作车上,倒置饮水瓶,取下新的饲养盒盖放于盒旁。③用镊子或戴有灭菌手套的手轻轻抓住鼠尾近根部,将鼠提起放入干净的饲养盒中,盖上盖,插上饮水瓶,放回鼠架。注意盒盖上的标签不要失落或弄错。④将换下的饲养盒叠放后,打开通向次清洁走廊的门,将装有饲养盒的工作车推入次清洁走廊。待所有饲养室工作结束后,进入次清洁走廊,收集饲养盒,经缓冲间进入洗涤室。⑤更换垫料的同时,做好断奶、分群工作。

(6)清洁卫生和消毒:①每日工作结束后及时打扫房间,保持动物房的地面、墙壁、顶棚等室内一切设施洁净卫生,无饲料、垫料的碎屑,无垃圾,无污迹。②用配好的消毒液,每天擦拭墙壁1次,每周擦拭顶棚1次,换盒料后,用消毒液擦拭饲养架、各种器具。③饲育区内各类用具、物品摆放整齐,并保持清洁,与饲育动物无关的物品不得带入或存放在饲育区内。④工作过程中的废弃物用垃圾袋收集好,经次清洁走廊送至焚烧间。⑤每月小消毒一次,每季度大消毒一次。每月用0.1%新洁尔灭喷雾消毒动物房1次,室外用3%来苏尔消毒;每季度用0.2%过氧乙酸喷雾消毒动物房1次;笼具、食具每月用高温消毒或0.2%过氧乙酸浸泡,彻底消毒1次。

(7)记录:工作过程中及时、认真做好各项卡片记录,遇到问题及时汇报解决。

2. 兔的日常饲养管理

(1)工作人员进入兔室前须穿着工作服,穿胶鞋,戴口罩,戴手套、帽子。

(2)进入兔室后先观察兔只健康状况,记录异常兔只并交由兽医师处置。

(3)饮水:水必须24h充分供应。①水瓶饮水:每2~3d清洗水瓶并换干净的水。水瓶放到笼子上后,应以手指测试管口有无堵塞,是否会漏水。如正在喂球虫药(水瓶加药),则注意是否有沉淀物及水瓶是否有阻塞,且必须每日换洗水瓶。②自动饮水系统:每次换垫料、底盘时确认自动饮水头是否出水,是否漏水。须观察粪便、尿量是否减少,或有无驼背、毛发粗糙等现象(这表明兔子喝不到水而产生了脱水现象)。若饮水系统出问题,应立即向主管或兽医师反映。

(4)饲料:一般每只成年兔喂150~180g颗粒饲料;饲料盒每周应清洗两次,勿使食物残渣堆积过久,以免造成动物生病。有些兔子会在饲料盒内小便或大便,注意每日观察。

(5)卫生消毒:每日清洗兔舍、底床、排水管、地板、墙面、天花板、门窗、饲料盒、饮水盒2次,上、下午各1次。完成清洁喂食工作后,取消毒剂喷洒地面及墙角施行灭菌工作。

(6)记录:工作过程中及时、认真做好各项卡片记录,遇到问题及时汇报解决。确定每一卡片记录完整且清晰。

3. 实验动物健康状况的观察和评价

(1)动物的外表与行为观察:健康动物体形丰满,发育正常,被毛浓密有光泽,眼睛明亮,反应灵活,食欲良好。重点观察如下各项:①眼睛:明亮,反应敏捷,瞳孔双侧等圆,无分泌物。②耳:耳道无分泌物溢出,耳壳无脓疮。③鼻:无喷嚏,无浆性黏液分泌物。④皮肤:无创伤,无脓疮、疥癣、湿疹。⑤颈部:端正。如歪斜,可能内耳有疾患,应废弃。⑥消化道:粪成形(鼠粪便黑色呈麦粒状),肛门附近被毛洁净。⑦神经系统:无震颤、麻痹,大、小鼠提尾倒置应四肢伸展,无转圈动作。⑧四肢及尾:四肢、趾及尾无红肿及溃疡。

不健康动物在安静状态下观察有以下异常表现或症状:精神萎靡不振、敏感性增高;运动失调;被毛粗乱或如油污涂布;皮肤有创伤或丘疹、水泡、溃疡、脱水皱缩,头、颈、背、尾部、四肢关节有肿胀、溃疡、坏疽、无毛瘢痕;鼻孔有渗出物阻塞、打喷嚏、呼吸困难;眼部有渗出物、结膜炎;口部流涎、张口困难;排出粪便的含水量、颜色,排粪次数,粪便数量等异常,粪便中有未消化谷粒、黏液、血液、寄生虫虫体；排尿的次数、每次尿量及颜色等异常；大、小鼠呈现圆圈动作或提尾倒置呈圆圈摆动。

（2）个体检查：通过触摸背、臀、腿部肌肉，判定动物的营养状况；仔细检查皮肤的弹性，确定是否有无毛瘢痕和外寄生虫；兔要检查耳部有无耳螨；肛门皮肤及被毛有无被稀粪污染；眼部有无角膜炎、晶状体混浊、瞳孔形状变化和色素沉着等。用开口器打开口腔，观察黏膜有无出血、糜烂、溃疡、假膜、炎症；轻轻压迫喉头与气管，观察能否引起咳嗽；触诊腹腔，观察有无疼痛反射、较大肿块；量体温。

（3）采食和饮水观察：在大群实验动物中发现患病动物的最好时机就是投放饲料的瞬间，这个时候，健康动物常踊跃抢食，而患病动物往往独立于一侧，厌食甚至拒食。饮水时健康动物一般适度饮水，但腹泻动物通常饮水量大增。食欲与饮欲俱增的动物应怀疑是否患有糖尿病。发现拒食动物立即剔除，做进一步的检查。

（四）实训结果

（1）计算动物一昼夜之内的摄食量和饮水量。

（2）对动物进行观察检查后，认真填写表 4-2，作出相应评价。

表 4-2　健康观察记录表

动物品系：

内　　容	情况记录	评　　价
行为习惯		
体态营养		
神态反应		
被毛皮肤		
采食饮水		
粪尿		
呼吸、心搏、体温		
妊娠、哺乳、生长发育		
其他		

综合评价：　　　　　观察人：　　　　　日期：

实训二　实验动物的分组、标记和染毒技术

一、预备知识：实验动物的染毒途径

毒理学试验中，染毒途径的选择应尽可能模拟人接触该受试物的方式。最常用的染毒途径为经口、经呼吸道、经皮及注射途径。不同的染毒途径，毒物的吸收速率不同，一般是：静脉注射＞吸入＞肌肉注射＞腹腔注射＞皮下注射＞经口＞皮内注射＞其他途径（如经皮等）。

（一）经口（胃肠道）染毒

经口染毒指将受试物经口摄入到达胃或用器械直接送入胃的过程。常用灌胃、吞咽胶囊和喂饲等方式。

（1）灌胃：将受试物配制成溶液或混悬液，借助灌胃器或导管定量灌入实验动物的食道

进入胃内。一般灌胃深度从口至剑突下。灌胃法的突出优点是剂量准确,因而成为经常使用的染毒方法。其缺点是工作量大,并有伤及食道或误入气管的可能。一般只适用于一次给予受试物的急性毒性试验。

灌胃前要根据不同性质的外源化学物选择不同的溶剂来溶解或稀释受试化学物。灌胃体积依所选用的实验动物而定,一次灌胃的体积为:小鼠 $0.1\sim0.4$ mL/10g 体重,每只不超过 1mL;大鼠 $0.5\sim1$ mL/100g 体重,每只不超过 4mL;家兔在 5mL/kg 体重之内;狗不超过 50mL/kg 体重;鸡不超过 10mL/kg 体重,可将受试物灌入嗉囊。最好利用等容量灌胃法,即将受试物配制成不同浓度,实验动物单位体重的灌胃容量相同。

(2)吞咽胶囊:将受试化学物按所需剂量装入药用胶囊内,将胶囊放在动物的舌后部,强迫动物吞咽。此法剂量准确,适用于易挥发、易水解和有异味的受试物。缺点是胶囊有一定体积,只适于鸡、兔、猫、犬、猪、羊、猴等大动物,不适于大、小鼠等小动物。胶囊分软、硬两种,软胶囊适用于油状或不含水的液体,硬胶囊适用于固体粉末。

(3)喂饲:将受试物掺入动物饲料或饮水中供实验动物自行摄入,按动物每日采食量或饮水量计算动物实际摄入化学物的剂量。喂饲法符合人类接触受试物的实际情况,但缺点也多:①动物特别是啮齿类动物摄食中浪费严重,饲料损失较多,计算的剂量往往不够准确;②如果化学物不稳定,在饲料和饮水中分解或与饲料成分发生化学反应,不仅影响剂量的准确性,而且可能改变化学物的毒性;③如果化学物具有挥发性,可因挥发使其含量降低,并可能经呼吸道吸入,造成交叉接触;④如果化学物有异味,动物往往会拒食而影响动物的摄食量;⑤动物需单笼饲养,才能计算每只动物摄入受试化学物的剂量。因此饲喂法适用于 7d 喂养试验、亚慢性试验和慢性毒性试验等试验周期较长的毒性研究,一般不用于测定 LD_{50} 的试验。另外,饲料中掺入的受试物不应超过 5%,以免造成饲料营养成分改变而影响实验动物的生长发育。

经口染毒时,实验动物给予受试物前应禁食,以防胃内容物影响毒物的吸收和毒性。如大鼠食入氯化钠,不禁食时 LD_{50} 为 6.14g/kg 体重,禁食状态下 LD_{50} 为 3.75g/kg 体重。禁食时间与动物生活习性有关:兔、猫、狗等白天采食,可在每日上午喂食前给予受试物;大、小鼠因夜间采食,应隔夜禁食,早晨给予受试物(或停食 $6\sim8$h,小鼠可停食 4h,因小鼠消化吸收和代谢速度较快);给予受试物后应继续禁食 $3\sim4$h,禁食期间不禁水。经口多次染毒,一般不禁食,但应每日定时染毒。

(二)经呼吸道染毒

气态和易挥发的液态化学物及气溶胶均可经呼吸道染毒。经呼吸道染毒(inhalation exposure)常用于研究气体、蒸汽、粉尘、烟、雾等环境污染物的毒性,这些外源化学物可由人工染毒,也可由动物自行吸入。前者是将外源化学物由气管内注入,后者有静式吸入和动式吸入两种染毒方法。

(1)静式吸入染毒:在密闭容器或染毒柜中,直接输入一定容积的气态化学物,或定量加入易挥发液体,使其在容器中自然挥发成一定浓度的气体;将动物置于染毒柜中,与外源化学物接触。

染毒柜中化学物的浓度一般用计算方法折算,以 mg/m³ 表示。染毒的持续时间,依试验要求而定,如求 LC_{50} 时,一般采用吸入 2h 的方法。如在 50L 的染毒柜接触外源化学物 2h,可放小鼠 $6\sim10$ 只。

静式吸入染毒的优点是设备简单、操作方便、消耗受试化学物少,对大鼠、小鼠等小动物具有实用价值。其缺点是染毒柜内化学物的浓度随时间的延长而降低（动物吸入消耗、被毛及染毒柜壁吸附），难以维持稳定。再者，由于将动物整体置于染毒柜中，有些化学物能经皮肤吸收，可造成交叉接触而影响试验结果。

（2）动式吸入染毒：将实验动物整体或大动物头部置于空气流动的染毒柜中接触受试化学物。动式吸入染毒柜装置由两部分组成：一是补充新鲜空气和排出污染空气的动力系统，二是随时补充浓度较稳定的受试物的配气系统，以保证动物吸入染毒的过程中，受试物的浓度，染毒柜内氧和二氧化碳的分压、温度、湿度等均维持相对恒定。动式吸入染毒过程中，受试物的浓度应进行实际监测，定时采气、定量测定柜内受试物的实际浓度，如果没有灵敏、可靠、快速的分析方法，可通过公式计算化学物的浓度。

动式吸入染毒的优点是在染毒过程中染毒柜内氧分压及受试物浓度较稳定；缺点是消耗受试物的量大，并易于污染环境，对设备的要求较高。

动式吸入染毒又分为整体接触和口鼻接触两种。

（3）气管内注入：实验动物麻醉后，将液态或固态受试物注入气管，使之分布至两肺。此法不用于一般毒性研究，仅适用于建立急性中毒模型及尘肺研究。

（三）经皮肤染毒

有些外源化学物如有机磷酸酯类，还有些液态、气态和粉尘状化学物，与皮肤接触时，可能穿透皮肤角质层经真皮吸收，也可能在局部引起刺激、腐蚀、过敏等损伤，还可能吸收毒性和刺激损伤兼而有之。经皮肤染毒是指将化学物涂布于动物体表，以观察化学物的经皮吸收毒性和刺激性。实验动物多用大鼠、白色家兔和豚鼠。

染毒过程为：脱毛→涂抹受试物→覆盖→固定。①脱毛。染毒前，首先要用机械法（剃毛）或化学法（硫化钠或硫化钡）除去染毒部位的被毛。为保证脱毛部位表皮不受损伤，可在脱毛后观察 24h，确认没有损伤后再行染毒。脱毛区面积不可过大，一般要求不超过体表面积的 $10\%\sim15\%$。动物的体表面积（S）与体重（W）有关，常用经验公式 $S=10.4W^{0.667}$ 计算体表面积，确定脱毛区范围大小。②涂抹受试物。经皮肤染毒时，还应选择适当的溶剂或赋形剂，溶剂或赋形剂要对皮肤无刺激、无损伤，且易均匀涂布；涂布时应保证化学物与皮肤密切接触。③覆盖、固定。用大于脱毛面积的多孔纱布敷料覆盖和用棉纱带固定，防止被动物舔食造成交叉接触而影响试验结果。对有挥发性的化学物可用塑料薄膜盖住涂布区，以防止化学物挥发，再用无刺激性的胶布固定。接触时间一般为 $6\sim24h$。

（1）经皮肤吸收毒性。经皮肤吸收是指化学物穿透完整皮肤角质层达到真皮层被吸收入血液的过程。如表皮角质层破损，毒物经真皮直接吸收，则与静脉吸收机理相似。经皮肤吸收可进行定性试验和定量试验。定性试验用于考察外源化学物能否经皮肤吸收而引起中毒，常用的方法有浸尾试验。定量试验是在脱毛部位定量涂布外源化学物，研究外源化学物经皮肤吸收的剂量-反应关系，并求得经皮 LD_{50}（常用大鼠）。

皮肤接触外源化学物的时间一般为 $6\sim24h$，到时除去敷料，用温水或溶剂清洗涂布部位残留的化学物，观察中毒症状和动物死亡情况。

（2）皮肤刺激毒性。研究外源化学物对皮肤接触部位的损伤，常用涂布法、斑贴法和兔耳法。通常选用成年健康白色家兔，在背部脊柱两侧备好脱毛区，其面积在 $3cm\times3cm$ 左右，一侧为对照，另一侧涂布受试化学物。接触 6h 后，清洗化学物，在清洗后的即刻、1h、24h、48h 和 72h 观察皮肤的变化，按皮肤反应评价标准评分。皮肤刺激毒性试验中，由于化学物对皮肤刺激损伤的发展过程较缓慢,评价刺激强度时,一般求其涂布后 24h 与 72h 反应评分的平均值,该平均值被称为"原发刺激指数",依此评价化学物皮肤刺激毒性的强度。

(四)注射染毒

注射用药品应以注射途径染毒,对非啮齿类动物可模拟临床用药途径,如狗可用后肢隐静脉注射,而啮齿类动物的尾静脉和肌肉注射难以多次染毒,必要时可改为皮下注射。采用注射染毒时,应调整受试物的 pH 值及渗透压,pH 值应为 5～8,最好是等渗溶液,动物对高渗的耐受力比对低渗的强。静脉注射应控制速度,大鼠尾静脉注射最好控制在 10s 以上。腹腔注射在遗传毒理学试验中采用,但在致畸试验、肝 UDS 研究中不应该用腹腔注射,以避免可能的损伤和局部高浓度对靶器官的影响。

注射染毒主要用于绝对毒性研究、比较毒性研究、毒物静脉注射代谢动力学研究和中毒的急救药物筛选,常根据试验要求选择。实验动物不同注射途径的注射量见表 4-3。

表 4-3　几种实验动物不同注射途径的注射量(mL/只)范围

注射途径	小鼠	大鼠	豚鼠	兔	狗
静脉	0.2～0.5	1.0～2.0	1.0～5.0	3.0～10.0	35.0～50.0
肌肉	0.1～0.2	0.2～0.5	0.2～0.5	0.5～1.0	2.0～5.0
皮下	0.1～0.5	0.5～1.0	0.5～1.0	1.0～3.0	3.0～10.0
腹腔	0.2～1.0	1.0～3.0	2.0～5.0	5.0～10.0	5.0～15.0

注:1.每只动物体重以小鼠 20g、大鼠和豚鼠 200g、兔 2.5kg、狗 10kg 计;2.剂量范围:前者为常用量,后者为最大用量。

二、操作训练:实验动物的分组、标记和染毒技术

(一)实训目的

实验动物科学的分组、标记和合理的染毒是取得良好试验结果和结论的前提,也是每一项毒理学试验首先要做的工作。通过本次试验,掌握实验动物雌雄鉴别、科学分组、标记的方法和常用的基本染毒技术。

(二)仪器和材料

(1)实验动物:成年健康小鼠、大鼠、豚鼠、家兔若干只。

(2)器材:毛笔或棉签、动物秤或天平、灌胃针。

(3)试剂:染料(结晶紫、苦味酸、品红)。

(三)操作方法和步骤

1. 健康动物的选择和性别鉴定

(1)健康动物的选择见本章实训一的操作训练。

(2)性别鉴定:动物性别不同对毒物的敏感性也不同,这可能与性激素、肝微粒体羟基化反应有关,也随受试物而异。因此,要根据试验要求选择性别。如对性别无特殊要求,宜选用雌雄动物各半。

①大鼠、小鼠:主要依据肛门与生殖器孔间的距离加以区分。间距大者为雄性,间距小者为雌性,如图 4-1 所示。雌性生殖器与肛门之间有一无毛小沟,距离较近。雄性可见明显的阴囊,生殖器突起且较雌性的大,肛门和生殖器之间长毛。另外成年雄性卧位可见到睾丸,雌性在腹部可见乳头。

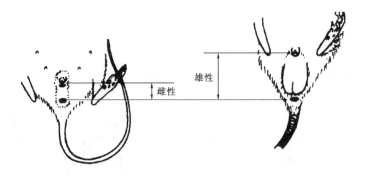

图 4-1　雌雄大鼠、小鼠肛门与外生殖器间的距离

②豚鼠：用一只手抓住豚鼠颈部，另一只手扒开靠生殖器孔的皮肤，雄性动物在圆孔中露出性器官的突起，雌性动物则显出三角形间隙，成年雌性豚鼠胸部有两个乳头。

③家兔：将家兔头轻轻夹在试验者左腋窝下，左手按住腰背部，右手拉开尾巴并将尾巴夹在中指和无名指中间，然后用拇指和食指稍稍把生殖器附近的皮肤扒开。雄兔即可见到一圆孔中露出圆锥形稍向下弯曲的阴茎（但幼年雄兔看不到明显的阴茎，只能看到圆孔中有凸起物，即阴茎）；雌兔此处则为一条朝向尾巴的长缝，呈椭圆形的间隙，间隙越向下越窄，此即为阴道开口处，如图 4-2 所示。

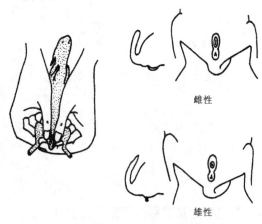

图 4-2　兔雌雄生殖器外形特征与差异

2.实验动物的抓取方法

正确地抓取、固定动物，是为了在不损害动物健康、不影响观察指标，并防止被动物咬伤的前提下，确保试验顺利进行。

（1）小鼠的抓取方法：首先用右手从笼盒内抓取鼠尾提起，注意不可抓尾尖［图 4-3（a）］，放在鼠笼盖或试验台上向后拉［图 4-3（b）］，在其向前爬行时，迅速用左手拇指和食指抓住小鼠的两耳和颈部皮肤［图 4-3（c）］，将鼠体置于左手心中，把后肢拉直，以无名指按住鼠尾，小指按住后腿即可［图 4-3（d）］。

（2）大鼠的抓取方法：大鼠的抓取方法基本同小鼠的抓取方法，只是大鼠比小鼠性情凶猛，不宜用袭击方法抓取。为避免咬伤，可戴上帆布或棉纱手套。采用左手固定法，用拇指和食指捏住鼠耳，余下三指紧捏鼠背皮肤，置于左掌心中，这样右手可进行各种试验操作，如图 4-4 所示。

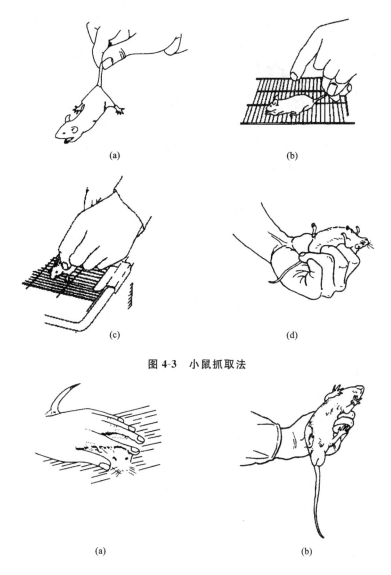

图 4-3　小鼠抓取法

图 4-4　大鼠抓取法

（3）豚鼠的抓取方法：豚鼠胆小易惊，在抓取时要稳、准、迅速。用手掌迅速扣住鼠背，抓住其肩胛上方，以拇指和食指环握颈部[图 4-5(a)]，另一只手托住臀部即可[图 4-5(b)]。

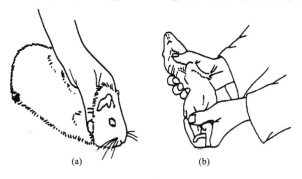

图 4-5　豚鼠抓取法

（4）兔的抓取方法：用右手抓住兔颈部的毛皮提起，然后用左手托住其臀部或腹部，让其体重的大部分重量集中在左手上，如图4-6所示。注意不要抓取双耳或抓提腹部。

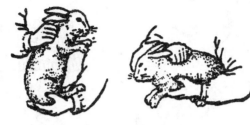

图4-6　家兔抓取法

3. 实验动物称重、分组、编号、标记方法

（1）称重：大、小鼠秤的感应量需在0.1g以下。根据试验的不同要求，选择一定数量的大、小鼠，在同一组内，同性别动物的体重差异应小于平均体重的10%；不同组间，同性别动物的体重差异应小于平均体重的5%。

（2）随机数字分组法：为了得到客观的剂量-反应关系，应将一群动物依统计学原则随机分配到各试验组中。可按随机数目表方法随机分组。

将试验用30只雄性动物平均分成A、B、C、D、E、F 6组，每组5只动物。将已编好号的动物依号码用随机数目表（见附表）分配。如选随机数目表第二行，从第一个数目开始，依次抄下30个数目（依横行、纵行，甚至斜行抄录均可）。将各数目一律以组数除以6，以余数1、2、3、4、5、0代表应分配于A、B、C、D、E、F各组的动物。结果如表4-4所示（从第二行随机数目表开始）。

表4-4　随机分组

动物号	1	2	3	4	5	6	7	8	9	10	11	12	13	14	15
随机数目	97	74	24	67	62	42	81	14	57	20	42	53	32	37	32
除以6余数	1	2	0	1	2	0	3	2	3	2	0	5	2	1	2
归　组	A	B	F	A	B	F	C	B	C	B	F	E	B	A	B

动物号	16	17	18	19	20	21	22	23	24	25	26	27	28	29	30
随机数目	27	07	36	07	51	24	51	79	89	73	16	76	62	27	66
除以6余数	3	1	0	1	3	0	3	1	5	1	4	4	2	3	0
归　组	C	A	F	A	C	F	C	A	E	A	D	D	B	C	F

按上法分组后，A组有7只动物，B组有7只动物，C组有6只动物，D组和E组各有2只动物，F组有6只动物。为使各组动物数均达5只，再依随机分配原则选出A组2只、C组1只给D组；B组选2只、F组选1只给E组。为此，继续抄下随机数字分别除以A、B、C、F各组动物数。计算如下：56/7除尽，即将A组第7只动物（25号）给D组；50/6，余数为2，即将A组第2只动物（4号）给D组；26/6余数为2，即将C组第2只动物（9号）给D组。依此类推，最后调整分组如表4-5所示。

雌性动物也依上法分组。然后将雌、雄动物合组进行试验。

表 4-5　30 只小鼠随机分组

组　别	鼠			号	
A	1	14	17	19	23
B	5	8	10	13	15
C	7	16	20	22	29
D	4	9	25	26	27
E	2	6	12	24	28
F	3	11	18	21	30

（3）编号及标记：动物编号方法有多种。

①染色法。一般将不同颜色的染料涂于动物不同部位的被毛上，表示不同号码。此法适用于大鼠、小鼠和豚鼠。常用的染料有苦味酸酒精饱和液（黄色）、甲基紫酒精饱和液（紫色）或美蓝溶液（蓝色）、0.5％中性红或品红溶液（红色）等。具体方法为：a. 按右上肩、右肋、右后肢、颈部、背中、尾根、左前肢、左肋、左后肢的顺序分别为 1～9 号，不染色为 10 号［图 4-7(a)］；b. 以头部为 1 号，按顺时针方向依次在右耳、右前肢、右后肢、颈部、背中、尾根、左耳、左前肢、左后肢染色，分别为 2～10 号［图 4-7(b)］。

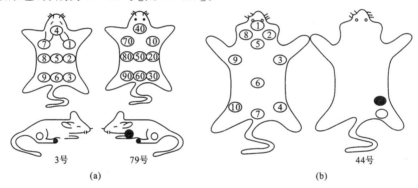

图 4-7　大鼠和小鼠染色标号法

如果实验动物数量较多，需要编 10～100 号时，可在上述动物相同部位涂染另一种颜色的染料表示十位。例如用苦味酸（黄色）染色标记作为个位数，用品红（红色）染色标记作为十位数。个位数的染色标记方法同单色涂染法；十位数的染色标记方法参照单色涂染法，即右前肢为 10 号、右侧腹部为 20 号、右后肢为 30 号、头部为 40 号、背部为 50 号、尾根部为 60 号、左前肢为 70 号、左侧腹部为 80 号、左后肢为 90 号，第 100 号不作染色标记［图 4-7(a)］。比如标记第 79 号实验动物，在其左前肢涂染品红（红色），在其左后肢涂染苦味酸（黄色）即可。双色染色法可标记 100 位以内的号码。

②耳缘孔口法。大、小鼠常用此法。在耳缘不同部位（图 4-8）用针穿孔和剪刀剪口，穿孔和剪口后，用墨黑酒精液涂抹，使其着色，不易脱失。常以右耳代表个位，左耳代表十位。孔表示 1 号、2 号、3 号和 10 号、20 号、30 号，一道口为 4 号、5 号、6 号和 40 号、50 号、60 号，二道口为 7 号、8 号、9 号和 70 号、80 号、90 号。穿孔和剪口配合，也可编 1～99 号，不穿不剪为 100 号。

③烙印法。适用于体积大于兔的动物。耳部消毒后，用刺数钳在动物耳上刺号，再以墨黑酒精液着色。也可用铸铁号码烧红后烙在动物体表部位，留下标记。这种方法可较长时

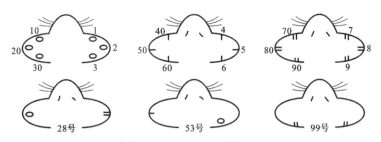

图 4-8　耳缘孔口标号法

间保留记号，适用于大动物标记。

④号牌法。适用于大动物。将金属或塑料牌号固定在该动物的耳上或颈下，也可挂在饲养动物的笼上。

4.实验动物被毛去除方法

方法有三种：剪毛、拔毛和脱毛。

(1)剪毛：固定动物后，用粗剪刀剪去所需部位的被毛。应注意以下几点：① 把剪刀贴紧皮肤剪，不可用手提起被毛，以免剪破皮肤；② 依次剪毛，不要乱剪；③剪下来的被毛集中在一个容器内，勿遗留在手术台和操作台周围。

(2)拔毛：多用于兔耳缘静脉注射或取血时，以及给大、小鼠作尾静脉注射时，需用拇指、食指将局部被毛拔去，以利操作。

(3)脱毛：脱毛是指用化学药品脱去动物的被毛，适用于无菌手术前的准备以及观察动物局部皮肤血液循环和病理变化。常用硫化钡或依据脱毛剂配方配制脱毛剂。

5.实验动物染毒方法

(1)灌胃法：将受试物配制成溶液或混悬液，以注射器经导管注入胃内。一般灌胃深度从口至剑突下，最好是利用等容量灌胃法，即将受试物配制成不同浓度，实验动物单位体重的灌胃容量相同。大鼠隔夜禁食，小鼠可禁食 4h(因小鼠消化吸收和代谢速度较快)，均不停饮水。灌胃后 2~4h 提供饲料。经口多次染毒，一般不禁食，但应每日定时染毒。灌胃法的优点是剂量准确，缺点是工作量大，并有伤及食道或误入气管的可能。

灌胃针与灌胃方法如图 4-9～图 4-11 所示。

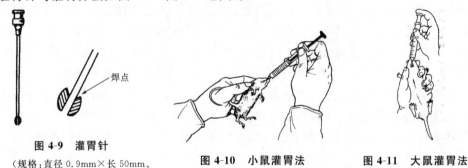

图 4-9　灌胃针

(规格：直径 0.9mm×长 50mm、直径 0.9mm×长 70mm)

图 4-10　小鼠灌胃法

图 4-11　大鼠灌胃法

(2)吞咽胶囊法：将一定剂量的受试物装入胶囊中，放至动物的舌后部，迫使动物咽下。此法剂量准确，适用于易挥发、易水解和有异味的受试物。

(3)喂饲法：将受试物掺入动物饲料或饮水中供实验动物自行摄入。饲料中掺入受试物不应超过 5%，以免造成饲料营养成分改变而影响实验动物的生长发育。喂饲法符合人类接触受试物的实际情况,但缺点多,如适口性差的受试物,实验动物拒食;易挥发或易水解的受试物不适用。而且,实验动物应单笼喂饲,以食物消耗量计算其实际染毒剂量。

(4)小鼠腹腔注射法:左手紧握动物,右手将注射针头从左或右下腹部朝头部方向插入,针头与腹壁角度不宜太小,否则易入皮下。针头插入不宜太深或太靠近上腹部,以免刺伤内脏(图4-12)。

(5)小鼠皮下注射法:可由两人合作,一人抓住小白鼠,另一人左手捏起背部皮肤,右手持注射器将针头刺入背部皮下。若熟练,也可一人操作(图4-13)。

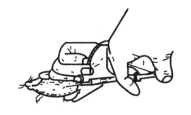
图4-12 小鼠腹腔注射法

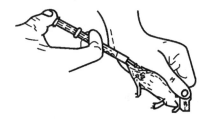
图4-13 小鼠皮下注射法

(6)小鼠尾静脉注射法:一人抓住小鼠,或将小白鼠置于固定器内,使鼠尾外露,用酒精棉球涂擦,或将鼠尾浸入50℃热水中0.5min,使血管扩张。用左手拉住尾尖,选择一条扩张最明显、距尾尖1/4处的尾静脉,右手持带有4号针头的注射器刺入血管注射(图4-14)。如注射有阻力,且局部变白,应拔出针后,在第一次刺点的上方重新进行。

(7)小鼠脑室注射法:由两人合作,一人固定好小鼠,另一人用眼科镊提起两耳连线中间处的皮肤,用手术剪快速剪去距镊尖0.3cm处的皮肤,暴露出颅骨。在距冠状缝和矢状缝各1.5mm左右处,先用小号钟表改刀(固定刀头深为2.0mm)在颅骨上穿一小孔,然后将4号或5号针头垂直插入2～2.5mm,进行脑室注射(图4-15)。

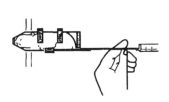
图4-14 小鼠尾静脉注射法

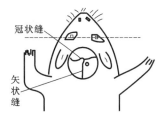
图4-15 小鼠脑室注射法

实训三 实验动物解剖和生物样本采集、制备技术

一、预备知识:实验动物的麻醉方法

在一些动物试验,特别是在精细或引起疼痛的试验如取血、手术试验等中,为减少动物的挣扎和保持其安静,避免疼痛或骚动等因素对试验结果的影响,便于试验操作,常对动物采用必要的麻醉。动物麻醉的关键是正确选择麻醉剂和麻醉方法。应根据试验目的、动物种类、体重和试验时间来选择麻醉方法。

（一）常用的麻醉剂

（1）挥发性麻醉剂：这类麻醉剂包括乙醚、氯仿等。乙醚吸入麻醉适用于各种动物，其麻醉量和致死量差距大，安全度高，动物麻醉深度容易掌握，而且麻后苏醒较快。其缺点是对局部刺激作用大，可引起上呼吸道黏膜液体分泌增多，再通过神经反射可影响呼吸、血压和心跳活动，并且容易引起窒息，故在乙醚吸入时必须有人照看，以防麻醉过深。

（2）非挥发性麻醉剂：种类较多，包括苯巴比妥钠、戊巴比妥钠、硫喷妥钠等巴比妥类的衍生物，氨基甲酸乙酯和水合氯醛。这些麻醉剂使用方便，一次给药可维持较长的麻醉时间，麻醉过程较平衡，动物无明显挣扎现象。缺点是苏醒较慢。

（3）中药麻醉剂：如曼陀罗等，但其作用不够稳定，常需加佐剂后麻醉效果才好。

（二）动物的麻醉方法

1. 全身麻醉

（1）吸入法。多选用乙醚作麻醉剂，用一块圆玻璃板和一个钟罩或一个密闭的玻璃箱作为挥发性麻醉剂的容器。麻醉时选几个棉球，将乙醚倒入其中，迅速转入钟罩或玻璃箱内，让其挥发，然后把待麻醉动物放入，4～6min即可麻醉动物，麻醉后应立即取出动物，并准备一个蘸有乙醚的棉球小烧杯，在动物麻醉变浅时将其套在鼻上以补吸麻醉剂。麻醉深度多以角膜反射、呼吸深度和速度以及四肢和腹壁肌肉紧张度为指标。当动物安静、呼吸平稳、血压正常、腹壁肌肉松弛、角膜反应迟钝、无缺氧表现时即可进行试验操作。本法最适于大、小鼠的短期操作性试验的麻醉；也可用于较大的动物，只是要求有麻醉口罩或较大的玻璃箱。由于乙醚燃点很低，遇火极易燃烧，所以在使用时一定要远离火源。

（2）腹腔和静脉给药麻醉法。非挥发性和中药麻醉剂均可用作腹腔和静脉注射麻醉，操作简便，是实验室最常采用的方法之一。腹腔给药麻醉多用于大、小鼠和豚鼠，较大的动物如兔、狗等则多用静脉给药进行麻醉。此法一次给药即可保持较长时间的麻醉状态，麻醉过程平稳，但由于各麻醉剂的作用时间长短以及毒性的差别，在作腹腔和静脉麻醉时，一定要控制药物的浓度和注射量。

2. 局部麻醉

（1）猫的局部麻醉一般应用0.5％～1.0％盐酸普鲁卡因注射。黏膜表面麻醉宜用2％盐酸可卡因。

（2）兔在眼球手术时，可于结膜囊滴入0.02％盐酸可卡因溶液，数秒钟即可出现麻醉效果。

（3）狗的局部麻醉用0.5％～1％盐酸普鲁卡因注射。眼、鼻、咽喉表面麻醉可用2％盐酸可卡因。

3. 麻醉的注意事项

（1）注射必须缓慢，同时观察肌肉紧张性、角膜反射和对皮肤夹捏的反应，当这些活动明显减弱或消失时，立即停止注射。配制的药液浓度要适中，不可过高，以免麻醉过急；但也不能过低，以减少注入溶液的体积。

（2）必须注意保温。麻醉期间，动物的体温调节机能往往受到抑制，出现体温下降，可影响试验的准确性。此时常须采取保温措施。保温措施有试验台内装灯、电褥、空调等。无论用哪种方法加温，都应根据动物的肛门体温而定。常用实验动物的正常体温为：猫38.6℃±1.0℃，兔38.4℃±1.0℃，大鼠39.3℃±0.5℃。

（3）在寒冷冬季，麻醉剂在注射前应加热至动物体温水平。

二、操作训练：实验动物解剖和生物样本采集、制备技术

（一）实训目的

实验动物解剖和生物样本采集、制备是毒理学研究中极为重要的基本操作技术，通过本次实训，了解实验动物的内脏形态结构特征，掌握实验动物的处死方法、解剖技术，能辨认内部器官，正确分离组织器官；掌握血液采集方法、血清和血细胞分离技术、大鼠尿液收集方法、组织匀浆制备技术。

（二）仪器和材料

（1）实验动物：成年健康小鼠、大鼠、家兔。

（2）器材：鼠笼，大鼠代谢笼，大、小鼠固定板；手术剪，镊子，儿科小骨钳，塑料离心管（2～10mL），玻璃毛细管（内径1～1.5mm），注射器（1mL、2mL和5mL），吸管，滴管，匀浆器，离心机，电子天平。

（3）试剂：抗凝剂（0.5%肝素生理盐水溶液）；溶液（生理盐水或某种缓冲液）。

（4）其他：碘酒、酒精棉球、干棉球、滤纸。

（三）操作方法

1.采血

（1）鼠尾采血。适用于用血量要求较少的试验。固定动物后，将鼠尾浸入45～50℃温水，使尾静脉充血，擦干，用酒精棉球消毒。将尾尖剪去0.2～0.3cm，拭去第一滴血，用血色素吸管（吸管内加与不加抗凝剂，依试验需要而定）吸取定量尾血，然后用干棉球压迫止血。如需要多次采血，可用火棉胶涂封。下次采血时去掉火棉胶。鼠尾采血亦可用1mL注射器连接5～6号针头直接刺入尾静脉定量采血。

（2）眼眶静脉丛（窦）采血（图4-16）。操作者以一手拇指、食指抓住鼠两耳之间的皮肤，并轻压颈部两侧使眼球充分外突、眶后静脉丛充血。为防止动物窒息死亡，用力要恰当。另一手持玻璃毛细管（长7～10cm，内径1～1.5cm）从一侧眼内眦部以45°角向眼后方向刺入，捻转前进。如无阻力，则继续刺入；有阻力，则抽出玻璃毛细管调整方向后再刺入，直至出血为止。刺入深度：小鼠为2～3mm，大鼠为4～5mm。收集血液后，拔出玻璃毛细管，用干棉球压迫止血。本法短期内可重复采血，采血量小鼠一般为0.2～0.3mL，大鼠为0.5～1mL。

（3）摘眼球采血。保定方法同（2），动物倒立，使眼球外突充血，用小镊子迅速摘掉眼球，将血液滴入事先备好的容器内。此法用于鼠类大量采血，仅适用1次。

（4）腹主动脉或股动（静）脉采血。此法适用于用血量较多的试验，且为一次性采血方法。动物用乙醚吸入或巴比妥类药物（2%硫喷妥钠腹腔注射25～50mg/kg体重；2%戊巴比妥钠腹腔注射30～45mg/kg体重）麻醉后，仰卧位固定，剖开腹腔，剥离暴露腹

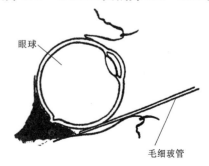

图4-16　小鼠眼眶静脉丛（窦）采血

主动脉或股动（静）脉，用注射器刺入采血。此法的优点是采血量大，400g大鼠可采10mL、成年小鼠可采0.8～1mL，放血干净彻底；组织内无残存血，器官称量准确；不会因空气栓塞

或瘀血而影响病理学检查。

（5）断头采血。操作者一手握住动物，另一手持剪刀或断头钳快速断头，倒立动物将血液滴入容器，注意防止断毛落入容器中。

（6）心脏采血。麻醉、固定同腹主动脉采血。对胸部进行常规消毒，在心搏最明显处，进针刺入右心室采血，然后用干棉球压迫止血。如为一次性采血，也可在麻醉下剖开胸腔暴露心脏，直接进针采血。

实验动物每次的采血量不能过多，表4-6所列是最大安全采血量。

表4-6　实验动物安全采血量　　　　　　　　　　　　　　　　　单位:mL

动物	最大安全采血量	最小致死采血量	动物	最大安全采血量	最小致死采血量
小鼠	0.1	0.3	豚鼠	5.0	10.0
大鼠	1.0	2.0	家兔	10.0	40.0

2.血清的制备与血细胞分离

（1）血清的制备。将全血置于37℃温箱保温1h，4℃冰箱中保存3～4h，以3000～4000r/min离心15min，取上清液低温保存备用。血清呈淡黄色，如呈淡红色或红色，表明有溶血，可能影响许多指标的测定，一般应废弃。

（2）血细胞分离。将血液采集在经抗凝剂处理的容器中，混匀，以2000r/min离心20min，小心吸出血浆。血浆与红细胞之间有一薄层白细胞，需要时小心吸出置于另一离心管中，不需要时可弃去。离心管中的沉淀为红细胞，加入等体积生理盐水，轻轻混匀，使红细胞悬浮，再次离心，弃上清液。如此重复3次，直至上清液无色透明为止，即获得红细胞。白细胞可依同种方法洗涤处理。

3.尿液收集

为使收集的尿液满足试验需要，可在试验前给动物灌服一定量水，如大鼠可灌胃1～5mL水或生理盐水。常用的方法有以下几种：

（1）代谢笼法。适用于大、小鼠。尿液通过代谢笼（图4-17）的大小便分离漏斗与粪便分开。因大、小鼠尿量较少，操作中有损失和蒸发可造成较大的误差，故一般要采集5h以上的尿液，取平均值。

（2）反射排尿法。适用于小鼠。提起小鼠，可反射性排尿。

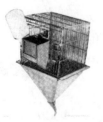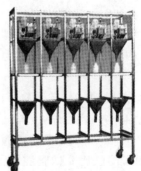

B6型/250mm×200mm×200mm　　　　　B6型/2层×5笼=10笼
　　　　　　　　　　　　　　　　　1410mm×400mm×550mm

图4-17　代谢笼

4.处死

(1)颈椎脱臼法。多用于小鼠。一只手按住鼠头,另一只手抓住鼠尾猛力向后拉,使动物颈椎脱臼,立即死亡。

(2)空气栓塞法。多用于兔、犬、猴等大动物。用注射器向动物静脉内迅速注入一定量的空气,形成气栓栓塞肺动脉、冠状动脉等血管,导致循环障碍而死。

(3)断头法。用于大鼠、小鼠、豚鼠。两人合作,保定者一手按住鼠头,另一手握住背部,露出颈部,助手持大剪刀或断头器剪断颈部,使之死亡。此法不引起血浆皮质酮、儿茶酚胺升高,常用于血液及化学成分、组织酶的测定。

(4)急性放血法。用于大鼠、小鼠。操作同动物采血方法,使动物因眼眶动、静脉大量失血而死亡。也可麻醉后,在股三角横切 10mm 切口放血致死。后者多用于大鼠。

(5)击打法。适用于较小的动物。小鼠应抓住其尾提起,用力摔打其头部,痉挛后立即死亡;对于大鼠和家兔,可用器具击打其头部,使其致死。

(6)化学药物致死法。适用于各种动物。方法是给动物静脉注射 10% KCl,使动物心肌失去收缩力,心脏弛缓性停跳而死;也可静脉注射 10% 甲醛溶液、皮下注射士的宁等药物使动物死亡。

(7)麻醉致死法。用乙醚、氯仿等静式吸入麻醉或用巴比妥类或水合氯醛等静脉注射麻醉,使动物死亡。也可将动物放入透明塑料袋,封好,缓慢充入 CO、CO_2、N_2 等非麻醉性气体,动物吸入后很快死亡。

(8)其他。如电击法、枪击法、微波法等。

动物处死方法各有优缺点,如断头法可严重损伤颈部器官,急性放血法会造成内脏器官贫血,乙醚麻醉致死法会使呼吸道内分泌物增多、肺部充血等,应根据试验需要选择,同时尽量消除动物在试验过程中所致的疼痛和不适,遵守动物试验的职业道德。

5.实验动物的大体解剖

在处死实验动物后应立即解剖,越早越好。小鼠仰放在解剖盘上,用大头针固定住四肢,提起生殖器前方的皮肤,用剪子剪一小口,沿腹中线剪到颌下,把皮肤向两边分离。再剪开下腹部的肌肉,也沿中线剪开肌肉到胸骨下缘,向左侧剪断肋骨下端后,向前上方剪,直到断开左边锁骨。剪时注意刀尖稍向上挑以免伤及内脏。右侧也同样处理后就可以揭去胸部前壁,这样就显示出其内部器官自然排列位置。将肝脏和胃向后推可见横膈,隔开胸腔和腹腔,中央为结缔组织的中央腱,其他部分为膈肌,为哺乳类动物所特有。观察心脏跳动情况以及肠蠕动的情况;观察有关脏器的外形和表面情况、颜色、边界和大小、质地、切面。

依次完整取出腹腔脏器(肝、胆、脾、胰、胃、肠道等)、胸腔脏器(心脏、肺)、肾脏和肾上腺、泌尿器官和生殖器官(输尿管、膀胱、睾丸、附睾、精囊腺、前列腺、卵巢、输卵管、子宫角、子宫体)、颅腔脏器(切开头部取出完整的脑部,包括大脑、小脑、延脑),并对指定的脏器称重,计算脏器系数。

6.组织病理学检查

常用部位有心、肝、脾、肺、肾、脑、胸腺、睾丸、肠等。对指定的器官或组织用锋利的刀剪取材,应统一取材部位。组织块一般在 10 倍体积的 10% 福尔马林中固定,此后常规制片(组织石蜡包埋、切片、HE 染色)。应详细记录显微镜下观察到的病变,并做出病理诊断。必要时,请其他的病理学家对有疑问的或有争论的发现进行复查。利用特殊染色、组织化学及电子显微镜技术研究毒作用机制。

7.组织匀浆的制备

制备组织匀浆是用玻璃匀浆器或高速匀浆机等将组织细胞破碎,其基本操作步骤如下:

(1)动物处死。应根据试验要求选择合适的方法,如制备肺组织匀浆时不能用断头法处死,因此法易引起肺瘀血。

(2)脏器制备。处死动物后快速取出所需完整脏器,迅速置于冰浴中,用冷生理盐水洗去血污,必要时用冷生理盐水灌流以除去血液。剥去脏器外膜,用滤纸吸干脏器表面的水分,称重,定位留取所需组织备用或置于冰箱(或液氮)中冻结保存。

(3)匀浆制备。定量称取脏器,剪碎,置匀浆机中,按设计要求加入一定比例的溶液(生理盐水、缓冲液、有机溶剂等),在一定转速下研磨一定时间,有时需在冰浴中研磨。如制备肝匀浆 S9 上清液或分离细胞组分,全部操作均应在低温(0～10℃)下进行。

（四）实训结果

(1)将数据记录于表 4-7,并计算脏体比(如肝/体比、肾/体比、脾/体比等)。

表 4-7　实训数据记录表

脏器	$m_1(g)$	$m_2(g)$	$m(g)$	$m_3(g)$

注:m_1 为装脏器的小试管的质量;m_2 为装脏器后的总质量;$m=m_2-m_1$,为脏器质量;m_3 为动物体重。

(2)描述器官的颜色和形态。

实训四　皮肤刺激试验

一、预备知识：外源化学物经皮肤吸收的途径及影响因素

环境中的外来因素包括化学物(如环境污染物、工业毒物和粉尘、药物、农药、食品添加剂、化妆品、生活洗涤用品)、物理性因素(如机械性刺激、日光、过分干燥、电离与非电离辐射和环境温度等)与生物性因素(如霉菌、花粉、动物皮毛等),这些都可作用于皮肤。对外源化学物是否引起机体皮肤刺激反应进行预测是外源化学物安全性评价或危害鉴定的重要组成部分。

（一）外源化学物经皮肤吸收的途径

皮肤是外源化学物的天然屏障,其基本组成如图 4-18 所示,外源化学物经皮肤吸收比较困难,但对于像四氯化碳和一些杀虫剂等高脂溶性物质,则可以经皮肤吸收,引起全身中毒。此外,一些多环芳烃和重金属也可经皮肤吸收。外源化学物经皮肤吸收的途径为:①毒物通过表皮脂质屏障→角质层→透明层→颗粒层→生发层和基膜→真皮层→血液。②毒物通过汗腺、皮脂腺和毛囊等皮肤附属器,绕过表皮屏障直接进入真皮。

（二）影响经皮肤吸收的因素

(1)角质层受损时通透性就会提高,吸收变得容易。

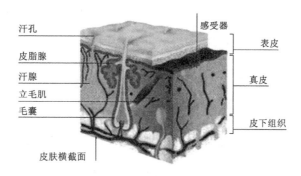

图 4-18　皮肤的基本组成

（2）接触面积大、皮肤的血流量大，吸收就容易。

（3）在高温、高湿的气象条件下，皮肤的血流量增加，会提高吸收速率。

（4）在酸、碱和皮肤刺激物对皮肤产生损伤后，通透性也会明显提高，吸收率提高。

脂溶性毒物可经皮肤直接吸收，如芳香族的氨基、硝基化合物，有机磷化合物，苯及同系物等。个别金属如汞亦可经皮肤吸收。某些气态毒物，如氰化氢，浓度较高时也可经皮肤进入体内。

二、操作训练：皮肤刺激试验

（一）实训目的

学习皮肤染毒技术，了解受试物对皮肤是否有刺激或腐蚀作用。

（二）实训原理

有些化学毒物与皮肤接触后可经皮肤吸收引起机体中毒，或引起皮肤、黏膜局部损伤。因此，经皮肤接触毒性试验在卫生毒理学中占有重要位置。

（三）仪器和材料

（1）实验动物：成年、健康的小鼠。

（2）器材：解剖剪刀、细玻璃棒、棉球、医用纱布、塑料薄膜、无刺激性胶布。

（3）试剂：辣椒油；脱毛剂：取 3 份硫化钠、1 份洗衣粉和 7 份淀粉，使用前临时用温水调成糊状。

（四）操作方法

1. 小鼠脱毛技术

小鼠脱毛的方法有三种：剪毛、拔毛和脱毛。

（1）剪毛。固定小鼠后用粗剪刀剪去所需部位的被毛。应注意几点：用剪刀贴紧皮肤剪，不可用手提起被毛，以免剪破皮肤；依次剪毛，不要乱剪；剪下来的被毛集中在一个容器内，勿遗留在手术台和操作台周围。

（2）拔毛。小鼠作尾静脉注射时，需用拇指、食指将局部被毛拔去，以利操作。

（3）脱毛。脱毛是指用化学药品脱去动物的被毛，适用于无菌手术的准备以及观察动物局部皮肤的血液循环和病理变化。常用硫酸钡或脱毛剂配方配制脱毛剂。

2. 小鼠染毒操作

（1）浸尾法：染毒前先将小鼠放入特制的固定盒内，并使其尾巴通过固定盒底部的软木塞的圆孔露出管外。继之将尾巴通过小试管软木塞小孔，插入装有受试物液体的试管内，浸泡 2～6h。观察中毒症状。

（2）涂布法：用棉签将受试物液体均匀涂布于脱毛的皮肤上，在其上覆盖纱布，并用胶布固定。于染毒后 30min、60min、2h、4h 分别观察染毒部位的皮肤，有无红斑和水肿，有无水泡、糜烂渗出等症状。记录症状并判断待测物对皮肤的刺激性。

3. 皮肤局部刺激作用的观察方法和评价（表 4-8、表 4-9）。

表 4-8　皮肤刺激反应评分标准

刺激反应	分值
红斑	
无红斑	0
轻度红斑（勉强可见）	1
中度红斑（明显可见）	2
重度红斑	3
紫红色红斑到轻度焦痂形成	4
水肿	
无水肿	0
轻度水肿（勉强可见）	1
中度水肿（明显隆起）	2
重度水肿（皮肤隆起 1mm，轮廓清楚）	3
严重水肿（皮肤隆起 1mm 以上并有扩大）	4
最高总分值	8

表 4-9　皮肤刺激强度评价标准

分值	评价
0～0.49	无刺激性
0.5～2.99	轻度刺激性
3.0～5.99	重度刺激性
6.0～8.0	强刺激性
最高总分值	8

4. 实训操作要点

脱毛操作过程中，注意不要伤到小鼠皮肤；小鼠在染毒过程中，注意其随时间的变化。

5. 注意事项

在实训操作过程中应注意安全，以免被小鼠咬伤，防止小鼠丢失；试验所使用的有毒化学药品应妥善处理；要遵守试验操作规程。

（五）实训结果

观察待测物对小鼠皮肤的刺激作用，并做出皮肤刺激强度分级的判断。

实训五　经口急性毒性试验

一、预备知识:食品毒理学试验设计的几个基本问题

(一)试验的原则

在食品毒理学试验中有三个基本的原则。

1.化学物在实验动物中产生的作用可以外推于人

基本假设为:①人是最敏感的动物物种;②人和实验动物的生物学过程包括化学物的代谢与体重(或体表面积)相关。这两个假设也是全部试验生物学和医学的前提。以单位体表面积计算在人体内产生毒作用的剂量和实验动物通常相近似。而以体重计算则人通常比实验动物敏感,差别可能达10倍。因此,可以利用安全系数来计算人的相对安全剂量。已知人致癌物都对某种实验动物具有致癌性;实验动物致癌物是否都对人有致癌性还不确定,但这已成为动物致癌试验的基础。一般认为,如果某一化学物对几个物种的实验动物的毒性是相同的,则人的反应也可能是相似的。

2.实验动物必须暴露于高剂量,这是发现对人潜在危害的必需的和可靠的方法

随着剂量或暴露的增加,群体中的效应发生率增加。毒理学试验中一般要设3个或3个以上剂量组,以观察剂量-反应(效应)关系,确定受试化学物引起的毒效应及其毒性参数。毒性试验的设计并不是为了证明化学品的安全性,而是为了表征化学品可能产生的毒作用。仅仅检测受试化学物在人的暴露剂量下是否引起毒效应是不够的。当引起毒效应的最低剂量($LOAEL$)与人的暴露剂量接近时,说明该化学物不安全。只有当该剂量与人的暴露剂量有很大差距(几十倍、几百倍或以上)时,才认为具有一定的安全性。此差距越大,安全性越高。如果在研究中所用的一系列剂量都不能引起毒性效应,则认为所用剂量还不够高,应增加剂量,以确定受试化学物的毒性。但如果试验的最高剂量组的剂量与人可能的暴露剂量有足够的安全界限,则对于安全性评价来说,未观察到毒效应的研究是可以接受的。在毒理学试验中,试验模型所需的动物总是远少于处于危险中的人群。为了通过少量动物得到有统计学意义的可靠的结果,需要应用相对较高的剂量,以使效应发生的频率足以检测。例如,癌症发生率为0.01%,这意味着在100万人群中有100人发生癌症,在实验动物中直接检测此发生率将至少需要30000只动物。因此,别无选择,在毒理学试验中,对相对较少的实验动物必须以较高剂量进行试验,然后根据毒理学原则外推估计低剂量暴露的危险性。

3.选择成年的健康(雄性和雌性未孕)实验动物和人可能的暴露途径

(1)选用成年的健康(雄性和雌性未孕)实验动物是为了使试验结果具有代表性和可重复性。成年动物性状稳定,对外源化学物的毒性反应差异较小,具有代表性。以成年健康实验动物作为一般人群的代表性试验模型,可降低试验对象的多样性,减少试验误差。毒理学试验结果的敏感性取决于受试物处理引起的毒效应强度和试验误差两个因素。处理引起的毒效应强、试验误差小,则试验结果的敏感性增加,反映受试物处理的真实效应。在试验设计时要规定试验条件,严格控制可能影响毒效应的各种因素,降低试验误差。只有这样,才能保证试验结果的准确性和可重复性,不能重复的试验结果是没有任何科学价值的。

（2）外源化学物以不同途径染毒，实验动物表现的毒性可能有很大差异，这是由于染毒部位解剖生理特点不同，外源化学物吸收进入血液的速度和量也不同，首先到达的器官和组织也不同。因此，毒理学试验中染毒途径的选择应尽可能模拟人接触该受试物的方式。

（二）实验动物的选择

1. 物种的选择

外源化学物的固有毒性往往在人和不同物种实验动物之间表现不同。物种差别可以表现在量方面，即引起毒性的剂量差别，也即毒性大小的差别。如有报道表明，人对138种化学物的敏感性为大鼠的1.8～10.5倍。物种差别也可以表现在质方面（毒性效应的差别），如除草剂百草枯（对草快）对人会引起肺损伤，而对狗则未见到此损伤。因此，需要对实验动物的物种进行选择。物种间毒性反应差别的原因，可归纳为解剖与生理学差异、遗传与代谢的差异等。

对实验动物物种进行选择的基本原则为：选择对受试物在代谢、生物化学和毒理学特征等方面与人最接近的，自然寿命不太长的，易于饲养和试验操作的，经济并易于获得的物种。

啮齿类动物如大鼠、小鼠由于繁殖力强、价格较低、体积小（占地少、易操作）、寿命短（试验周期短）、食谱与人相似（杂食动物）以及生物学指标便于分析比较，常被选做实验动物。非啮齿类动物如猫、狗也被广泛用做实验动物，但因价格较高，不易大量使用。猪是杂食动物，某些生理现象与人接近，尤其是皮肤结构与人较接近，也是较好的实验动物，但体积大、价格高，不易大量使用。灵长目动物在种系上与人类接近，甚至对某些化学毒物的毒性反应也与人相似，如百草枯对人和猴的肺脏可引起相似的病变，但价格昂贵，只限于必要时作比较毒性研究。

在毒理学研究中常用的实验动物为大鼠、小鼠、豚鼠、兔、狗。其他可能用到的实验动物有地鼠、猕猴、小型猪、鸡等。系统毒性研究中最常用的为啮齿类的大鼠和小鼠、非啮齿类的狗。豚鼠常用于皮肤刺激试验和致敏试验，兔常用于皮肤刺激试验和眼刺激试验。遗传毒理学试验多用小鼠，致癌试验常用大鼠和小鼠，致畸试验常用大鼠、小鼠和兔，迟发性神经毒性试验常用母鸡。

2. 品系的选择

品系（strain）指起源于一个共同祖先而具有特定基因型的一群动物。实验动物按遗传学控制分类可分为：①近交系动物，指同胞兄妹或亲子之间连续交配20代以上而培育的纯品系动物。其后代中所有性状不再分离，所以是精密试验的重要材料。如小鼠有津白Ⅰ、津白Ⅱ，615，DBA/1和DBA/2，BALB/C，C3H，C57B/6J，A和A/He等。②杂交群动物（杂交1代，F_1），指两个不同的近交系之间有目的地交配所产生的第一代动物。③封闭群动物，指一个种群在5年以上不从外部引进新血缘，仅由同一品系的动物在固定场所随机交配繁殖的动物群，如昆明种小鼠、NIH小鼠、LACA小鼠、F344大鼠、Wistar大鼠、SD（Sprague-Dawley）大鼠等。

根据实验动物遗传的均一性排序，近交系最高，杂交群次之，封闭群较低。不同品系实验动物对外源化学物的毒性反应有差别，所以毒理学研究要选择敏感的品系。对某种化学物的毒理学系列研究应固定使用同一品系动物，以求研究结果的稳定性。

遗传毒理学一般利用啮齿类动物，主要是小鼠或大鼠。如果有合适的理由，其他物种也可接受。在致癌试验中，对实验动物的品系有一定的要求，特别重视有关病理损害的自发发生率。例如,某些大鼠品系垂体肿瘤发生率高,则不适用于靶器官为内分泌系统的毒性研究。

3.对微生物控制的选择

实验动物按微生物控制可分为四级,见表4-10。毒性试验及毒理学研究应尽可能使用Ⅱ级(或Ⅱ级以上)动物,以保证试验结果的可靠性。

表 4-10 实验动物微生物等级

级别	要 求
Ⅰ级	普通动物(conventional animal),应没有传染给人的疾病
Ⅱ级	清洁动物,除Ⅰ级标准外,种系清楚,没有该动物特有的疾病
Ⅲ级	无特定病原体(specific pathogen free,SPF)动物,除Ⅱ级标准外,动物为剖腹产或子宫切除产、按纯系要求繁殖,在隔离器内或层流室内饲养,可有不致病细菌丛,没有致病病原体
Ⅳ级	无菌动物(germ free animal),在全封闭无菌条件下饲养的纯系动物,动物体外不带有任何微生物和寄生虫(包括绝大部分病毒)

4.个体选择

实验动物对外源化学物的毒性反应还存在个体差异。

(1)性别。同一物种、同一品系的实验动物,雌、雄两性通常对相同外源化学物的毒性反应类似,但雌、雄两性在对外源化学物的毒性敏感性上存在着差别。有文献报道,在149种外源化学物中,雌、雄敏感性比值,小鼠平均为0.92,大鼠为0.88,这种差别表现在实验动物性发育成熟开始,直至老年期。可见雌、雄两性动物的性激素性质和水平是关键因素,一般认为雄性动物体内的微粒体细胞色素P-450酶系的活性大于雌性动物,所以经该酶系解毒的外源化学物对雌性动物表现的毒性大,然而经该酶系活化增毒的外源化学物却相反。如果已知不同性别的动物对受试物的敏感性不同,应选择敏感的性别;如对性别差异不清楚,则应选用雌、雄两种性别,试验中如发现存在性别差异,则应将不同性别动物的试验结果分别统计分析。

性别选择依试验目的、要求而定,如着重观察受试毒物对雄性生殖功能的影响,应选雄性;如需为受试物的致畸试验做准备,只选雌性;如一般地阐明受试物毒性大小与毒效应,则雌雄各半。一般来说,对于初次试验的受试物,应该采用两种性别。对大鼠和小鼠各一种性别进行试验可能比单个物种的两种性别能提供更好的危害鉴定,但这需要更多的资料来证明。

(2)年龄和体重。实验动物的生命全程大体上分三个阶段,即幼年期(从出生到性成熟之前)、成年期和老年期。在成年期,各种激素(包括性激素)、代谢酶都处于高峰稳定期,并对外源化学物的毒性反应差异较小,具有代表性。幼年期和老年期,对于外源化学物的生物转运和生物转化,靶器官和受体的敏感性均与成年期不同。据报道,外源化学物对成年动物的致死剂量(或 LD_{50})与新生动物比较,其比值在 $0.002\sim16$ 之间,表明有的化学物对新生动物毒性低,也有的对新生动物毒性反应强。毒理学试验选用实验动物的年龄取决于试验的类型。急性试验一般选用成年动物;慢性试验因试验周期长,应选用较年幼的或初断乳的动物,以使试验周期能覆盖成年期。实验动物的年龄应由其出生日期来定,但实际工作中常以动物体重来粗略地判断动物的年龄,作为挑选适龄动物的依据。常用实验动物的年龄与体重的关系如表4-11所示。

表 4-11　常用实验动物的年龄与体重的关系

动　物	大鼠	小鼠	豚鼠	家兔	犬	猫
成年年龄(月)	3	2	2	3~4	3~4	3~4
体　重(g)	150	15	250	1500	7000~15000	1000
寿　命(年)	2~2.5	1.5~2	6~8	4~9	15~20	10~12

（3）生理状态。在毒理学试验中动物如出现妊娠,则影响体重及其他指标的检测结果,并且,性激素对外源化学物的代谢转化有影响,故应选用未产、未孕的雌性动物。雌雄动物应分笼饲养。但在某些试验如显性致死试验、致畸试验及繁殖试验等中,则需有计划地合笼交配。

（4）健康状况。实验动物的健康状况对毒理学试验的结果有很大的影响,故应选用健康动物。对实验动物微生物控制的选择,实际上是选择健康状况的一个重要指标,健康动物选择标准见实训一。为确保选择到健康动物,一般在试验前观察5~7d,对于大鼠和狗的亚慢性和慢性试验,可在试验前采血进行血液学和血液生化学检查,异常动物应剔除;对狗应进行常规驱除肠道寄生虫。合理的全价营养饲料对维持实验动物健康和正常的生理活动是至关重要的。

(三)毒理学试验常用的对照

毒理学试验常用的对照有 4 种。

1.未处理对照(空白对照)

未处理对照即对照组不施加任何处理因素,不给受试物也不给以相应的操作。未处理对照组往往用于遗传毒理学试验,以确定指示生物的生物学特征的本底值,进行质量控制。

2.阴性(溶剂/赋形剂)对照

阴性对照是指不给处理因素,但给以必需的试验因素(溶剂/赋形剂),以排除此试验因素(溶剂/赋形剂)的影响。阴性对照组是与染毒组比较的基础。没有阴性对照组就不能说明受试物染毒与有害作用之间的关系。例如,在试验中,染毒各剂量组的实验动物出现某些异常,甚至死亡,如果阴性对照组没有发现异常,可以认为此种异常和死亡是受试物的毒作用导致的;如果阴性对照组也出现同样的异常和死亡,则应考虑是实验动物患了某种传染病或其他非试验因素所致,必须重新进行试验。

3.阳性对照

阳性对照是指用已知的阳性物(如致突变物)检测试验体系的有效性。阳性对照组最好与染毒组采用相同的溶剂、染毒途径及采样时间。在遗传毒理学试验、致畸试验和致癌试验中都使用了阳性对照组。阳性对照组用已知的致突变物、致畸物或致癌物染毒,应该得到肯定的阳性结果(即致突变性、致畸性或致癌性)。由于这些试验特别是遗传毒理学试验的变异较大,为了进行质量控制而设置阳性对照组。当同时进行的阴性对照组不能得到阴性结果,阳性对照组不能得到阳性结果时,说明此次试验的质量有问题,全部数据无效,必须重新进行试验。

4.历史性对照

历史性对照由本实验室过去多次试验的对照组数据组成,上述三种对照都可构成相应的历史对照。历史对照的最好用途是通过同质性检验检查试验体系的稳定性,即进行实验室质量控制。由于试验毒理学的各种参数至今尚没有公认的参考值,因此历史性对照均值及其范围在评价研究结果时至关重要。

二、操作训练:经口急性毒性试验

(一)实训目的

化学物经口染毒的方法是毒理学中重要的基本技术之一,经口急性毒性试验是研究化学物毒性效应的基本试验。通过该试验,学习化学物毒性试验的试验设计原则,掌握经口灌胃技术。

(二)实训原理

急性毒性试验的原理是动物一次或24h内多次给予受试化学物后,根据动物所产生的急性毒性反应及其严重程度、中毒死亡的特征以及可能的死亡原因,观察受试物毒性反应与剂量的关系,求出半数致死量。

(三)仪器和材料

(1)实验动物:成年、健康的雌、雄小鼠若干。

(2)器材:注射器(0.25mL、1mL、2mL、5mL)、吸管(0.1mL、0.2mL、0.5mL、1mL、2mL、10mL)、容量瓶(10mL、25mL、50mL)、烧杯(10mL、25mL、50mL)、滴管、灌胃针、电子天平、动物体重秤、解剖剪刀、镊子。

(3)试剂:受试化合物(氯化钡溶液,20mg/mL)。

(四)操作方法及步骤

1.健康动物的选择和性别鉴定。

2.实验动物称重、编号和随机分组。

3.受试化学物溶液的配制。

4.小鼠灌胃操作技术

取 9 只小鼠,称重并随机分成三组,对三组动物分别用灌胃法给以 0.2mg/g 体重、0.1mg/g体重、0.05mg/g体重的氯化钡溶液。

小鼠灌胃法:将钝头的 16 号注射针(适用于小鼠,注意事先可用焊锡在针尖周围焊一圆头,使其不易损伤动物的消化道)安装在适当容积的注射器上,吸取所需的受试物溶液,左手抓住动物双耳后至背部的皮肤(小鼠仅抓住耳后、颈部的皮肤,用无名指、小手指和大鱼际肌将其尾根部压紧),将动物固定成垂直体位,腹部面向操作者。注意使动物的上消化道固定成一直线。右手持注射器,将针头由动物口腔侧插入,避开牙齿,沿咽后壁缓缓滑入食管。若遇阻力,可轻轻上下滑动探索,一旦感觉阻力消失,即可深入至胃部。如遇动物挣扎,应停止进针或将针拔出,千万不能强行插入,以免操作穿破食管,甚至误入气管,导致动物立即死亡。

进针深度一般为 2.5～4cm(小鼠)。为了验明注射器是否已被正确地插入胃部,可轻轻回抽注射器,如无气泡抽出,表明已插入胃中;如有大量气泡,则提示误插入气管,应抽出重插。随后将受试物溶液注入。灌胃容量通常为 0.2～1mL(小鼠)。

5.毒性症状的观察

染毒后注意观察中毒的发生、发展过程的规律以及中毒特点和毒作用的靶器官,观察要点见表 4-12,做好试验记录。急性毒性试验可不做病理组织学检查,但对死亡动物应做大体病理学观察，存活动物在试验结束时可做大体解剖学观察，肉眼观察到病变时应取材做病理组织学检查，以便为下阶段毒性试验剂量的选择提供参考依据。

表 4-12　急性毒性反应观察记录表

| 受试物名称： | 提供单位： | 染毒剂量： | mg/kg | 染毒途径： |
| 动物种属品系： | 动物来源： | 合格证号： | 室温： | 相对湿度： |

组别	动物编号	性别	体重(g)	染毒剂量(mg/kg)	染毒时间	症状及出现时间	死亡时间	体重记录(g)

试验记录者：　　　　　　　　　　　　　　　　　记录日期：　年　月　日

6.注意事项

在试验操作过程中应注意安全，以免被小鼠咬伤，防止小鼠丢失；试验使用的有毒化学药品应妥善处理；要遵守试验操作规程。

为了使受试物能完全吸收，灌胃染毒时要求动物保持空腹状态，这是因为化学毒物进入胃内易与食糜作用而降低毒性，而且胃内容物也不利于受试物溶液的灌入，因此染毒前应禁食 6～10h，但要注意时间不能过长，否则动物长时间饥饿会影响肝脏，影响试验结果。灌胃后至少 2～3h 后才能喂食，油剂比水溶液要求的限制喂食时间更长些。

相同剂量的受试物，若以不同浓度给药，死亡情况会有所不同。体积太小可能发生局部刺激或其他损伤；体积太大可能会引起胃部机械性损伤，影响正常生理功能。常用的方法是将受试物体积固定，根据试验设计的剂量将受试物配制成不同浓度的溶液进行灌胃。通常灌胃体积以体重的 1%～2% 计算，最多不超过 3%，即每 100g 体重灌胃 1～2mL，最多不超过 3mL。根据实际经验得出的各种实验动物灌胃量的极限是：小鼠 0.5～1mL，大鼠 4～5mL。

（五）实训结果

实训结果按照表 4-12 的内容进行填写。

实训六　经呼吸道急性毒性试验

一、预备知识：呼吸道吸入染毒方式

经呼吸道染毒可分为吸入染毒和气管内注入染毒。呼吸道吸入染毒可分为两种方式：一是静式吸入染毒，二是动式吸入染毒。动式吸入染毒又可分为两种：一是将实验动物整体置于染毒柜中；二是只将实验动物的口鼻部位与染毒柜中含受试物的空气接触，身体其他部位置于染毒柜外，也称为面罩吸入染毒。

（一）静式吸入染毒

静式吸入染毒是指将实验动物置于一个一定体积的密闭容器内，加入定量的易挥发液态受试化合物或一定体积的气态受试化合物，在容器内形成所需的含受试化合物的空气环境，使实验动物吸入受试化合物。接触一定时间（一般为 2h 或 4h）后，观察动物的中毒反应,并根据动物的死亡情况和相应的受试物浓度,求出 LC_{50}。

在这种接触方式中,染毒柜的体积与所放置的动物数量应相适应,否则会出现缺氧与二氧化碳潴留现象。一般要求在接触期内染毒柜的氧分压不能低于 19%,二氧化碳分压不能超过 1.7%。染毒柜体积、放置动物种类和数量及放置时间的相互关系见表 4-13。

表 4-13　实验动物的最低需气量及不同染毒柜容积对应的动物数(染毒 2h)

动物种属	呼吸通气量（L/h）	最低需气量（L/h）	不同容积染毒柜放置动物数(只)				
			25L	50L	100L	300L	1000L
小鼠	1.45	4.35	3～5	6～10	12～15	36～40	120～150
大鼠	10.18	30.5	0	1	1～2	5～6	16～18
豚鼠	10.18	30.5	0	1	1～2	5～6	16～18
猫	19.3	57.9	0	0	0	3～4	9～10
家兔	42.25	126.8	0	0	0	1	4～5
猴	51.60	154.80	0	0	0	1	3～4
狗	312.60	97.80	0	0	0	0	1

染毒柜为有机玻璃制成,现有 60L 和 100L 两种容积规格。

柜顶盖部有三个附件:一个是投药孔,一个是用于混匀蒸汽或气体的小电扇,一个是插入温度计的孔。在柜壁上挂有一个小不锈钢碟,即为接收和蒸发液态受试物的药物蒸发器。有机玻璃静式染毒柜如图 4-19 所示。

(二)动式吸入染毒

动式吸入染毒设备由染毒柜、机械通风系统和配气系统三部分构成。此方式对设备的要求较高,优点是在染毒过程中染毒柜内的氧分压及受试物浓度较稳定,缺点是消耗受试物的量大,并易于污染环境。此设备可维持每小时 12～15 次的换气,保证氧气浓度为 19%,且受试物分布均匀。染毒柜应维持轻微的负压以免受试物从染毒柜中逸出。要保证染毒柜中气流的

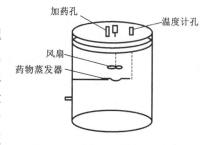

图 4-19　有机玻璃静式染毒柜

稳定性,实验动物的总体积不能超过染毒柜容积的 5%。如采用鼻—口或头部暴露吸入染毒法,可避免经口和皮肤同时接触受试物。应使用适当的浓度控制系统。应调整空气流速,以保证整个设备的条件一致。

在染毒柜中,受试物的浓度达到平衡后,每天的染毒时间应为 6h。有特殊要求时,也可延长或缩短染毒时间,但应说明理由。

进行试验时温度应维持在(22±2)℃。相对湿度最好保持在 40%～60% 之间(但不适用于气溶胶试验)。染毒过程中停止供食和供水。

在进行下述的测量或监测时,应尽可能地维持恒定:①气流速度,每次暴露应至少监测 3 次。②受试物的实际浓度和气溶胶浓度粒度分析,每次暴露监测 2～4 次。③连续监测温度,每 30min 记录一次。

（三）气管内注入

气管内注入染毒用于建立急性中毒模型及尘肺研究。以大鼠为例，用乙醚轻度麻醉大鼠（侧卧即可），用线套住其门齿，挂在染尘架上，鼠背向操作者。用无齿镊夹住舌头并拉出，用小块纱布包裹舌头，用左手拉住。右手取耳镜放入大鼠口腔，暴露气管开口。使光线照射于耳镜，可见随呼吸时张时闭的"V"形白环（声带）。左手松开大鼠舌头并固定耳镜，右手接过助手传递的钝头穿刺针，待"V"形口张开时把针头插入气管 1～1.5cm，此时针头已达气管的上中段。助手将吸好注射液的注射器接在穿刺针上，回抽。如有气泡，证明针位于气管内，即可将受试液注入气管内。操作前所有用具和受试液均应消毒，必要时可在受试液中加青霉素 2000IU/mL。

二、操作训练：经呼吸道急性毒性试验

（一）实训目的

经呼吸道急性毒性试验是研究气态、蒸汽态、气溶胶、烟尘、粉尘状的外源化合物在吸入过程中对呼吸道有无损伤，能否经呼吸道吸收以及吸收后对机体有无损害。经呼吸道急性毒性试验是卫生毒理学的重要基本试验技术之一。

本实训的目的是学习静式呼吸道染毒技术。

（二）仪器和设备

（1）实验动物：成年、健康的雌、雄小鼠若干。

（2）器材：有机玻璃静式染毒柜（干燥器改装）、吸管（0.2mL、0.5mL、1.0mL、5.0mL）、电子天平。

（3）试剂：受试化合物（乙醚）。

（三）操作方法与步骤

1.复习实验动物的选择、性别鉴定、称重、编号和随机分组。

2.小鼠静式呼吸道吸入染毒操作

向干燥器的陶瓷底板下分别放入沾有 3mL、1.5mL、0.5mL 乙醚的脱脂棉，将 1 只小鼠置于干燥器中，加盖密封，每 20min 可开小缝通气一次。持续 4h，观察小鼠的活动状态、表现症状，如有死亡，则记录死亡时间。在观察结束后计算 LD_{50}。

3.小鼠静式呼吸道吸入染毒观察（表 4-14）。

表 4-14　急性毒性试验原始记录

受试物名称：	提供单位：		染毒剂量：		mg/kg	染毒途径：
动物种属品系：	动物来源：		合格证号：		室温：	相对湿度：

组别	染毒剂量 （mg/kg）	动物 编号	性 别	体重 （g）	染毒 时间	症状及 出现时间	死亡 时间	体重 记录（g）

试验记录者：　　　　　　　　　　　　　　　　记录日期：　年　月　　日

4.操作要点

（1）选择健康实验动物，称重、编号，随机分组。

（2）剂量分组：设置 3 个出现毒性效应直至死亡的剂量组。

（3）呼吸道吸入染毒：取小鼠，放入静式染毒柜内，加盖。依设计剂量浓度及各染毒柜体积，计算需要加入的受试化合物的量。计时。记录染毒柜内的温度。观察并记录中毒症状。

5.注意事项

注意染毒柜密闭，防止污染周围环境；在染毒结束时，应在通风柜内或通风处开启染毒柜，迅速小心地取出动物，分笼饲养，继续观察；在教师指导下按规定方法销毁剩余受试化合物；在试验操作过程中，应注意安全，以免被小鼠咬伤，防止小鼠丢失；试验使用的有毒化学药品应妥善处理；要遵守试验操作规程。

（四）实训结果

观察小鼠染毒后的情况，做好记录。

本章小结

本章主要介绍了实验动物的饲养管理，实验动物的分组、标记和染毒技术，实验动物解剖和生物样本采集、制备技术，皮肤刺激试验，经口急性毒性试验，经呼吸道急性毒性试验。主要内容包括实验动物房的环境要求及管理要点，实验动物饲养管理的操作方法和程序，实验动物健康的观察和评价方法；实验动物的雌雄鉴别方法，分组、标记和常用基本染毒技术；实验动物的处死方法、解剖技术，辨认内部器官、分离组织器官的方法；血液采集方法，血清和血细胞分离技术，大鼠尿液收集方法，组织匀浆制备技术；皮肤接触毒性试验操作方法；化学物毒性试验的试验设计原则和经口灌胃技术；静式呼吸道染毒技术。通过本章的学习，学生可初步掌握食品毒理学的试验基础。

复习思考题

一、名词解释

实验动物　实验动物房　经口染毒　经皮肤染毒　静式吸入染毒

二、判断题

1.实验动物房的环境因素分为物理因素、化学因素、生物因素和人为因素。　　（　　）

2.实验动物环境总体上分为 4 类：普通环境、屏障环境、隔离环境、无菌环境。　（　　）

3.实验动物房的昼夜明暗交替时间为 12h/12h 或 10h/14h。　　（　　）

4.实验动物房的消毒方法有机械消毒法、物理消毒法、化学消毒法。　　（　　）

5.不同途径化学毒物的吸收速率顺序一般是：肌肉注射＞吸入＞静脉注射＞腹腔注射＞皮下注射＞经口＞皮内注射＞其他途径（如经皮等）。　　（　　）

6.经呼吸道染毒适用于气态和液态化学物。　　（　　）

三、选择题

1.经口染毒途径包括（　　　）。

A. 灌胃　　　　　　B. 气管内注入　　　C. 吞咽胶囊　　D. 喂饲

2. 实验动物用染色法标记所用的染料有（　　　）。

A. 苦味酸酒精饱和液（黄色）　　　　　B. 甲基紫酒精饱和液（紫色）

C. 美蓝溶液（蓝色）　　　　　　　　　D. 0.5％中性红或品红溶液（红色）

3. 小鼠灌胃时应注意（　　　）。

A. 空腹时灌入　　　　　　　　　　　B. 灌胃后 3～4h 再喂食

C. 灌胃前禁止运动　　　　　　　　　D. 灌胃前禁水

4. 小鼠脱毛技术包括（　　　）。

A. 剪毛　　　　　　B. 拔毛　　　　　　C. 脱毛　　　　D. 燎毛

5. 皮肤局部刺激反应评分指标包括（　　　）。

A. 红斑　　　　　　B. 粗糙　　　　　　C. 水肿　　　　D. 毛孔扩大

6. 外源化学物经呼吸道吸入染毒分为（　　　）。

A. 气管内注入　　　B. 静式吸入　　　　C. 动式吸入　　D. 面罩吸入

四、简述题

1. 健康动物的选择标准是什么？

2. 简述大鼠与小鼠的雌雄鉴别方法。

3. 简述实验动物按微生物控制的分级。

4. 食品毒理学试验常用的对照是什么？

5. 简述外源化学物的急性毒性评价方法。

6. 食品毒理学试验的原则是什么？

五、技能题

1. 掌握小鼠灌胃方法。

2. 掌握小鼠眼眶静脉丛（窦）采血方法。

3. 掌握小鼠抓取和固定方法。

4. 掌握皮肤刺激试验的操作方法。

5. 掌握经口急性毒性试验的操作方法。

6. 掌握经呼吸道急性毒性试验的操作方法。

第二篇 食品中常见毒性物质的分析

在食品中为什么存在着有毒物质？一种解释是，动植物在长期的进化过程中为了防止微生物、昆虫、牲畜、人类等的危害而进化出的保存物种的一种手段。比较典型的是植物性毒素，这是植物体本身在生长过程中积累的对食用者有毒害作用的成分，它们往往存在于植物的繁殖器官和(或)幼苗中，或者在这些器官和(或)幼苗中的含量特别丰富。比如，马铃薯是很好的维生素、矿物质和碳水化合物的来源，但是它们含有有毒物质，如龙葵碱，尤其是在其芽眼组织中。龙葵碱是一种生物碱，它是一种很好的天然农药，可以防止马铃薯甲虫、叶跳虫和其他马铃薯害虫的危害，有利于其物种生存。另外一种解释是，这种有毒物质可能是正常植物在代谢作用中产生的废物或者代谢产物，这种化合物的产生对植物本身有利，却对别的某些生物(包括别的植物)有害。

第五章 动物类食品中的天然毒素

知识目标

1. 掌握动物内分泌毒素对人体产生毒性作用的原因；鲭鱼毒素的来源、毒性作用及其机制、中毒表现以及预防措施；河豚毒素的来源、分布、中毒表现以及预防措施；贝类毒素的类型、与赤潮的关系以及预防措施。

2. 理解动物甲状腺激素、肾上腺激素对人体的毒性作用及其机制、预防措施；雪卡鱼的常见种类、雪卡毒素对人体的毒性作用及预防措施；鱼卵毒素的特性；鱼类腹壁的"黑膜"富集有毒物质；河豚毒素的毒性作用及其机制；麻痹性贝类毒素的中毒机制、中毒症状。

3. 了解动物病变淋巴腺、肝胆的可能毒性；其他贝类毒素的毒性作用；其他动物毒素的来源及对人体的毒性作用。

技能目标

1. 能够辨认鲭鱼、雪卡鱼、河豚等存在毒素的动物，防止误食；

2. 能够根据常见的动物毒素的特点指导人们科学地食用动物性食物；

3. 能够根据动物内分泌毒素、雪卡毒素等毒素的来源正确地去除毒素；

4. 能够运用贝类毒素与赤潮的关系解释贝类毒素的来源；

5. 能够根据鲭鱼毒素、雪卡毒素、河豚毒素、贝类毒素等常见动物食物的毒素特点预防动物性食物中毒。

天然有毒的动物性食物几乎均属于水产品。已知 1000 种以上的海洋生物是有毒的或能分泌毒液的,它们广泛分布于世界各个海域,其中许多是可食用的或者能进入食物链的。动物中常见的有毒物质有鱼类组胺、河豚毒素、贝类毒素等。

第一节 动物组织中的有毒物质

人类普遍食用的家畜肉如猪、牛、羊等动物性食品,在正常情况下,它们的肌肉是无毒的,可安全食用;但其体内的某些腺体、脏器或分泌物经提取后可作为医学用药,如果摄食过量,可扰乱人体的正常生理功能,影响人的身体健康;另外,含病原微生物较多的组织器官也不适于食用。

一、内分泌腺毒素

哺乳动物的内分泌腺主要有甲状腺、甲状旁腺、肾上腺、胰岛、胸腺和性腺等,主要功能是在下丘脑-垂体系统的调控下分泌各类激素,维持正常的生理活动,而激素亦能对下丘脑起反馈作用。动物的内分泌腺体所分泌的激素,其结构、性质和功能与人体内的腺体大致相同,可提取后作为药物治疗疾病,但摄入过量,会引起中毒。

(一)甲状腺激素

在牲畜腺体中毒中,以甲状腺中毒较为多见。猪的甲状腺呈深红色,牛的甲状腺呈淡红色,羊的甲状腺呈暗红色。猪的甲状腺位于气管喉头的前下部,是一个椭圆形颗粒状肉质物,附在气管上(猪的甲状腺与人的甲状腺相似,人的甲状腺如图 5-1 所示),俗称"栗子肉"。屠宰者应事先将甲状腺取下,不得与"碎肉"混在一起出售。人食用了未摘除甲状腺的血脖肉可引起中毒。

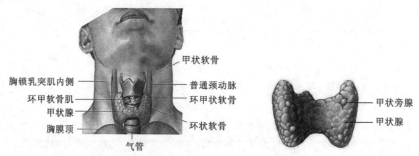

图 5-1 人的甲状腺位置及外形示意图

说明:甲状腺是脊椎动物非常重要的腺体,属于内分泌器官。在哺乳动物中,它位于颈部甲状软骨下方,气管两旁。人类的甲状腺形似蝴蝶,犹如盾甲,故此得名。

1. 甲状腺激素的概况

动物和人一样,一般都有甲状腺,甲状腺所分泌的激素包括甲状腺素(又称四碘甲腺原氨酸,T_4)和三碘甲腺原氨酸(T_3)。二者的结构如图 5-2 所示。

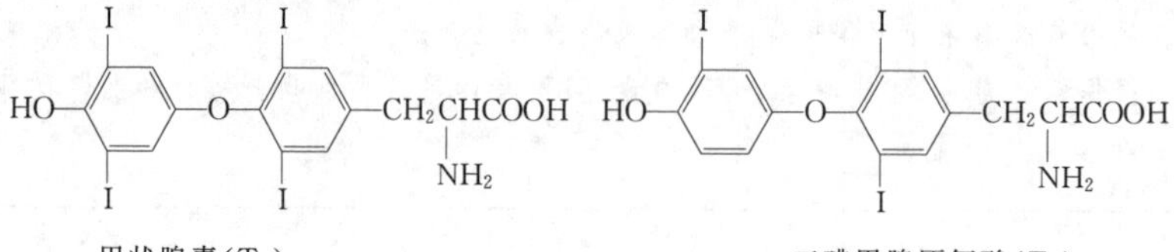

甲状腺素(T_4) 三碘甲腺原氨酸(T_3)

图 5-2 甲状腺激素的化学结构

甲状腺激素的生理作用是：

(1)促进组织氧化与产热作用。甲状腺激素能增加体内绝大多数组织的耗氧率,增加产热,使基础代谢增高。

(2)对物质代谢的影响:①甲状腺激素的增加可促进糖在小肠内的吸收,并增加肝糖原分解,因此可导致高血糖;②既促进肝脏合成胆固醇又增加胆固醇降解,甲状腺激素增加更偏向于促进胆固醇的降解;③生理剂量的甲状腺激素促进蛋白质的合成,但大剂量的会促进蛋白质的分解。

(3)影响脑和长骨的发育及生长,且在促进形态分化上的作用比促进生长的作用更为重要,特别是在出生后头 4 个月内影响最大。

(4)提高 CNS(中枢神经系统)的兴奋性;兴奋心血管系统,使心跳加快,心输出量增加;促进消化、增进食欲等。

2.中毒机制

因为猪等家畜的甲状腺激素与人的甲状腺激素的结构完全相同,因此人一旦误食大量的动物甲状腺,就会出现类似甲状腺功能亢进的症状;同时突然大量增加的甲状腺激素扰乱了人体正常的内分泌活动,特别是严重干扰了下丘脑的调节作用,导致体内激素分泌紊乱而出现一系列症状,既有与甲状腺功能亢进相似之处,又有其中毒的特点。

3.中毒症状

甲状腺激素中毒者的潜伏期可从 1h 到 10d,一般为 12～24h。临床主要症状为:头痛、头晕、全身无力、心慌出汗、发热、面色潮红、胸闷憋气、畏寒、恶心、上腹部隐痛,不一定呕吐或腹泻;发病约 20h 后可出现局部或全身出血性丘疹、皮肤发痒,间有水泡、皮疹,水泡消退后普遍脱皮。少数人下肢和面部浮肿、肝区痛、手指震颤,严重者发高热,从多汗转为汗闭、脱水。也可导致慢性病复发和流产等。哺乳期婴儿通过母乳可以发生中毒。病程短者仅 3～5d,长者可达月余。有些人较长期遗有头晕、头痛、无力、脉快等症状。

4.预防措施

甲状腺激素的化学性质非常稳定,需加热到 670℃以上才被破坏。防止甲状腺激素中毒的有效措施是:首先要做好屠宰的检验工作,出售的肉类都要摘除甲状腺,不得与"碎肉"一起出售;冷冻肉在冻结、包装等工序中需特别防止已经摘下来的甲状腺掉入"碎肉"当中而被当作"碎肉"一起销售。其次,消费者在集贸市场购买猪、牛、羊头颈肉时应多加注意识别,不要将甲状腺当肉吃。

(二)肾上腺激素

猪、牛、羊等动物和人一样,也有自身的肾上腺,它也是一种内分泌腺。肾上腺左右各一,分别跨在两侧肾脏上端,所以叫肾上腺,俗称"小腰子",大部分包在腹腔油脂内。图 5-3 所示为猪的肾和肾上腺。

1.肾上腺激素的概况

肾上腺是由两种不同的组织组成的,外层为皮质,内层为髓质,它们分泌不同的激素。

(1)肾上腺髓质分泌肾上腺素和去甲肾上腺素。这两种激素在"应激反应"中发挥重要作用。当环境

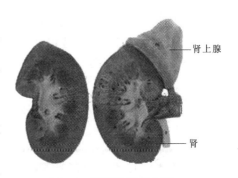

图 5-3　猪的肾及肾上腺

急剧变化或在各种紧急情况下，机体具有一种快速准备好"逃跑或斗争"或其他活动的应激机制，这时肾上腺髓质等分泌增加，肾上腺素和去甲肾上腺素水平上升，引起神经系统的兴奋性增强，机体处于警觉状态，反应敏捷；呼吸加快，每分钟换气量增加；心跳加强加快，心输出量增加，同时血压增高，加快血液循环；全身血流重新分配，内脏血管收缩，肌肉血流量增加，使应激时重要的器官得到更多的血液供应；肝糖原分解，血糖升高，脂肪分解加速，氧化产能增强，有助于机体获得充足的能量，以满足骨骼肌和心肌活动所需要的能量，因而使肌肉较长时间工作成为可能，有利于机体与环境做"斗争"或暂时度过紧急时刻，争取时间。

（2）肾上腺皮质分泌三类激素：盐皮质激素（醛固酮等）、糖皮质激素（皮质醇等）、性激素（雌二醇，脱氢异雄酮等）。这些激素能调节物质代谢，使蛋白质分解加速、合成减少，糖异生增强，血糖增高；使脂肪重新分布，当肾上腺皮质功能亢进时可形成向心性肥胖（满月脸、水牛背、水桶腰、四肢消瘦）；降低肾脏入球血管阻力，利于水的排出。肾上腺皮质激素参与"应激反应"，当环境急剧变化或在各种伤害性的刺激下，机体的下丘脑-腺垂体-肾上腺皮质活动增强，肾上腺皮质分泌增加，可进一步提高机体耐受伤害性刺激的能力。

2.中毒原因和症状

肾上腺激素中毒一般是因屠宰牲畜时没有及时处理肾上腺而被人误食引起的，包括两种情况：①没有摘除肾上腺；②未及时摘除肾上腺，髓质软化后再摘除时，内容物流失，造成周边的肌肉或内脏被污染。误食肾上腺或被其内容物污染的畜肉可引起机体内的肾上腺髓质激素和皮质激素浓度增高，引起类似于"应激反应"等的症状。

肾上腺激素中毒的潜伏期很短，食后15～30min可发病。主要症状为血压急剧升高、恶心呕吐、头晕头痛、四肢与口舌发麻、肌肉震颤、心窝痛、腹泻，重者面色苍白、瞳孔散大，高血压、冠心病者可因此诱发中风、心绞痛、心肌梗死等，危及生命。

3.预防措施

预防肾上腺激素中毒的措施主要是在屠宰牲畜时及时摘除肾上腺，以防误食，并要防止腺体破损污染肌肉。在购买时也要注意识别，烹调前应去除"腰子"以外的附着物。

（三）病变淋巴腺

淋巴腺是机体的免疫屏障，相当于对外界的防御屏障，它的主要功能是过滤和对抗外来入侵的有害细菌和病毒。淋巴结遍布全身，在动物颌下、脖子、腋下、肠系膜、大腿根部、腹股沟和腰下等处比较密集，正常时肉眼不易发现。当病原微生物侵入机体后，淋巴腺产生相应的反抗作用，甚至出现不同的病理变化，如充血、出血、肿胀、化脓、坏死等，此时淋巴结肿大，变为灰白色或淡黄色如豆粒至枣大小的"疙瘩"，俗称"花子肉"。病变淋巴腺的形状见图5-4。这种肉眼显见的病变淋巴腺含有大量的病原微生物及其代谢产物，人食用后，就有可能发生中毒或者感染某些传染性疾病。

家畜的脖子、肠系膜等处的肉眼显见的"疙瘩"需要摘除。对于鸡、鸭、鹅等家禽，其臀尖、翅尖通常需要摘除。鸡臀尖是位于鸡肛门上方的那块三角形的肥厚的肉块，那是淋巴腺集中的地方，是病菌、病毒及致癌物质的大本营。虽然淋巴腺中的巨噬细胞能吞食病菌、病毒，但对3,4-苯并芘等致癌物却无能为力，它们可以在其中贮存。

无病变的淋巴腺，即正常的淋巴腺，通常难以发现，即使食入也因为其病原微生物含量较少而不太可能引起相应的疾病，因此不必摘除；否则因为淋巴腺的广泛分布，全部摘除反而会破坏肉的完整性，增加污染的机会。

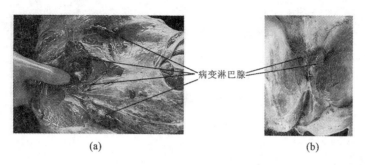

(a)   (b)

图 5-4 猪的病变淋巴腺

(a)断奶仔猪在典型猪瘟病程中出现的淋巴结出血肿大;(b)断奶仔猪腹股沟淋巴结肿大和充血

二、动物肝脏中的毒素

动物肝中,猪、牛、羊肝等在市场上广为销售,鱼类的肝脏由于保存不易的原因多制作为鱼肝油食用。动物肝富含蛋白质、维生素 A 和叶酸、铁等营养物质,鱼肝油中还富含维生素 D,有益于人体健康,尤其是孕妇、儿童的需要量最多。但是,动物肝脏中也含有一些对身体不利的成分,如含有大量的胆固醇和胆酸等,更加值得注意的是,肝脏是动物代谢废物和外源毒物的处理工厂,当某些外源化学物(如瘦肉精)含量过多时,可在肝脏中蓄积而导致相应的食物中毒。

(一)胆汁酸

1.胆汁酸的来源

胆汁酸(bile acids)来源于动物的肝脏和胆囊,是熊、牛、羊和兔等动物肝中的主要毒素。动物食品中的胆汁酸是胆酸、脱氧胆酸和牛磺胆酸的混合物,以牛磺胆酸的毒性最强,脱氧胆酸次之。胆汁酸的分子结构如图 5-5 所示。普遍用作食物的猪肝并不含足够数量的胆汁酸,因而不会产生毒作用,但是当大量摄入动物肝时,可能会引起中毒症状。

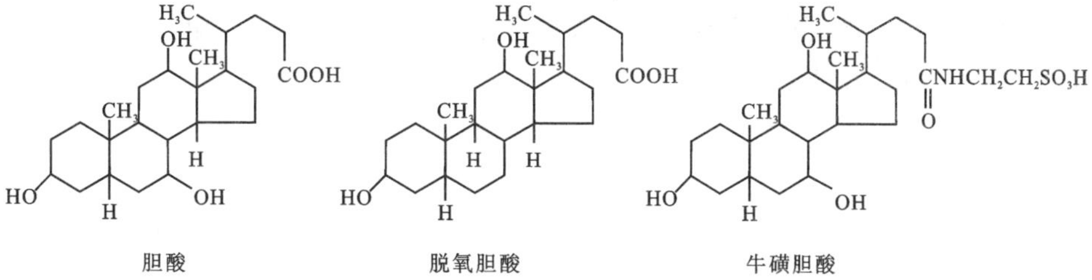

胆酸   脱氧胆酸   牛磺胆酸

图 5-5 胆汁酸的分子结构

2.中毒机制及症状

胆汁酸是中枢神经系统的抑制剂,在几个世纪之前,我国就将熊肝用作镇静剂和镇痛剂。我国民间有食用鱼胆、蛇胆及其他动物胆囊如熊胆、虎胆等来治疗疾病的习惯,所以发生中毒的事件屡见不鲜。

机体内源性胆汁酸以疏水性胆汁酸为主,亲水性胆汁酸仅占很小比例(1‰~3‰)。疏水性胆汁酸与脂质高度亲和,可溶解破坏细胞膜和线粒体膜结构,致使细胞凋亡或坏死。过量的胆汁酸可严重损伤人体的肝、肾组织,出现肝组织变性、坏死,肾小管受损,肾集合管阻塞,肾小球滤过作用减弱,尿液排出受阻等症状,在短期内可导致肝、肾功能衰竭,还可损伤脑细胞、心肌，造成神经系统和心血管系统的病变。除此之外，许多动物研究发现，胆汁酸的代谢物——脱氧胆酸对人类的肠道上皮细胞癌，如结肠癌、直肠癌有促进作用。

3.预防措施

动物肝脏不宜过量食用。用胆囊治病时，要遵医嘱尽量少量使用。另外，亲水性的熊去氧胆酸、牛磺胆酸能抑制疏水性胆汁酸的毒性作用，具有保护肝等作用。

（二）维生素 A

1. 维生素 A 的生理作用及其来源

肝脏是动物体内储存养料的重要器官，其中的维生素 A 含量远远超过奶、蛋、肉、鱼等食品中的含量，因此肝脏是补充维生素 A 的良好食物来源。维生素 A 具有以下生理作用：①参与感光、维持视觉，有助于对多种眼疾（如眼球干燥与结膜炎等）的治疗；②促进生长发育；③维持上皮结构的完整与健全；④加强免疫能力；⑤清除自由基，有一定的抗氧化作用。各动物肝脏的维生素 A 含量不尽相同，其中鲨鱼肝、鳕鱼肝、狗肝、熊肝、狼肝中维生素 A 的含量较高，如表 5-1 所示。

表 5-1　动物肝中的维生素 A 含量比较

动物	含量(IU)(100g 鲜重)
北极熊	1800000
海豹	1300000
羊和牛	4000～45000
狗	70000
黄鼬	2400～4000
鲨鱼	10450

维生素 A 是一种脂溶性维生素，不易从尿中排出，易在体内蓄积，所以过量地食用维生素 A 容易引起中毒。维生素 A 中毒多见于过量食用富含维生素 A 的狗肝、羊肝以及鲨鱼、鲟鱼、大比目鱼等动物的肝脏，或者短期内大量服用或长期过量服用浓缩鱼肝油。成人一次摄入 200g 鲨鱼肝即可中毒。

2. 中毒症状

一次摄入大于 200 万 IU 的维生素 A 可引起急性中毒，主要表现为恶心、严重头痛、迟钝、眩晕以及皮肤脱屑等。每日摄入 5 万～6 万 IU、连续 3 个月摄入维生素 A 可出现慢性中毒，主要表现为皮肤干燥、斑丘疹状皮疹、脱屑、皮肤瘙痒、脱发、疲劳和困倦等。孕早期维生素 A 中毒可致畸胎。据报道称，曾有北极探险者及拉雪橇的北极狗因摄取熊肝和海豹肝而引起急性中毒。

3. 预防措施

动物肝脏、鱼肝油等不宜过量食用。

总之，动物肝脏虽然营养丰富，但必须善于选择和烹调。一般来说，食用动物肝脏时应注意以下三点：

第一，要选择健康肝脏。肝脏瘀血、异常肿大或干缩，内包白色结节或肿块，胆管明显扩张，流出污染的胆汁或见有虫体等，都可能为病态肝脏，不可食用。

第二，对可食肝脏，食前必须彻底清除肝内毒物。一般方法是反复用水浸泡 3～4h，如急用,可在肝表面切上数刀,以增加浸泡效果,缩短浸泡时间。彻底除去肝脏内的积血之后,方可烹调。而且要充分加热,使之彻底熟透,不可半生带血食用。

第三,要慎重食用,不可一次过量食用,或小量连续食用,防止过量维生素 A 中毒。

第二节 鱼类毒素

鱼类食品肉质细嫩,味道鲜美,蛋白质含量比畜肉、禽肉要高,脂肪含量较低,营养丰富,是人们喜爱的食物,尤其是深海鱼油含有多不饱和脂肪酸,对人体有益。我国鱼类资源丰富,有数千种,其中有毒鱼类有数百种,主要是海洋鱼类。目前世界上有毒的鱼至少有 1200 种,遍布全球各种水生环境,从山涧溪流到大洋深海,但是多数有毒鱼类主要分布在热带水域。

我国年消费鱼类的量约占总肉类消费量的 5%,其中主要是淡水养殖鱼类。但对东南亚、日本、太平洋岛国和南欧国家的居民而言,海洋鱼类是他们摄取蛋白质的最重要来源。因误食海洋产品的中毒者在各国皆屡见不鲜,因此,海洋鱼类毒素是食品中很重要的不安全因素。

表 5-2 列举了一些不同海洋动物的毒物类型。

表 5-2 海洋动物的毒物类型

海洋动物	毒物类型
海葵、海蜇、章鱼	蛋白质
鲍鱼	焦脱镁叶绿酸
贝类、蟹类	岩蛤毒素
河豚、加州蝾螈	河豚毒素
梭鱼、黑鲈、真鲷、鳗鱼、鹦嘴鱼	雪卡毒素
青花鱼、金枪鱼、蓝鱼	组胺

一、鲭鱼毒素(组胺)中毒

(一)毒素来源

鲭鱼毒素中毒也可称组胺中毒。实际上鱼体中组氨酸含量较高,由于时间、温度控制不良,使有些微生物繁殖,产生的脱羧酶将组氨酸变成组胺而引起食物中毒,因为历史上该现象主要发生于鲭鱼,故而称鲭鱼毒素中毒。产生鲭鱼毒素的鱼类包括组氨酸含量较高的鱼种,如鲭鱼(又称鲐鱼)、金枪鱼、沙丁鱼、蓝鱼、秋刀鱼、鲣鱼、鱼参、竹荚鱼等,多为青皮红肉的海产鱼类。常见的青皮红肉鱼如图 5-6 所示。

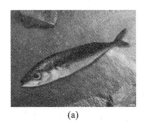 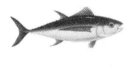 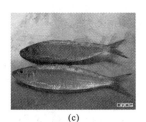

(a) (b) (c)

图 5-6 常见的青皮红肉鱼
(a)鲭鱼;(b)金枪鱼;(c)沙丁鱼

（二）中毒机制

当鱼开始发生腐败时，鱼组织中的游离组氨酸在链球菌、沙门氏菌等细菌中的组氨酸脱羧酶的作用下产生组胺，这个反应如图5-7所示。在微生物酶的作用下，精氨酸等分解所产生的腐胺等胺类可与组胺产生协同作用，使毒性大为增加。

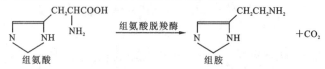

图 5-7　鱼组织中组胺的形成过程

青花鱼、金枪鱼、沙丁鱼等鱼类在 37℃ 条件下放置 96h 即可产生 1.6～3.2mg/g 的组胺，而鲤鱼、鲫鱼和鳝鱼等淡水鱼类产生的组胺很少，仅为 0.0012～0.0016mg/g 体重，故淡水鱼类与组胺中毒关系不大。一般引起人体中毒的组胺摄入量为 1.5mg/kg 体重，与个体对组胺的敏感程度有关。

组胺的毒理作用主要是刺激心血管系统和神经系统，促使毛细血管扩张充血，使毛细血管通透性加强，血浆大量进入组织，血液浓缩、血压下降，引起反射性的心率加快，刺激平滑肌，使之发生痉挛。

（三）中毒症状

通常人对某物过敏时，体内形成的组胺增多，从而引起一系列的过敏症状。而鲭鱼毒素中毒是外源摄入的组胺增加，因此其中毒症状与"过敏"有些相似。鲭鱼毒素中毒的特点为发病快、症状轻、恢复快，少有死亡。中毒的潜伏期一般为 0.5～1h，短者只有 5min，长者可达 4h。临床表现为皮肤潮红、结膜充血，似醉酒样，还有头晕、头痛、心跳加快、胸闷和呼吸急促、血压下降等症状，有时还会出现荨麻疹，个别患者会出现哮喘，一般体温不高。中毒者多于 1～2d 内恢复。

目前，我国和日本规定食品中组胺的最大允许含量为 100mg/100g 食品。

（四）预防措施

组胺在鱼中的浓度可达到 5mg/g 体重而不会出现异味，故很难被察觉。预防鲭鱼毒素中毒的主要措施就是保持鱼质新鲜。对于刚购进的可能含组氨酸较高的鱼类，在加工前应认真检查，弃去不新鲜的鱼。对暂时不吃或吃不完的鱼，应包装密封后及时放入冰箱冷藏或冷冻，其温度应低于 5℃。在盐腌鱼时应将鱼劈成两半，摘除内脏洗净，用相当于鱼体重 25% 的食盐腌制。由于组胺是碱性物质，烹调时可适量放些雪里蕻、醋等酸性物质，使组胺呈离子状态而不容易被吸收，以减少中毒概率。

二、雪卡毒素中毒

（一）毒素来源

雪卡鱼（Ciguatera）是指栖息于热带和亚热带海域珊瑚礁附近因直接或间接食用有毒藻类而被毒化的鱼类的总称。这类毒素是由生活在热带地区的甲藻产生的，现在已经确定的 3 种毒素为雪卡毒素（Ciguatoxin，CTX）、刺尾鱼毒素（Maitotoxin，MTX）和鹦嘴鱼毒素（Scaritoxin，STX）。因为最初是人食用了加勒比海一带名为"Cigua"的一种海生软体动物而引起的这类中毒，所以现在此类中毒泛指雪卡毒素中毒。每年的 1—5 月是此毒素的分泌生长高峰期。

雪卡毒素中毒广泛存在于热带地区,是许多年来一直困扰着生活在南太平洋岛屿居民的一个严重问题,而且也是人类从海洋生物中发掘新的蛋白质资源的主要障碍。目前已有400多种鱼被认为是雪卡鱼,实际含毒的有数十种,其中包括几种经济上比较重要的海洋鱼类,如梭鱼、黑鲈和真鲷等;在我国南方沿海的广东、香港一带,主要的雪卡鱼是大石斑鱼、苏眉鱼。常见的雪卡鱼如图5-8所示。雪卡鱼的种类随海域不同而有所不同,但在外观上与相应的无毒鱼无法区别。

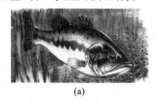 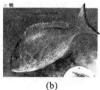 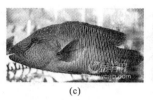 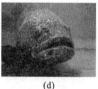

(a)　　　　　　　(b)　　　　　　　(c)　　　　　　　(d)

图 5-8　常见的雪卡鱼

(a)黑鲈;(b)真鲷;(c)苏眉鱼;(d)石斑鱼

(二)毒素的结构与性质

1.毒素的结构

CTX、MTX、STX虽然都属于雪卡毒素,但其结构有很大的差异。

CTX由13个连续醚环组成,醚环原子个数为5～9,其化学式结构和短裸甲藻毒素的结构相似,分子式为$C_{60}H_{88}O_{19}$,相对分子质量为1112,分子中有6个羟基、5个甲基和5个双键,其化学式结构如图5-9所示,其中Me代表甲基($—CH_3$)。CTX是一种脂溶性毒素。

图 5-9　CTX 的化学式结构

MTX是一种非蛋白性毒素,不含氨基酸。STX是一种脂溶性毒素,它的某些化学性质和色谱性质与CTX的相似,但它们的极性有所差异,化学结构还不太确定。

2.毒素的性质与富集部位

雪卡鱼的毒素多为脂溶性毒素,容易蓄积。雪卡鱼对这些有毒藻类或毒素无任何致病反应,但可沿着"有毒甲藻→小雪卡鱼→大雪卡鱼"的食物链进行富集。对于直接食用有毒藻类的小雪卡鱼体,毒素主要富集在含脂类物质多的部位,如内脏、鱼油等;海洋里面通常是大鱼吃小鱼,大鱼在成长过程中把大量的小鱼体内富集的毒素转移到自身体内。因此,通常来说越大的鱼由于其生命周期越长,体内富集的毒素含量就越高,尤其是头、卵、肝等部位的含量最高。一旦人进食含毒素较多的鱼就会中毒。雪卡鱼的毒素也可在人体内累积而产生累积性中毒。

(三)毒作用机制

CTX阻断神经信息的传导,作用机理与河豚毒素相似:CTX可以打开细胞膜上电压门控的钠离子通道的位点 2，导致静息电位状态下的钠离子内流，引起细胞膜的去极化，再通过神经、肌肉系统引起血管和平滑肌的持续性收缩。在这一去极化过程中，CTX 可能充当钠离子的载体。

MTX 同样作用于细胞膜，它却可以促进钙离子内流，其作用机制可能是：作用于一部分膜蛋白，从而使膜蛋白形成近似于钙离子通道的结构，这样，通过钙离子的大量内流就可以使细胞膜去极化，再通过神经、肌肉系统引起血管和平滑肌的持续性收缩。

对于 STX 致毒机理的研究不是太多，但可以确定它是通过改变细胞膜对离子的通透性来使细胞膜去极化的，从而使中毒者表现出和其他两种毒素相似的症状。

（四）中毒症状

雪卡毒素为高毒神经毒素，无色无味，是一种脂溶性毒素，不溶于水，耐热，不易被胃酸破坏，对小鼠的 LD_{50} 为 $0.45\mu g/kg$ 体重，毒性比河豚毒素强 20 倍。刺尾鱼毒素对小鼠的 LD_{50} 为 $0.17pg/kg$ 体重。

雪卡鱼中毒的潜伏期一般为 2～10h，主要影响人类的胃肠道和神经系统。雪卡鱼的毒素种类多，每种毒素的作用机制各有不同，这些毒素单独或以不同的比例共同起作用，从而在不同案例中表现出不同的广泛症状。总的来说，雪卡鱼中毒的症状与有机磷中毒有些相似：一些受害者开始感到唇、舌和喉的刺痛，接着在这些地方出现麻木；另一些病例首先的症状是恶心和呕吐，接着是口干、肠痉挛、腹泻、头痛、虚脱、寒战、发热和广泛肌肉痛等症状，口腔有食金属味，接触冷水犹如触电般刺痛，中毒持续恶化直到患者不能行走。症状可持续几小时到几周，甚至数月的时间。在症状出现的几天后，有时有死亡现象发生。

（五）预防措施

由于加热或冷冻均不能破坏雪卡毒素，且目前尚无特效解毒剂，因此对雪卡鱼中毒重在预防。首先要慎食可能含有雪卡毒素的深海鱼，尤其不要进食鱼内脏和鱼油，因为雪卡毒素多会积聚在鱼类的肝脏、胆、卵巢、头等内脏或脂类物质含量高的部位；如要进食，每条鱼的进食量最好不要超过 2kg。其次，食用深海鱼时，切忌同时喝酒、吃花生或其他豆类食物，以免加重中毒的程度。最后，对于有雪卡毒素中毒历史的人，再次中毒的机会较大，症状会更严重，要尽量少吃或不吃深海鱼。

三、鱼卵和鱼胆毒素

有些鱼类能产生鱼卵毒素。在我国，能产生鱼卵毒素的鱼有十多种，其中包括河豚、青海湖裸鲤、狗鱼、鳃鱼、淡水石斑鱼、鳇鱼、鲶鱼等。除河豚毒素以外，鱼卵毒素为一类毒性球蛋白，具有较强的耐热性，100℃约 30min 的条件可使毒性部分被破坏，120℃约 30min 的条件才能使毒性全部消失。一般而言，耐热性强的鱼卵蛋白毒性也强，其毒性反应包括恶心、呕吐、腹泻和肝脏损伤，严重者可见吞咽困难、全身抽搐甚至休克等现象。预防措施是不食用有毒鱼卵，加工腌制鱼类制品时均应去除鱼卵。

我国民间有以生吞鲤鱼胆来治疗眼疾、高血压及气管炎等病的做法，常因用量、服法不当而发生中毒。其中以青鱼、草鱼和鲩鱼的苦胆中毒最多见。因胆汁毒素不易被加热和乙醇所破坏，因此，不论生吞、熟食或用酒送服，超过 2.5g 就可中毒，甚至死亡。详见前述胆汁酸中毒的相关内容。

四、其他鱼类毒素

除以上介绍的几种鱼类毒素外,在任何鱼类的腹腔内壁上都有一层薄薄的"黑膜",它既可保护鱼体内脏器官,又可阻止内脏器官分泌的有害物质渗透到肌肉中去,而膜本身则由于长期被各种有害物质的污染而增色。因此,人们不应食用这种黑膜,否则,等于吃进鱼体内富集的有害物质。

第三节　河豚毒素

河豚毒素(Tetrodotoxin,TTX)首先得之于河豚(Futu rubripe)。河豚是味道极鲜美但含有剧毒的鱼类,自古以来就有"拼死吃河豚"的说法。河豚毒素中毒是世界上最严重的动物性食物中毒。河豚毒素的毒性比氰化钠强 1250 倍,如不经特殊加工手段,则中毒甚至死亡在所难免。在我国,早在 2 世纪就有关于河豚中毒的记载。河豚的某些品种,特别是圆头河豚是烹饪的常见菜肴。东亚国家的居民,特别是日本人将这些鱼看作美味,但由于处理不当或有意不进行彻底处理,河豚中毒事件时有发生。据统计,日本每年因为食用河豚导致中毒的人数多达 50 人,过去 100 年间每 10 年有超过 1000 例的河豚中毒事件。由河豚中毒引起的死亡人数占由食物中毒引起的总死亡人数的 60%～70%。我国《水产品卫生管理办法》中严禁餐馆将河豚作为菜肴经营,也不得流入市场销售。

一、河豚的种类与共同特征

河豚又名鲀鱼、气泡鱼、鲅等,在不同的地方还有诸如"潜水艇""挺巴鱼"等各种不同的名字,是一种海洋鱼类,全球共有 200 多种,我国有 70 多种,其中常引起人中毒的主要有星点东方鲀、豹纹东方鲀等,广泛分布于热带、亚热带海区。我国常见的有黄鳍东方鲀、虫纹东方鲀、红鳍东方鲀、暗纹东方鲀等(图 5-10),其中以暗纹东方鲀产量最大。河豚味道极为鲜美,与鲥鱼、刀鱼并称为"长江三鲜"。

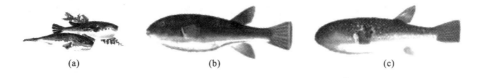

(a)　　　　　　(b)　　　　　　(c)

图 5-10　不同种类的河豚
(a)红鳍东方鲀;(b)暗纹东方鲀;(c)虫纹东方鲀

不同种类的河豚,其外形不尽相同,但其共同特征是:身体浑圆,头胸部大,腹尾部小,背上有鲜艳的斑纹或色彩,体表无鳞,口腔内有明显的两对门牙。河豚的上下颌的牙齿都是连接在一起的,好像一块锋利的刀片,这使河豚能够轻易地咬碎硬珊瑚的外壳。它一旦遭受威胁,就会吞下水或空气使身体膨胀成多刺的圆球,天敌很难下嘴(图 5-11)。河豚可以大到几斤至几十斤,也可小到不及半个手掌大(图 5-12)。

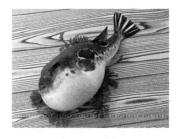

图 5-11　鼓气的河豚

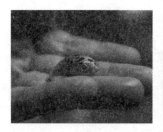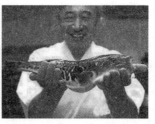

图 5-12　不同大小的河豚

二、河豚毒素的分布

目前,已知大约 80 种河豚含有或怀疑含有河豚毒素。在大多数河豚的品种中,毒素的浓度由高到低依次为卵巢、鱼卵、肝脏、肾脏、眼睛和皮肤,肌肉和血液中的含量较少。由于河豚毒素在鱼肌肉中的含量很低,所以,中毒大多数是由于可食部分受到卵巢或肝脏的污染,或是直接进食了这些内脏器官引起的。对死亡较久的河豚来说,因内脏腐烂,其中的毒素也会浸染进其肌肉中。

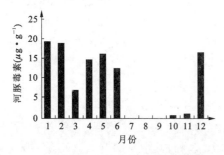

图 5-13　雌河豚卵巢和鱼卵中毒素的季节变化

河豚毒素主要存在于雌性河豚的卵巢中,而且含量随季节变化而有所不同(见图 5-13)。其含量的多少因鱼的种类和季节有所差异。春季为雌鱼的卵巢发育期,卵巢毒性最强,再加上肝脏的毒性也在春季最强,所以春季最易发生河豚中毒。夏、秋季雌鱼产卵后,卵巢即退化而令其毒性减弱。在产卵期的冬季,河豚卵巢和鱼卵中含毒素的浓度最高,而这时也是河豚风味最佳的时候。

河豚毒素除存在于河豚体内外,还分布于陆地和海洋的许多动物中,包括毫不相干的脊椎动物、无脊椎动物的体内和体表,甚至海底沉积的生物中,如热带刺鲥鱼、蟾蜍、哥斯达黎加的箭毒蛙、蓝斑章鱼、多棘槭海星、马蹄形蟹、花纹爱洁蟹,腹足纲软体动物如碧罗法海螺、日本东风螺,环节动物以及其他的软体动物和线虫。南美和非洲的土著居民常从一些两栖动物的皮肤上收集河豚毒素用以制箭毒。

此外,在我国一些沿海地区曾发生因食麦螺而引起河豚毒素中毒的案例。由于河豚产卵时需硬物磨破肚皮,而麦螺恰好有尖尖的顶,河豚的肚皮磨破后卵籽和毒液一起破口而出,而麦螺可吸吞河豚毒液和软体卵籽,因而人们在食用麦螺的同时,亦摄入了河豚毒素。故在河豚产卵繁殖季节不能食麦螺。

三、河豚毒素的毒性及其作用机制

河豚毒素是毒性极强的物质,毒力相当于剧毒品氰化钠的 1250 倍,是迄今为止自然界中发现毒性最强的非蛋白质之一。河豚毒素对小鼠的经口 LD_{50} 为 $8.7\mu g/kg$ 体重,对人的经口最小致死量为 $40\mu/kg$ 体重,$1\sim2mg$ 河豚毒素结晶就可使一个成人死亡,相当于高毒性河豚品种 $1g$ 卵巢的毒素含量。

河豚毒素的中毒机制是抑制神经细胞膜的 Na^+ 通道。河豚毒素是典型的 Na^+ 通道阻滞剂,它能选择性地与肌肉、神经细胞膜表面的 Na^+ 通道受体结合(见图 5-14),阻断电压依赖性 Na^+ 通道,从而阻滞动作电位,抑制神经肌肉间兴奋的传导,导致相关生理机能障碍,主要为神经和肌肉的麻痹。河豚毒素中毒主要表现为神经中枢和神经末梢的麻痹。一般先是感觉神经麻痹,继而运动神经麻痹,使肢体无力甚至不能运动;血管中枢麻痹引起血压下降,脉搏迟缓;呼吸中枢麻痹导致呼吸停止而死亡。此外,河豚毒素还可作用于胃肠道黏膜,引起急性胃肠炎症状。河豚毒素亦能抑制去甲肾上腺素的释放。

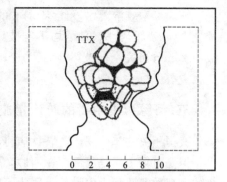

图 5-14　TTX 阻碍钠离子通道的模型

河豚毒素中毒的潜伏期很短,短至 $10\sim30min$,长至 $3\sim6h$,一般为 $30\sim60min$。该中毒发病急,来势凶猛,中毒严重者最后多死于呼吸衰竭。如果抢救不及时,中毒后最快的 10min 内死亡,最迟 $4\sim6h$ 死亡。中毒的典型进程包括以下四个阶段:①唇、舌和手指有轻微麻痹和刺感,这是中毒的明显征兆;②唇、舌及手指逐渐变得麻痹,随即发生恶心、呕吐等症状,口唇麻痹进一步加剧,但存在知觉;③因麻痹而出现说话困难现象,运动失调更为严重,并使肢端肌肉瘫痪;④知觉丧失,呼吸麻痹而导致死亡。

如果中毒症状发展迅速,河豚毒素中毒者一般不大可能得救。由于河豚毒素无抗原性,所以没有抗血清。如果呕吐严重或者中毒症状处在第三和第四阶段,则没有抗毒药物可救。目前,对河豚毒素中毒最好的急救方法是清洗和排出胃肠道中的毒素,并马上进行人工辅助呼吸。

四、河豚毒素的化学特性

1909 年,科学家分离并命名了河豚毒素,但是直到 1970 年,通过对一些河豚毒素衍生物的 X 射线分析,研究者才弄清了其结构(见图 5-15)。河豚毒素是一种全氢化喹唑啉化合物,分子式为 $C_{11}H_{17}N_3O_8$,相对分子质量为 319。河豚毒素衍生物的毒性依不同的 C_4 的取代基而有所不同。河豚毒素化学结构中 C_5 和

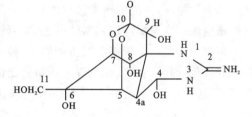

图 5-15　河豚毒素的结构

C_{10} 间的氧连接似乎是衍生物具有毒性所必需的,这可从没有这个氧连接的河豚酸是无毒的事实中得到证明。河豚毒素衍生物的相对毒性见表 5-3。

表 5-3　河豚毒素衍生物的相对毒性

化 合 物	C_4^a	相对毒性
河豚素	—OH	1.000
无水河豚素	—O—	0.001
氨基河豚素	—NH₂	0.010
甲氧基河豚素	—OCH₃	0.024
乙氧基河豚素	—OC₂H₅	0.012
脱氧河豚素	—H₂	0.079
河豚酸	—	0

河豚毒素难溶于水，可溶于弱酸的水溶液，对热稳定，100℃下8h都不被破坏，120℃下1h才能被破坏，盐腌、日晒均不能破坏毒素。但是，河豚毒素对碱不稳定，在4％NaOH溶液中20min可完全被破坏，降解为喹唑啉化合物。实际上，河豚毒素是很难去除的，所以预防很重要。

五、河豚毒素中毒的防治措施

我国相关法律法规严禁餐饮店将河豚作为菜肴经营，河豚不得流入市场销售。

但是市场上还是局部存在河豚，只是通常被人们称为别的各种不同的名字。人群中发生的大多数河豚毒素中毒都是因为不能识别河豚，从而把河豚当作普通鱼处理。因此对于消费者，首先必须认识河豚的形状特征，以防误食中毒；再者，要认识到河豚的毒性，不要抱着侥幸心理，为了贪一时的口味享受而去吃河豚；再次，人工养殖的河豚通常比野生的河豚的毒性低，所以需对野生的河豚更加地注意防范；最后，河豚的肌肉相对无毒。

第四节　贝类毒素

一、贝类毒素的来源

贝类是人类动物性食物蛋白质的来源之一。贝类的种类很多，至今已经记载的有几十万种，但世界上可作食品的贝类只有28种，已知的大多数贝类均含有一定数量的有毒物质。只有在地中海和红海生长的贝类是已知无毒的，墨西哥湾的贝类也比其他地区固有的那些贝类的毒性低。实际上，贝类自身并不产生毒素，但是当它们通过食物链摄取有毒海藻或与有毒藻类共生时才变得有毒，以至足以使人类食物中毒。

赤潮发生时，贝类的毒素往往加重。赤潮是指海水中某些浮游植物、原生动物或细菌爆发性增殖或高度聚集而引起水体变色的一种有害生态现象。赤潮是一个历史沿用名，它并不一定都是红色。基于赤潮发生的原因、种类和数量的不同，水体会呈现不同的颜色，有红色或砖红色、绿色、黄色、棕色等。值得指出的是，某些赤潮生物（如原膝沟藻、裸甲藻、梨甲藻等）引起的赤潮，有时并不引起海水呈现任何特别的颜色。而当贝类处于有毒赤潮区域时，会摄食更多的有毒藻类，易将更多的毒素富集于体内，人们食用后更容易引起食物中毒。在几个世纪以前，北美洲西海岸的印第安人就已经发现赤潮与海产品毒素加重之间的关系。他们一旦发现海水变为红色，即相互警告不要再食用污染海域的鱼和贝类，并设立岗哨以注意海水颜色的变化直到颜色趋于正常。实际上，各种贝类等毒素对贝类本身没有致病作用，大多数贝类在赤潮停止后3周内将毒素分解或排泄掉。因此，等到赤潮过去3周以后再捕捞鱼、贝类是比较安全的。但是，某些贝类的代谢或解毒能力比较弱，可能需要更长的时间才可以把毒素分解或排泄掉。近年来，由于环境污染日渐加剧和其他一些因素的影响，在我国及其他一些国家的沿海地区赤潮频发，藻类毒素所致的海产品毒化现象也日趋严重。

海洋中可引起赤潮的藻类有300种左右，其中有毒种类为80种左右，直接累及贝类使其变得有毒的藻类包括原膝沟藻、鞭毛藻、裸甲藻及其他一些未知的海藻。这些海藻主要感染蚝、牡蛎、蛤、油蛤、扇贝、紫贻贝和海扇等贝类软体动物。主要的贝类毒素包括麻痹性贝类毒素（Paralytic shellfish poison，PSP）、腹泻性贝类毒素（Diarrhetic shellfish poison，

DSP)、神经性贝类中毒（Neurotoxic shellfish poison，NSP）、失忆性贝类中毒（Amnestic shellfish poison，ASP）四类。

二、麻痹性贝类毒素

麻痹性贝类毒素(PSP)专指双壳贝类摄食有毒的涡鞭毛藻、莲状原膝沟藻、塔马尔原膝沟藻后所产生的生物毒素。自 1954 年石房蛤毒素从加利福尼亚蚝和阿拉斯加油蛤中分离出来后,已有 7 种有关的麻痹性贝类毒素从甲藻和软体动物中分离得到,它们主要有石房蛤毒素(Saxitoxin，STX)、膝沟藻毒素(Gonyautoxins，GTXs)和新石房蛤毒素(Neosaxitoxin，NeoSTX)。

在所有的贝类产品食物中毒事件中,麻痹性贝类毒素中毒被公认为是对健康危害最严重的贝类毒素中毒之一。有资料报道,1972—1982 年日本的麻痹性贝类毒素中毒患者达 1192 人;1981 年西班牙有 5000 人中毒;1983 年菲律宾有 300 人中毒,并有 21 人死亡。截至目前,全球沿海地区都有麻痹性贝类中毒致死事件的报道。

(一)毒素的性质

1.毒素的结构和类型

麻痹性贝类毒素是一种四氢嘌呤的化合物(如图 5-16 所示),共有 20 多种衍生物,按其结构及毒性可分为 4 种类型(如表 5-4 所示):第一类是含氨基甲酸酯的毒素,它们的毒性最强;第二类是含氨基甲酚的毒素,它们的毒性中等;毒性最低的一类为含氨基甲酰-N-磺基的膝沟藻毒素;毒性尚未完全清楚的一类是脱氧脱氨基甲酰族毒素。

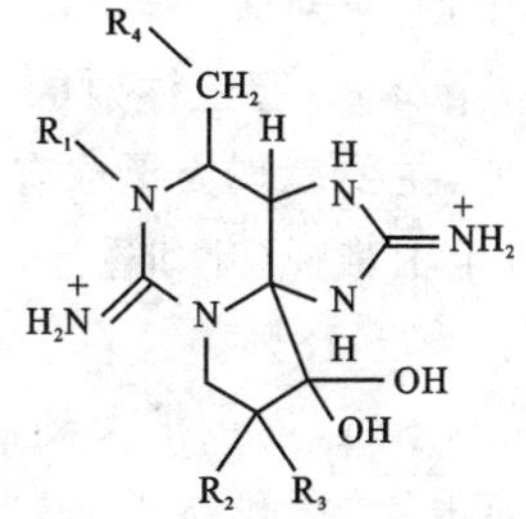

图 5-16　PSP 的母体结构

表 5-4　PSP 的结构

R_1	R_2	R_3	R_4 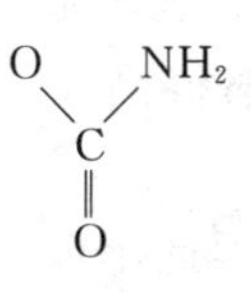 (O-C(=O)-NH$_2$)	R_4 (O-C(=O)-N(H)-SO$_3^-$) 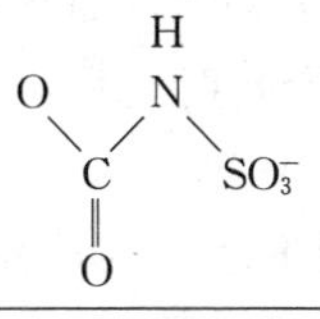	R_4 (OH)	R_4 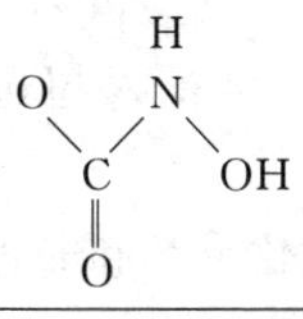 (O-C(=O)-N(H)-OH)	R_4 (H)
H	H	H	STX	GTX$_5$(B1)	dcSTX	hySTX	doSTX
OH	H	H	NeoSTX	GTX$_6$(B2)	dcncoSTX	hyneoSTX	—
OH	OSO$_3^-$	H	GTX$_1$	C3	dcGTX1	—	—
H	OSO$_3$	H	GTX$_2$	C1	dcGTX2	—	dcGTX$_2$
H	H	OSO$_3$	GTX$_3$	C2	dcGTX3	—	dcGTX$_3$
OH	H	OSO$_3^-$	GTX$_4$	C4	dcGTX4	—	—

注:R_1～R_4 为图 5-16 中的取代基。

2.毒素的理化性质

PSP 在高温和酸性环境中稳定，在碱性环境中不稳定，通常的烹调方法不能使其破坏。石房蛤毒素是最先被确定的 PSP 成分。它易溶于水，耐热。加热至 80℃经 1h 毒性无变化；加热至 100℃经 30min 毒性仅减少一半，易被胃肠道吸收。

3.毒素的分布

PSP 主要分布于海产品中，如蛤、贻贝、布氏海菊蛤、扇贝、牡蛎、蚝，在国内报道的有织纹螺、香螺、荔枝螺，尤其是在软体动物的消化器官中富集。此外，PSP 也在节肢动物如蟹中富集，还可通过浮游动物转移到鱼体内。

（二）中毒机制

PSP 是一类神经肌肉麻痹剂，主要作用于突触前膜，与膜表面毒素受体结合，阻断突触前膜的钠离子通道，影响或阻止钠离子向细胞内流动，从而使正常的动作电位无法形成，进而抑制神经-肌肉的信息传导过程，使骨骼肌松弛麻痹，导致一系列的中毒症状，特别是呼吸肌麻痹是致死的主要原因。比如，石房蛤毒素在很低的浓度下（3×10^{-7} mol/L）即可阻断钠离子通道，而对钾离子通道则毫无影响。该毒素不影响突触前神经末梢传导介质的释放。贝类摄入此毒素对本身无害，因毒素在贝类体内呈结合状态。

（三）中毒症状

很少量的 PSP 就对人类产生高度毒性。PSP 是低分子毒物中毒性较强的一种，其毒性是眼镜蛇毒性的 80 倍，其毒力与神经毒气沙林的毒力相同，在国际条约中已被列为化学武器。1mg 石房蛤毒素即可使人中度中毒，它对人的最小经口致死剂量为 1.4～4.0mg/kg 体重；对小鼠的经口 LD_{50} 为 0.263mg/kg 体重，腹腔注射的 LD_{50} 为 10mg/kg 体重。

PSP 的中毒症状与河豚毒素相似，主要表现为摄取有毒贝类后 15min 到 2～3h，人出现唇、手、足和面部的麻痹，接着出现行走困难、呕吐和昏迷，并由于呼吸障碍而死亡，严重者常在 2～12h 之内死亡。死亡率一般为 5%～18%。

轻度症状：嘴唇周围有刺痛感和麻木感，逐步扩大到面部和颈部、手指尖和脚趾的针刺感觉，可有头痛、眩晕和恶心。中度症状：语无伦次，刺痛感发展至手臂和腿，四肢强直和肢体失调，眩晕，轻度呼吸困难，脉搏加快。重度症状：肌肉麻痹，明显的呼吸困难、窒息感，在没有呼吸机护理的条件下可能死亡。

（四）防治措施

PSP 藏于贝类体内，不会因洗涤而被冲走，加热对其也不起作用，而且没有已知的解毒药，因此人类摄入超过一定限量的 PSP 时，其病死率很高。所以对 PSP 中毒，重点在预防。

由于毒化贝类和非毒化贝类在外观上无任何区别，因此不能从外形上加以辨别。但贝类的毒素与海域有关，因此对可能产毒的海域出产的贝类需小心。另外，赤潮能明显加剧贝类的毒性，因此必须根据赤潮发生地域和时期的规律性对海产贝类作严格的监控。

预防 PSP 中毒，应当在滩涂养殖区建立海水藻类监测制度，发现有害藻类过度繁殖或者贝类毒力超过标准规定时，及早发布预警。同时，做好预防有毒鱼、贝类中毒的宣传工作，提醒人们在发生赤潮时及以后的几个星期不食发生赤潮区域的贝类食品。比如在美国的加利福尼亚，为了防止 PSP 中毒，有关当局设计了一整套的"贝类观察程序"，其中包括观察是否有捕食贝类的动物死亡、是否有赤潮发生的迹象，以决定是否发出严禁捕捞和出售的命令。

食品中 PSP 的含量标准:世界许多国家及相关国际组织都对贝类水产品进行严格管理和控制,并制定了相应贝类水产品及其制品的 PSP 限量标准。国际上规定,每 100g 贝肉中 PSP 的含量不得超过 400MU(1MU 表示 15min 内杀死体重 20g 小白鼠的平均毒素量),相当于 $80\mu g/kg$ 的 STX,但菲律宾将国内限量规定为 $40\mu g/kg$ 体重。我国《无公害食品　水产品中有毒有害物质限量》(NY 5073—2006)中规定 PSP 的含量不超过 $80\mu g/kg$ 体重。

三、腹泻性贝类毒素

1976 年,日本宫城县发生了食用紫贻贝引起腹泻、恶心、呕吐的集体食物中毒事件。从该贝的中肠腺内检出了能杀死小白鼠的脂溶性毒素,称为腹泻性贝类毒素(DSP)。到 1983 年,日本发生的该毒素中毒人数已达 1300 多人。在此期间,世界各地(主要是欧洲)也相继报道了 DSP 的中毒事件,如 1981 年西班牙的加利西亚沿岸地区约有 5000 人中毒,1983 年法国布列塔尼半岛南岸地区有 3394 人中毒,1984 年挪威斯卡格拉克海峡沿岸地区有数百人中毒,荷兰、瑞典等国也有此类中毒发生。

(一)毒素来源

能产生 DSP 的是倒卵形鳍藻和渐尖鳍藻,这两类藻在中国均有分布。

被 DSP 毒化的贝类与当地海洋污染有关,与赤潮的关系密切。可被毒化的贝类是双壳贝类,主要是扇贝、贻贝、杂色蛤、文蛤、牡蛎等。在日本,文蛤被毒化的季节主要在初夏。扇贝及紫贻贝与其他双壳贝相比而言可长期含毒。DSP 一般局限在贝类的中肠腺(也叫消化盲囊,暗绿色或绿褐色的组织)中。

在中国,DSP 主要发生在北方黄海、渤海等贝类产地,以贻贝的 DSP 检出率最高,其次依次为文蛤、扇贝、杂色蛤、赤贝;从毒性含量来看,仍以贻贝的毒性最高,可达 $0.4\mu g/g$ 体重,其次为杂色蛤($0.2\mu g/g$ 体重);从时间看,4—11 月份均有检出,但以初夏为多。

(二)毒素的结构与分类

DSP 是一类多环聚醚类或大环内酯类化合物,根据这些成分的碳骨架结构,一般将它们分成 3 组:①酸性成分的大田软海绵酸(Okadaic acid,OA)及其天然衍生物——鳍藻毒素(Dinophysistoxins,DTX1～3);②中性成分的聚醚内酯——蛤毒素(Pectenoto PTXs)(PTX1～7、PTX-2SA、7-epi-PTX-2SA);③其他成分的毒素——扇贝毒素(Yessotoxins,YTXs)及 45-羟基扇贝毒素。这些毒素都是由彼此相连的环醚组成。其中有些毒素组分在海洋浮游植物中并未发现;有些毒素仅在藻类存在,双壳类和其他浮游生物中却未能检出。其原因在于贝类在摄入产毒浮游生物后,浮游生物所产毒素在贝类体内发生转化。有关研究表明,共轭物用 3 种方式(水解、氧化及非酸形式的酰化作用)促使毒素在贝类体内发生转化;各类毒素之间的生物转化途径非常复杂。

DSP 酸性成分、中性成分和其他成分的化学结构如图 5-17 所示。

(三)中毒机制

DSP 的毒性作用机制在于其活性成分大田软海绵酸能够抑制哺乳动物细胞液中磷酸酶的活性,导致蛋白质过磷酸化,从而对生物的多种生理功能造成影响。有试验指出,大田软海绵酸直接作用于平滑肌,可使人、豚鼠、家兔的平滑肌系统持续性收缩,染毒小鼠厌食,畏寒,呼吸困难,实质性器官有不同程度瘀血,毛细管扩张充血。

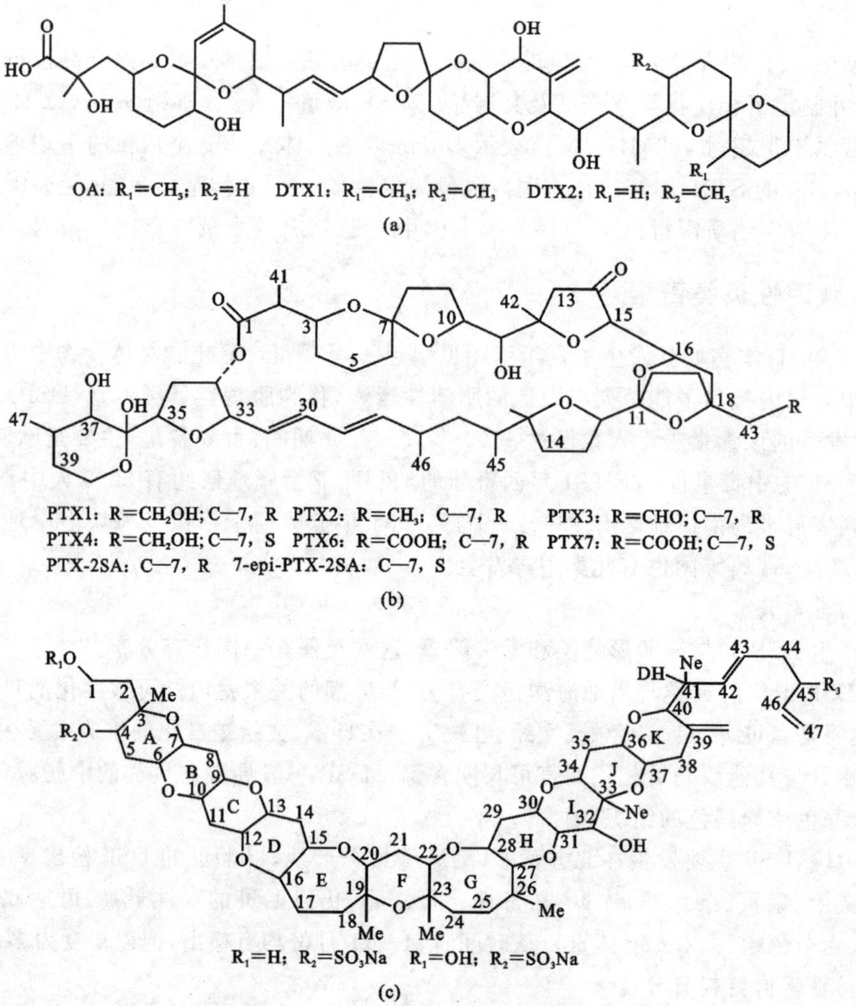

OA: R₁=CH₃; R₂=H   DTX1: R₁=CH₃; R₂=CH₃   DTX2: R₁=H; R₂=CH₃

(a)

PTX1: R=CH₂OH; C—7, R   PTX2: R=CH₃; C—7, R   PTX3: R=CHO; C—7, R
PTX4: R=CH₂OH; C—7, S   PTX6: R=COOH; C—7, R   PTX7: R=COOH; C—7, S
PTX-2SA: C—7, R   7-epi-PTX-2SA: C—7, S

(b)

R₁=H; R₂=SO₃Na   R₁=OH; R₂=SO₃Na

(c)

图 5-17 DSP 中各类成分的化学结构

(a)DSP 酸性成分的化学结构；(b)DSP 中性成分的化学结构；(c)DSP 其他成分的化学结构

（四）中毒症状

腹泻性毒素的症状类似于细菌性食物中毒，潜伏期 30min～3h 不等，持续 2～3d，以腹泻（水样便）为主，伴有恶心、呕吐，少数出现腹痛、寒战。一般预后良好。

（五）防治措施

预防贝类中毒的措施主要是对贝类产地建立检测制度，对有毒浮游生物的种类、密度和贝类的毒化状况进行检测，对贝毒超过限量的产地实施关闭、禁止采捕和销售等措施。若发生可疑 DSP 中毒事件，可通过对食用同一来源贝类的人群的剩余食品或可疑贝类的中肠腺进行检测分析，从而对 DSP 做出诊断，进而对 DSP 超标的贝类产品禁止采捕作业及销售。

DSP 对人的最小致病剂量为 12MU。政府规定，食品中 DSP 的限量为 0.05MU/g，目前世界各国几乎都采纳了这一限量，仅有瑞典将国内限量定为 0.1MU/g。我国《无公害食品 水产品中有毒有害物质限量》（NY 5073—2006）中规定 DSP 在贝类中不得检出。

四、神经性贝类毒素

神经性贝类毒素（NSP）与摄入由短裸甲藻细胞或毒素污染的贝类有关，中毒时出现感觉异常，冷热感交替，恶心，呕吐，腹泻，运动失调，或上呼吸道综合征，但不出现麻痹。为与能引起麻痹作用的有毒贝类毒素相区别，称其为神经性贝类毒素。

（一）毒素来源

NSP 是危害范围较小的一类毒素，主要分布于美国墨西哥湾一带。它的活性成分包括短裸甲藻毒素 A、短裸甲藻毒素 B 和半短裸甲藻毒素 B 等，这些毒素主要由短裸甲藻在细胞裂解、死亡时释放出来。NSP 引起中毒的途径有两条：一是贝类作为传递媒介，人食用染毒的贝类后引起神经中毒症状；二是发生短裸甲藻赤潮时，波浪运动形成的有毒气雾可能引起气喘、咳嗽、呼吸困难等中毒症状。受 NSP 污染的海洋生物以巨蛎和帝蛤为主。

（二）中毒机制

从短裸甲藻细胞提取液中分离出的神经性贝类毒素共计 13 种，其中 11 种成分结构已经确定。与 PSP 阻碍钠离子内流相反，NSP 的活性成分短裸甲藻毒素可以诱导钠离子内流，从而导致肌肉和神经细胞的去极化，进而引起平滑肌的持续收缩。

NSP 的毒性较低，对小鼠的半数致死量 LD_{50} 为 $50\mu g/kg$ 体重。

（三）中毒症状

短裸甲藻细胞在通过鱼鳃时释放毒素，引起鱼死亡；由食物链还可导致海鸟大量死亡。受赤潮影响的海鸟表现为虚弱、鼻流清涕、嘴中流黏液、腹泻、呼吸困难、心动过速、低血压等症状，可致死亡。

人食用被短裸甲藻污染的贝类后 30min～3h 会出现 NSP 中毒症状，如腹痛、恶心、呕吐、腹泻，并伴随嘴周围区域和四肢的麻木，还可伴随眩晕，乏力，肌肉、骨骼疼痛等。中毒症状持续时间与毒贝食用量有关。此外，在赤潮区域游泳、冲浪的人可能遭受眼睛和皮肤的刺激，使眼睛得红眼病、皮肤生疥疮等。

（四）防治措施

短裸甲藻赤潮发生在大陆架或陆架边缘，但是产生最大毒性效应的水域是近海水域。对短裸甲藻赤潮预测的研究还处于起步阶段，水中铁的含量异常升高，可以作为赤潮发生之前的标志。对 NSP 的控制以预防为主。

五、失忆性贝类毒素

失忆性贝类毒素（ASP）是一种相对罕见的神经毒性氨基酸。该毒素中毒事件最早于 1987 年发现于加拿大，因误食含毒的养殖贻贝造成 107 人中毒、4 人死亡，中毒者有肠胃症状和神经紊乱，严重者有短暂的记忆丧失现象。在我国虽然赤潮频发，但尚未见因赤潮引发的水生动物或人 ASP 中毒的报道。

（一）毒素来源

ASP 的活性成分为软骨藻酸（domoic acid，DA），是一种早先曾在红藻中分离出的氨基酸类物质。该物质由长链羽状硅藻代谢产生，具有强烈的神经毒性，能导致短期记忆功能长久损害。这些有毒藻最初于 1987 年在加拿大发现，然而很快就在欧洲、新西兰、日本等地区发现了这种藻以及能够产生软骨藻酸的其他有毒藻，而且在贝类（主要是贻贝）中检出了累积的软骨藻酸，在我国大连海域黑石礁海区的贝类也发现过被这种毒素污染的贝类。

（二）中毒机制

该毒素的活性成分软骨藻酸和作为神经递质的谷氨酸一样具有引起神经细胞兴奋的功能，但其强度是谷氨酸的 100 倍。软骨藻酸可能引起中枢神经系统海马区和丘脑区与记忆有关的区域的损伤，从而导致记忆的丧失。

（三）中毒症状

软骨藻酸的半数致死剂量 LD_{50} 为 $10\mu g/kg$ 体重。食用含有软骨藻酸的海产品 3d 后出现肠胃不适，如呕吐、腹泻、腹部痉挛等症状，腹泻有时会伴有头晕目眩、神经错乱、方向感丧失甚至昏迷等症状。另有一部分患者的记忆功能永久性丧失，严重时可导致死亡。记忆缺失多发于男性和年长者。

（四）防治措施

美国 FDA 将软骨藻酸列为严重危害人类健康的 4 种主要海洋生物毒素之一；加拿大制定了软骨藻酸的安全限量为每克贝肉 $20\mu g$；欧洲、日本也将该毒素列为贝类常规检查项目。一旦检测到贻贝或蛤中的软骨藻酸含量超过安全限量，应立即关闭捕捞区。

六、蓝藻毒素

蓝藻毒素存在于蓝藻之中，可分为海洋蓝藻毒素和淡水蓝藻毒素两类。

（一）海洋蓝藻毒素

海洋中存在一种丝状的海洋蓝藻——巨大鞘丝藻（*Lyngbya majuscula*），从这种藻中可分离出两种皮肤毒性的化合物，即脱溴海兔毒素（debromo-aplysiatoxh）和鞘丝藻毒素 A（lyngbyatoxin A）。从蓝藻科的黑变颤藻（*Oscillatoria nigroviridis*）和适钙裂须藻（*Schizothrix calcicola*）中也分离出了脱溴海兔毒素。

人在有蓝藻污染的海水中游泳数分钟至几小时，皮肤便会发痒，并有烧灼感，而后皮肤发红，出现水疱和脱皮，表皮下深层部分出现多形核白细胞浸润，称为"游泳者疥疮"或"海藻皮炎"。

（二）淡水蓝藻毒素

1996 年，淡水蓝藻毒素在巴西造成 100 多人出现急性肝功能障碍，7 个月内至少 50 人死于蓝藻毒素产生的急性效应，引起了巨大的关注。淡水水体中的蓝藻毒素已成为全球性的环境问题，世界各地经常发生蓝藻毒素中毒事件。

1. 毒素来源

微囊藻毒素（MCYST）是淡水蓝藻毒素的主要代表，由铜绿微囊藻（*Microcystis aeruginosa*）产生，其他微囊藻（绿色微囊藻、惠氏微囊藻、鱼腥藻、念珠藻、颤藻）也能产生此类毒素。微囊藻毒素含量冬春季比夏秋季高。

水华期间，淡水蓝藻毒素明显增加。水华（water blooms）即水体富营养化时，藻类爆发式增长所引起的水体变色现象。造成水华的藻类有蓝藻（严格意义上应称为蓝细菌）、绿藻、硅藻等。水华发生时，水一般呈蓝色或绿色。随着人类生产、生活的迅速发展，大量的工业废水、生活污水排入水体，加速富营养化进程，可引起有害藻类水华。滇池、太湖、巢湖常有严重的蓝藻水华发生。

2.毒作用机制与中毒症状

微囊藻毒素主要通过侵蚀小肠黏膜上皮细胞和黏膜固有层进入血浆中,然后转运到肝、肺和心脏,最后遍布全身。大部分微囊藻毒素在两周内排出体外。

动物通过直接接触或饮用含有微囊藻毒素的水而中毒,出现昏迷、肌肉痉挛、呼吸急促、腹泻等症状,重者数小时至数天内死亡。人接触有毒的水华,会引起皮肤、眼睛过敏,发烧,疲劳以及急性肠胃炎。如经常暴露于含有毒素的水体,会引发皮肤癌、肝炎及肝癌。

第五节 其他动物毒素

一、蟹类毒素

世界上可供食用的蟹类超过 20 个品种,所有的蟹或多或少含有有毒物质。至今还不清楚这些蟹类是如何产生毒素的,但是已经清楚受赤潮影响的海域出产的沙滩蟹(Emerifa analoga)是有毒的。有毒的蟹类还包括生活于南太平洋的蟹类。

二、螺类毒素

蛾螺科(Buccinidae)贝类(接缝香螺、间肋香螺和油螺)唾液腺毒素的主要成分是四甲胺(Tetramine)。四甲胺为箭毒样神经毒,其中毒的症状是后脑部头痛、眩晕、平衡失调、眼痛、呕吐和荨麻疹,通常几小时后可恢复正常。一般香螺的唾液腺中每克腺体含 7~9mg 四甲胺。

乌贼和章鱼的唾液腺是其捕食工具和防御性武器,含有一种神经性蛋白毒素——头足毒素(Cephalotoxin),对神经有阻断和麻痹作用。

三、鲍鱼毒素

鲍鱼的内脏器官含有一种称为 Pyropheophorbide a 的毒素,是海草叶绿素的衍生物,一般在春季聚集于鲍鱼的肝脏中。这种毒素具有光化活性,是一种光敏剂。如果有人吃了含有这种化合物的鲍鱼(如日本北部居民有吃盐腌鲍鱼的习惯),然后又暴露于阳光中的话,该物质会促使人体内的组氨酸、酪氨酸和丝氨酸等胺化合物的产生,从而引起皮肤的炎症和毒性反应。鲍鱼毒素的中毒症状为脸和手出现红色水肿,但不致死。

四、海参毒素

海参是珍贵的滋补食品,有的还能制药,受到人们的重视。但有少数海参含有毒物质,会引起人类中毒。目前已知的致毒海参有 30 多种,我国有近 20 种,较常见的有紫轮参、荡皮海参及刺参等。

海参体内含有海参毒素。大部分毒素集中在与泄殖腔相连的细管状的居维叶氏器内。有的海参,如荡皮海参的体壁中也含有高浓度的海参毒素。海参毒素经水解后,一种三萜系化合物皂角贰毒素被离析出来,称为海参毒素贰。经光谱分析,认为海参毒素贰是一种属于萜烯系的三羟基内酯二烯。海参毒素的溶血作用很强。人除了误食有毒海参发生中毒外,还可因接触到海参消化道排出的黏液而引起中毒。但大部分可食用海参的海参毒素很少,而且少量的海参毒素能被胃酸水解为无毒的产物,所以,一般人们常吃的食用海参是安全的。

五、蟾蜍毒素

蟾蜍的形态似青蛙，但其背部颜色暗，全身有点状突起。蟾蜍的耳后腺及皮肤腺能分泌一种具有毒性的白色浆液。蟾蜍中毒主要是有人将蟾蜍剥皮充当田鸡（青蛙）销售而引起的。

蟾蜍分泌的毒液成分复杂，有30多种，主要是蟾蜍毒素。蟾蜍对心脏毒理作用的机理是通过迷走神经中枢或末梢，或直接作用于心肌。蟾蜍中毒与洋地黄中毒相似，但蟾蜍毒素排泄迅速，无蓄积作用。此外，蟾蜍毒素尚有催吐、升压、刺激胃肠道及对皮肤黏膜的麻醉作用。

蟾蜍毒素中毒一般在食后 0.5～4h 发病，在消化系统方面有胃肠道症状；在循环系统方面有胸部胀闷、心悸、脉缓症状，重者发绀、休克、房室传导阻滞、心房颤动及中室性心动过速等；神经系统的症状是头昏头痛、流涎、唇舌或四肢麻木，重者抽搐、不能言语和昏迷，可在短时间内因心跳剧烈、呼吸停止而死亡。

蟾蜍毒素中毒的死亡率较高，而且无特效的治疗方法，所以预防是重点。应严禁食用蟾蜍。如用蟾蜍治病，须经有经验医生的认可，服用量不能过大。

本章小结

本章主要讲述了动物食品中主要的有毒物质的来源、对人体毒性作用及其机制以及预防措施。

动物性食品中的主要有毒物质包括动物组织中的毒素（内分泌腺毒素、肝脏毒素）、鱼类毒素（鲭鱼毒素、雪卡毒素、鱼卵和鱼胆毒素等）、河豚毒素、贝类毒素（麻痹性贝类毒素、腹泻性贝类毒素、神经性贝类毒素、失忆性贝类毒素、蓝藻毒素）以及其他动物毒素（蟹类、螺类、鲍鱼、海参、蟾蜍毒素）。

其中鲭鱼毒素中毒主要是由于青皮红肉类鱼体中组氨酸含量较高，在微生物作用下变成组胺而引起食物中毒，与人的过敏体质有关。

河豚毒素是毒性最强的动物毒素，它主要通过抑制神经细胞膜的 Na^+ 通道引起神经和肌肉的麻痹，致死率非常高。

贝类毒素与赤潮的发生密切相关，贝类本身不致毒，主要是富集和蓄积藻类毒素，人们食用贝类后引起食物中毒。

案例分析

1. 近日，青医附院小儿内科接诊了一名 7 岁儿童因食用狗肝而出现头痛呕吐、皮肤脱屑等严重中毒症状的患者。小儿内科副主任张秋业说，这是因为狗肝富含维生素 A 而导致的中毒现象，类似的儿童因乱吃食物而中毒的现象屡见不鲜。

这名患儿小刚来自胶州，就诊前与父亲一次食用了一两半狗肝，吃后第二天即感觉头部胀痛、恶心。父亲因抵抗力强，1d 后就无大碍；孩子却因吃得较多、中毒重，眼睛出现复视，继而每天频繁呕吐，手背红肿，手、足、臀部皮肤开始脱屑、瘙痒，症状愈发严重。于是来到青医附院就诊。

（摘自青岛新闻网,2005-06-01）

请分析：

(1)过量食用富含维生素 A 的肝脏为何能引起中毒？

(2)在食用动物肝脏的时候需要注意什么？

2.昨晚6点多,我市一家服饰公司的5名职工因吃了鲭鱼而引起过敏中毒,被送往市第一人民医院治疗。

被送到医院时,这5名职工都出现了头痛、皮肤发红、舌头发麻等过敏性中毒症状,经医生检查诊断,5人的症状表现是因为食用鲭鱼而引起的过敏反应。目前医生已对这5名过敏病人采取了输液治疗,病人同时在医院接受观察治疗。

（摘自常广新闻,2007-08-14）

请分析:为什么鲭鱼中毒的症状与过敏源中毒的症状相似？

3.蔡先生日前与5人合伙从海鲜批发市场买回一条深海鱼,重 7.5kg;蔡先生分得鱼腩及鱼内脏 1.25kg。经烹制,一家三口与手下4名员工进食后,相继出现腹痛、腹泻、呕吐、头晕、嘴边发麻、四肢乏力、下肢痹痛等中毒症状。奇怪的是,与蔡先生合伙购买这条鱼的其余5人进食后却没有出现中毒症状。

蔡先生所购得的深海鱼如图 5-18 所示。该鱼体表有鳞,口腔内没有明显的门牙。根据鱼形特征,以及蔡先生等人的进食史、临床表现、流行病学等特征等,医生最后推断其为雪卡鱼中毒事故。

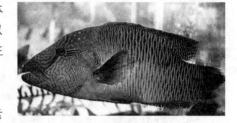

图 5-18 某种深海鱼

请分析：

(1)该鱼是否为河豚？医生为什么排除河豚毒素中毒的可能？

(2)请从生物富集的角度解释其中毒原因。

(3)对于食用深海鱼,你有什么建议？

4.河豚味美,但是也会置人于死地。惠安县净峰镇净北村南山自然村王某一家三口因食用河豚遭遇不幸。王某吃完 3h 后死亡,妻子杨某还处于重度昏迷中,女儿暂时脱离生命危险。

据悉,王某一家是在15日晚上9点多吃的沙鲑(即河豚,当地人称为"沙鲑"),王某还喝了点酒。当晚10点多,他打电话给其弟弟称:"指甲、耳朵变黑,麻麻的,没力气,全身剧痛,用手抓自己的脸都没有知觉!"

女儿"只吃了两小口,喝了一点汤",感觉不对劲后,立即骑摩托车将王某送到净峰卫生院。随后,女婿等人闻讯赶来将岳母杨某送到医院。由于中毒太深,王某在送往医院后于昨日零点左右不治身亡。

据福医大附属二院林医生介绍,引起这一家三口中毒的是河豚体内的"河豚毒素",目前对此种毒素还没有特效解毒剂或者特效治疗方法,因此,建议广大市民切不可贪图美味"以身试险"。

目前,惠安县卫生部门已介入调查。有关人士提醒,清明前后是河豚的旺汛期,也是食用河豚中毒事件易发期,如果有市民发现销售河豚,可及时向卫生监督部门举报。

（摘自《泉州晚报》,2009-02-17）

请分析：

(1)河豚拥有哪些不同的名字？为什么市场上通常不称其为"河豚"？

(2)为什么河豚中毒会引起知觉麻木？

(3)为何王某中毒最深，而其女儿中毒较浅？

(4)为何市民不能销售河豚？政府对河豚应如何进行管理？

5.记者昨日从国家海洋局有关部门了解到，根据19日早晨6时所取的东海赤潮样品分析确定，此次赤潮所含的两种藻类都有毒性。

据有关部门刚刚上报的材料，5月18日中国海监飞机发现舟山海域发生大面积赤潮后，5月19日上午10:30，中国海监飞机在岱山高亭镇东偏南约25°方向约8海里处再次发现暗红色、条状的赤潮。

据有关部门18日的监测和分析，赤潮生物厚度为2～6m，密度最高值在水下2m处。生物种类以原甲藻为主，此外还有多毛藻。两种生物都有毒性，其中多毛藻有较大毒性。

（摘自《北京青年报》，2000-05-24）

请分析：

(1)贝类的毒素是怎么来的？

(2)什么叫赤潮？其特征和本质是什么？

(3)赤潮对贝类的食用安全性有什么影响？

(4)什么条件下捕捞的贝类相对安全？

6.19日上午，在距离无锡市重要水源地贡湖水厂11km的太湖梅梁湾西部水域出现了蓝藻聚集的情况。无锡市紧急展开打捞工作。目前，贡湖水源厂的水质没有受到影响。

据中央电视台报道，记者在现场看见附近4万 m² 的水域已经呈现出蓝藻大规模聚集的情况，9艘打捞船正在加紧打捞蓝藻。

据分析，这次蓝藻突然聚集，主要是因为18日晚一场东南风把太湖中部的部分蓝藻吹进了梅梁湾西部水域。据现场工作人员介绍，这片蓝藻大约5h就可以打捞干净，不会影响到饮用水源地的水质。

据了解，太湖的水温一旦超过30℃就容易引发蓝藻聚集，而随着夏季气温的升高，无锡等沿湖城市已经做好准备，以应对蓝藻大规模暴发的可能。

（摘自《东方早报》，2007-06-21）

请分析：若取自太湖的自来水没有经过水华毒素的处理，能作为居民的饮用水吗？

复习思考题

一、名词解释

鲭鱼中毒　麻痹性贝类毒素

二、判断题

1.甲状腺激素可提高人的基础代谢率，因此注射甲状腺激素可非常有效地减肥。

（　　）

2.河豚都是大型鱼种,一条河豚的质量一般都超过1kg。 （ ）

3.鱼类腹壁的"黑膜"富集有毒物质,烹饪前必须刮干净,否则等于吃进鱼体内富集的有毒物质。 （ ）

4.河豚毒素主要存在于肝脏和卵巢,对于人工养殖的河豚,只要小心去除其内脏和卵巢,通常就可食用。 （ ）

三、选择题

1.宰杀鸡、鸭、鹅时,其臀尖通常都弃去不用,这是因为这些部位富含（ ）。

A.甲状腺激素　　　　B.肾上腺激素　　　　C.性激素　　　　　D.病变淋巴腺

2.河豚产卵繁殖的季节,即（ ）,吃麦螺也容易发生河豚中毒。

A.春季　　　　　　　B.夏季　　　　　　　C.秋季　　　　　　D.冬季

3.河豚毒素的毒作用部位为（ ）。

A.消化系统　　　　　B.神经系统　　　　　C.血液系统　　　　D.生殖系统

4.食入未摘除甲状腺的血脖肉可引起（ ）症状。

A.血压急剧上升

B.机体代谢速率加快、分解代谢增加、产热增加等类似甲亢

C.肌肉麻痹、呼吸困难

D.肝细胞坏死、黄疸等

5.鲭鱼中毒的症状与（ ）引起的症状比较相似。

A.鱼卵中毒　　　　B.过敏源中毒　　　　C.雪卡鱼中毒　　　D.河豚中毒

6.（ ）与水域中藻类大量繁殖、集结或海水受污染时形成的赤潮有关。

A.石房蛤中毒　　　　B.鱼组胺中毒

C.膝沟藻中毒　　　　D.副溶血性弧菌中毒

四、简述题

1.简述鲭鱼中毒的来源及原因。

2.简述河豚毒素的分布及其毒性。

3.如何预防河豚毒素中毒?

4.简述麻痹性贝类毒素中毒的机制。

第六章 植物类食品中的天然毒素

知识目标

1. 掌握生氰糖苷的毒性及其机制；生氰糖苷的处理和预防措施；消化酶抑制剂的毒性作用及其机制。

2. 理解各种芥子苷代谢产物导致甲状腺肿大的机理；含芥子苷物质对人体产生毒性作用的预防处理措施；外源凝集素的特点与分布、毒性机制；龙葵碱的分布、毒性机制及防治措施。

3. 了解芥子苷在植物中的分布；各种芥子苷代谢产物的防癌作用；生氰糖苷在植物中的分布；蚕豆病的特点；山黧豆中毒的机制；过敏原的概念；生物活性胺的概念；常见的几种植物天然诱变剂及其毒性；各植物性毒素在自然界中的作用。

技能目标

1. 识别常见的植物性食物中所含的毒素种类，根据各毒素的毒性及其机理，合理安排膳食，预防由植物性毒素引起的食物中毒。

2. 能够根据常见植物性毒素的性质，去除或降低常见食用植物的毒性。

3. 能够处理常见的植物性毒素慢性中毒的问题。

植物的种类有 30 多万种，但用作人类食物的不过数百种，用作饲料的也不过数千种，这主要是由于植物体内的天然毒素降低了其作为人类食用和畜用资源的价值。"神农尝百草，日遇七十二毒"的传说，实际上是指人类在漫长的发展历史中，经历了众多危险并总结这些中毒甚至死亡病例后才挖掘出了现有的食物和药物资源体系。但是，即使是现有的这些已经比较成熟可靠的食物资源，也不一定完全无毒。本章所要讨论的主要是常见植物性食物资源中存在的天然毒素。需要指出的是，植物性毒素这个概念是指植物体本身产生的对食用者有毒害作用的成分，不包括那些污染的和被吸收入植物体内的外源化合物，如农药残留和重金属污染物等。

研究植物性毒素具有多方面的意义：①从食品安全角度，防止天然植物性食物中毒；②研究植物性毒素的性质及其去毒措施等，开发人类食用和畜用植物新资源；③根据植物毒素的结构及其作用等开发新的农药。

第一节 致甲状腺肿物质

甲状腺激素的释放及其浓度的变化对身体氧的消耗、心血管功能、胆固醇代谢、神经肌肉运动和大脑功能具有很重要的影响；甲状腺激素缺乏会严重影响生长和发育。体内甲状腺激素合成不足可反馈引起甲状腺代偿性增生，从而引起甲状腺肿大。

在世界的许多地区，甲状腺肿仍然严重困扰着人们。虽然仅有 4% 的甲状腺肿病例是由碘缺乏以外的因素引起的,但地方性甲状腺肿的病例往往起因于碘缺乏和某种食物成分的共同作用,以十字花科(cruciferae)的芸薹属植物(brassica)为主要膳食成分就是一个重要的致病因素。

芸薹属植物如油菜、包心菜、菜花、西蓝花和芥菜等是世界范围内的广泛食用的蔬菜。芸薹属植物的可食部分(茎、叶)一般不会引起甲状腺肿,但如果大量食用这类蔬菜则可能引起甲状腺肿。在某些碘摄取量较低的偏僻山区,芸薹属植物食用过多是其甲状腺肿发病率高的原因之一。

一、致甲状腺肿物质的分布

芥子苷,即硫代葡萄糖苷(thioglucoside,glucosinolate),简称硫苷,是致甲状腺肿物质的前体。目前在天然植物中已发现 120 多种不同的硫代葡萄糖苷,它们存在于 11 个不同种属的双子叶被子植物中,最重要的是十字花科植物。所有的十字花科植物都能够合成硫代葡萄糖苷,因此该物质已成为十字花科植物的鉴定标记。硫代葡萄糖苷存在于这些植物的根、茎、叶和种子中,但主要存在于种子中。另外,许多非十字花科的双子叶被子植物中也同样含有一种或两种硫代葡萄糖苷。硫代葡萄糖苷在一些十字花科植物中的含量大约占干重的 1%,在一些植物种子中的含量达到 10%。但是,硫代葡萄糖苷在植物中的含量变化很大,不同品种、不同生长环境以及同一植株的不同生长阶段、同一植株的不同部位的含量都存在差别,如某种硫代葡萄糖苷在西蓝花嫩芽中的含量是成熟植株或花中含量的 10～100 倍。

十字花科植物共有 378 个属、3000 多种,我国有 98 个属、420 余种。比如,芸薹属的卷心菜、花椰菜、大白菜、青菜、瓢菜、芥菜、榨菜、雪里蕻、大头菜、芜菁、油菜等;萝卜属的大青萝卜、红萝卜、水萝卜、心里美等。表 6-1 为不同芸薹属蔬菜可食部分(茎叶)的芥子苷衍生物含量。

表 6-1　芸薹属蔬菜可食部分(茎叶)的芥子苷衍生物含量

植物	芥子苷种类	含量(mg/g 鲜重)
包心菜	3-甲亚磺酰丙基硫苷,3-吲哚甲基硫苷,2-烯丙基硫苷	0.42～1.56
中国甘蓝	3-氮吲哚甲基硫苷,2-苯乙基硫苷,3-丁烯基硫苷	0.13～1.51
花椰菜	3-甲亚磺酰丙基硫苷,3-吲哚甲基硫苷	0.61～1.14
球茎甘蓝	3-丁烯基硫苷,2-羟基-3-丁烯基硫苷,3-氮吲哚甲基硫苷	0.60～3.90
油菜	2-羟基-3-丁烯基硫苷,3-氮吲哚甲基硫苷	0.13～0.76

据估计,一般人每天通过食用芸薹属蔬菜可摄入约 200mg 的硫代葡萄糖苷。榨油后的油菜籽饼粕是良好的饲用蛋白质源,但如果处理不当会引发家畜中毒。

另外,芥末,又称芥子末、芥辣粉,是芥菜的成熟种子碾磨成的一种辣味调料。芥末的主要辣味成分芥子油(或称为芥子油苷)即硫代葡萄糖苷。

二、致甲状腺肿物质的形成及其种类

硫代葡萄糖苷的结构式如图 6-1 所示,所有的硫代葡萄糖苷都有一个核心结构:β-D-葡萄糖连接一个磺酸盐醛肟基团和一个来源于氨基酸的侧链 R 基团。根据侧链 R 的氨基酸来源不同,可以将硫代葡萄糖苷分为脂肪族硫代葡萄糖苷(侧链来源于蛋氨酸、丙氨酸、缬氨酸、亮氨酸和异亮氨酸)、芳香族硫代葡萄糖苷(侧链来源于酪氨酸和苯丙氨酸)及吲哚族硫代葡萄糖苷(侧链来源于色氨酸)。不同的侧链决定了糖苷的水解产物不同,毒性与抗癌活性也存在差别。硫代葡萄糖苷的分类主要依据侧链 R 的不同来进行。

$$R-C \begin{array}{c} S-C_6H_{12}O_5 \\ \\ N-O-SO_3 \end{array}$$

图 6-1　硫代葡萄糖苷的核心结构

硫代葡萄糖苷与芥子酶分布在细胞的不同部位,植物组织受伤或受到机械破坏后(如被动物啃食)或蔬菜加工时,酶与底物的区域化被打破,硫代葡萄糖苷与芥子酶接触,在有水的条件下发生水解,生成一系列产物如异硫氰酸酯类、腈类、硫氰酸根离子、噁唑烷硫酮等。其中硫代葡萄糖苷的性质、反应条件及植物中存在的辅因子(其中成分至今尚不明确)等的不同决定最终产物不尽相同。硫代葡萄糖苷主要的水解历程如图 6-2 所示。

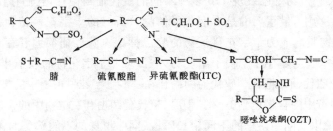

图 6-2　硫代葡萄糖苷的水解及其主要的水解产物

芥子苷本身无毒,且结构稳定,但配糖体在芥子酶的作用下可被分解成异硫氰酸酯(isothiocyanate,ITC)、噁唑烷硫酮(oxazolidine thione,OZT)、腈类(nitrile,RCN)、硫氰酸盐(thiocyanate,SCN⁻)等。其中重要的水解产物如表 6-2、表 6-3 所示,它们的区别只在于 R 基团的不同。这些水解产物,如异硫氰酸盐又呛又辣,对昆虫组织能产生严重的危害,对大多数昆虫有较大的毒性,是天然的杀虫剂。

表 6-2　天然出现具有致甲状腺肿活性的芥子苷中重要的异硫氰酸酯(ITC)

硫代葡萄糖苷[①]	R	配糖体	新鲜白菜中的含量(mg/kg)
甲基-硫代葡萄糖苷 (glucopparin)	CH_3-	甲基-ITC	
烯丙基-硫代葡萄糖苷 (sinigrin)	$CH_2=CHCH_2-$	烯丙基- ITC	4.2～14.5
烯丁基-硫代葡萄糖苷 (glucobrassicanapin)	$CH_2=CH(CH_2)_2-$	烯丁基- ITC	0.2～18.4
苄基-硫代葡萄糖苷 (glucotropaeolin)	$C_6H_5CH_2-$	苄基-ITC	0.1～2.8
p-羟基苄基-硫代葡萄糖苷 (sinalbin)	$p-OHC_6H_4CH_2-$	p-羟基苄基- ITC	
3-甲基-丙硫醚-硫代葡萄糖苷 (glucoibervirin)	$CH_3S(CH_2)_3-$	3-甲基-丙硫醚-ITC	0.5～1.5
3-甲基-丁硫醚-硫代葡萄糖苷 (glucoerucin)	$CH_3S(CH_2)_4-$	3-甲基-丁硫醚-ITC	0～1.4

硫代葡萄糖苷[①]	R	配糖体	新鲜白菜中的含量(mg/kg)
3-甲基-戊硫醚-硫代葡萄糖苷(glucoberteroin)	$CH_3S(CH_2)_5—$	3-甲基-戊硫醚-ITC	
3-甲基-丙硫亚砜-硫代葡萄糖苷(glucoberin)	$CH_3SO(CH_2)_3—$	3-甲基-丙硫亚砜-ITC	20.4～163.8
3-甲基-丁硫亚砜-硫代葡萄糖苷(glucoraphanin)	$CH_3SO(CH_2)_4—$	3-甲基-丁硫亚砜-ITC	1.4～118.6
3-甲基-戊硫亚砜-硫代葡萄糖苷(glucoallysin)	$CH_3SO(CH_2)_5—$	3-甲基-戊硫亚砜-ITC	
3-甲基-丙硫砜-硫代葡萄糖苷(glucocherolin)	$CH_3SO_2(CH_2)_3—$	3-甲基-丙硫砜-ITC	
3-甲基-丁硫砜-硫代葡萄糖苷	$CH_3SO_2(CH_2)_4—$	3-甲基-丁硫砜-ITC	1.2～12.7
2-苄基-乙基-硫代葡萄糖苷	$2-(C_6H_4CH_2)(CH_2)_2—$	2-苄基-乙基-ITC	0.7～1.6
2-苯基-乙基-硫代葡萄糖苷(gluconasturtiin)	$C_6H_5(CH_2)_2—$	2-苯基-乙基-ITC	

注:①硫代葡萄糖苷的非化学命名被 R 取代基名称加硫代葡萄糖苷取代,如 glucopparin 被命名为甲基-硫代葡萄糖苷。

表 6-3　天然出现具有致甲状腺肿活性的噁唑烷硫酮(OZT)

硫代葡萄糖苷	配糖体	天然来源
L-5-乙烯-硫代葡萄糖苷(progoitrin)	L-5-乙烯-噁唑烷-2-硫酮	甘蓝植物
L-5-二甲基-硫代葡萄糖苷(glucoconringiin)	L-5-二甲基-噁唑烷-2-硫酮	兔耳芥,辣根菜,荠菜
L-5-苯基-硫代葡萄糖苷(glucobarbarin)	L-5-苯基-噁唑烷-2-硫酮	山芥,黄樨草
L-5-乙基甲基-硫代葡萄糖苷(glucocleomin)	L-5-乙基甲基-噁唑烷-2-硫酮	醉蝶花
D-4-甲基-硫代葡萄糖苷(glucosismbrin)	D-4-甲基-噁唑烷-2-硫酮	大蒜芥
D-5-乙烯-硫代葡萄糖苷(epi-progoitrin)	D-5-乙烯-噁唑烷-2-硫酮	海甘蓝
未知	L-5-丙烯-噁唑烷-2-硫酮	甘蓝型油菜

三、致甲状腺肿物质的毒性作用及其机制

芸薹属食物中抑制甲状腺功能的水解产物可分为两类:致甲状腺肿大素(goitrin)和硫氰酸酯。致甲状腺肿大素主要抑制甲状腺素的合成,硫氰酸酯和腈类化合物却抑制甲状腺对碘的吸收。主要毒性及其机制简述如下。

(一)体内甲状腺激素的合成机制

(1)甲状腺由大小不等的滤泡组成,每个滤泡呈囊状,外包一层滤泡上皮细胞,如图 6-3 所示。

(2)滤泡上皮细胞膜上的载体"碘泵"将细胞外液中的碘主动转运到滤泡腔中,通常滤泡腔中的碘浓度可比血液中高 25 倍。

(3)滤泡上皮细胞分泌甲状腺球蛋白到滤泡。甲状腺球蛋白是一种大的糖蛋白分子,相

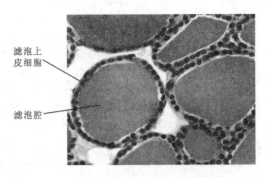

图 6-3　甲状腺的结构

对分子质量为 670000，含有 25 个酪氨酸。

（4）在靠近腺泡腔的滤泡上皮细胞膜处，碘离子被过氧化物酶活化并与甲状腺球蛋白上的酪氨酸结合，使该蛋白上的酪氨酸结合一个或两个碘，成为一碘酪氨酸或二碘酪氨酸。

（5）两个二碘酪氨酸之间失去一个酪氨酸上的丙氨酸，就合成了一个四碘甲腺原氨酸（T_4）或一碘酪氨酸和二碘酪氨酸各一分子之间失去一个酪氨酸上的丙氨酸，就合成了一个三碘甲腺原氨酸（T_3）。T_4、T_3 的结构见第五章的甲状腺激素部分。

（6）T_4、T_3 均仍结合在甲状腺球蛋白上，储藏于滤泡腔中。

（7）在促甲状腺激素的作用下，碘化的甲状腺球蛋白被滤泡上皮细胞以胞饮方式再吸入胞质，在溶酶体酶的作用下甲状腺球蛋白被水解，游离的 T_4、T_3 被释放入周围的毛细血管。

（8）T_4、T_3 进入血液后与血浆蛋白结合，缓慢释放。

（二）OZT 的毒性作用

OZT 是一种致甲状腺肿大素，它是通过抑制甲状腺过氧化酶的作用而导致甲状腺肿和碘吸收水平的下降的。

（1）甲状腺过氧化酶部分被抑制以后，碘离子与甲状腺球蛋白上酪氨酸结合的速度减慢，从而使机体合成的 T_4、T_3 减少。当体内的甲状腺激素（T_4、T_3）水平降低时，就会反馈性地使促甲状腺激素分泌增加，在后者的作用下刺激滤泡上皮细胞代谢增强、甲状腺滤泡代偿性增生，从而引起甲状腺肿大。

（2）滤泡腔内的碘离子与甲状腺球蛋白的结合减少，滤泡腔内碘离子的消耗速度降低，细胞外的碘主动"泵"入滤泡腔的速度就会降低，表现为碘吸收水平的下降。

据报道，单剂量口服 25mg 的 OZT 可降低人体对碘的吸收。欧洲一些山区的奶牛以芸薹属蔬菜为饲料，牛奶中含有高达 $100\mu g/L$ 的 OZT，该地区居民甲状腺肿大症也较为普遍。

致甲状腺肿大素的活性随物种的不同而有所不同，对人而言，其活性约为抗甲状腺素药物丙基硫尿嘧啶的 1.33 倍；但该物质对老鼠的抗甲状腺活性不高，试验表明用含 0.23% OZT 的饲料长期喂养老鼠，其甲状腺只有轻微肿大。

（三）ITC 的毒性作用

ITC 和硫氰酸盐（SCN^-）也是硫代葡萄糖苷的裂解产物。ITC 可以与机体内的氨基化合物形成硫脲类衍生物，与 OZT 具有相似的机制，降低了甲状腺过氧化酶的活性；此外，ITC 在体内可以转化为 SCN^-。

（四）SCN^- 的毒性作用

SCN^- 能导致迟发性甲状腺肿大。机制如下：

(1)甲状腺通过"碘泵"主动摄取血液中的碘,SCN^-可与I^-竞争"碘泵"而抑制甲状腺对碘的吸收。虽然甲状腺滤泡腔中库存有碘,但如果碘被吸收进入滤泡腔的量减少,而甲状腺合成和分泌甲状腺激素(T_4、T_3)的速度不变,就会导致滤泡腔中的碘离子"入不敷出"。如果延续较长时间(比如长期食用芸薹属蔬菜),滤泡腔中的碘离子越来越少,当碘离子浓度降低到一定程度以后,甲状腺素的合成就会因为缺乏原料碘而减少。体内的甲状腺激素水平降低,就会反馈性地引起甲状腺细胞增生而致甲状腺肿大。

(2)如果长期食用芸薹属蔬菜的居民的食物中缺乏碘,就更容易导致甲状腺肿大。因为碘缺乏,就会使其与SCN^-竞争"碘泵"的能力减弱,造成实际被吸收到滤泡腔的碘进一步减少,进而影响甲状腺激素的合成。因此,人们食用这类抑制碘吸收的物质后,甲状腺激素的分泌仍可继续进行。但是当人们,尤其是含碘食物摄入较少的山区居民,持续食用芸薹属等十字花科植物较长时间,滤泡中的碘"库存"逐渐被耗尽,到甲状腺激素合成水平降低时就会反馈性刺激甲状腺增生肿大。因此,这种食谱导致的甲状腺肿大具有明显的迟发性。

(五)RCN的毒性作用

RCN在体内可以代谢成为CN^-,故毒性比OZT更大。CN^-在组织中的硫氰酸盐酶的作用下,可以转化成为SCN^-而造成迟发性致甲状腺肿大的后果。

四、致甲状腺肿物质的抗癌活性

目前认为十字花科植物中的硫代葡萄糖苷没有生物活性,有抗癌活性的是其水解产物。多种资料显示芸薹属蔬菜所含的各种甘蓝黑芥子硫苷的水解产物或衍生物吲哚-3-甲醇、异硫氰酸酯、二甲基二硫醚及二硫酚硫酮均有较强的防癌能力,可以抑制由多种致癌物诱发的小鼠肺癌、乳腺癌、食管癌、肝癌及胃癌的发生,特别是对激素有依赖性的癌,如乳腺癌及子宫癌有显著的抑制作用。多年的流行病学调查也表明,经常食用十字花科芸薹属蔬菜的居民的胃癌、食管癌及肺癌的发病率较低。近年来进行的多种蔬菜防癌的试验证明各类蔬菜均有一定的预防结肠癌的能力,而以十字花科芸薹属蔬菜的防癌能力最强。1994年,在美国进行的一项大型对照控制试验将口腔癌患者分为两组,一组吃芸薹属蔬菜,另一组供给安慰剂,结果发现常吃芸薹属蔬菜的口腔癌患者癌的复发率比对照组低40%~60%。

十字花科植物的抗癌作用可能是许多机制的复杂交互作用,如抑制原癌基因的激活、提高生物转化Ⅱ相酶谷胱甘肽硫转移酶等的活性、诱导体内生物转化Ⅱ相酶的表达等。大量证据表明,十字花科植物的抗癌能力主要是由于它能诱导生物转化酶的表达和活性的提高,从而提高机体对致癌物等毒性物质的转化能力。除了能代谢致癌物质外,生物转化酶也能代谢内生的化合物,如类固醇激素。通过调节激素的分泌量,生物转化酶能够间接影响癌前组织和已癌变组织的进一步恶化。

五、含致甲状腺肿物质原料的去毒措施

1. 采用高温(140~150℃)或70℃加热1h,以破坏菜籽饼中芥子酶的活性

这是目前常用的方法,但该法会造成干物质流失,处理费用高,易破坏营养成分,产生的废弃物容易造成环境污染。

2. 采用微生物发酵中和法将已产生的有害物质去除

这是目前研究较多且比较提倡的方法。通过寻找和培育能够降解芥子苷的菌株(细菌、

霉菌或酵母菌），经过发酵破坏菜籽饼中的芥子苷，而不破坏其营养成分。目前已应用于饲料生产的菌株有根霉属的华根霉菌、毛霉属的总状毛霉、黄曲霉群的米曲霉、白色球拟酵母等。如梅（霉）菜扣肉等菜式中的霉干菜（多系居家自制，使菜叶晾干、堆黄，然后加盐腌制，最后晒干装坛）基本就是这么去毒的。

3.选育不含或仅含微量芥子苷的油菜品种

由于某些动物肠道中的细菌也具有与芥子酶相同的活性，因此上述第一种方法并不能解决根本问题，而且以上两种处理方法成本较高，蛋白质亦有一定损失。目前，有些国家已选育出不含或仅含微量芥子苷的油菜品种，此种油菜的菜籽饼不仅可以直接作为禽畜的精饲料，而且还可作为人类食品的添加剂。

4.酶催化水解使硫苷加速分解

利用芥子酶的激活剂（如维生素 C 等）使硫苷加速分解，然后经过蒸汽汽提或者溶剂浸出，达到脱毒目的。

5.用添加剂将已产生的有害物质去除

将物理化学、生物化学等多种脱毒方法的产品浓缩到一个配方中，形成商品性添加剂，有利于工业化生产和专业户应用脱毒饼粕。有的添加剂中还含有解毒和预防、治疗中毒的成分。

第二节　生氰糖苷

生氰植物是指能在体内合成生氰化合物，经水解后能释放氢氰酸（HCN）的植物。这种由生物体制造和产生氢氰酸的现象称为生氰作用（cyanogenesis）。能产生生氰化合物的大部分是植物，低等动物和细菌只占少数。人们很早就知道有些植物能够产生毒性很强的 HCN。Schrader（1803）就描述了将苦杏仁或樱桃叶研碎时能闻到 HCN 的味道。Wohler等（1897）发现了能够使苦杏仁产生 HCN 的酶。

生氰化合物可分为生氰糖苷（Cyanogentic glycosides）和生氰酯两大类，前者占大多数。植物体内的生氰糖苷都是由氰醇（α-羟基腈）衍生物的羟基和 D-葡萄糖缩合形成的 β-糖苷，经水解后可释放出氢氰酸。

一、生氰糖苷的分布

目前已在 2650 多种植物中发现生氰糖苷，它们分布于包括蕨类植物、裸子植物和被子植物的双子叶植物和单子叶植物在内的 100 多科中。生氰植物主要集中在以下几科：双子叶植物的豆科、蔷薇科、大戟科等，单子叶植物的禾本科、天南星科等。

跟硫代葡萄糖苷一样，生氰糖苷在不同的植物种类或品种中，以及同一植株的不同生长阶段、不同部位，其含量都存在差别。比如，蔷薇科的许多植物，如苹果、梨、杏和樱桃等，其果肉是可食的，但种子和其他组织则是含氰的。而禾本科的高粱种子是不含氰的，但萌发后成长中的幼苗则含有较高浓度的生氰糖苷。大戟科的木薯，其块根的内皮含氰量最高。而利马豆的各个部位，包括发育的豆荚都可能是含氰的。

生氰糖苷的种类很多，但与食物中毒有关的生氰糖苷主要有苦杏仁苷（amygdalin）和亚麻苦苷（linamarin）。①苦杏仁苷主要存在于苦杏仁、桃仁、李子仁、枇杷仁、樱桃仁等果仁中;②亚麻苦苷主要存在于木薯、亚麻籽及其幼苗中;③高粱苦苷(dhurrin)主要存在于禾本科的玉米、高粱、燕麦、水稻等农作物的幼苗中;④蜀黍氰苷存在于嫩竹笋中。在所有这些生氰植物中,以苦杏仁、苦桃仁、木薯,以及玉米和高粱的幼苗中所含生氰糖苷的毒性比较大。表6-4列示了含有生氰糖苷的食物及其释放出的 HCN 含量。

表6-4 含有生氰糖苷的食物及其释放出的 HCN 含量

植　　物	HCN 的含量(mg/100g)	糖　　苷
苦杏仁	250	苦杏仁苷
木薯块根	53	亚麻苦苷
高粱植株	250	牛角花苷
利马豆	10～312	亚麻苦苷

二、生氰糖苷的代谢

生氰糖苷产生氢氰酸的反应由两种酶共同作用(图 6-4)。生氰糖苷首先在 β-葡萄糖苷酶的作用下分解生成氰醇和糖。氰醇很不稳定,自然分解为相应的醛、酮化合物和氢氰酸。羟腈分解酶可加速这一降解反应。与致甲状腺肿物质相似,生氰糖苷和 β-葡萄糖苷酶也处于细胞的不同部位,当咀嚼或破碎含生氰糖苷的植物食品时,其细胞结构被破坏,使得 β-葡萄糖苷酶被释放出来,和生氰糖苷作用产生氢氰酸,这便是食用这类新鲜植物或其种子引起氢氰酸中毒的原因;这也被认为是这类植物的自我防卫方法(当组织受伤时,生氰糖苷立即分解为酮、醛和氰化氢等毒性更强的物质,使草食动物拒食或抑制病原微生物生长,从而使其自身或物种得以保全)。

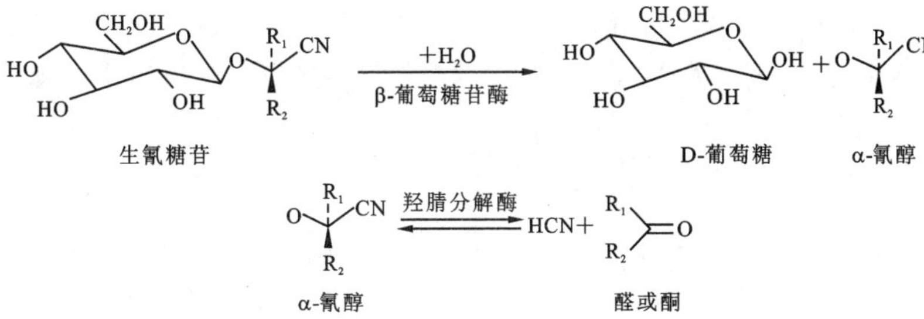

图6-4 生氰糖苷产生氢氰酸的过程

氰离子在人体中的正常代谢如图 6-5 所示。HCN 在体内被吸收后,部分以原形经肺呼出;大部分则经硫氰酸酶(rhodenase)等作用,与硫结合形成毒性较低的硫氰酸盐,随尿排出,后者是氰化物的主要转化产物。硫氰酸酶广泛存在于大多数哺乳动物的组织中。氰化物还有几种较少见的代谢途径,例如它可以和半胱氨酸反应生成噻唑类化合物并随尿排出。

三、生氰糖苷的毒性作用及其机制

生氰植物的毒性,一方面取决于其生氰糖苷含量的高低,另一方面还与摄食速度、植物中催化生氰糖苷水解的酶的活力以及人体对氢氰酸的解毒能力大小有关。

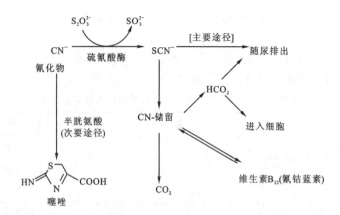

图 6-5　氰离子在人体中的正常代谢

（一）急性中毒

1.毒作用机制

生氰糖苷的毒性甚强，对人的致死量为 18mg/kg 体重。但是，当生氰糖苷水解以后，其产物氢氰酸的毒性更强。生氰糖苷的毒性主要是其水解产物氢氰酸和醛类化合物的毒性。氢氰酸对人和其他很多生物是有剧毒的，对人的致死剂量是 $0.5 \sim 3.5$ mg/kg 体重；其产物醛、酮也具有一定的毒性。

生氰糖苷所形成的氢氰酸被吸收后，随血液循环进入组织细胞，并透过细胞膜进入线粒体，与线粒体呼吸链中的 Cytc 氧化酶的铁离子（Fe^{3+}）结合，使其不能接收电子并把电子传给 O_2，导致呼吸链电子传递中断，如图 6-6 所示。呼吸链中代谢物脱下的 H 最终不能传给 O_2 而生成 H_2O，造成细胞有氧但是不能被利用，不能产生 ATP；如果 HCN 的浓度足够高，抑制了体内大部分的 Cytc 氧化酶，机体产生 ATP 的速度就会明显下降，导致机体迅速因缺乏能量而"窒息死亡"。这种状态被称为"内窒息状态"，以区别于缺氧而导致的外窒息。

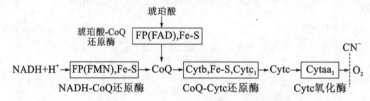

图 6-6　HCN 阻断呼吸链的电子传递

此外，氢氰酸导致机体的氧化应激增加，而抗氧化能力降低，最终可导致细胞及组织死亡。氢氰酸还能作用于呼吸中枢及血管运动中枢，使之麻痹，严重者可导致死亡。氢氰酸还可腐蚀胃黏膜。

2.容易引起急性中毒的食物与毒性症状

在含生氰糖苷的果仁中，以苦杏仁引起的中毒最为常见，后果也最为严重。苦杏仁中苦杏仁苷的含量比甜杏仁高 $20 \sim 30$ 倍。苦杏仁苷的致死量约为 1g 鲜重。小孩吃 6 粒、成人吃 10 粒新鲜苦杏仁就能引起中毒；小孩吃 $10 \sim 20$ 粒、成人吃 $40 \sim 60$ 粒新鲜苦杏仁就可致死；苦杏仁的致死剂量为 0.6g 鲜重/kg 体重。此外还有苦桃仁、枇杷仁、李子仁和樱桃仁等也可引起急性中毒，如枇杷仁的致死剂量为 $2.5 \sim 4$ g 鲜重/kg 体重。

苦杏仁中毒潜伏期短者为 0.5h，长者为 12h，一般为 $1 \sim 2$ h。苦杏仁（多为野生杏）中毒多发生于杏子成熟的收获季节,多见于儿童,因其不了解苦杏仁的毒性而生吃苦杏仁;也经常有服食大量的甜杏仁(通常为栽培杏)而引起中毒的病例,同样多发生在杏子成熟的初夏季节。也时有不经医生处方自用苦杏仁煎汤治小儿咳嗽而引起中毒的病例发生。其毒性反应轻者表现为恶心,时有呕吐,全身不适,全身乏力,面色青灰等;重者呼吸困难,抽搐,昏迷,瞳孔散大,心跳快而弱,四肢冰冷,可因呼吸功能衰竭而导致死亡。

木薯也分苦木薯和甜木薯,且苦木薯中氰化物的含量大大高于甜木薯(苦木薯中氰化物的含量为 15～400mg/kg 鲜重;甜木薯中为 15～50mg/kg 鲜重)。苦木薯根干品 100g 含 HCN 约 245mg。值得注意的是,普通消费者不能用肉眼分辨木薯的品种。

木薯中毒的原因是群众不了解木薯的毒性,生食或食用未煮透的木薯,或喝洗木薯的水、煮木薯的汤。木薯急性中毒的症状与苦杏仁中毒有许多相似之处,只是木薯中毒的病情发展较缓慢,这是因为亚麻苦苷不能在酸性的胃中被水解,而要在小肠中才能被水解,所以产生 HCN 的时间延后,潜伏期较苦杏仁中毒长,短者 2h,长者 12h,一般为 6～9h。

(二)慢性中毒

生氰糖苷引起的慢性氰化物中毒现象也比较常见。在一些以木薯为主食的非洲和南美地区,至少有两种疾病是由生氰糖苷引起的,一种疾病称之为热带神经性共济失调症,另一种是热带性弱视。

热带神经性共济失调症在西非一些以木薯为主要食物的地区已多有发现,该病表现为视力萎缩、共济失调和思维紊乱。患者血液中半胱氨酸、甲硫氨酸等含硫氨基酸的浓度很低,而血浆中硫氰酸盐的含量很高。当患者不食用含氰化物的食物时,病症消退;恢复传统饮食时,病症又会出现。甲状腺肿大在这些地区也同样流行,这说明血中硫氰酸盐的水平升高,也可导致甲状腺肿大。实际上,这些毒性作用部分是因为氢氰酸通过体内的硫氰生成酶将氰化物转变成了硫氰酸酯,这是氰化物解毒的主要途径;但此过程所需的硫来源于含硫氨基酸,因此患者血液中的含硫氨基酸浓度很低,而生成的 SCN⁻ 可导致迟发性甲状腺肿大。

热带性弱视疾病也流行于以木薯为主要食物的人群中,该病的病症为视神经萎缩并导致失明。长期以致死剂量的氰化物喂饲动物,也可使这些动物的视神经组织受损。

四、生氰糖苷的特性及其处理和预防措施

(一)去毒措施

生氰糖苷有较好的水溶性,其产物氢氰酸也具有良好的水溶性,产物醛、酮的水溶性则视 R 基团的不同而有所不同。所以,要去除生氰植物的毒性,水浸法是很好的方法,可去除其大部分的毒性。类似杏仁的核仁类食物及豆类在食用前大都需要较长时间的浸泡和晾晒。木薯是南美和北非居民摄取碳水化合物的主要来源,人们将其切片,用流水研磨可除去其中大部分的生氰糖苷和氢氰酸。尽管如此,一般的木薯粉中仍含有相当量的氰化物。

发酵和煮沸同样用于木薯粉的加工。氢氰酸具有较强的挥发性,如杏仁以沸水烹煮弃汤可去除 90% 以上的氰化物。注意加热煮熟时,将锅盖打开,使氢氰酸逸出。不加水,以干燥加热方式处理亚麻籽,不能有效降低氰化物的含量,只能把亚麻籽和亚麻籽粉样本的氰化物含量降低约 10%。发酵法的作用也有限。如东部非洲和南部非洲通常采用堆积发酵方法和日晒方法,在一般年份的情况下不能充分去除氰化物,在干旱年份中则更加无能为力。

从理论上讲,加热可灭活糖苷酶,使之不能将生氰糖苷转化为有毒的氢氰酸。但事实

上,经过单纯高温(如干热)处理过的木薯粉食物对人和动物仍有不同程度的毒性。虽然用纯的生氰糖苷(如苦杏仁苷)大剂量喂饲豚鼠一般不产生毒性反应,而且生氰糖苷在人的唾液和胃液中很稳定,但食用煮熟的利马豆和木薯等仍可造成急性氰化物中毒。这一事实说明人的胃肠道中存在某种微生物,可分解生氰糖苷并产生氢氰酸。

(二)预防措施

氰化物导致的视神经损害等慢性氰化物中毒通常只发生于营养不良的人群,而改变饮食中的某些成分即可避免中毒。①如果膳食中有足够多的碘,由氰化物引起的甲状腺肿就不会出现。②如果膳食中有足够多的蛋白质,尤其是含硫氨基酸丰富的食物,即可减轻氰化物中毒。反之,如果膳食中缺乏含硫氨基酸等硫源,可导致动物对氰化物的去毒能力下降。而长期食用蛋白质含量低而氰化物含量较高的食物,会间接造成特征性蛋白质的营养不良症。

预防氰化物中毒还有一些其他措施,如选用产量高而亚麻苦苷含量低的木薯品种,并改良种植方法;在加工木薯时应去皮(亚麻苦苷90%存在于皮肉)等。

第三节 蚕豆病和山黧豆中毒

一、蚕豆病

(一)病 因

蚕豆病(favism)是食用蚕豆(vicia faba)而引起的急性溶血性贫血症,是一种 6-磷酸葡萄糖脱氢酶(G6PD)缺乏所导致的疾病,表现为该基因缺陷的某人在某次食用新鲜蚕豆后突然发生急性血管内溶血。

蚕豆病是我国和地中海地区居民特有的食物中毒现象,这种病多见于儿童,3 岁以下患者占 70%,男性患者约占 90%以上;成人患者比较少见,但也有少数病人至中年或老年才首次发病。由于 G6PD 缺乏属遗传性疾病,所以 40%以上的病例有家族史。本病常发生于初夏蚕豆成熟季节。绝大多数病人因进食新鲜蚕豆而发病。本病因南北各地气候不同而发病有迟有早。

(二)症 状 与 机 制

通常在食用新鲜蚕豆后 24h 内会出现中毒症状,症状可持续 2d 以上,病可自然恢复。早期症状有厌食、疲劳、低热、恶心、不定性的腹痛,接着因溶血而发生眼角黄染及全身黄疸,出现酱油色尿和贫血症状。严重时有尿团、休克、心功能和肾功能衰竭,重度缺氧时还可见双眼固定性偏斜。此时如不及时抢救可于 1~2d 内死亡。所以出现以上症状的病人,应马上送医院诊治。

蚕豆病的发病情况颇为繁杂,如蚕豆病只发生于 G6PD 缺乏者,但并非所有的 G6PD 缺乏者吃蚕豆后都发生溶血;G6PD 缺乏者每年吃蚕豆,但不一定每年都发病;发病者溶血和贫血的程度与所食蚕豆量的多少并无特定关系;成年人的发病率显著低于小儿。由此可以推测,除了红细胞缺乏 G6PD 以外,必然还有其他因素与发病有关。可见,蚕豆病发生溶血的机理比单纯 G6PD 基因缺乏所致的药物性溶血性贫血复杂,蚕豆病的溶血机理尚有待进一步探讨。

虽然蚕豆病的发病机制目前还不是非常明了,但比较清楚的是 G6PD 缺乏可导致体内的抗氧化能力和解毒能力的下降等。已知 G6PD 是体内催化磷酸戊糖途径的重要的酶,它催化磷酸戊糖途径的第一个反应如图 6-7 所示。

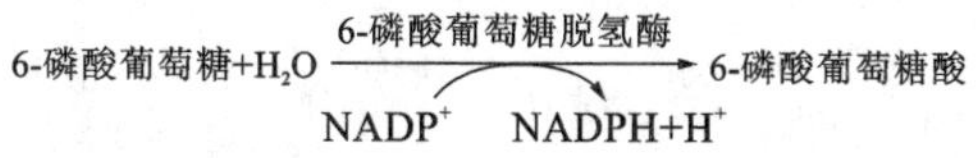

$$6\text{-磷酸葡萄糖} + H_2O \xrightarrow[\quad NADP^+ \quad\quad NADPH+H^+\quad]{\text{6-磷酸葡萄糖脱氢酶}} 6\text{-磷酸葡萄糖酸}$$

图 6-7　体内生成 NADPH＋H⁺ 的基本途径

这是体内生成 NADPH＋H⁺ 的基本途径。NADPH＋H⁺ 是体内许多重要反应的氢供体,如在图 6-8 的逆反应中,它为氧化型谷胱甘肽(GSSG)还原为还原型(GSH)提供 2H。

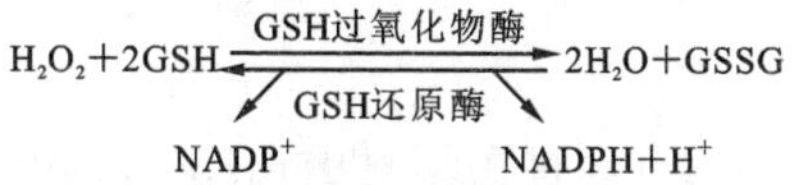

$$H_2O_2 + 2GSH \xrightleftharpoons[\quad NADP^+ \quad\quad NADPH+H^+\quad]{\substack{\text{GSH过氧化物酶}\\ \text{GSH还原酶}}} 2H_2O + GSSG$$

图 6-8　谷胱甘肽的氧化与还原反应

GSH 在体内可发挥两方面的作用:一方面可被体内源源不断产生的 H_2O_2 等氧化剂氧化,从而保护体内的蛋白质和脂质不被氧化,维护这些物质的正常结构与功能;另一方面可作为生物转化Ⅱ相反应的结合物使外源化学物的水溶性增加而促进其随尿排出体外。

若 G6PD 缺乏或功能低下,体内产生的 NADPH＋H⁺ 减少,就会使 GSH 的含量减少。虽然机体有一定的代偿机制,但是一旦进入红细胞的 H_2O_2 等过氧化物增加,超过 GSH 的还原能力,则剩余的过氧化物会使红细胞膜及血红蛋白被氧化。目前认为蚕豆中的嘧啶葡萄糖苷(vicine)和蚕豆脲咪葡萄糖苷(convicine)的苷元在植物或肠道中经酶作用产生嘧啶衍生物蚕豆双嘧啶(divicine)和异脲咪(isouramil),这些嘧啶衍生物在实验室条件下迅速氧化时可促进溶液中的 GSH 向 GSSG 的非酶性转化,表明这些物质在体内氧化时可快速降低体内的 GSH 水平。体内的 GSH 降到一定程度,则过量的过氧化物将使血红蛋白氧化变性,连接到红细胞膜上,加之红细胞膜同时受损,这均使红细胞的柔韧性降低、可塑性锐减,易在血管内破裂,尤其在通过孔径窄的脾窦上皮细胞间隙时,极易被破坏,导致血管内溶血,继而产生血红蛋白尿;红细胞和血红蛋白的大量分解造成血液中的胆色素大量生成,进而出现黄疸等一系列溶血性贫血的症状,甚至出现休克、肾衰等危象。

因为成熟的红细胞没有细胞器,自身不能生成 NADPH 等物质,因此在 G6PD 缺乏时最容易被累及,而机体的其他组织则因代偿能力相对较强而不容易被累及。

二、山黧豆中毒

(一)山黧豆及其所含的毒素

山黧豆(lathyrus sativus L.)属碟形花科香豌豆属(也称作山黧豆属)一年生草本植物,具有耐寒、耐旱、抗虫害、耐盐碱、丰产性好等优良栽培性状。山黧豆籽实富含蛋白质,其水解产物含有哺乳动物所需的 17 种主要 α-氨基酸,谷氨酸、天冬氨酸、赖氨酸尤其丰富,营养价值较高。山黧豆在印度的种植面积高达 200 万公顷(1 公顷＝10^4 m²),籽实作为人的豆类食品和动物蛋白质饲料。西班牙种植山黧豆主要作为动物饲料,种植面积达 57 万公顷。山黧豆在我国西北曾有较大面积种植,但由于安全问题而未能大面积推广。目前已从不同品种的山黧豆籽实内分离出不同的毒素,如神经毒素 β-N-草酰-L-α,β-二氨基丙酸(β-N-oxalyl-L-α,β-diaminpropionic acid,简称 ODAP)、骨质毒素氨基丙腈(β-N-aminopropionitrile,简称

BAPN），人畜长期大量摄食，可发生山黧豆中毒（lathyrism）。其中，ODAP 又称为 β-草酰氨基丙氨酸（β-N-oxalyl-amino-alanine，简称 BOAA）。其结构见图 6-9。

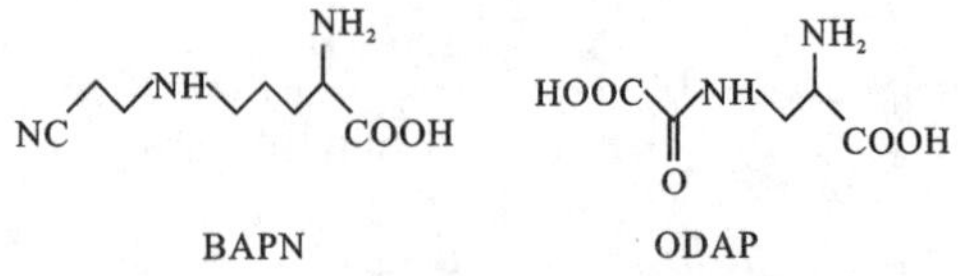

图 6-9　山黧豆中的活性物质结构

山黧豆属包括 200 多种植物，只有山黧豆是广为种植的品种，此外还有野豌豆、鹰嘴豆和卡巴豆等。

（二）毒性症状与机制

山黧豆中毒有两种表现形式：神经性山黧豆中毒（neorolathyrism）和骨病性山黧豆中毒（osteolathyrism）。此病在印度等亚洲国家的贫瘠山区仍流行。

1. 神经性山黧豆中毒

山黧豆的毒理学研究表明，ODAP 对小白鼠的半数致死量（LD_{50}）为 748.86mg/kg 体重，而对 3 日龄雏鸡的 LD_{50} 为 694.93mg/kg 体重；动物注射致死量的 ODAP 或大剂量（占精饲料的 70%～85%）长期饲喂高毒山黧豆（ODAP 为 0.84%），可发生急性或慢性山黧豆中毒，急性中毒表现出明显的神经性中毒症状。

人长期（超过 3 个月）食用山黧豆可引起慢性神经损伤，表现为腿麻痹加强、肌肉无力、僵直、下肢瘫痪。此病多见于年轻人，发病经常很突然。本病早在 20 世纪初已有报道，而后屡有发生，如在印度的 Madhya Pradesh 仅在 1975 年就有 10 多万山黧豆中毒患者。20 世纪 70 年代中期，甘肃省中部干旱地区也曾出现过此症，随后该作物被限制种植。

动物试验表明慢性山黧豆中毒动物的肝、肾实质细胞发生不同程度损伤乃至坏死。同时，毒素经血液循环透过血-脑屏障，可伤害中枢神经系统，包括脑、脊髓神经细胞核部分溶解，胞质中线粒体肿胀、嵴崩解，神经髓鞘的结构被破坏等。山黧豆毒素为神经性毒素，主要伤害中枢神经系统，动物长期饲喂大剂量高毒山黧豆无致癌或促发肿瘤的作用。山黧豆毒素对动物繁殖无明显影响，胚胎检查也无畸形表现。

ODAP 引起人畜中毒的机理还不完全清楚，从间接证据推测，在神经系统中，ODAP 作为谷氨酸类似物与一种谷氨酸受体强烈地结合，使神经元受到持久兴奋性损伤。不过最近人们倾向于认为，在神经系统中，ODAP 可能与 NO 相互作用而引起神经元损伤或神经细胞凋亡。但反刍类动物相对不易中毒，可能是因为其瘤胃中的多种球菌可分解利用ODAP。

2. 骨病性山黧豆中毒

动物食用了山黧豆属的豆类都会引起山黧豆中毒性骨病，其病征为骨头畸形和骨关节脆弱。引起该病的山黧豆毒性物质为 BAPN。给小鼠食物中添加 BAPN，含量达到 0.1%～0.2%水平时，小鼠的骨骼变形和关节破裂的情况会有所增加。

研究表明，BAPN 主要抑制组织与骨间的基本蛋白——胶原蛋白的交联。胶原蛋白的交联首先由肽链上的赖氨酸残基与相邻肽链上的氨基酸结合，从而形成交联的不溶性胶原。BAPN 不可逆地抑制赖氨酰氧化酶的活性，从而抑制了胶原的交联。交联性低的胶原蛋白的韧性降低，脆性增加。

（三）防治措施

由于山黧豆适应性广，抗逆性强，且固氮肥田效果显著，种子的蛋白质含量丰富且营养价值高，因此，采用适当的方法去除其毒素非常重要。

（1）筛选、培育低毒山黧豆（ODAP0.25％～0.30％）品种。试验证明，用低毒山黧豆长期饲喂家畜是比较安全的，尤其是将低毒山黧豆与普通饲料搭配饲喂，对禽畜不会造成生长抑制或毒害；如果与谷类饲料按适当比例搭配饲喂时，使两者的必需氨基酸实现互补，则对家畜更为有利。

（2）由于 ODAP 是水溶性的，因此用水浸泡可去掉一部分毒性（26％）。若将其种子加工成粉条，可去掉 99％以上的毒性。另外，蒸、煮、烤等均能不同程度（39％～82％）地降低毒性。Kuo 等人对煮熟的豆子通过分别接种米曲霉（*Aspergillus oryzae*）和小孢根霉中华变种（*Rhizopus microsporusvar chinesis*），在 30℃下进行二次发酵后，高毒和低毒种子中 ODAP 的去除率分别达到了 94.8％和 82.2％，而且种子的营养成分大为改善。一些人体必需的氨基酸如谷氨酸、组氨酸、苏氨酸及赖氨酸，尤其是含硫氨基酸的含量明显升高。

第四节　外源凝集素和过敏原

一、外源凝集素

（一）外源凝集素的定义与性质

外源凝集素（lectins）是一类能非共价、可逆结合特异单糖、寡糖的蛋白质，广泛存在于动植物及微生物体内。

随着外源凝集素及其作用的不断发现，人们对外源凝集素的认识不断被刷新。1888年，Herman Stillmark 发现蓖麻籽的蛋白提取物能凝集血红细胞；1936 年，Summer 和 Howell 发现凝集素专一性结合糖的性质；1949 年，Boyd 和 Reguera 发现了植物凝血素对人类 ABO 血型具有选择性凝集的特性；1954 年，Bord 等据此创造了"lectin"一词，意为"选择"，用它来强调凝集素能选择性地与复杂的糖复合物结合的特性。迄今为止，已经发现的外源凝集素超过 1200 种。随着研究的深入，外源凝集素的定义几经修订，现在被广泛接受的定义是"含有至少一个非催化结构域并能可逆结合到特异单糖或寡糖上的所有蛋白质"，或"非酶非抗体的糖结合蛋白"。外源凝集素的最大特点是能识别糖蛋白和糖脂中，特别是细胞膜表面复杂的糖链结构；且一种凝集素具有只对某一种特异性糖链进行专一性结合的能力。

（二）外源凝集素的毒作用及其机制

生物凝集素就其来源可分为微生物凝集素、植物凝集素以及动物凝集素。凝集素的作用机制基本相同。

1. 微生物凝集素

迄今为止已从 83 属 188 种微生物中发现了 212 种微生物凝集素，这些凝集素常存在于微生物细胞的表面，包括细菌菌毛或纤毛、病毒的刺突、真菌的子实体、分生孢子、菌丝等。有的也存在于细胞内颗粒中，如原生质、周质等。并且一种微生物还可以产生两种以上的凝集素。

和其他来源的凝集素一样,微生物凝集素的一个重要特征就是对某些糖具有结合性能,并且是可逆的。凝集素对微生物来讲是与寄主发生关系的决定因素。几乎所有生物细胞的表面都携带糖,这些单糖或寡糖以一定形式结合在细胞膜蛋白或磷脂上,犹如细胞的触角,识别外来的各种信息。凝集素与糖之间的关系好比锁与钥匙之间的关系,两者间的反应即为识别作用。微生物所具有的凝集素专一识别寄主细胞膜的糖链,继而感染寄主。微生物凝集素与糖链结合的专一性使其选择性地侵染宿主细胞或与特异性的机体细胞结合而共生。

2. 植物凝集素

(1)目前已经发现了 1000 多种植物凝集素,其中豆科植物凝集素就有 600 多种,广泛存在于 800 多种植物(主要是豆科植物)的种子和荚果中。其中有许多种是人类重要的食物原料,如大豆、菜豆、刀豆、豌豆、小扁豆、蚕豆和花生等。

每分子的植物凝集素至少有两个能与糖结合的位点。一般而言,植物凝集素是由 2～4 个亚单位组成的寡聚蛋白,个别植物凝集素分子的亚单位可达 18 个。通常,每个亚单位有 1 个能与糖结合的位点,这样使得植物凝集素能凝集植物和动物的细胞。如蓖麻凝集素由 4 个亚基组成,每个亚基结合 1 个红细胞表面的决定 ABO 血型的糖链,该寡聚蛋白就可以结合 4 个红细胞而起到"凝集红细胞"的作用。凝集素与糖分子之间的连接方式主要是疏水键和氢键。

不同的植物凝集素与各自特异的糖分子结合,引起各自不同的反应。①本身是蛋白质,可作为种子成熟和萌发过程中的储藏蛋白。②促进有丝分裂:多数植物凝集素可诱导 T 或 B 淋巴细胞的生长、分化和增殖,提高机体的免疫能力。③抵御细菌、真菌、病毒等病原体的入侵。微生物表面有多种糖链,植物凝集素可以通过与糖链的结合而干扰微生物细胞的合成,影响其正常代谢,从而抑制微生物的入侵和繁殖。④对昆虫的防御作用。同高等动物一样,昆虫消化道的上皮细胞表面有许多糖链,当植物凝集素与之结合后,可对昆虫产生局部或系统的毒害作用,从而抑制其生长,甚至死亡。

(2)植物凝集素对动物和人的毒性作用及其机制。连续 7d 给小白鼠口服大蒜凝集素(剂量为 80mg/kg 体重),结果发现小白鼠的食欲下降,体重也有明显减轻。鉴于大蒜凝集素可黏附于十二指肠黏液上,Gupta A 等认为大蒜凝集素对人类也有安全隐患。在小鼠的食物中加入 0.5% 的黑豆凝集素可引起小鼠生长迟缓,连续两周用 0.5% 的菜豆凝集素喂饲小鼠,可导致其死亡。大豆凝集素的毒性相对较小,但以 1% 的含量喂饲小鼠也可引起其生长迟缓。大豆凝集素的 LD_{50} 约为 50mg/kg 体重。蓖麻凝集素(Ricin)的毒性非常高,其 LD_{50}(腹腔注射)为 0.05mg/kg 体重。

植物凝集素通常比较耐热,也不容易被酶水解,因此,被动物采食后可结合到胃肠道上皮细胞表面,影响胃肠道黏膜的分泌、吸收、增生等。如破坏小肠壁刷状缘黏膜结构,干扰刷状缘黏膜分泌多种酶的功能,从而严重影响养分的消化和吸收。植物凝集素被进一步内吞入上皮细胞并进入血液循环系统后,可引发更广范围的、全身性的抗营养作用,如对机体的内脏器官、新陈代谢、肠道菌群、免疫系统等产生一系列的影响,使机体对饲料的利用率下降,生长缓慢,产生病变甚至死亡。

实验动物食用生的大豆脱脂粉会导致其生长迟缓,一半原因应归于其中的外源凝集素。但去除外源凝集素的生大豆脱脂粉,其营养价值只有轻微的提高。生大豆脱脂粉除含有外源凝集素外,同时也含有胰蛋白酶抑制剂,该物质也会阻碍肠道对蛋白质的吸收。另外,一些豆类储藏蛋白(如7S菜豆球蛋白)对消化道蛋白酶的敏感性不高,故豆类蛋白及其制成品普遍存在消化率不高的问题,这也是引起动物生长迟缓的原因之一。

(三)防治措施

因为外源凝集素是比较耐热的蛋白质,因此去除外源凝集素的最简单有效的方法就是高压蒸汽加热,30min可以达到目的。但是凝集素对干热钝化处理有抗性,120℃以下的干热处理不能使大豆凝集素的凝集活性明显丧失,而95℃、30min,100℃、20min或105℃、10min的湿热处理可使大豆凝集素的活力明显丧失。但温度过低,如70℃干热或湿热数小时,大豆凝集素的凝集活性几乎不受影响。因此,在烹饪新鲜豆角类食品时,一定要加热煮透,以防中毒。

二、过敏原

(一)过敏原的概念及其反应机制

"过敏"是指接触(摄取)某种外源物质后所引起的免疫学上的反应,这种外源物质就称为过敏原(alergen)。由食品成分引起的人体免疫反应主要是由免疫球蛋白E(IgE)介导的速发过敏反应。

食物蛋白质等非机体自身正常组分的大分子物质都可成为抗原,刺激机体产生相应的抗体或致敏淋巴细胞并与之反应。在正常情况下,大量的食物成分在消化过程中被降解成单糖、氨基酸和低级脂肪酸,吸收进入血液或淋巴后并没有抗原性。但是在特定个体中,会因先天发育不成熟或外界因素的破坏造成胃肠道屏障功能紊乱及口服耐受性的丧失,食物中的某些相对分子质量小的完全抗原(过敏原)能穿过肠壁进入人体内,刺激机体产生反应性IgE抗体;食物抗原特异性IgE抗体与效应细胞(主要是肥大细胞)上的高亲和力IgE受体结合,完成致敏过程。再次刺激抗原时,抗原与相应的IgE抗体结合,引起肥大细胞活化和脱颗粒,释放储存的或新合成的一些化学介质,包括组胺、激肽、趋化因子、炎性介质以及多种细胞因子;这些化学介质再作用于胃肠道或其他器官,引起相应的病理生理学改变。

(二)过敏症状

过敏反应一般只在少数人身上出现,发病后果形式多样,轻重不一,它往往与食用量的多少无关。在一般情况下,过敏反应不发生于首次接触过敏原,而在再次接触过敏原后发病。通常速发型过敏反应的主要症状是皮肤产生红斑、剥脱、荨麻疹、哮喘、腹痛、呕吐、腹泻、眩晕和头痛等,还可能产生异常瘀斑或出血等,严重者可出现呼吸困难、血压下降、休克。

(三)食物中的过敏原

从理论上讲,食品中的任何一种蛋白质都可使特殊人群的免疫系统产生IgE抗体,从而产生过敏反应。但实际上仅有较少的几类食品成分是过敏原,通常在儿童中导致食物过敏的主要有蛋、奶、豆、小麦、花生、坚果及鱼,在成人中导致食物过敏的有坚果、花生、鱼和贝类等。这几类食品引发的速发过敏反应占总量的90%以上。同时,产生特定的过敏反应与各国和各民族的遗传因素和饮食习惯有关,如花生过敏常发生在美国儿童中,而大米类过敏则常出现于日本。一般而言,儿童对食物过敏的种类要远比成人多,强度也更强。

过敏原大多是相对分子质量较小的蛋白质,它们的相对分子质量为10~70ku(道尔顿)。植物性食品的过敏原往往是谷物和豆类种子中的所谓"清蛋白"(albumin)。许多过敏原至今仍未能从种子中纯化和鉴定出来,例如花生的过敏原。

表 6-5 列示了几种常见食品的过敏原。

表 6-5　常见食品的过敏原

食　品	过　敏　原	食　品	过　敏　原
牛　奶	β-乳球蛋白,α-乳清蛋白	花　生	伴花生球蛋白
鸡　蛋	卵黏蛋白,卵清蛋白	大　豆	Kunitz 抑制剂,β-伴大豆球蛋白
小　麦	清蛋白,球蛋白	菜　豆	清蛋白(18ku)
水　稻	谷蛋白组分,清蛋白(15ku)	马铃薯	蛋白(16～30ku)
荞　麦	胰蛋白酶抑制剂		

第五节　消化酶抑制剂

消化酶抑制剂主要有胰蛋白酶抑制剂(trypsin inhibitor)、胰凝乳蛋白酶抑制剂(chry-motrypsin inhibitor)和 α-淀粉酶抑制剂(α-amylase inhibitor)。这类物质本身是蛋白质,其生理功能除了作为种子贮藏蛋白,调节内源蛋白酶的活性以外,更重要的是保护种子不受动物啃食或昆虫和病原菌等的侵害。

一、蛋白酶抑制剂的分布、分类及其特性

目前,已从多种豆类(大豆、菜豆和花生等)及蔬菜种子中纯化出各种胰蛋白酶及胰凝乳蛋白酶的抑制剂。而豆类和谷类是含有消化酶抑制剂最多的食物,其他如土豆、茄子、洋葱等也含有此类物质。多数豆类种子的蛋白酶抑制剂占其蛋白总量的 8％～10％,占可溶性蛋白量的 15％～25％。

来自豆类种子的蛋白酶抑制剂根据其氨基酸序列同源性一般分为两种:Kunitz 型抑制剂(KTI)及 Bowman-Birk 型抑制剂(BBTI),这两类抑制剂均属于典型的丝氨酸蛋白酶抑制剂。丝氨酸蛋白酶(serine protease)是活性中心有丝氨酸残基存在的蛋白水解酶,广泛存在于植物、动物、细菌和病毒中,高等动物体内的丝氨酸蛋白酶包括胰蛋白酶、胰凝乳蛋白酶、弹性蛋白酶等。KTI 与 BBTI 均能结合丝氨酸蛋白酶活性中心上的丝氨酸羟基而有效地降低其酶活性,却又不会使这些酶变性,属于丝氨酸蛋白酶抑制剂。

KTI 的相对分子质量较大,为 20～25ku,含有两对二硫键,一个抑制剂分子可以结合一分子的胰蛋白酶,属单头抑制剂。BBTI 的相对分子质量较小,为 6～10ku,它有两个结合部位,含较多二硫键,一个抑制剂分子可以结合两个分子的丝氨酸蛋白酶,是一个双头抑制剂;该抑制剂对胰蛋白酶、胰凝乳蛋白酶及弹性蛋白酶三种相关的蛋白酶发生特异抑制,如同时抑制两分子胰蛋白酶或同时抑制一分子胰蛋白酶和一分子胰凝乳蛋白酶。在大豆种子中,上述两类蛋白酶抑制剂都有发现,其中 KTI 在大豆种子中的含量最丰富。

通常消化酶抑制剂都是比较耐热的蛋白质,这是由于不同来源的消化酶抑制剂在氨基酸组成上有很大的相似性;半胱氨酸的含量最高,其次是天门冬氨酸、精氨酸、赖氨酸和谷氨酸。半胱氨酸的含量最高,有利于形成分子内二硫键;而二硫键越多,往往蛋白质的空间结构就越稳定,越不容易变性,这是消化酶抑制剂高度耐热、耐酸的原因所在。但不同抑制剂的耐热性有所差别,通常 KTI 的热稳定性较差,而 BBTI 的热稳定性强。

杨晓泉于1999年纯化了花生胰蛋白酶抑制剂(PTI)。研究表明,花生胰蛋白酶抑制剂的相对分子质量为5～8ku。根据花生胰蛋白酶抑制剂的相对分子质量和氨基酸组成,将其归属于BBTI。花生胰蛋白酶抑制剂比大豆BBTI的相对分子质量更小,耐热、耐酸能力更强。

二、α-淀粉酶抑制剂

α-淀粉酶抑制剂可以抑制α-淀粉酶,它广泛存在于各种动植物及微生物体内,它对哺乳动物、昆虫以及微生物α-淀粉酶有特异性抑制作用。α-淀粉酶抑制剂是一种耐热的、相对分子质量小的蛋白质,相对分子质量为6～14ku,主要存在于大麦、小麦、玉米、高粱等禾本科作物的种子中,在豆科作物的种子中,其含量也很丰富。

α-淀粉酶抑制剂可抑制动物(包括人)对淀粉的吸收利用。绝大多数豆类种子含有α-淀粉酶抑制剂。豆类种子的α-淀粉酶抑制剂大多为糖蛋白,糖基配体含量为7.5%～14.5%,一般含有3～4个亚基。近年来发现抑制剂有双功能现象,一些豆科种子的胰蛋白酶抑制剂也被发现是α-淀粉酶的抑制剂;而在一些豆类种子中发现的α-淀粉酶抑制剂也具有过敏原性,而且它与血凝集素有很强的同源性,说明这类营养限制因子具有共同的结构特征。

三、消化酶抑制剂的毒性作用及其机制

豆类中的胰蛋白酶抑制剂和α-淀粉酶抑制剂都是营养限制因子。用含有胰蛋白酶抑制剂的生大豆脱脂粉饲喂实验动物可造成其明显的生长停滞。给小鼠及其他动物饲喂具胰蛋白酶抑制活性的植物蛋白可明显抑制其生长,并导致胰腺肥大、增生及胰腺瘤的发生。

消化酶抑制剂对动物的毒性机制的研究主要集中在其防御昆虫的机制方面。许多昆虫肠道的消化蛋白酶非常类似于动物的胰蛋白酶和胰凝乳蛋白酶,并能受植物蛋白酶抑制剂的抑制,因此一定程度上可从消化酶抑制剂对昆虫的毒性机制,推导其对人和牲畜的毒性作用机制。植物蛋白酶抑制剂对许多植食性昆虫的生长发育具有明显的抑制作用,如重要的农业害虫(鳞翅目昆虫幼虫)的肠道蛋白酶以胰蛋白酶和胰凝乳蛋白酶为主,如果该昆虫摄入含有大量植物蛋白酶抑制剂的食物,其肠道中的蛋白酶受到抑制,使昆虫消化不良,造成必需氨基酸缺乏,从而使昆虫的生长发育受阻,甚至导致死亡。另外,美洲棉铃虫和甜菜夜蛾长期取食0.18%大豆KTI后,肠内类胰蛋白酶的活性显著增高,由此推断蛋白酶抑制剂诱导类胰蛋白酶(蛋白质)的过量合成与分泌,消耗内源性蛋白质、氨基酸,从而造成如必需氨基酸等营养物质的缺乏。

所以,一方面是吃了不被消化的食物或消化不良,导致营养物质的吸收减少;另一方面是胰腺的过度增生、分泌,造成氨基酸等内源营养物的过度消耗,这就导致了消化酶抑制剂的一系列毒性效应。

四、消化酶抑制剂的防治措施

因为消化酶抑制剂是比较耐热的蛋白质,因此去除蛋白酶抑制剂最有效、简单的方法就是高温加热钝化。通常湿热比干热的灭活效果好。如大豆和菜豆在80℃条件下干热处理24h,其胰蛋白酶抑制剂的活性几乎没有任何降低,100℃干热处理24h仍有70%～90%的残留活性。但湿热处理的效果相对较好,比如不同温度水浴湿热处理荞麦粉,对其α-淀粉酶抑制剂活性的影响如下:在80℃下加热10min,α-淀粉酶抑制剂的活性丧失约25%;在

100℃下加热10min，α-淀粉酶抑制剂的活性丧失40％；100℃下加热20min后，其抑制剂的活性几乎完全丧失。这在豆类α-淀粉酶抑制剂的研究中也有类似的报道。

另外需注意的是，湿热处理植物种子时，组织内的温度往往低于外界环境的温度。因此对大豆等种子，需磨成豆浆再加热，使消化酶抑制剂直接暴露于沸水中，分子周围的温度与环境水温一样高，在同样的环境高温下能较快地变性失活。

第六节 生物碱糖苷

一、生物碱的种类及其分布

生物碱又称植物碱，是一大类含氮的有机化合物，多数具有复杂的含氮杂环，有类似碱的性质，大多数都具有特殊而显著的生理作用，是许多药用植物的有效成分，主要存在于植物体内，个别存在于动物体内。

自1806年人们首先从鸦片中分离出吗啡以来，至今人们已经发现约6000种生物碱。这些生物碱分布于100多个科的植物中，其中双子叶植物的茄科、豆科、毛茛科、罂粟科、夹竹桃科、防己科、小檗科等含有生物碱的种类特别多，含量也很高；单子叶植物的百合科、石蒜科，以及裸子植物的麻黄科、红豆杉科等少数科中也有分布。这些生物碱作为植物的次生代谢产物，可能是植物在生长过程中由以下各种化合物衍生而来，如苯丙氨酸、色氨酸、烟酸、赖氨酸、鸟氨酸、组氨酸、邻氨基苯甲酸、嘌呤衍生物、单萜、倍半萜、二萜、甾体化合物以及其他化合物。存在于食物中的生物碱主要是龙葵碱、秋水仙碱、吡咯烷生物碱等。

大多数生物碱具有环状结构，不溶于水或难溶于水，而能溶于乙醇等有机溶剂，但遇酸生成的生物碱盐却溶于水或易溶于水。在生物体内，只有少数碱性极弱的生物碱以游离态存在；绝大多数生物碱的碱性较强，多以有机酸盐的形式存在，少数以无机酸盐的形式存在。

二、龙葵碱糖苷

（一）龙葵碱糖苷的结构与性质

龙葵碱（solanine）是一类胆甾烷类生物碱（图6-10），为由1～4个单糖通过3-O-糖苷键和茄啶（solanidine）组成的一类弱碱性生物碱糖苷，包括茄碱（solanine）和卡茄碱（chaconine）等6种，统称为总糖苷生物碱（total glycoalkaloids）。其致毒成分为茄碱，分子式为$C_{45}H_{73}O_{15}N$。由于茄碱最早是在龙葵中发现的，而且茄碱被认为是马铃薯生物碱的唯一活性成分，故将马铃薯总糖苷生物碱称为茄碱（又称为龙葵素、龙葵碱或马铃薯毒素等）。

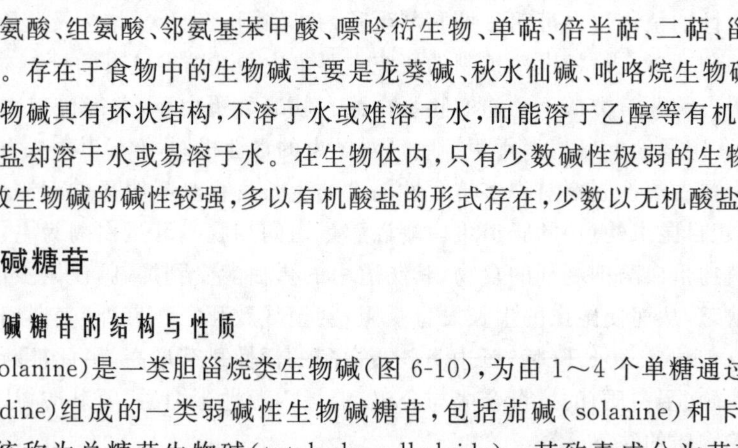

茄　啶：R＝H
龙葵碱：R＝半乳糖—葡萄糖—鼠李糖苷

毒扁豆碱

图6-10　胆甾烷类生物碱的结构

龙葵碱糖苷可溶于水、乙醇,与稀酸共热生成茄啶($C_{27}H_{43}NO$)及一些糖类。龙葵碱广泛存在于马铃薯、西红柿及茄子等茄科植物中。

(二)龙葵碱糖苷的毒性作用与机制

龙葵碱糖苷有较强的毒性,主要通过抑制胆碱酯酶的活性而引起中毒反应。胆碱酯酶被抑制失活后,造成乙酰胆碱(acetylcholine,ACH)的累积,以致神经兴奋性增强,引起胃肠、肌肉痉挛等一系列中毒症状。龙葵碱对胃肠道黏膜有较强的刺激作用和腐蚀性;对中枢神经有麻痹作用,尤其对呼吸和运动中枢的作用显著;对红细胞有溶血作用,可引起急性脑水肿、肠胃炎等。

龙葵碱急性中毒的潜伏期为 0.5～3h,病理变化主要为急性脑水肿,其次是肠胃炎,肺、肝、心肌和肾脏皮质水肿。根据人畜中毒的程度,可将中毒症状分为 3 种类型:①消化系统症状。食后咽喉部及口腔灼烧、恶心呕吐、腹痛、腹泻,或口腔干燥、喉部紧缩。剧烈吐泻可致脱水、电解质失衡、血压下降等。②神经系统症状。出现耳鸣、畏光、头痛、眩晕、发热、瞳孔散大、呼吸困难、颜面青紫、口唇及四肢末端呈黑色等症状。严重者可昏迷、抽搐,最后可因呼吸中枢麻痹而死亡。③胃肠系统症状。可引起肠源性青紫病。龙葵碱糖苷可促使神经系统损害,具有致畸胎作用,导致脑畸形和脊柱裂等。

(三)龙葵碱糖苷不是绿色马铃薯致毒的唯一原因

1.马铃薯中的龙葵碱糖苷的含量

马铃薯的龙葵碱糖苷含量随品种和季节的不同而有所不同,含量一般为 0.02～0.1mg/g鲜重。马铃薯中的龙葵碱主要集中在其芽眼、表皮和绿色部分,其中芽眼部位的龙葵碱数量约占生物碱糖苷总量的 40%。发芽、表皮变青和光照均可大大提高马铃薯中的龙葵碱糖苷含量,可增加数十倍之多。如将马铃薯暴露于阳光下 5d,其表皮中的生物碱糖苷量可达到 0.5～0.7mg/g 鲜重。

2.龙葵碱糖苷的致毒剂量

当马铃薯块茎中龙葵碱糖苷的含量达 0.10～0.15mg/g 鲜重时,食用有明显的苦味;含量超过 0.20mg/g 鲜重时,可能导致急性中毒甚至死亡。龙葵碱糖苷对人的致死量为 3mg/kg 体重,即一般人只要口服 200mg 以上的龙葵碱即可引起中毒、严重中毒或死亡。

3.马铃薯中的龙葵碱含量不足以导致严重的毒性

试验证据表明,龙葵碱糖苷是绿色马铃薯组织致毒的成分之一。在毒性试验中,志愿者摄取约 3mg/kg 体重的龙葵碱糖苷可导致嗜睡、颈部瘙痒、敏感性提高和潮式呼吸(呼吸中枢被抑制后的呼吸变浅变慢、加深加快这两种状态周期性转换的呼吸),更大剂量可导致腹痛、呕吐、腹泻等胃肠症状,这与食用绿色马铃薯组织的中毒症状非常相似。

但是绿色马铃薯组织所含的龙葵碱糖苷的量并不足以产生中毒症状。在两例马铃薯中毒的病例中测得绿色马铃薯组织的总糖苷生物碱含量约为 420mg/kg 鲜重,如果假定总糖苷生物碱的 50%是龙葵碱糖苷,病人将需要食用相当于 1kg 的绿色马铃薯(约含 200mg 龙葵碱)才能出现中毒症状;但是明显地,病人不可能食用 1kg 的马铃薯芽眼等绿色组织。动物试验表明,龙葵碱糖苷具有较低的口服毒性,对绵羊、老鼠和小鼠的 LD_{50} 分别为 500mg/kg 体重、600mg/kg 体重和 1000mg/kg 体重。因此,可以肯定龙葵碱糖苷并不是绿色马铃薯致毒的唯一原因,它可能同其他微量的马铃薯成分共同起作用,很可能是由于这些微量成分的协同作用,使龙葵碱糖苷的毒性明显增强。

4.防治措施

（1）预防龙葵碱糖苷等毒素的产生：在低温下贮藏马铃薯，并避免阳光直射；防止发芽。

（2）不吃生芽过多、有黑绿色皮的马铃薯。发芽较少的马铃薯，加工食用时应彻底挖去芽、芽眼和芽周部分。

（3）去除龙葵碱糖苷：龙葵碱糖苷可溶于水，烹饪前用水浸泡可一定程度地去除毒素；龙葵碱糖苷遇醋酸极易分解，因此可在烹饪时适当加些食醋以加速破坏龙葵碱；高热、煮透亦能破坏龙葵碱而部分解毒。

（4）龙葵碱的结构与人类的甾体激素如雄激素、雌激素、孕激素等性激素相类似，可致胎儿畸形，因此孕妇应避免食用含生物碱较高的马铃薯。

三、吡咯烷生物碱

（一）毒素来源

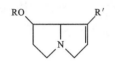

图 6-11 吡咯烷生物碱的结构

吡咯烷生物碱（图 6-11）是存在于多种植物中的一类结构相似的物质。目前，从各种植物中分离出的吡咯烷生物碱已有 200 多种，分布于世界各地的 13 个科，大多数属于菊科、紫草科和豆科。这些植物包括许多可食用的植物（如千里光属、猪屎豆属、天芥菜属）。许多含吡咯烷生物碱的植物也被用作草药和药用茶，例如日本居民常饮的雏菊茶中就富含吡咯烷生物碱；在我国，民间常将菊科千里光属的土三七作为活血、消肿、跌打损伤、止血、强身健体的偏方使用，但由于其含有较高浓度的吡咯烷生物碱，易导致中毒。吡咯烷生物碱还可通过蜂蜜等途径进入人体。

（二）毒性症状与机制

吡咯烷生物碱是植物的次生代谢产物，对植物来说，具有化学防卫的功能，在一定程度上可抵御草食动物、昆虫和植物病原的侵害。家畜如采食含有吡咯烷生物碱的牧草（朝鲜聚合草等）或被吡咯烷生物碱植物及其种子（猪屎豆等）污染的饲料，以及被迫食入或误食吡咯烷生物碱植物（天芥菜、狗舌草、熟连叶、千里光等），会导致中毒，给畜牧业造成相当大的损失。

牦牛在海拔 3000～4000m 的喜马拉雅山上食用多种含吡咯烷生物碱较多的菊科千里光属和囊吾属植物，可表现出严重贫血、消瘦和皮肤病斑，患病动物可在数月至两年内死亡。人较长时间（通常半个月以上）煎服土三七，可急性起病，产生肝窦阻塞综合征，表现为上腹疼痛、腹胀、腹水，常合并肝功能受损及黄疸，也可伴有发热、食欲不振、恶心、呕吐、腹泻等症状，体征表现为肝脏肿大、肝区压痛及腹水，同时小便变少，尿色深黄。用菊科的土三七泡酒，毒性成分吡咯烷生物碱更容易被溶出，毒性比水煮高出许多倍，饮后非常容易中毒。另外，动物试验表明，许多种吡咯烷生物碱是致癌物。以含 0.5％长荚千里光（senecio longilobus）提取物的食物喂饲小鼠，结果存活下来的 47 只小鼠中 17 只患上肿瘤。在另一试验中，将吡咯烷生物碱以 25mg/kg 体重剂量经胃内给予小鼠，处理组小鼠的癌诱导发生率为 25％。每周给小鼠皮下注射 7.8mg/kg 体重剂量的毛足菊素（lasiocarpine）1 年，也可诱导出皮肤、骨、肝和其他组织的恶性肿瘤。

该病的发病机制尚未完全阐明，目前认为吡咯烷生物碱在肝脏内脱氢形成一个或多个高反应中心的吡咯样衍生物，这种代谢产物与亲核结构起反应，后者具有烷化剂作用，可损伤肝窦和肝小静脉内皮细胞,出现管腔狭窄、血流障碍,损伤肝细胞,从而出现肝肿大、高胆红素血症、腹痛、腹水等症状;该代谢产物也可通过使碱基烷基化引起基因突变等方式致癌。

新鲜植物在收割后的储藏过程中,其含有的吡咯烷生物碱可自然降解,也可通过发酵的方式降解。

第七节　生物活性胺

一、生物活性胺的种类

生物活性胺(biogenic amines,BA)是一种相对分子质量低的有机物,主要是通过氨基酸的脱羧作用生成,也可视为相对分子质量低的生物碱。生物体(包括人体)均能产生一定量的生物活性胺;而食品中的生物活性胺主要是在相关微生物的蛋白酶作用下,食品蛋白质被水解生成游离的氨基酸,而后再经过微生物的氨基酸脱羧酶的作用脱羧而成,也有部分经醛和酮的氨基化和转胺作用而产生。主要生物活性胺对应前体物质有:组氨酸→组胺;酪氨酸→酪胺;色氨酸→色胺;赖氨酸→尸胺;鸟氨酸→腐胺;精氨酸→精胺、亚精胺。其中,儿茶酚胺、5-羟色胺(5-HT)、组胺、酪胺、腐胺、尸胺等对动物血管系统有明显的影响,故称为血管活性胺。

生物活性胺根据其侧链基团的结构可分为三类:脂肪族、芳香族或杂环类有机化合物。脂肪族,包括腐胺、尸胺、精胺、亚精胺等;芳香族,包括酪胺、苯乙胺等;杂环类,包括组胺、色胺等。生物活性胺根据其含氨基的多少又可以分为两类:单胺和多胺。单胺主要有酪胺、组胺、腐胺、尸胺、苯乙胺、色胺等;多胺主要包括精胺和亚精胺。

二、生物活性胺的作用

少量的生物活性胺对人体有益,一方面,生物活性胺是激素、生物碱、核酸和蛋白质合成的前体物质;另一方面,生物活性胺对维持正常的内脏功能和免疫系统的代谢活性是不可缺少的。如腐胺、尸胺、精胺、亚精胺是生物活性细胞必不可少的组成部分,在调节核酸与蛋白质的合成及生物膜稳定性方面起着重要作用;精胺、亚精胺和尸胺还具有清除自由基的作用,可以抑制不饱和脂肪酸的氧化;酪胺具有显著的抗氧化作用,且与其浓度呈正相关;而儿茶酚胺、5-羟色胺、组胺能调节神经活动、控制血压等。下面重点阐述儿茶酚胺的作用。

儿茶酚胺(catecholamines),又称为多巴胺,它是由肾上腺髓质中的一些交感神经节纤维末梢的髓质细胞(又称嗜铬细胞)产生和分泌的一类物质,包括肾上腺素(E)、去甲肾上腺素(NE)和多巴胺(DA),它们既是激素又是神经递质,是由酪氨酸转化而来的一系列产物,结构式如图 6-12 所示。

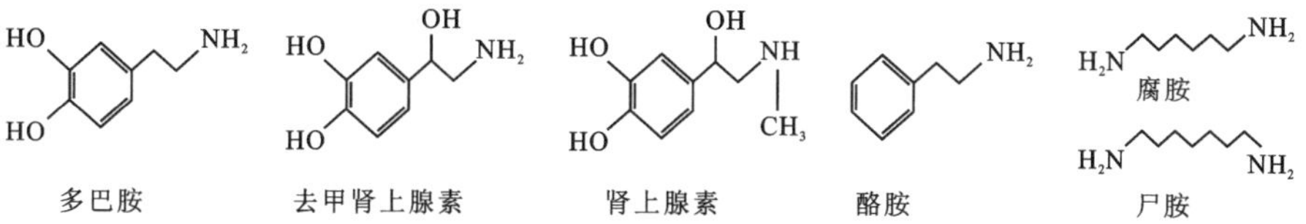

图 6-12　血管活性胺的结构

儿茶酚胺在人体的心血管系统、神经系统、内分泌系统、肾脏、平滑肌等系统和器官的生理活动中起着广泛的调节作用。儿茶酚胺物质是运动中调节心血管机能的主要物质,激烈运动时肾上腺素髓质的分泌量是基础量的 100 倍,它们使皮肤、胃、肠血管收缩,却使心脏冠状动脉、骨骼肌及肝脏血管舒张,从而保证参与运动肌肉和心脏的血氧供应。

三、生物活性胺的毒性及其防治措施

一般而言,外源生物活性胺对人体没有什么影响,因为它们可被人体内的单胺氧化酶(MAO)和其他酶迅速代谢。而且人体除了自身合成的生物活性胺外,适当从食品中摄入一定量的生物活性胺对人体是有益的。但当人体一次摄入过量的生物活性胺(尤其是同时摄入多种生物活性胺),或生物活性胺在人体内蓄积到较高含量(如抗抑郁药抑制 MAO 的活性)时就会产生毒性,引起诸如头痛、恶心、心悸、血压变化、呼吸紊乱等过敏反应,严重的还会危及生命。含较高浓度的生物活性胺的食品往往是发酵食品,如发酵香肠、泡菜、干酪、酸奶、啤酒、黄酒、葡萄酒等,或是腐烂的食品。这些食品对于患某些疾病的人尤其容易产生毒性,因此需要特别防范,如啤酒中也含有较多的酪胺,糖尿病、高血压、胃溃疡和肾病患者往往因为饮用啤酒而导致高血压的急性发作。其他含有酪胺的植物性食品也可引起相似的反应。另外,需控制食品中生物活性胺的含量,高浓度的生物活性胺往往暗示食品被微生物污染,品质低劣,因此生物活性胺的含量可以作为食品受污染程度及新鲜度的指标。

第八节　天然诱变剂

许多被称为“健康”“天然”的植物及其活性成分,可能具有遗传毒性。如用苏铁果实和糖一起熬制的果酱是许多热带和亚热带居民的主要食品之一,但这些居民的肝癌、胆囊癌的发病率也非常高;从苏铁果实中提取出来的活性成分苏铁素可引起 6 种实验动物产生恶性肿瘤,其中包括对各种化学致癌物有强烈抵抗能力的豚鼠。而国际癌症研究中心(IARC)在 2003 年 8 月 7 日认定槟榔为一级致癌物,每年全球发生 39 万例口腔癌症(口腔癌或咽癌),其中 22.8 万例发生在有咀嚼槟榔或槟榔子习俗的南亚和东南亚地区。不过很多研究指出,槟榔的致癌性主要是由这些地区加工槟榔时加的蒌花(一种攀缘植物的花)或其叶中所含的黄樟素所致。

一、咖啡碱和茶碱

咖啡碱(caffeine)属生物碱类物质,学名可可豆碱或 1,3,7-三甲基黄嘌呤,分子式为 $C_8H_{10}N_4O_2$(图 6-13),可溶于水,熔点为 235～238℃(大量升华),其味苦、无臭,为白色或微黄色粉末状或丝光状针形晶体。

咖啡碱广泛存在于咖啡豆、茶叶和可可豆等食源性植物中。茶叶中的咖啡碱占茶叶干物质的 2.5%～5.5%,咖啡豆中的咖啡碱占咖啡豆干物质的 1%～2%,可可豆中的咖啡碱占可可豆干物质的 0.3%。一杯咖啡中含有 75～155mg 的咖啡碱,一杯茶中的咖啡碱含量为 40～100mg。

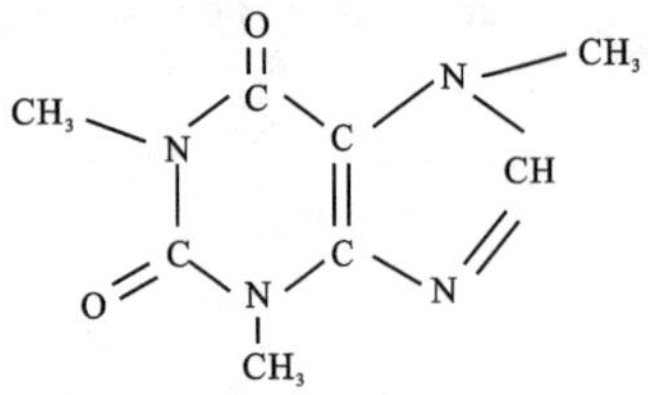

咖啡碱属于兴奋剂,在人体代谢中分解速度较快,在人体内迅速转化和排除,滞留不超过 24h。研究表明,咖啡碱能使中枢神经兴奋,使大脑外皮层易受反射刺激,从而改良

图 6-13　咖啡碱的分子结构

心脏的机能,能使人思维敏捷,提高思维效率,消除疲劳感。同时,研究还发现咖啡碱具有助消化、利尿、解酒、松弛平滑肌和强心等作用。但是,一次过度摄入咖啡碱可导致神经紧张和心律不齐。长期摄入咖啡碱会对咖啡碱产生依赖性,一旦停止饮用,会产生一系列综合征,如头痛、焦虑、恶心和失眠等症状。目前,日本、美国等一些国家对茶制品中的咖啡碱含量作出了限量规定。

成人摄入的咖啡碱一般可在几小时内从血中代谢和排出,但孕妇和婴儿的清除速率显著降低。咖啡碱的 LD_{50} 为 200mg/kg 体重(大白鼠口服),属中等毒性范围。动物试验表明咖啡碱有致突变和致癌作用,但在人体中并未发现有以上任何结果。曾有人研究过乳房肿块、膀胱癌和咖啡碱的关系,但没有确凿的证据证明它们之间的关联性。唯一明确的是咖啡碱对胎儿有致畸作用,因此最好禁止孕妇食用含咖啡碱的食品。

二、黄樟素及其类似物

黄樟素(safrole,1-烯丙基-3,4-亚甲二氧基苯,图 6-14)是许多食用天然香精如黄樟精油、八角精油和樟脑油的主要成分,约占黄樟精油的 80%;在少花桂(别名香叶桂、香叶子树、三条筋、三股筋等)的叶精油中,黄樟素的含量高达 95%~99%。中国和巴西所产天然黄樟油早年曾输往美国,作为皂用香精、黄樟茶和沙士

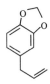

图 6-14　黄樟素的结构

汽水的主要原料,风靡一时。后来发现其主要成分黄樟素对人体有一定的毒副作用,各国于是纷纷禁止将黄樟素作为香料和食品添加剂直接使用。但是黄樟素还作为香料成分广泛用于家用日化产品中,如地板打滑蜡、上光剂、肥皂、去垢剂及洗涤剂等。此外,腐烂的生姜中含有较多的黄樟素。

国际癌症研究中心通过研究于 1976 年确证:黄樟素对实验动物有致癌作用。美国食品药物管理局(FDA)的研究也显示,黄樟素是白鼠和老鼠的致肝癌物。在小鼠的饲料中添加 0.04%~1% 的黄樟素,150d 至 2 年可诱导小鼠产生肝癌。鉴于上述结果,美国不再允许黄樟素作为食物添加剂。此外,黄樟素的类似物——β-细辛脑(β-asarone)也在被禁之列,因为在高剂量喂饲老鼠的试验中,发现其可导致小鼠产生结肠癌。而科学家进行的许多体外试验证明,黄樟素能在肝组织中形成黄樟素-DNA 加合物。大剂量的黄樟素可诱发大鼠肝癌和食管癌。腐烂的生姜可使肝细胞变性、坏死,从而诱发肝癌、食道癌等。

三、秋水仙碱

秋水仙碱(colchicine)也称秋水仙素,最早是从欧洲的百合科植物秋水仙(colchicum autumnale L.)的球茎中分离出来的,是一种不含杂环的生物碱,分子结构如图 6-15 所示。其结构中有稠合的两个 7 碳环,并与苯环再稠合而成,侧链呈酰胺结构。纯秋水仙碱为黄色针状结晶,熔点为 157℃,易溶于水、乙醇和氯仿。

许多百合科秋水仙属植物中都含有秋水仙碱;此外,还发现百合科其他属的多种植物中也含有秋水仙碱类生物碱。中国云南的光菇子、丽江山的慈菇、十字花科植物的黄花菜中也含有秋水仙碱。秋水仙碱是鲜黄花菜致毒的主要化学成分。

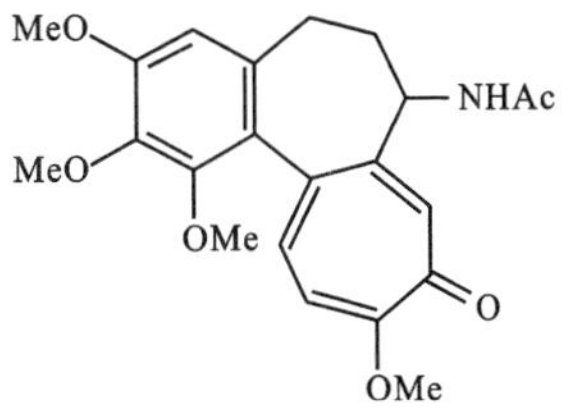

图 6-15　秋水仙碱的分子结构

秋水仙碱本身并无毒性，但当它进入人体并在组织间被氧化后，迅速生成二秋水仙碱，后者是一种剧毒物质，对消化系统、泌尿系统有强烈的刺激作用，对神经系统也有抑制作用。成年人如果一次食入0.1～0.2mg秋水仙碱（相当于50～100g新鲜黄花菜）即可引起中毒；这种中毒的潜伏期较短，一般在4h内出现类似急性胃肠炎的中毒症状，轻者口渴、喉干、心慌、胸闷、头痛、呕吐、腹痛、腹泻（水样便），重者出现血尿、血便、尿闭与昏迷等。秋水仙碱对人的经口致死剂量为3～20mg。

为预防及控制秋水仙碱中毒，首先不要用未经处理的鲜黄花菜煮汤或大锅炒食。秋水仙碱易溶于水，因此，鲜黄花菜在加工时只要用清水充分浸泡、晒干，菜中的秋水仙碱就会消失。食用鲜黄花菜则先去掉长柄，用沸水焯烫，再用清水浸泡2～3h，弃汤不用，再加热至熟透即可。

秋水仙碱对细胞有丝分裂有明显的抑制作用，被广泛应用于细胞学、遗传学的研究和植物育种。此外，这一特性也使它能抑制癌细胞的增长，在临床被用于治疗癌症，特别对乳腺癌有一定疗效，对皮肤癌、白血病和何杰金氏病等亦有一定作用。秋水仙碱也是痛风病急性发作时的首选药物，能在12～24h内减轻炎症并迅速止痛，其机理尚不十分清楚。

本章小结

植物性毒素是人类中毒的重要因素之一，对人类健康和生命有较大的危害。本章简述了日常生活中较常见的天然植物性毒素，有致甲状腺肿物质、生氰糖苷、致蚕豆病和山黧豆中毒的毒性物质、外源凝集素、引起食物中毒的过敏原、消化酶抑制剂、生物碱糖苷、血管活性胺和几种常见的植物性天然诱变剂。本章简述了这些天然植物性毒素的分布、毒性作用及机制，并介绍了预防这些天然毒素中毒的措施。

通过本章的学习，学生能对植物性天然毒素有更深入的认识，对日常生活中遇到的食物中毒有更深入的了解，能用本章所学的知识指导日常生活，避免植物性食品中毒现象的发生。

案例分析

1. 有A、B两位同学，她们吃木薯的方式结果截然不同。其中A同学家是吃完整的木薯块，连皮都没削就蒸着吃，虽然她一次只吃了小半碗，但她每吃一次就中毒一次，几乎还没吃完就出现呕吐等症状。而B同学家是磨成木薯粉再煮熟吃，她每次也只吃小半碗，每次吃完都没什么中毒症状，只是她妈妈告诉她"每次不能吃得太多"。

请分析：

(1)A、B同学吃了木薯的后果完全不同，只是因为吃的量不同吗？

(2)B同学的妈妈告诉她"每次不能吃得太多"，是否正确？为什么？

2. 木薯的生氰糖苷的含量与收获前一段时间内的雨水情况密切相关。比如在莫桑比克楠普拉省的项目区里，平均每年总氰化物含量超过0.01%的样本仅占6%，而在降雨少的年份中则增加至43%～65%，导致Konzo病发生。Konzo病表现为急性发病的痉挛性瘫痪，特别多见于营养不良的青年男性，多发生于坦桑尼亚、扎伊尔以及其他东非国家的干旱季节。

请分析：

(1)为什么木薯的生氰糖苷的含量与收获前一段时间内的雨水情况密切相关？

(2)为什么营养不良的人更容易出现生氰糖苷的中毒反应？

(3)有哪些方法可以预防或减少Konzo病的发生？

复习思考题

一、名词解释

生氰作用　外源凝集素

二、判断题

1. 蚕豆病是一种急性溶血性贫血症，男性患者的比例大大高于女性患者。　　（　　）

2. 儿茶酚胺可直接收缩动脉血管，明显降低血压，故又称降压胺。　　（　　）

3. 龙葵碱是造成食用绿色马铃薯中毒的唯一原因。　　（　　）

4. 如果某地居民食物中长期缺碘，而其又长期食用十字花科的植物，就容易产生甲状腺肿大。　　（　　）

三、选择题

1. 蛋白酶抑制剂的毒性作用包括（　　）。

A. 是剧毒物质，对人体有毒性作用

B. 抑制蛋白酶的活性，降低了食物蛋白质的水解和吸收，从而导致胃肠不良反应和症状产生，同时也影响动物生长

C. 刺激胰腺增加其分泌活性

D. 与人体的某些物质作用，生成对人体有害的物质

2. （　　）属于植物性毒素。

A. 黑芥子硫苷　　　　　　　　　　B. 生氰糖苷

C. 花生胰蛋白酶抑制剂　　　　　　D. 农药残留

3. 对于以木薯为主食的人来说，如果能够（　　），可明显降低其对人体的毒性。

A. 木薯经切片、流水研磨、制成木薯粉

B. 木薯直接煮熟就吃

C. 尽量多摄入蛋白质，尤其是含硫氨基酸(半胱氨酸、甲硫氨酸)丰富的食物

D. 保证膳食中有足够的碘

4. 大豆中含有（　　）等耐热的毒性蛋白质，因此必须充分炖煮后才能吃。如果磨成豆浆等蛋白质的水溶液，这些毒素相对容易在加热过程中被破坏掉。

A. 外源凝集素　　　　　　　　　　B. 胰蛋白酶抑制剂

C. 生氰糖苷　　　　　　　　　　　D. 黄曲霉毒素

5. 已知咖啡因的LD_{50}(大鼠，经口)为355mg/kg体重。根据其LD_{50}值，下列哪些物质

对大鼠的急性毒性比咖啡因小？（　　）

　　A. 乙醇的 LD_{50}（大鼠，经口）为 10.8g/kg 体重

　　B. 氰化钾的 LD_{50}（大鼠，经口）为 6.4mg/kg 体重

　　C. 砒霜的 LD_{50}（大鼠，经口）为 20mg/kg 体重

　　D. 氯化钠的 LD_{50}（大鼠，经口）为 3000mg/kg 体重

　　6. 芥子苷本身无毒，但其配糖体在芥子酶的作用下分解产生（　　），可导致人的甲状腺肿大。

　　A. 噁唑烷硫酮（OZT）　　　　　　　B. 异硫氰酸酯（ITC）

　　C. 腈类（RCN）　　　　　　　　　　D. 硫氰酸盐（SCN⁻）

　　7. 过敏原一般都是（　　）。

　　A. 多糖　　　　　　　　　　　　　　B. 小分子蛋白质

　　C. 大分子蛋白质　　　　　　　　　　D. 脂多糖

四、简述题

　　1. 致甲状腺肿物质主要有哪几类？简述含致甲状腺肿物质的原料去毒方法。

　　2. 分析因食用苦杏仁而引起食物中毒的原因。

　　3. 说明龙葵碱糖苷的毒性作用机理。

第七章 食品中的微生物毒素

知识目标

1. 掌握水分活度对微生物生长的影响；细菌增殖需要的条件；细菌毒素的种类及其特性；黄曲霉的生长环境、黄曲霉毒素的毒性作用；肉毒梭菌的特性、毒性作用及其机制；各种微生物毒素污染食品的种类和途径。
2. 理解黄曲霉毒素的处理措施及其安全标准；岛青霉毒素和黄天精的毒素及其毒性作用；麦角毒素的毒性及其应用。
3. 了解各种微生物毒素的防治措施；黄曲霉毒素的种类及其特性；微生物毒素的种类及命名；蕈类及其毒素。

技能目标

1. 根据微生物生长的条件，懂得防止食品腐败与霉变的一般措施。
2. 判断各种食品中有哪些微生物生长、繁殖与产毒，能采取有效的预防措施。
3. 能去除食品中常见的已经产生的微生物毒素，保障食品卫生。
4. 认识最容易导致食用者死亡的蘑菇，防范中毒。

第一节 微生物毒素概述

一、微生物毒素的种类及其命名

微生物根据形态和结构，可分为原核微生物、真核微生物和病毒。原核微生物中能够产生毒素的主要是细菌，据此，微生物毒素可分为细菌毒素和真菌毒素。细菌毒素可根据细菌毒素产生的来源分别命名为相应的毒素，比如金黄色葡萄球菌毒素、肉毒梭菌毒素等；也可根据毒素的性质分为内毒素和外毒素。而真菌毒素则又可分为霉菌毒素和蘑菇毒素，霉菌毒素通常是指丝状真菌产生的毒素。目前已知的霉菌毒素主要有黄曲霉毒素、赭曲霉素、岛青霉毒素、黄天精、展青霉素、青霉酸等；蘑菇毒素主要有麦角毒素、毒伞毒素、毒蝇蕈等。

二、水分活度对微生物生长的影响

微生物同其他生物一样都是具有生命的，需要从它的生活环境中摄取所需的各种营养物质来合成细胞物质和提供机体进行各种生理代谢所需的能量，使机体能进行生长与繁殖。营养物质是微生物进行各种生理活动的物质基础。如果外界环境不能够满足其生长所需要的条件，则这种微生物则无法生存，最终死亡，所以微生物污染食品，往往与食品本身有一定的关系。

（一）水分与水分活度

在微生物生长需要的各种条件中,最重要的就是水分。水是微生物营养物质的溶剂,水分对维持微生物的正常生命活动是必不可少的。水在微生物细胞中有两种存在形式:结合水和游离水。结合水与溶质或其他分子结合在一起,很难蒸发,也很难被微生物利用。游离水则容易蒸发,也可以被微生物利用。

水分活度(activity of the water, A_w)表示微生物在天然环境和人为环境中可实际利用的游离水的含量,是指在相同条件下,密闭容器内该溶液的蒸气压(p)与纯水蒸气压(p_0)之比,即 $A_w = p/p_0$。食品的水分活度就是在相同条件下,密闭容器内一个食物样品中的水蒸气分压 p 与纯水的饱和蒸汽分压 p_0 之比;也可以理解为一个食物样品中所含有的游离水分子数与同等条件、同等温度、同样空间内的纯水所含的游离水分子数的比值。

通常干燥的食品比干燥前的食品的水分活度低,因为食品在干燥过程中其游离水大量蒸发,导致食品中的游离水的含量明显降低。与此相似的是,浓缩的食品在浓缩过程中除去大量的游离水,食品的水分活度也会明显降低。而在水分含量不变的情况下,往食品中加盐、糖等溶质,如盐渍、高糖等食品,则食品中的很多游离水与这些溶质结合,变成了结合水,也会造成食品中游离水的含量降低,食品的水分活度下降。

纯水的水分活度为1,溶液、食品的水分活度都小于1,各种微生物在水分活度为 0.63～0.99 的培养条件下生长。

（二）食品中的水分活度与微生物生长的关系

微生物必须在较高的 A_w 环境中生长繁殖,A_w 太低时,微生物生长迟缓、代谢停止,甚至死亡。但不同的微生物,其生长的最适 A_w 不同。食品中的 A_w 与微生物生长的关系见表7-1。

表 7-1　食品中的 A_w 与微生物生长的关系

A_w 的范围	在此范围内的最低 A_w 值一般能抑制的微生物	食　　品
1.00～0.95	假单胞菌属、埃希杆菌属、变形杆菌属、志贺杆菌属、芽孢杆菌属、克雷伯菌属、梭菌属、产生荚膜杆菌、一些酵母菌	新鲜食品、水果、蔬菜、肉、鱼和乳制品、罐头、熟香肠和面包,含约40%的蔗糖或7%NaCl 的食品
0.95～0.91	沙门菌属、副溶血弧菌、肉毒杆菌、沙雷菌属、乳酸杆菌属、足球菌属、一些霉菌、一些酵母菌(红酵母属、毕赤酵母属)	奶酪、咸肉和火腿、某些浓缩果汁、蔗糖含量为55%或含12%NaCl 的食品
0.91～0.87	许多酵母菌(假丝酵母、汉逊酵母、球拟酵母属)、小球菌	发酵香肠、蛋糕、干奶酪、人造黄油及含65%蔗糖或15%NaCl 的食品
0.87～0.80	大多数霉菌(产霉菌毒素的青霉菌)、金黄色葡萄球菌、德巴利氏酵母	大多数果汁浓缩物、甜炼乳、巧克力糖浆、枫糖浆、果汁糖浆、面粉、大米、含15%～17%水分的豆类、水果糕点、火腿、软糖
0.80～0.75	大多数嗜盐杆菌、产霉菌毒素的曲霉菌	果酱、马茉蓝、橘子果酱、杏仁软糖、果汁软糖
0.75～0.65	嗜干霉菌、二孢酵母	含10%水分的燕麦片、牛轧糖块、软质奶糖、果冻、棉花糖、糖蜜、某些干果及坚果

A_w 的范围	在此范围内的最低 A_w 值一般能抑制的微生物	食　　品
0.65～0.60	耐渗透压酵母、少数霉菌(二孢红曲霉、刺孢曲霉)	含水 15％～20％的果干,某些太妃糖和焦糖、蜂蜜
0.50 左右	微生物不繁殖	含水约 12％的酱、含水约 10％的调味品
0.40 左右	微生物不繁殖	水分含量约 5％的全蛋粉
0.30 左右	微生物不繁殖	含水量为 3％～5％的曲奇饼、面包硬片
0.20 左右	微生物不繁殖	含水 2％～3％的全脂奶粉,含水 5％的脱水蔬菜,含水约 5％的玉米片、脆饼干

在表中对应的 A_w 范围内,某类微生物能够生长繁殖,但一旦 A_w 低于该 A_w 范围的最低值,则相应的这类微生物的生长繁殖就会被抑制。对微生物总体来说,环境 A_w 低于 0.80 后,能够生长繁殖的微生物种类就逐渐减少。

(三)水分活度影响微生物生长的原理

微生物只能在一定的水分活度范围的环境中生存,因为微生物胞质内的渗透压是一定的,高渗或低渗溶液都会对微生物的生长繁殖不利。

(1)溶液的溶质浓度高于胞内溶质浓度,则称为高渗溶液,能在此环境中生长的微生物,称为耐高渗微生物。当溶质浓度很高时,细胞就会脱水,发生质壁分离,甚至死亡。盐渍(5％～30％食盐)和蜜饯(30％～80％糖)可以抑制或杀死微生物,这是一些常用食品保存法的依据。

(2)若溶液的溶质浓度低于胞内溶质浓度,则称为低渗溶液,微生物在低渗溶液中,水分向胞内转移,细胞膨胀,甚至胀破,但低渗溶液不能破坏细胞壁较牢固的革兰氏阳性菌。

干燥环境(A_w<0.60～0.70)下,多数微生物代谢停止,处于休眠状态,严重时引起脱水,蛋白质变性,甚至死亡,这是干燥条件下保存食品和物品、防止其腐败和霉变的原理。不同微生物在不同的生长时期对干燥的抵抗能力不同。酵母菌失去水后可保存数个月;产荚膜的菌比不产荚膜的菌对干燥的抵抗力强;小型、厚壁细胞的微生物比长型、薄壁细胞的微生物抗干燥的能力强;芽孢、孢子抗干燥的能力比营养细胞强。

三、细菌增殖需要的条件

细菌生长遵循一个固定的模式,包括 4 个时期(图 7-1)。

(1)第一个时期是缓慢增长期。在缓慢增长期,细菌主要是调整自己以适应周围环境,因此在这段时间内细菌很少生长或不生长。在室温条件下缓慢增长期仅持续几个小时,将食物保存在 5℃或以下可延长这一时期。

(2)细菌生长的第二个时期是对数生长期。在该时期细菌生长非常迅速,细菌数量每几分钟就翻一倍,阻止细菌到达这段时期对保证食品的安全性是至关重要的。

(3)细菌生长的第三个时期是成熟期。该时期

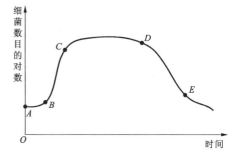

图 7-1　细菌生长曲线

($A{\rightarrow}B$:缓慢增长期;$B{\rightarrow}C$:对数生长期;
$C{\rightarrow}D$:成熟期;$D{\rightarrow}E$:衰亡期)

细菌新增的数量与细菌死去的数量持平。在生长曲线的这段时期,细菌耗尽了食物中大部分的生存空间、营养和水分。

(4)生长曲线的最后阶段是衰亡期。在这段时期,由于缺乏营养并被自身的有毒排泄物所毒害,细菌迅速地相继死去。

细菌增殖可导致食品腐败或引起食物中毒,其增殖需要6项条件:适宜的食物种类、适宜的弱酸环境(pH值4.6～7.0)、适宜的温度(5～57℃)、足够的繁殖时间、不同的需氧环境和适宜的湿度或水分活度。因此,有效控制这6项条件,可防止细菌的生长、增殖与产毒。

(一)食物种类

细菌的生命活动和其他生物相比较,没有本质上的差别,一样需要从周围环境中获得蛋白质、核酸、碳水化合物、脂类和矿物质等营养成分或获得合成这些生理物质所需的养分。含有这些营养成分的适宜食物种类是细菌生长增殖的最重要的条件。大多数细菌喜欢高蛋白或高碳水化合物的食物,例如肉、禽、水产品、奶制品和米饭、豆类、马铃薯等。

(二)酸度

细菌生长的pH值范围较广,一般种类都生长在pH值为4.6～9.0的环境中,尤以中性或弱碱性(pH值7.2～7.6)环境居多。但是因为大多数食物的pH值小于7.0,所以就将容易导致食品腐败或引起食物中毒的细菌生长的pH值范围定为4.6～7.0。市场上销售的食物大多数都在这个pH值范围内。当食物本身的pH值在4.6～7.0范围内时,食物中的致病菌很容易生长。奶、肉和鱼都属于这类食物。

酸性比较强(pH值小于4.6)的食品,如柠檬、酸橙、西红柿等一般都不会有致病菌生长。因此用醋来酸渍水果和蔬菜能保存这些食物。降低食物pH值的目的是减缓细菌的生长速率。因为不同的细菌都有其最适生长pH值和一定的pH值范围,即最高、最适与最低三个数值,在最适pH值范围内细菌生长繁殖速度快,在最低或最高pH值的环境中,细菌虽然能生存和生长,但生长非常缓慢而且容易死亡。细菌生长的最适pH值通常在7.0左右。

在酸性环境下也有细菌生长:一类是嗜酸细菌,如硫杆菌属等;另一类是耐酸细菌,如乳酸杆菌、醋酸杆菌、许多肠杆菌和假单胞菌等。在碱性环境下也有细菌生长繁殖,如硝化菌、尿素分解菌、根瘤菌和放线菌等。

细菌在其代谢过程中,细胞内的pH值相当稳定,一般都接近中性。强酸、强碱都可破坏细菌的这种稳态而具有杀菌力,因而可用于食品防腐或消毒。强酸如硫酸、盐酸的杀菌力强,但腐蚀性大,因此,生产上不宜作消毒剂。食品中应用的酸类防腐剂常常是有机酸或有机酸盐类,要求对人体无毒,并且不影响食品应有的风味,加入的量应严格按国标执行;强碱的浓度越高,杀菌力越强,食品工业中常用石灰水、氢氧化钠、碳酸钠等作为环境、加工设备、冷藏库以及包装材料如啤酒瓶等的灭菌剂。

(三)温度

1.温度是影响细菌生长繁殖的最重要因素之一

在一定的温度范围内,机体的代谢活动与生长繁殖速度随着温度的上升而增加,当温度上升到一定程度时,开始对机体产生不利的影响,如再继续升高,则细胞的功能急剧下降以至死亡。我们把细菌能进行繁殖的最低温度界限叫作细菌的最低生长温度,处于这种温度条件下的细菌,其生长速率很低,如果低于此温度则生长完全停止;把某细菌分裂的世代时间最短或生长速率最高时的培养温度称为最适生长温度,在此温度下,细菌的生长速率和繁殖速度最快;把细菌生长繁殖的最高温度界限称为最高生长温度,在此温度下,细菌细胞易于衰老和死亡。对于致病菌来讲,当处于最适生长温度时,它们的生长繁殖速度最快,对人的危害也最大。

细菌按其生长温度范围可分为低温型细菌、中温型细菌和高温型细菌三类,见表7-2。

表7-2　细菌的生长温度范围

细菌类型		生长温度范围(℃)			分布的主要处所
		最低	最适	最高	
低温型	专性嗜冷	-12	5~15	15~20	两极地区
	兼性嗜冷	-5~0	10~20	25~30	海水及冷藏食品中
中温型	室温	10~20	20~35	40~45	腐生环境
	体温	10~20	35~40	40~45	寄生环境
高温型		25~45	50~60	70~95	温泉、堆肥、土壤

绝大多数细菌属于中温型,其最适生长温度在20~40℃之间,最低生长温度为10~20℃,最高生长温度为40~45℃。引起人和动物疾病的病原细菌、导致食品原料和成品腐败变质的细菌,都属于这一类群,如大肠杆菌、沙门氏菌和金黄色葡萄球菌等。

低温型的产碱杆菌属、假单胞菌属、黄杆菌属等常使冷藏食品腐败变质。某些高温型细菌可在近100℃的高温中生长,这些细菌给罐头工业、发酵工业等带来了一定难度。

2.时间和温度组合对细菌生长的影响

时间和温度是影响食物中细菌生长的最关键因素。大多数致病菌能在5~57℃的范围内生长,这就是通常所指的食物"危险温度带"。少数致病菌,如单核细胞增生性李斯特菌,在低于5℃的环境中也能生长,但是生长速度非常缓慢。

为了保证食品的安全,控制致病菌和腐败菌的生长,最有效的途径就是高度关注并控制食品储藏的温度和时间。因此,在食品经营企业有一条名言:"保持高温或保持低温,否则就不要保存。"其含义就是,所有冷藏食物必须储藏在5℃或以下;所有需保温的食品都要保存在57℃或以上,即避开"危险温度带"。"不当温度"即指食物没有被加热到安全的温度或没有保存在适宜温度,二者常常导致食源性疾病。

(四)时间

在适宜的条件下细菌细胞的数量每15~30min就增加一倍,如产气荚膜梭菌每10min就增殖一倍。对于大多数细菌,一个细胞在仅仅5h内就可繁殖出100多万个细胞。不给细菌提供这样的增殖时间是很重要的。正确的储藏和加工可阻止细菌的增殖。

因为细菌有迅速增殖的能力,因此产生大量的细菌并不需要很长的时间。食品服务行业的一条经验法则是在5~57℃条件下,细菌大约经过4h的增长就可达到足以致病的数量。这个时间是食物处于细菌生长适宜温度下的全部时间的总和。

(五)氧气

氧气对细菌的生命活动有着重要影响。按照细菌与氧气的关系可对其进行如下分类:

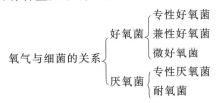

1.专性好氧菌

专性好氧菌必须在有分子氧的条件下才能生长,有完整的呼吸链,以分子氧作为最终氢受体,细胞有超氧化物歧化酶(SOD)和过氧化氢酶。绝大多数真菌和许多细菌都是专性好氧菌,如荧光假单胞菌、枯草芽孢杆菌和蕈状芽孢杆菌等,分布范围较广。

2.专性厌氧菌

分子氧的存在对专性厌氧菌有毒,即使是短期接触空气,也会抑制其生长甚至导致死亡;它们在固体或半固体培养基的表面上不能生长,只能在深层无氧或低氧化还原势的环境下才能生长繁殖;其生命活动所需能量是通过发酵、无氧呼吸、循环光合磷酸化或甲烷发酵等提供的;细胞内缺乏超氧化物歧化酶(SOD,催化超氧化物阴离子和氢离子反应,生成过氧化氢)和细胞色素氧化酶,大多数还缺乏过氧化氢酶。

专性厌氧菌在真空包装或罐装等没有氧气的食品中生长良好,在烹饪好的大块食品中央也存在,如大罐的食物、烤土豆、大块烤肉或火腿中央。常见的厌氧菌有罐头工业的腐败菌,如肉毒梭状芽孢杆菌、嗜热梭状芽孢杆菌、拟杆菌属等。

一般绝大多数细菌都是好氧菌或兼性好氧菌,厌氧菌的种类相对较少。但近年来已发现越来越多的厌氧菌。厌氧菌厌氧的机理是其体内缺乏 SOD,因此易被生物体内不断产生的超氧化物阴离子(O_2^{2-})毒害致死。

3.耐氧菌

这是一类可在分子氧存在时进行厌氧呼吸的厌氧菌,即它们的生长不需要氧,但分子氧的存在对它们也无毒害。它们不具有呼吸链,仅依靠专性发酵获得能量。细胞内存在 SOD 和过氧化物酶,但没有过氧化氢酶。一般乳酸菌多数是耐氧菌,如乳链球菌、乳酸乳杆菌、肠膜明串珠菌和粪链球菌等,乳酸菌以外的耐氧菌如雷氏丁酸杆菌。

4.兼性好氧菌

兼性好氧菌在有氧或无氧条件下都能生长,但在有氧的情况下生长得更好;有氧时进行好氧呼吸产能,无氧时进行发酵或无氧呼吸产能;细胞含 SOD 和过氧化氢酶。许多酵母菌和细菌都是兼性好氧菌,例如酿酒酵母、大肠杆菌和普通变形杆菌等。大多数食源性致病微生物都是兼性好氧菌。

5.微好氧菌

微好氧菌对氧气有特殊要求,通常在 3％～6％ 的氧分压范围下才能正常生长,也通过呼吸链以氧为最终氢受体而产能,例如霍乱弧菌、一些氢单胞菌、拟杆菌属和发酵单胞菌属。

控制氧气条件可能并不是预防食源性致病菌的有效途径,不管有没有氧气,都会有一些致病微生物能够生长。

(六)湿度(水分活度)

致病菌只能在水分活度高于 0.85 的食物内生长。所以,干燥、浓缩,或加盐、加糖、加乙醇等措施都能有效降低食品的水分活度,使水分活度低于 0.85 以利于食品保藏。

四、细菌毒素的种类及其特性

细菌产生的毒素可根据其性质分为外毒素和内毒素。

(一)外毒素

外毒素是病原菌在代谢过程中分泌到菌体外的物质,其本质是蛋白质。产生外毒素的细菌主要是一些革兰氏阳性菌,例如金黄色葡萄球菌、白喉杆菌、破伤风杆菌等。少数革兰氏阴性菌如霍乱弧菌和产毒性大肠杆菌等也能产生外毒素。把产生外毒素的细菌接种到液体培养基中培养,经过滤除去培养液中的细菌,即可得到外毒素。

外毒素的化学成分是蛋白质,其特性主要包括:①毒性极不稳定,对热和某些化学物质敏感,容易受到破坏。②抗原性较强,能刺激机体产生抗毒素,用3‰～4‰的甲醛溶液处理,其毒性完全消失,但仍然保留抗原性,被称为类毒素,可作为一类疫苗引起机体产生相应的抗体。③毒性很强,例如纯化的肉毒杆菌外毒素,1mg可以杀死2000万只小鼠,对人的最小致死量为10^{-9}mg/kg体重,其毒性比氰化钾强1万倍。④高度选择性,外毒素对组织的毒性作用有高度的选择性,各自引起特殊的临床症状。

根据对宿主细胞的亲和性及作用方式的不同,外毒素大致可分为以下三大类:①细胞毒素:引起细胞代谢障碍,或直接作用于敏感细胞使之溶解或死亡。如白喉杆菌产生的白喉外毒素,能抑制人体细胞蛋白质的合成,使细胞变性死亡,导致心肌炎、肾上腺出血和神经麻痹。②神经毒素:选择性地作用于神经细胞,引起功能紊乱。如破伤风杆菌产生的是破伤风外毒素,作用到脊髓和脑,引起肌肉的痉挛和强直。③肠毒素:在肠道局部产生并仅作用于肠道局部的毒素。如霍乱杆菌产生的肠毒素作用到小肠黏膜,使黏膜细胞分泌功能加强,引起严重的呕吐和腹泻。

(二)内毒素

1.内毒素的特性

内毒素是革兰氏阴性菌细胞壁的组成成分,细菌在生活时不能释放出来,当细胞因死亡而溶解或用人工方法破坏菌体时才释放出来,因而称为内毒素。常用超声波处理细菌或反复冻融细菌的方法制备内毒素。

内毒素的化学成分比较复杂,主要成分为脂多糖。脂质A是内毒素的主要毒性组分。其性质主要有:①较稳定、耐热,在100℃的高温下加热1h也不会被破坏,只有在250℃的温度下加热1h,或用强碱、强酸或强氧化剂加温煮沸30min才能破坏它的生物活性。②毒性比外毒素低,其作用没有组织器官特异性,不同病原菌所产生的内毒素引起的症状大致相同,都能引起机体体温升高、腹泻和出现出血性休克和其他组织损伤现象。③内毒素不能被稀甲醛溶液脱去毒性成为类毒素;把内毒素注射到机体内虽可产生一定量的特异免疫产物(称为抗体),但这种抗体抵消内毒素毒性的作用微弱。

2.内毒素引起的非特异性反应

脂质A是内毒素的主要毒性组分。由于不同革兰氏阴性菌的脂质A结构基本相似,因此凡是由革兰氏阴性菌引起的感染,虽菌种不一,但其内毒素导致的毒性效应大致类同。

(1)发热反应:人体对细菌内毒素极为敏感。极微量(1.5ng/kg体重)内毒素就能引起体温上升,发热反应持续约4h后逐渐消退。自然感染时,因革兰氏阴性菌不断生长繁殖,同时伴有陆续死亡、释放出内毒素,故发热反应将持续至体内病原菌完全消灭为止。内毒素引起发热反应的原因是内毒素作用于体内的巨噬细胞等,使之产生白细胞介素1、6和肿瘤坏死因子α等细胞因子,这些细胞因子作用于宿主下丘脑的体温调节中枢,促使体温升高而发热。

(2)白细胞反应:细菌内毒素进入宿主体内以后,血液中占白细胞总数60%～70%的中性粒细胞数量迅速减少,这是因为细胞发生移动并黏附到组织毛细血管上了。不过1～2h

后,由内毒素诱生的中性粒细胞释放因子刺激骨髓释放其中的中性粒细胞进入血液,使其数量显著增加,有部分不成熟的中性粒细胞也被释放出来。除属革兰氏阴性菌的伤寒沙门菌外,绝大多数被革兰氏阴性菌感染的患者,其血液中的白细胞总数都会增加,这是临床上验血化验区分细菌性感染和病毒性感染的依据。被病毒感染的病人,其白细胞总数和中性粒细胞百分比基本在正常值范围内。

（3）内毒素血症与内毒素休克:当病灶或血液中革兰氏阴性病原菌大量死亡,释放出来的大量内毒素进入血液时,可发生内毒素血症。大量内毒素作用于机体的巨噬细胞、中性粒细胞、内皮细胞、血小板,以及补体系统和凝血系统等,便会产生白细胞介素1、6、8和肿瘤坏死因子α、组胺、5羟色胺、前列腺素、激肽等生物活性物质。这些物质作用于小血管造成功能紊乱而导致微循环障碍,临床表现为微循环衰竭、低血压、缺氧、酸中毒等,于是导致病人休克,这种病理反应叫作内毒素休克。

外毒素和内毒素的区别见表7-3。

表7-3 外毒素和内毒素的区别

区别要点	外 毒 素	内 毒 素
毒素来源	革兰氏阳性菌和部分革兰氏阴性菌产生	革兰氏阴性菌产生
存在部位	胞浆内合成,分泌至胞外	菌体细胞壁成分,细菌裂解后释放
化学组成	蛋白质(相对分子质量27～900ku)	脂多糖(毒性主要为类脂α)
毒素性质	不稳定,60℃以上能迅速被破坏,对酸及消化酶敏感	较稳定、耐热
毒性作用	强,对机体的组织器官有选择性毒害作用,引起特殊的临床症状	较弱,毒性作用大致相同,可引起发热、微循环障碍、感染性休克等
抗原性质	强,可刺激机体产生抗毒素,经甲醛处理后可脱毒成类毒素	弱,能否刺激机体产生相应的中和抗体尚无定论,经甲醛处理不形成类毒素

第二节 黄曲霉毒素

一、黄曲霉毒素的种类及其特性

20世纪60年代,在英国东南部的一些农场中,有大约10万只火鸡不明原由地突然死亡,一时之间在人群中造成了恐慌和不安。后来经过食品、毒理和细菌学方面专家的通力合作,终于找出了引起火鸡大批死亡的原因:他们从玉米粉饲料中分离出一种前所未知的由黄曲霉产生的毒素,命名为"黄曲霉毒素"。之后,在非洲的肯尼亚和乌干达也发生了大批小鸭因黄曲霉毒素中毒死亡的事件。在我国的南方地区也发生过因用含有黄曲霉毒素的玉米饲料,致家禽成批死亡的事件。

黄曲霉是一种广泛分布于世界各地的常见腐生霉菌,其中有30％～60％的菌株可产生黄曲霉毒素;而大多数非致病性的菌种,常作为曲种应用于发酵工业,主要是一些有机酸的发酵生产,如黄曲霉 *Aspergillus flavus* H-98可用于L-苹果酸的发酵生产。

（一）黄曲霉毒素的种类

黄曲霉毒素是主要由黄曲霉(*aspergillus flavus*)、寄生曲霉(*a. parasiticus*)产生的次生代谢产物。在我国,产生黄曲霉毒素的产毒菌种主要为黄曲霉。

目前已确定黄曲霉毒素结构的有 AFB_1、AFB_2、AFM_1 等 18 种,它们的基本结构中都含有二呋喃环和氧杂萘邻酮(又名香豆素),前者为其毒性结构,后者可能与其致癌性有关。黄曲霉毒素的化学结构如图 7-2 所示。根据在紫外线照射下发出的荧光颜色的差异,将黄曲霉毒素分为两类:一类是发出蓝色荧光的 B 类,包括 B_1、B_2、B_{2a};另一类为发出绿色荧光的 G 类,包括 G_1、G_2、G_{2a} 等。

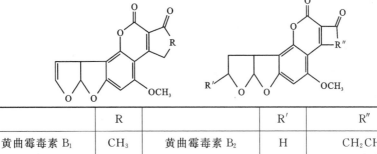

	R		R′	R″
黄曲霉毒素 B_1	CH_3	黄曲霉毒素 B_2	H	CH_2CH_3
黄曲霉毒素 G_1	CH_2O	黄曲霉毒素 G_2	H	CH_2CH_2O

图 7-2　黄曲霉毒素的化学结构

构象关系研究发现,黄曲霉毒素中二呋喃环末端有双键者毒性较强,并具有致癌性。比如黄曲霉毒素 B 类的毒性和致癌性最强,在天然污染的食品中也最常见,所以在食品检测中通常以黄曲霉毒素 B_1 作为污染指标。黄曲霉毒素 B_1 的分子结构中二呋喃环上具有双键,在此种双键部位形成的 8,9-环氧黄曲霉毒素,对黄曲霉毒素 B_1 的致癌作用极为重要,是黄曲霉毒素中致癌性最强的毒素。其致癌机理是:由于其末端呋喃环上有一个双键,经肝或其他器官的微粒体酶作用,双键发生环氧化,并导致产生镓离子,形成亲电子的终致癌物,并在核酸碱基鸟嘌呤的 N-7 位上反应,使 DNA 损伤,导致基因的结构和功能发生改变,由此可导致癌基因活化而致癌。在各种黄曲霉毒素中二呋喃环上具有双键的黄曲霉毒素 B_1、M_1 和 G_1,也容易发生环氧化反应,形成黄曲霉毒素 8,9-环氧衍生物,其致癌作用较强;而不具有二呋喃环上双键的黄曲霉毒素 B_2、G_2,其致癌作用较弱,一般毒性也较低。

（二）黄曲霉毒素的特性

1.溶解性

黄曲霉毒素的纯品为无色结晶,微溶于水,易溶于油及一些有机溶剂,如氯仿、甲醇、乙醇、二甲基酰胺等,但不溶于乙醚、石油醚及正己烷中。

2.稳定性

低浓度的纯毒素在紫外线下易被分解破坏。在中性溶液中黄曲霉毒素较稳定,遇碱(pH 值 9～10)能迅速分解,但此反应可逆,即在酸性条件下又可复原。黄曲霉毒素能被氧化剂分解。黄曲霉毒素对热稳定,一般烹调、加工温度不能将其破坏,裂解温度在 280℃ 以上,所以在食品加工过程中,一般不采用加热的方式去除黄曲霉毒素。

二、黄曲霉的生长环境及其可能污染的食物

黄曲霉菌是空气和土壤中普遍存在的微生物,世界范围内的绝大多数食品原料和制成

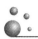

品均有不同程度的污染。黄曲霉菌在有氧、温度高（30～33℃）和湿润（89％～90％）的条件下容易生长，并可淘汰其拮抗菌种如青霉菌（*Penicillium*）和镰刀霉菌（*Fusarium*）的生长，从而造成贮存的花生、玉米、大米、小麦、大麦、棉籽和大豆等多种谷物的污染变质，其中又以花生和玉米的污染最为严重。

黄曲霉生长产毒的温度范围是12～42℃，最适产毒温度为33℃，最适 A_w 值为0.93～0.98。黄曲霉在水分为18.5％的玉米、稻谷、小麦上生长时，第3d开始产生黄曲霉毒素，第10d产毒量达到最高峰，以后便逐渐减少。菌体形成孢子时，菌丝体产生的毒素逐渐排到基质中。黄曲霉产毒的这种迟滞现象，意味着高水分粮食如在2d内进行干燥，粮食水分降至13％以下，即使污染黄曲霉也不会产生毒素。

黄曲霉毒素污染可发生在多种食品上，如粮食、油料、水果、干果、调味品、乳和乳制品、蔬菜、肉类等。其中以玉米、花生和棉籽油最易受到污染，其次是稻谷、小麦、大麦、豆类等。花生和玉米等谷物是产生黄曲霉毒素的菌株适宜生长并产生黄曲霉毒素的基质。花生和玉米在收获前就可能被黄曲霉污染，使成熟的花生不仅污染黄曲霉而且可能带有毒素，玉米果穗成熟时，不仅能从果穗上分离出黄曲霉，而且能够检出黄曲霉毒素。

在我国南方地区、印度、美国和一些东南亚国家，黄曲霉毒素的污染率较高。1960年的研究显示，美国超过一半的花生酱样品中含有黄曲霉毒素，干燥的意大利通心面中也含有黄曲霉毒素。一般而言，如果食物和食物原料的贮存条件足够潮湿，允许黄曲霉生长但又并不足以潮湿到使其他生物生长时，都有可能含有黄曲霉毒素。

三、黄曲霉毒素的代谢

黄曲霉毒素 B_1（AFB_1）的代谢作用发生在肝脏，主要是通过体内 CYP450 酶系代谢转化为多种 I 相酶代谢产物，如 AFM_1、AFP_1、AFB_1-endo-8,9-环氧化物 和 AFB_1-exo-8,9-环氧化物（AFBO）等。如图7-3、图7-4所示，AFB_1 至少可转化为7种代谢产物。

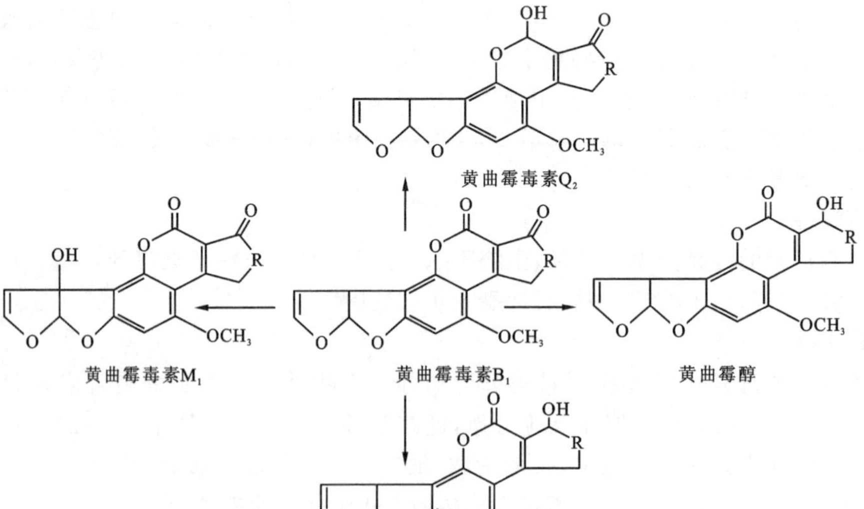

黄曲霉毒素Q_2

黄曲霉毒素M_1 ← 黄曲霉毒素B_1 → 黄曲霉醇

黄曲霉毒素P_1

图7-3 黄曲霉毒素 B_1 的代谢和转化

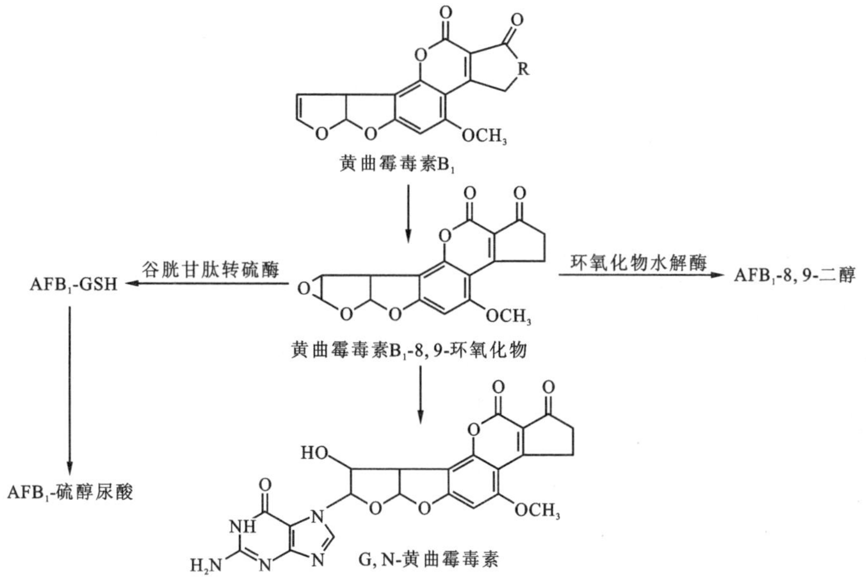

黄曲霉毒素B₁

环氧化物水解酶

AFB₁-GSH ← 谷胱甘肽转硫酶

黄曲霉毒素B₁-8,9-环氧化物 → AFB₁-8,9-二醇

AFB₁-硫醇尿酸

G,N-黄曲霉毒素

图7-4 黄曲霉毒素 B_1-8,9-环氧化物的形成与代谢

给奶牛饲喂含黄曲霉毒素 B_1 的食物时,可在牛奶中检出黄曲霉毒素 M_1（AFM_1）,据计算约有 1% 的 AFB_1 在牛奶中转化为该代谢物。用含黄曲霉毒素 B_1 的食物饲喂绵羊和小鼠,也可在其肝、肾和尿中发现这一代谢物。生物体内的 AFM_1 约占总黄曲霉毒素代谢物量的 2%,尽管 AFB_1 和 AFM_1 的急性中毒剂量几乎完全相同,但 AFM_1 对小鼠的致癌活性只有 AFB_1 的 1/10。

黄曲霉醇（*Aflatoxical*）是黄曲霉毒素 B_1 在生物体内的还原产物,其急性毒性是黄曲霉毒素 B_1 的 1/20（用雏鸭生物测定）。Ames 分析显示黄曲霉醇的致突变活性是黄曲霉毒素 B_1 的 1/15,对鳟鱼的致癌活性约为黄曲霉毒素 B_1 的 1/2。由于黄曲霉醇在体内可完全氧化形成黄曲霉毒素 B_1,故其很可能是黄曲霉毒素 B_1 在体内的存储池。但在不同的生物试验中,黄曲霉醇产生的速率与黄曲霉毒素的中毒关系不大,因而其作用尚不清楚。黄曲霉毒素 B_1 的其他两种代谢物是黄曲霉毒素 P_1 和黄曲霉毒素 Q_2,它们的急性毒性均低于黄曲霉毒素 B_1。

在一定的条件下,黄曲霉毒素在 8,9 位置的一对不饱和的双键被 CYP450 酶系加氧代谢后产生 AFB_1-8,9-环氧化物,后者具有致癌性。而 AFB_1-8,9-环氧化物有"AFB_1-endo-8,9-环氧化物"和"AFB_1-exo-8,9-环氧化物（AFBO）"这两个异构体,只有 AFBO 才具有遗传毒性。AFBO 可与 DNA 中鸟嘌呤残基的 N-7 位点结合,是介导 AFB_1 诱发肝癌形成的最主要的亲电子化合物。

AFBO 经机体Ⅱ相酶,如谷胱甘肽转硫酶（GSTs）的催化,可以和环氧化物的功能基团结合形成水溶性产物 AFB_1-GSH 共轭化合物,最终以 AFB_1-硫醇尿酸（AFB_1-NAC）的形式经尿排出体外;另一个Ⅱ相酶是环氧化物水解酶（EPHx）,竞争性地将 AFBO 的结构改变成 AFB_1-8,9-二醇,使之失去和 DNA 结合的位点,从而解除 AFBO 的遗传毒性。

四、黄曲霉毒素的毒性作用

黄曲霉毒素是一种强烈的肝脏毒,对肝脏有特殊的亲和性并有致癌作用。它主要破坏

DNA 的模板作用,强烈抑制肝脏细胞中 RNA 的合成,阻止和影响蛋白质、脂肪、线粒体、酶等的合成与代谢,干扰动物的肝功能,导致突变、癌症及肝细胞坏死。同时,饲料中的毒素可以蓄积在动物的肝脏、肾脏和肌肉组织中,人食入后可引起慢性中毒。

根据毒性作用出现的时间以及反应的类型,可将黄曲霉毒素的毒性作用分为以下三种类型。

1. 急性毒性

根据黄曲霉毒素对动物的半数致死量(表 7-4),它属于剧毒毒物,其毒性是砒霜的 68 倍,毒性比氰化钾还高。黄曲霉毒素对动物的毒性因动物的种类、年龄、性别以及营养状况等不同而有差异。年幼动物、雄性动物较敏感。最敏感的动物是雏鸭,其 LD_{50} 为 0.24mg/kg 体重。

表 7-4　黄曲霉毒素单剂量的 LD_{50} 单位:mg/kg 体重

物　种	年　龄	LD_{50}	物　种	年　龄	LD_{50}
雏鸭	1d	0.24～0.3	猫	—	0.55
小鼠	1d	1.0	狗	—	0.62
小鼠	21d	5.5	恒河猴	—	2.2
地鼠	21d	10.2	人	成年	10.0

黄曲霉毒素的急性中毒症状主要表现为呕吐、厌食、发热、黄疸和腹水等肝炎症状。小鼠的急性中毒反应包括伴有水肿的肝损害、胆管增生和实质性细胞坏死;恒河猴的急性中毒反应为肝脏脂肪浸润和胆管增生,并伴有静脉纤维化。因此,黄曲霉毒素的急性毒性主要表现为肝毒性。

2. 慢性毒性

黄曲霉毒素持续摄入所造成的慢性毒性,对我们来说,比急性中毒更有意义、更为重要。慢性中毒表现为动物生长障碍,肝脏出现亚急性或慢性损伤。主要表现为:①肝功能变化:血中转氨酶、碱性磷酸酶、异柠檬酸脱氢酶的活力和球蛋白含量升高,白蛋白、非蛋白氮、肝糖原和维生素 A 的含量降低。②肝组织变化:肝实质细胞变性,坏死。胆管上皮细胞增生,纤维细胞增生,形成再生结节。猴黄曲霉中毒可形成肝硬化。③其他症状:食物利用率下降,体重减轻,生长发育缓慢,母畜不孕或产仔少。

3. 致癌性

黄曲霉毒素作为世界上致癌性最强的生物毒素,可引起多种动物和人发生多种癌症,主要类型为肝癌。试验证明,小剂量重复摄入或大剂量一次性摄入黄曲霉毒素均可引起癌症。黄曲霉毒素可诱发鱼类、鸟类、哺乳动物类和灵长类动物肝癌。但不同动物的致癌剂量差别很大。如用含有 15μg/kg 黄曲霉毒素 B_1 的饲料喂大鼠,68 周时 12 只雄鼠全部患肝癌,80 周时 13 只雌鼠也全部患癌症。黄曲霉毒素的致癌性非常强,其致癌能力约为奶油黄(二甲基偶氮苯)的 900 倍,为二甲基亚硝胺的 75 倍。黄曲霉毒素不仅引发动物的肝癌,也可在其他部位诱发恶性肿瘤,如肾癌、胃腺癌、肺癌、直肠癌及乳腺、卵巢、小肠肿瘤等。但不同种属的黄曲霉毒素的慢性中毒效应有所不同。例如,用含 2mg/kg 黄曲霉毒素 B_1 的饲料饲喂雄性 Fisher 小鼠可诱发高百分率的肿瘤,但对雄性白化病小鼠喂饲相同量的黄曲霉毒素 B_1 时却不能诱发肿瘤。

黄曲霉毒素对人的致癌性虽然缺乏直接的证据,但大量的流行病学调查均证实,黄曲霉毒素的高水平摄入和人类肝癌的发病率密切相关。在有关主要地区,如在东南亚、中国南方进行的对比性研究中发现,原发性肝癌和食物中黄曲霉毒素含量的多少有关。例如我国广西扶绥县为肝癌高发区,县境内低、中和高发地区主粮中黄曲霉毒素 B_1 的平均含量分别为 $25.6\mu g/kg$、$56.4\mu g/kg$ 和 $164.8\mu g/kg$,人年均摄入黄曲霉毒素 $0.638mg$、$1.197mg$ 和$6.016mg$,其各区每 10 万人的年均肝癌死亡率分别为 14.1、30.7 和 131.4。此外,广西扶绥县和我国的另一个肝癌高发区——江苏启东市均地处潮湿的三角洲地带,粮食易于霉变,流行病学调查发现这一地区的玉米和花生所含的黄曲霉毒素 B_1 大多超过了诱发动物肿瘤所需要的剂量。在非洲和东南亚,尤其是在高温、高热地区,黄曲霉的产毒株检出率比较高,且易于生长、繁殖和产毒;在这些地区,黄曲霉毒素污染食品较为严重,肝癌发病率也相对较高。

五、黄曲霉毒素的处理措施及其安全标准

(一)处理措施

预防黄曲霉毒素的主要措施,是防止黄曲霉菌及其毒素对食品的污染,并尽量减少人类随同食品摄入黄曲霉毒素的可能性。为此,根本的解决方法是加强对食品的防霉、去毒。

1. 防霉

据不完全统计,世界上每年有 2% 的粮食会受到霉菌的感染而不能食用,这样的结果造成粮食的大量浪费和大量霉菌引起的食物中毒事件的发生。防霉是预防食品被黄曲霉毒素及其他霉菌毒素污染的最根本的措施,最主要的措施是控制温度、湿度。对粮食、油料的防霉工作应从田间开始做起,如采取方法(如机械化烘干)使粮粒收获后的含水量迅速降至安全水分以下,而后放到低湿度的粮库中,则粮食在储存过程中将不会发霉。粮粒含水量在13% 以下,玉米含水量在 12.5% 以下,花生仁含水量在 8% 以下时,霉菌均不易繁殖。而控制食物的温度和氧气的成本太高,一般不采用。

2. 去毒

粮食被黄曲霉污染并产生毒素后,应设法将毒素破坏或去除。黄曲霉毒素的去毒方法很多,归纳起来分为物理的、化学的和生物的 3 个方面。

(1)物理方法:①用机器对轻度霉变的花生、玉米、稻谷进行脱皮、脱胚,因为黄曲霉毒素集中在种子谷皮、胚部以及植物油中。②吸附剂脱毒:常用的吸附剂包括酵母细胞壁、硅铝酸盐等。但这种方法不但不能解除黄曲霉毒素的毒性,还可能通过吸附作用降低营养物质的利用率。饲料行业目前采用这种方法较多,也有许多新型的吸附剂问世,但其解毒效果还有待考察。③利用黄曲霉毒素在紫外光照射下可发出明亮的黄、绿色荧光的特点,在霉变很轻的情况下可在紫外光下挑出发荧光的颗粒。

(2)化学方法:①碱处理:包括氨化法和氢氧化钠法。氨化法适合含水量较高的青绿或青贮饲料,去毒有效率高达 98%,但不适合籽实、饼粕等低水分原料,而且处理后原料残留大量氨。氢氧化钠法适用于植物油解毒,但是设备投资大、成本高,已逐渐被淘汰。②氧化处理法:常用的氧化试剂有次氯酸钠、臭氧、过氧化氢及氯气等。此外,紫外光照射法也是利用紫外线的强氧化作用。该方法的主要问题在于处理效果不稳定,饲料中维生素等营养成分损失严重,处理成本较高。③高温法:破坏黄曲霉毒素需 280℃ 以上的温度,能耗高,对饲料中的营养成分破坏大,实际应用很少。

(3)生物方法:经过微生物的转化,将黄曲霉毒素转化为低毒性的物质。已经发现具有

解毒作用的菌株包括乳酸菌、双歧杆菌、白腐真菌、假密环菌及黑曲霉等。如灰蓝色毛霉可转化黄曲霉毒素,使其毒性降低为原来的1/18。研究发现,某些通常认为是安全的微生物可能在霉菌毒素存在的条件下产生某些有毒代谢产物,因此需要对使用的微生物重新进行安全性评价。

（二）安全标准

黄曲霉毒素具有很强的毒性和致癌性,世界各国对食品中的 AFB_1 大都规定了限量标准。如我国对食品中的黄曲霉毒素做了限量规定,根据《食品中真菌毒素限量》(GB 2761—2011), AFB_1 的限制标准是:花生、玉米、花生油及其制品的 AFB_1 含量不大于 $20\mu g/kg$；大米及其他食用油的 AFB_1 含量不大于 $10\mu g/kg$；粮食、豆类、发酵食品的 AFB_1 含量不大于 $5\mu g/kg$；婴儿代乳品的 AFB_1 含量不大于 $0.5\mu g/kg$。部分国家食品中黄曲霉毒素的限量标准见表7-5。

表 7-5   部分国家食品中黄曲霉毒素的限量标准

国家	食品种类	AFB_1 含量($\mu g/kg$)	$B_2+B_3+G_1+G_2$ 含量($\mu g/kg$)
阿根廷	以谷类为主的婴儿食品	不得检出	
	所有食品	1	
	儿童食品	0.02	
巴西	0～2岁儿童加工食品		3
古巴	谷物、花生		不得检出
捷克	以牛乳为基础的婴儿食品	0.1	0.2
	其他婴儿和儿童食品	1	2
多米尼加	玉米及其制品、花生、大豆类		不得检出(B_1+G_1)
罗马尼亚	所有食品	不得检出	
新加坡	所有食品	不得检出	
瑞士	坚果、花生及花生制品	1	
	玉米	2	

第三节   岛青霉毒素

岛青霉(*Penicillium islandicum*)亦称冰岛青霉,可产生岛青霉毒素(*islandicin or islanditoxin*)、黄天精、红天精及环氯霉素等毒素,这些毒素均为肝脏毒,能引起动物的肝损害,并能引发肝癌。

一、岛青霉污染的食物

稻谷在收获后如未及时脱粒干燥就堆放,很容易引起发霉。发霉谷物脱粒后即形成"黄变米"或"沤黄米",这主要是由岛青霉污染所致。"黄变米"在我国南方、日本和其他热带和亚热带地区比较普遍。用接种了岛青霉经培养制成的霉大米,按不同比例掺入饲料中,喂给小鼠,用100%霉米饲喂的小鼠组,于3～8d内大部分死于急性肝萎缩,少数死于肝纤维组织增生腹水；30％和10％的霉米组，除少数死于肝萎缩外，大部分于300d后出现明显的肝硬化和弱性肝萎缩。此外，动物试验中发现岛青霉有致癌作用。小鼠每天口服200g受岛青霉污染的"黄变米"，大约一周可死于肝肥大；如果每天饲喂0.05g"黄变米"，持续两年可诱发肝癌。流行病学调查发现，肝癌发病率和居民过多食用霉变的大米有关。吃"黄变米"的人会引起中毒（肝坏死和肝昏迷）和肝硬化。

二、岛青霉所产生的毒素及其毒性作用

岛青霉可产生多种毒素，分别为黄天精（Luteoskyrin，图7-5）、环氯霉素（Cyclochlorotine，图7-6）、岛青霉毒素（图7-7）及红天精等。

1. 黄天精

黄天精纯品为黄色六面体的针状结晶，熔点为287℃，分子式为$C_{30}H_{22}O_{12}$，相对分子质量为574，在苯溶液中重结晶后呈黄色六面体的针状结晶。黄天精不溶于水，易溶于丙酮、甲烷、正丁醇及乙醚等有机溶剂，在某些溶剂中对光敏感、易分解。黄天精属于强烈的肝脏毒，急性中毒表现为肝脏损害，以肝细胞中心性坏死和脂肪降解为特征。

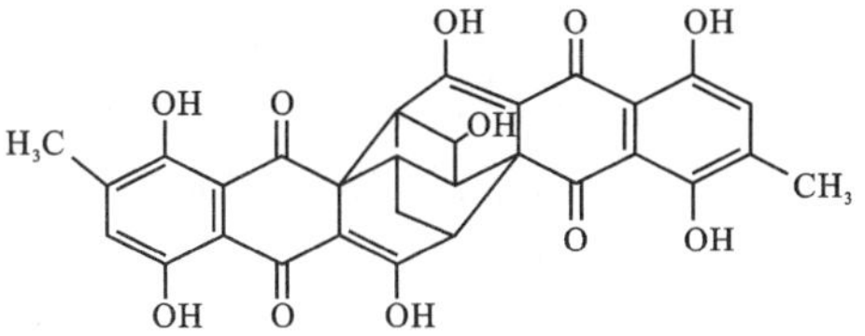

图 7-5　黄天精的化学结构

2. 环氯霉素和岛青霉毒素

两者的元素组成一样，分子式均为$C_{24}H_{31}O_7N_5Cl_2$，相对分子质量为571，但结构上稍有差异。由于两者没有明显区别，以前统称为含氯肽。环氯霉素是一种含氯肽类化合物，是由β-氨基苯丙氨酸、二分子丝氨酸、氨基丁酸及二氯脯氨酸组成的环肽。环氯霉素纯品为白色针状结晶，在紫外光下呈蓝色荧光，熔点为251℃，呈水溶性。环氯霉素也是一种肝脏毒，它对动物的作用与黄天精相似，但比黄天精作用急剧，能干扰糖原代谢，病理变化主要见于肝脏的空泡变性坏死，有时小叶周围可见出血，特别严重的情况为整个小叶有出血。环氯霉素对小鼠的腹腔注射、皮下注射、经口的LD_{50}分别为0.33mg/kg体重、0.47mg/kg体重和6.55mg/kg体重。岛青霉毒素在理化性质和生物学作用上与环氯霉素相似，两者在结构上的不同仅在于氨基序列不同。其急、慢性中毒的结果与环氯霉素极其相似。对肝脏损害的病理学表现为肝细胞降解和肝脏血液循环阻滞。

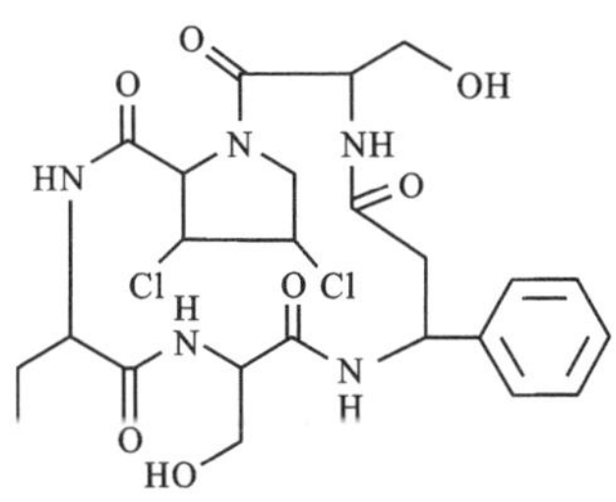

图 7-6　环氯霉素的化学结构

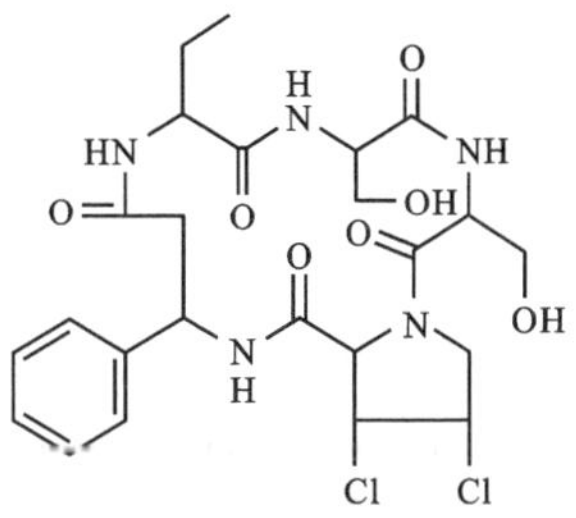

图 7-7　岛青霉毒素的化学结构

3. 红天精

红天精为由岛青霉毒素分离出来的红色色素,纯品为橘红色结晶。熔点为 130～133℃,相对分子质量为 455。红天精易溶于氯仿、甲醇、苯、醋酸和吡啶,在乙醚、乙烷和石油醚中的溶解度较小。红天精对小鼠腹腔注射的半致死量(LD_{50})为 60mg/kg 体重,绝对致死量(LD_{100})为 600mg/kg 体重。中毒时,动物多出现麻痹、昏迷,然后死亡。主要损伤肝脏,并有肾脏、淋巴结、脾脏、胸腺等损害。

第四节　梭状芽孢杆菌

一、梭状芽孢杆菌的种类及其分布范围

梭状芽孢杆菌是一大群厌氧或微需氧的粗大芽孢杆菌的总称,只有少数种可在大气条件下生长,但在大气中不形成芽孢。梭状芽孢杆菌革兰氏染色均为阳性,芽孢呈圆形或卵圆形,直径大于菌体,位于菌体中央、极端或次极端,使菌体膨大呈梭状,形态属于杆菌,故称其为梭状芽孢杆菌。该菌对不良环境条件具有极强的抵抗力。该属菌对营养的需求因菌种不同而异。可耐受 2.5%～6.5%NaCl 浓度的渗透压,对亚硝酸钠和氯敏感。

本菌属细菌广泛分布于土壤、下水污泥、海水沉淀物、腐败植物、食品、人和其他哺乳动物的肠道内。该属中的一些菌种如丁酸梭菌(*C. butyricum*)可分解碳水化合物而产生各种有机酸(乙酸、丙酸、丁酸)和醇类(乙醇、异丙醇、丁醇),在食品加工上可用以生产某些酸、醇和酮类。临床上有致病性的梭状芽孢杆菌主要是某些厌氧芽孢杆菌,如破伤风梭菌(*C. tetani*)、产气荚膜梭菌(*C. perfringens*)、肉毒梭菌(*C. botulinum*)和艰难梭菌(*C. difficile*)等,分别引起破伤风、气性坏疽、食物中毒和伪膜性结肠炎等人类疾病。肉毒梭菌在食品中增殖时可产生肉毒毒素,当人们食入含有该毒素的食品时,可发生毒素型食物中毒,早期症状为全身无力、头痛、头晕,继而出现眼睑下垂、视力模糊、瞳孔散大、吞咽困难等症状,直至死亡。

二、肉毒梭菌的特性

肉毒梭菌也称为肉毒杆菌和肉毒梭状芽孢杆菌,属厌氧芽孢杆菌属,革兰氏阳性,周身鞭毛,能运动,无荚膜,芽孢偏短,为椭圆形。

肉毒梭菌为厌氧菌,属寄生菌,主要营腐生生活,生长发育时为厌氧或兼性厌氧,对营养要求不高,在普通培养基上即可生长。适宜条件下(无氧、20℃和必要的营养物质),肉毒梭菌可在食品中大量繁殖,产生一种以神经毒为特征的可溶性强的毒素——肉毒毒素。肉毒梭菌生长发育最适温度为 28～37℃,pH 值为 6.8～7.6;产毒最适 pH 值为 7.8～8.2 。20～25℃时 A型和 B 型肉毒梭菌形成大于菌体、位于菌体次末端的芽孢。当 pH 值低于 4.5 或大于 9.0 时,或当环境温度低于 15℃或高于 55℃时,肉毒梭菌芽孢不能繁殖,也不产生毒素。

肉毒梭菌的抵抗力一般,所有菌株在 45℃以上都受到抑制,加热 80℃保持 20～30min或 100℃保持 10min 可将其杀死。但由其形成的芽孢的抵抗力很强,可耐沸水煮 1～6h、180℃干热 5～15min,或 121℃ 高压蒸汽 10～20min,在酒精中能存活 2 个月。其中以 A、B型菌的芽孢的抵抗力最强,这一点对于罐头食品的灭菌很重要,若芽孢深藏于食品中,或者数量过多,虽经高温灭菌,有时也不易杀死芽孢。肉毒毒素虽然是蛋白质,但抵抗力也很强,

80℃、30min 或 100℃、10min 可完全将其破坏；正常胃液和消化酶 24h 内不能将其破坏,因此肉毒毒素可被胃肠道吸收而中毒。

由于肉毒梭菌生长要求不高,所以它在自然界中分布广泛,遍布于土壤,湖、海沉积物等中,水果,蔬菜,畜、禽、鱼制品中亦可发现,偶尔见于动物粪便中,一般认为土壤是肉毒梭菌的主要来源。在我国肉毒毒素中毒多发地区的土壤中,该菌的检出率为 22.2%,未开垦的荒地土壤的带菌率更高。

三、肉毒毒素的种类

肉毒毒素按照其抗原特异性分为 A、B、C、D、E、F、G 等 7 个类型,引起人类肉毒毒素中毒的主要是 A、B 和 E 三个类型。调查表明,全世界的 E 型肉毒毒素中毒基本上都发生在北纬约 40°以北的北半球沿海地区和内陆高原、平原地区。如在美国,E 型肉毒毒素中毒发生在阿拉斯加州的最多;我国的青海、西藏、新疆、黑龙江、吉林和山东等地都是 E 型肉毒毒素中毒的高发区;在日本和加拿大,E 型肉毒毒素中毒占大多数。波罗的海、加拿大圣劳伦斯湾的调查表明,E 型菌及其芽孢适应于深水的低温,并可因海洋生物(鱼、海豹)的迁移和潮汛及水流的冲击而扩散。E 型菌在海洋地区的广泛分布,形成了生态学上 E 型菌与海洋之间具有几乎不可分割的联系这样的观念。而 A 型菌和 B 型菌的芽孢则几乎在世界各大洲都能检出,世界各地也几乎都有 A 型肉毒毒素和 B 型肉毒毒素中毒的相关报道,而其他各型肉毒毒素中毒却似乎具有一定的地域局限性。但即便如此,A 型肉毒毒素和 B 型肉毒毒素仍然具有它们地域局限性。例如在美国,就全国而言,A 型肉毒毒素发病的起数居多,但 A 型肉毒毒素在加利福尼亚州发生得最多,B 型肉毒毒素在纽约州发生得最多。欧洲的中毒事件主要由 B 型引起。

四、肉毒毒素可能污染的食品

肉毒梭菌的致病性主要是其产生的肉毒毒素引起的。正常情况下,肉毒梭菌在机体内不能生长繁殖,即使进入人和动物的消化道,亦随粪便排出。在适当营养的厌氧环境中,肉毒梭菌可生长繁殖并产生肉毒毒素。

污染食品主要存在于密闭比较好的包装中,可产生极其强烈的肉毒毒素。由于肉毒梭菌广泛寄生于家畜、家禽等食草动物的肠道中,所以当病菌由动物粪便排出时便会污染土壤及食物,如果被污染食品在制作过程中加热不足,则其所产芽孢没被消灭,在缺氧环境中,肉毒梭菌的大量繁殖,即可产生大量肉毒毒素。

肉毒毒素污染的食品与食品种类和食品加工方法密切相关。肉毒毒素中毒高发区的媒介食品主要是兽肉、禽肉的贮藏加工食品,鱼制食品等动物性媒介食品。例如在日本,E 型肉毒毒素中毒的媒介食品绝大部分是家庭自制的鱼和米饭混合发酵而成的一种特殊风味的食品[鱼饭(izushi)];我国青藏高原上发生的 E 型肉毒毒素中毒是因生食腐烂的冬藏牛、羊肉而发生的;而我国其他高纬度地区发生的肉毒毒素中毒的媒介食品较为独特,主要是豆谷类的发酵食品,如臭豆腐、豆瓣酱、豆豉、"米松乎乎"(新疆察布查尔县居民爱吃的一种面酱中间发酵产物)等,而首次于 1958 年确定的我国的肉毒毒素中毒,就是在新疆发生多年的所谓的"察布查尔病"。在这些地区,不论国内外,都是生食或不经再加热而直接食用媒介食品时引起肉毒毒素中毒的。国内外肉毒毒素中毒病例相同的另一特点,就是媒介食品大部分都是家庭自制的。肉毒梭菌芽孢的抗热性极强，在家庭自制食品过程中，有些食品尽管在制作过程中其原料经过蒸煮加热，但芽孢往往不能被杀死；而且还有许多自制食品在制作过程中根本不经加热处理，原料或容器上污染的芽孢得以存活下来。在条件适宜时，这些芽孢就可能在食品中发芽、生长、繁殖并产生肉毒毒素，进而导致食用该食品的人们发生肉毒毒素中毒。

五、肉毒毒素的毒性及其机制

肉毒毒素为神经毒素的一种，是迄今的已知毒物中最毒的一种，比氰化钾的毒性大10000倍，极微量即可引起人的死亡。据估计，人对肉毒毒素的最小口服致死量为 5×10^{-9} $\sim 5 \times 10^{-6}$ mg/kg 体重（对人的最小致死量大约为 $0.1 \mu g$）。毒素进入体内，在正常胃液中，24h 内不被破坏，大部分在小肠上部被吸收，通过淋巴管和血管进入体循环，选择性地作用于运动神经与副交感神经，主要作用点为神经末梢和神经肌肉交接处，抑制神经传导介质乙酰胆碱的释放，使肌肉不能收缩而发生弛缓性瘫痪。

肉毒梭菌中毒的临床表现以运动神经麻痹的症状为主，而胃肠道症状少见。临床表现特征为对称性脑神经受损的症状。肉毒毒素经消化道吸收中毒，一般经过 $12 \sim 72h$ 的潜伏期，短者 6h，长者 $8 \sim 10d$，潜伏期越短，病死率越高。中毒早期症状有恶心、呕吐和腹泻等，继而出现头痛、头昏、眩晕、软弱无力，中毒的重要特征为视力紊乱：复视、斜视、瞳孔散大、视力模糊，同时伴有眼球震颤、眼睑下垂等症状。严重病人有吞噬、咀嚼、语言、呼吸困难，排痰及抬头困难，共济失调等症状，神志不清。继续发展则出现进行性呼吸困难，全身肌肉松弛性麻痹，脉搏加快，血压下降，短时间抽搐，意识丧失，最终因呼吸衰竭、心力衰竭而死亡。病死率为 $30\% \sim 70\%$，多发生在中毒后的 $4 \sim 8d$。国内由于广泛采用多价抗肉毒毒素血清治疗本病，病死率已降至 10% 以下。病人经治疗可于 $4 \sim 10d$ 后恢复，一般无后遗症。

生理学研究证明，肉毒神经毒素是一种锌肽链内切酶，它的作用底物为神经末梢突触膜突触小泡的内膜蛋白，此蛋白主要负责运输神经介质，经内切酶（即毒素）作用后，即毒素作用于胆碱能神经末梢的突触，通过毒素的重链与突触前膜毒素受体——神经节苷脂的结合，肽链被切断，失去了运输神经介质的能力，从而抑制乙酰胆碱的释放，妨碍神经冲动的传导而引起肌肉松弛性麻痹和神经功能不全。

肉毒毒素并不抑制神经末梢对于营养物质的胞饮等作用，因此对神经细胞本身并没有什么损害。

六、肉毒毒素的临床应用

肉毒毒素可以通过抑制神经-肌肉突触部位的乙酰胆碱的释放而导致肌肉的麻痹，且对神经细胞并不会造成损伤，因此，低剂量的肉毒毒素可以用于治疗一系列的神经肌肉疾病。

1981 年，Scott 首先注意到了肉毒毒素在治疗上的应用。他用 A 型肉毒毒素注射于眼外肌治疗斜视获得了成功。注射小剂量 A 型肉毒毒素于眼外肌，毒素能结合到运动神经末梢阻止乙酰胆碱的释放而产生选择性麻痹作用，使眼在眶内的位置有所改变以治疗斜视。目前国内已应用肉毒毒素治疗痉挛性斜颈、咬肌痉挛、手臂肌肉痉挛引起的书写痉挛、痉挛性失音、贲门失弛缓症（贲门痉挛），以及由小儿脑瘫、脊髓灰质炎和抽动秽语综合征等疾病引起的肌肉痉挛、足下垂、马蹄足、关节强直等，均取得了良好的疗效；且对其在相关肌肉注射引起的副作用也进行了观察和探讨，总结了安全有效的剂量范围和注射方法。

其他关于肉毒毒素临床应用的报道还有很多,其中比较引人注目的是其美容去皱的功效。A型肉毒毒素对于各种皱纹,包括眼角附近的鱼尾纹、眉间纹、额部皱纹、抬头纹等都能取得理想的疗效,但对于下睑部的眼袋却无良好疗效。它适用于65岁以下表现出衰老征象的成年患者,也适用于不适合做复杂面部整形手术的患者。特别值得提出的是,手术操作者应该非常注意进针的角度和部位,不能太靠近眉毛以免损伤额部上睑部的神经。国内有肉毒毒素注射错误操作导致眉下垂的报道。

肉毒毒素对神经末梢的作用会被机体逐渐代谢,使其抑制乙酰胆碱释放的作用逐渐减弱以至消失;此外,运动神经的轴突会萌生新的运动终板,致使其肌肉麻痹的效果有一定时程。总体来说,疗效持续约4个月(3～6月)。因此,如果要保持逾期疗效,必须重复注射,但注射不能过于频繁,至多每3个月使用1次,而且重复使用时应该采用最低剂量。有外科医生认为肌肉松弛的持续期是累积的,每次注射治疗后的持续时间都会超过上一次。作为一种快捷、有效的疗法,它的作用相对还是有限的,不能期望它能达到外科手术一样的疗效。

七、肉毒毒素的防治措施

肉毒毒素对我国的危害方式主要是食源性中毒,所以控制食品生产中肉毒梭菌的污染和毒素的产生至关重要。根据肉毒梭菌及产毒特性,应从以下几个方面来进行防治:

(1)防止食品生产过程中肉毒梭菌的污染。主要从食品的原料、加工过程及贮藏三方面来控制。①食品制作的原料应新鲜、干净并经过灭菌。②加工过程中(特别是罐头、罐装食品)严格控制加工人员的卫生,防止其所带的肉毒梭菌污染食品;同时对加工中的食品在密封或发酵前应彻底高温消毒,杜绝肉毒梭菌污染。③加工后的贮藏过程中,严格控制贮存环境,温度尽量控制在10℃以下,防止肉毒梭菌产生毒素。

(2)进食前充分加热。腌腊食物及家庭自制的瓶装食品在食用前应煮沸10～20min或者加热至80℃保持30min,这样可破坏大部分毒素。此外,对可疑食品,应彻底加热,或者直接丢弃,以防止发生食物中毒事件。

(3)食用可疑变质食物后出现疲乏、头晕、眼睑下垂、视物模糊等症状时,应及时到医院就诊。

第五节　蜡状芽孢杆菌

一、蜡状芽孢杆菌污染食品的途径

蜡状芽孢杆菌是革兰氏阳性需氧芽孢杆菌,属于兼性好氧菌,能在厌氧的条件下生长,是引起细菌性食物中毒的一种较常见的细菌。该菌生长繁殖的最适宜温度为28～37℃,10℃以下不繁殖。其繁殖体较耐热,需100℃经20min才被杀死,而芽孢可耐受100℃、30min,或干热120℃经60min才能被杀死。在pH值为6～11的范围内,本菌均能生长;pH值为5以下,其生长发育则显著受到抑制。

蜡状芽孢杆菌常见于植物和许多生、熟食品中。到目前为止,已经从多种食品中分离出该菌,包括肉、乳制品、蔬菜、鱼、土豆、糊、酱油、布丁、炒米饭以及各种甜点等。因此,由蜡状芽孢杆菌引起的食物中毒所涉及的食品种类繁多。1950年,挪威专家Hauge在对挪威奥斯陆某医院职工和病员进食甜食后引起的食物中毒研究中，首次明确指出该菌的致病作用。1973年，我国南京市卫生防疫站首次报道了某托儿所因儿童进食隔夜剩饭所做的泡饭引起的以呕吐症状为主的蜡状芽孢杆菌食物中毒。目前在美国，炒米饭是引发蜡状芽孢杆菌呕吐型食物中毒的主要原因；而在欧洲，此类中毒大都由甜点、肉饼、色拉和奶、肉类食品引起；在我国此类中毒主要与受污染的米饭或淀粉类制品有关。

蜡状芽孢杆菌可利用多种糖类，在多种物质上均可生长，所以，在自然界中分布范围广，常存在于土壤、灰尘、腐草、污水及空气中，食品在加工、运输、贮藏和销售的各个环节均可受到污染。本菌的污染源主要是泥土、灰尘，借助昆虫、不洁用具和食品从业人员等传播。

食品在食用前保存温度较高（20℃以上）和放置时间较长，蜡状芽孢杆菌能迅速繁殖并产生肠毒素。同时，由于本菌不分解蛋白质，因此变质的食品大多无腐败变质现象，除了米饭有时微有发黏、入口不爽或稍带异味外，大多数食品的感观性状正常，很容易引起食物中毒。

二、蜡状芽孢杆菌产生的毒素及其毒性作用

蜡状芽孢杆菌产生的肠毒素是致病的重要因素，目前已知有三种肠毒素，即溶血致死性肠毒素、非溶血性肠毒素和细胞毒性肠毒素，分属于致呕吐型肠毒素和致腹泻型肠毒素，导致的中毒症状有两种类型，即呕吐型和腹泻型。

1. 呕吐型

由致呕吐型肠毒素引起，此类毒素为低分子（小环状肽）耐热肠毒素，126℃加热90min不被破坏，对酸、碱、胃蛋白酶均不敏感。致呕吐型肠毒素主要在米饭类食品中形成。此种类型中毒在我国多见，常因食用剩米饭引起，潜伏期较短（一般为0.5～5h），以恶心、呕吐和腹部痉挛性疼痛为主要症状。中毒特点：呕吐100％，腹部痉挛100％，而腹泻则少见（约33％），身体少有升温现象，预后良好。

2. 腹泻型

由致腹泻型肠毒素引起。此类毒素不耐热，45℃加热30min或56℃加热5min均可使其失活，对胃蛋白酶及胰蛋白酶亦敏感。几乎所有产肠毒素的蜡状芽孢杆菌都可在多种食品中产生此种肠毒素。此种类型中毒在欧美等地多见，常因食用蛋白性食品及果汁等引起。此种类型中毒的潜伏期较长（一般为8～16h），以腹泻及腹部痉挛性疼痛为主要症状。中毒症状：腹泻96％，且腹泻次数多，腹部痉挛75％，而呕吐不常见（约23％）。病程为24～36h，身体少有升温现象，预后良好。

第六节　金黄色葡萄球菌

一、金黄色葡萄球菌的特性及其分布范围

金黄色葡萄球菌属于葡萄球菌属，革兰氏阳性菌，需氧或兼性厌氧，能耐受干燥和低温，在干燥的环境中可生存数月，对热具有较强的抵抗力，70℃需1h才被灭活。该菌在28～38℃生长良好，繁殖的最适温度为37℃，最适pH值为7.4，在含20％～30％CO_2的条件下有利于产生大量肠毒素。无芽孢、鞭毛，大多数无荚膜，对营养要求不高，在普通培养基上生长良好；有高度的耐盐性和耐较低的水分活性，可在10％～15％的NaCl肉汤或者高糖食

品中生长。金黄色葡萄球菌能分解利用多种糖,产酸(乳酸、甲酸、醋酸等),不产气,能液化明胶,在厌氧条件下能分解甘露醇。

金黄色葡萄球菌广泛分布于土壤、空气、水等自然环境中;在人的皮肤、鼻咽部等与外界相通的腔道中也广泛存在,健康人的带菌率为 20%～30%,上呼吸道感染患者的鼻腔带菌率达到 83%;人和动物的化脓性感染部位常特征性地带有金黄色葡萄球菌。

二、金黄色葡萄球菌污染食品的种类与途径

在美国,近年来由金黄色葡萄球菌引起的食物中毒占整个细菌性食物中毒的 33%,加拿大则更多,占 45%,中国的此类中毒事件也非常多。

金黄色葡萄球菌的流行病学一般有如下特点:①季节分布:全年皆可发生,多见于夏、秋季。②中毒食品种类很多,主要是乳类及乳制品、肉类、蛋、鱼及其制品;此外,剩饭、油煎蛋、糯米糕及凉粉等引起的中毒事件也有报道。

金黄色葡萄球菌污染食品的途径:人和动物的化脓性感染部位常成为污染源,如奶牛患化脓性乳腺炎时,乳汁中可能带有金黄色葡萄球菌;带菌人员对各种食物的污染,如食品加工人员、炊事人员或销售人员带菌,造成食品污染;畜、禽体局部患化脓性感染时,感染部位的金黄色葡萄球菌对体内其他部位的感染。此外,食品在加工前本身带菌,或在加工过程中受到了污染,产生了肠毒素,引起食物中毒;熟食制品包装不严,运输过程中也会受到污染。

广州市疾病预防控制中心的相关人员发现,广州市场的生牛奶、生肉制品中金黄色葡萄球菌的检出率较高,需特别防范生肉制品对熟食的污染。另外,冰箱也可成为污染源。Kennedy等对 450 户家用冰箱的调查显示,有 44.8% 的家用冰箱存在金黄色葡萄球菌的污染。

三、金黄色葡萄球菌产生的毒素及其毒性作用

金黄色葡萄球菌是人类化脓感染中最常见的病原菌,在适宜条件下,能产生肠毒素,可引起局部化脓感染,也可引起肺炎、伪膜性肠炎、心包炎等,甚至败血症、脓毒症等全身感染。

肠毒素的形成与温度、食品受污染的程度和食品的种类及性状有密切关系。一般来说,食物存放的温度越高,产生肠毒素需要的时间越短,在 20～37℃ 下经 4～8h 即可产生毒素,而在 5～6℃ 的温度下需经 18d 方能产生毒素。食物受金黄色葡萄球菌污染的程度越严重,其繁殖速度越快,越易形成毒素;此外,含蛋白质丰富、含水分较多、同时含一定量淀粉的食物,如奶油糕点、冰淇淋、冰棒等或含油脂较多的食物如油煎荷包蛋等,受金黄色葡萄球菌污染后易形成毒素。

摄入金黄色葡萄球菌活菌而无葡萄球菌肠毒素的食物不会引起食物中毒,只有摄入达到中毒剂量的该菌肠毒素才会中毒。肠毒素作用于胃肠黏膜引起充血、水肿,甚至糜烂等炎症变化及水与电解质代谢紊乱,出现腹泻;同时刺激迷走神经的内脏分支而引起反射性呕吐。

金黄色葡萄球菌肠毒素食物中毒的潜伏期短,一般为 2～5h,极少超过 6h。起病急骤,有恶心、呕吐、中上腹痛和腹泻等症状,以呕吐最为显著。呕吐物可含血、胆汁及黏液。剧烈吐泻可导致虚脱、肌肉痉挛及严重失水等现象。体温大多正常或略高。一般在数小时至 1～2d 内迅速恢复。儿童对肠毒素比成人更为敏感,故其发病率较成人高,病情也较成人严重。

四、金黄色葡萄球菌的防治措施

1. 预防金黄色葡萄球菌污染食品

预防带菌人群对各种食物的污染：定期对生产加工人员进行健康检查，患局部化脓性感染（如疖疮、手指化脓等）、上呼吸道感染（如鼻窦炎、化脓性肺炎、口腔疾病等）的人员要暂时停止其工作或调换岗位。

防止金黄色葡萄球菌对奶及其制品的污染：如牛奶厂要定期检查奶牛的乳房，不能挤用患化脓性乳腺炎的奶牛的奶；奶挤出后，要迅速冷至－10℃以下，以防毒素生成、细菌繁殖。奶制品要以消毒牛奶为原料，注意低温保存。

对肉制品加工厂，患局部化脓感染的禽、畜尸体应除去病变部位，经高温或其他适当方式处理后进行加工生产。

2. 防止金黄色葡萄球菌肠毒素的生成

应在低温和通风良好的条件下贮藏食物，以防肠毒素形成；在气温高的春、夏季，食物即使置于冷藏或通风阴凉地方，也不应超过 6h，并且食用前要彻底加热。

第七节　大肠杆菌

一、大肠杆菌的特性及其分布范围

大肠杆菌的细胞呈短杆状，单个或成对存在，革兰氏阴性杆菌。许多菌株产荚膜或微荚膜，周生鞭毛运动或不运动。有些菌株表面生有大量菌毛。该菌大多具有组氨酸脱羧酶活性，污染食品后，可在食品中产生组胺，引起过敏性食物中毒。大肠杆菌是食品中常见的腐败菌，也是食品和饮用水的粪便污染指示菌之一。大肠杆菌污染食品引起腐败变质后，可产生不洁净或粪便气味。

大肠杆菌是人和动物肠道的正常菌群之一，因主要寄生在人和动物的肠道内而得名。由于人和动物活动广泛，所以该菌在自然界中分布广泛，在水、土壤和大气中都有不同程度的存在。绝大多数大肠杆菌在肠道内无致病性，极少部分可产生肠毒素等致病因子，引起食物中毒，我们称之为致病性大肠杆菌，如 20 世纪 90 年代的日本曾经多次发生规模较大的大肠杆菌 O157：H7 中毒事件，导致多人住院，少数人死亡。

致病性大肠杆菌与非致病性大肠杆菌在形态和特征、培养特性及生化特性上具有一致性，只能通过血清学试验，根据抗原性质的不同来区分。

二、致病性大肠杆菌污染食品的种类与中毒症状

该菌主要存在于各种动物性食物及其制品（如猪、羊、牛、牛奶、禽类及蛋类等）、水产品、饮用水中，人们主要通过食用这类食物而引起中毒。据报道，美国每年约 2 万人因大肠杆菌 O157：H7 而引发疾病，其中死亡率为 1‰～2‰；欧洲、非洲区域和英国、日本等多个国家报道过因感染大肠杆菌 O157：H7 而中毒的事件，部分地区呈现上升趋势；我国也曾在山东、北京、江苏等多地发生过该菌的中毒事件。

大肠杆菌食物中毒与带菌量有关，一般认为当人摄入含有 10^8 个活菌的食品便可致病。

当致病性大肠杆菌进入人体消化道后,可在小肠内继续繁殖并产生肠毒素,肠毒素可以被吸附在小肠上皮细胞的细胞膜上,激活上皮细胞膜内腺苷酸环化酶的活性,产生过量的cAMP,从而导致肠液分泌量增加,超过肠管的再吸收能力,出现腹泻。

致病性大肠杆菌食物中毒的潜伏期较短,一般为12～24h,长者74h,短者6h。肠道致病性大肠杆菌和侵袭性大肠杆菌引起的症状表现为腹痛、腹泻、呕吐、发烧、水样便,有时伴有脓血和黏液;产毒性大肠杆菌引起的症状表现为腹痛、腹泻、呕吐、发烧、水样便,但无脓血。上述三类致病性大肠杆菌引起的食物中毒,一般轻者可在短时间内自愈,重者需适当治疗,不会危及生命。最为严重的是肠出血性大肠杆菌引起的食物中毒,其症状不仅表现为腹痛、腹泻、呕吐、发烧、水样便、严重脱水,而且大便大量出血,还极易引发出血性尿毒症、获得性出血贫血症、肾衰竭等并发症,患者的死亡率达3%～5%。

三、致病性大肠杆菌的防治措施

致病性大肠杆菌主要是通过食物使人中毒,所以,防止该菌对食品的污染至关重要。由于该菌主要存在于人和动物的肠道内,所以应控制加工过程中工作人员的个人卫生,进入生产车间时,应严格按照消毒程序消毒后,方可进行工作。其他食品从业人员也应该按照我国对食品从业人员的规定从事食品生产、销售等工作。

此外,人们在日常饮食中也应注意防止大肠杆菌的食物中毒。由于大肠杆菌不耐热,一般食品经过烹调后可将其杀灭,但熟食放置可重新污染大肠杆菌,所以应尽快食用熟食,同时应避免生、熟食之间的交叉污染。而对于生食,则一定要清洗干净,并且最好不要大量食用,以免摄入过量的活菌而引起中毒。

第八节　其他真菌毒素

一、麦角毒素

麦角毒素中毒是人们发现最早的真菌毒素中毒症之一,早在公元1500—1600年间发生的"圣安松内之火"事件就是典型的麦角毒素中毒事件。1658年,有关学者确定此次中毒是由于人们食用了生长在裸麦和其他谷物上的霉菌所产生的麦角毒素而引起的中毒,但直至1934年人们才从麦角谷物中分离和提纯了此毒素。

(一)麦角毒素概述

麦角毒素主要由麦角菌和烟曲霉菌等真菌产生。麦角菌的分布极广,主要侵害黑麦、燕麦、大麦、稻谷、小麦和黑麦草等禾本科作物及牧草处于发育状态的子房,其中黑麦和多年生黑麦草最易感,小麦被感染的概率较小。真菌侵入禾本科植物后,在其子房中生长,形成比正常种子大而硬,外形细长,呈棕色、紫色或黑色的角状菌簇,长1～2cm,粗可达0.7～0.8cm,稍微弯曲,称为麦角(ergot)。麦角落入地下可以正常越冬,次年春夏萌发,菌丝体顶端形成气生孢子,孢子成熟时间一般在寄主植物的花期前后,气生孢子随风、吸露昆虫和露水传播。据研究,后两种方式在传播过程中起很大的作用。据报道,潮湿的气候有利于孢子的存活和传播。因此,雨季和潮湿的气候有助于麦角病的流行。

（二）麦角毒素的毒性及其机制

麦角中毒可分为两类，即坏疽型麦角中毒和痉挛型麦角中毒。坏疽型麦角中毒出现的主要症状为剧烈疼痛、肢端感染和肢体出现灼焦和发黑等坏疽症状，严重时可出现断肢；痉挛性麦角中毒则导致神经失调，常出现麻木、失明、瘫痪和痉挛等症状。其机理是麦角毒素具有强烈收缩动脉血管的作用，使远端肢体缺血而坏死，产生坏疽。

麦角毒素无须经过神经递质，可直接作用于平滑肌而收缩动脉。人们很早就认识到麦角毒素的这一性质，经常利用麦角毒素的成分处理怀孕和生产期出现的各种突发性事件，如低剂量的麦角毒素常用于终止产后出血；由于麦角毒素可促进子宫收缩，还可做催产剂使用。但对痉挛型麦角中毒的机理所知不详，需进行进一步研究。

（三）麦角毒素的防治措施

麦角毒素的活性成分包括以麦角酸为基本结构的一系列衍生物，如麦角胺、麦角新碱、麦角毒碱等。但麦角毒素各种成分的理化性质差异很大，因此没有特异的脱毒方法。麦角一般比同种谷物籽实的相对密度小，粮食和饲料加工厂清选原料时，可利用漂洗法除去麦角，效果较好。被污染饲料在阳光下暴晒，可使毒性减弱。对于放牧家畜，应避免在禾本科草开花期的雨中或晨露中放牧，以减少麦角菌的传播。

对麦角毒素中毒目前尚无特殊的治疗方法，对已中毒的动物，应立即停喂有毒饲料，有毒饲料或饲草必须从厩舍清除，或与动物隔离；同时，应注意病畜的保暖，避免寒冷引起末端血管收缩而加重病情。另外，应对病畜进行对症治疗，如鞣酸和蛋白质等可在肠道内沉淀麦角碱，有一定的解毒作用；口服硫酸镁（泻盐）可加速有毒成分从肠道内排出。对处于惊厥和震颤状态或行为失常的患畜，可用氯丙嗪或安定治疗。还可用抗菌药治疗坏死部位，避免细菌对坏死部位的感染。损伤部位还应避免蚊蝇及外寄生虫的侵袭。

中国对饲料中的麦角允许量尚未制定相应的规定。欧美各国规定粮食和配合饲料中麦角的允许量为 0.1%～0.3%。

二、蕈类毒素

蕈类通称蘑菇或蕈子，属真菌植物。蕈类通常分为食蕈、条件可食蕈和毒蕈三类。食蕈味道鲜美，有一定的营养价值；条件可食蕈主要指通过加热、水洗或晒干等处理后方可安全食用的蕈类（如乳菇属）；毒蕈是指食后能引起中毒的蕈类。

毒蕈毒素的种类繁多，其中最重要的是鹅膏菌属（*Amanita*）蕈类所含的多种毒素。

（一）鹅膏菌属常见的典型有毒蕈类

鹅膏菌属的不少种是著名的毒蕈。据统计，误食野生蘑菇的中毒事件中，95%以上都是由鹅膏菌所致。其中，最典型的有毒蕈类包括：毒鹅膏菌（*A. phalloides*，毒伞）、白毒鹅膏菌（*A. verna*，白毒伞）、灰花纹鹅膏菌（*A. fuliginea*）、鳞柄白毒鹅膏菌（*A. virosa*，磷柄白毒伞）、毒蝇鹅膏菌（*A. muscaria*，毒蝇蕈）等。

1. 白毒伞

白毒伞又称致命白毒伞，如图 7-8 所示。外形与一些传统的食用蘑菇较为相似（白色，菌体幼时呈卵形，后菌盖展开呈伞状），极易引起误食。白毒伞喜欢在鳞葧树的树荫下群生，一般与树根相连。鳞葧树在广州地区白云山、天麓湖、华南植物园、清远、肇庆等山地均有分布。

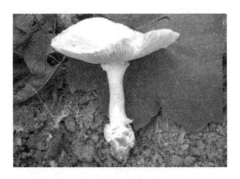

图 7-8　致命白毒伞

2.灰花纹鹅膏菌

灰花纹鹅膏菌如图 7-9 所示。该菌子实体一般较小,菌盖直径为 3～6cm,个别可达到 10cm。菌盖幼时近卵圆形,展开后呈半球形或伞形,中部下凹而中央往往有一凸起,暗灰色、褐红色或灰白色,有的中央近黑色,被黑色纤维状鳞片(纤毛),呈较稀的放射状条纹。子实体的大小与海拔高度有关,高海拔山区林地的灰花纹鹅膏菌的子实体大,低丘地带的灰花纹鹅膏菌的子实体小。子实体的颜色则与光照有关,光照弱的林地,子实体颜色深;反之,颜色浅。该菌盖表面有少许黏液,边缘整齐。菌肉白色,较薄。菌褶离生、白色、较密,边缘整齐,不等长。菌柄呈圆柱形,基部呈杵状,颜色与菌盖颜色相近,一般长 4～8cm,个别长 5～12cm。与欧洲的优势种毒鹅膏菌相比,灰花纹鹅膏菌完全不带任何绿色,子实体通常明显小于毒鹅膏菌。

灰花纹鹅膏菌散生或群生,喜生于针阔混交林,主要产于湖南省和江西省。在湘东、湘南丘陵地带,6 月上旬至 7 月上旬,灰花纹鹅膏菌生长得多;7 月中旬至 9 月底,只是零星生长。其毒素种类多,含量最高,见后述。

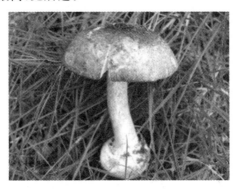

图 7-9　灰花纹鹅膏菌

3.毒伞

毒伞又称绿帽菌、鬼笔鹅膏菌、蒜叶菌、高把菌、毒鹅膏菌,如图 7-10 所示。子实体一般中等大,菌盖表面光滑,边缘无条纹,菌盖初期近卵圆形至钟形,开伞后近平展,表面呈灰褐绿色、烟灰褐色至暗绿灰色,往往有放射状内生条纹。肉白色,菌褶、菌柄白色。毒伞的颜色变化大,子实体通常较大,明显大于灰花纹鹅膏菌。

毒伞于夏、秋季在阔叶林中的地上单生或群生,是欧洲引起蘑菇中毒的主要蕈类。

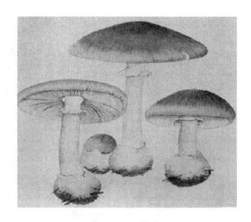

图 7-10　毒伞

（二）毒性物质及其含量

鹅膏菌属的蕈类产生的毒素大多属于环型多肽类毒素，统称鹅膏肽类毒素。参与鹅膏菌多肽毒素组成的氨基酸大多为非蛋白质氨基酸，它们是蛋白质中存在的那些 L 型 α-氨基酸的衍生物。依据氨基酸的组成和结构，把鹅膏肽类毒素分为鹅膏毒肽、鬼笔毒肽和毒伞素三类。

（1）鹅膏毒肽（amatoxins）又称毒伞肽，基本结构为双环八肽（缩八氨酸）碳架。目前已经纯化鉴定出的天然鹅膏毒肽有 9 种，其中主要的致死毒素为 α-鹅膏毒肽（α-Amanitin，α-鹅膏蕈碱，图 7-11）和 β-鹅膏毒肽（β-Amanitin，β-鹅膏蕈碱）。

（2）鬼笔毒肽（Phallotoxins）又称毒肽，基本结构为双环七肽（缩七氨酸）碳架。目前已经分离鉴定了 7 种天然的鬼笔毒肽，其中 Phalloidin 和 Phallicidin 是主要的毒素。

（3）毒伞素（Virotoxins）是一类单环七肽，最初是从鳞柄白毒鹅膏中分离获得的。目前已分离鉴定出 7 种天然的毒伞素。

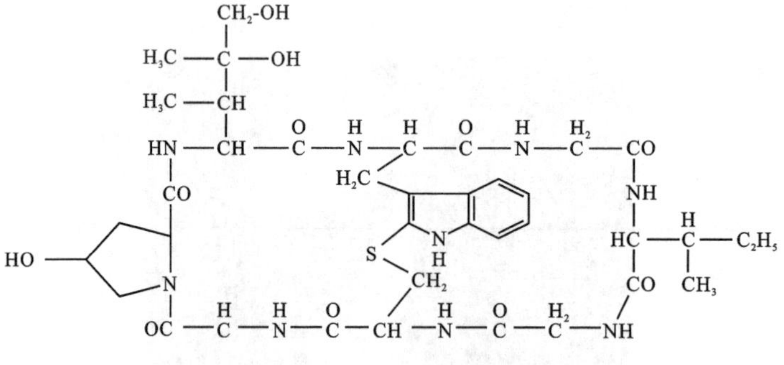

图 7-11　α-鹅膏蕈碱的化学结构

鹅膏菌属的主要毒蕈所含的毒素种类及总毒素含量有所差异。

（1）灰花纹鹅膏菌所含的毒素主要是鹅膏毒肽和鬼笔毒肽，所含毒素种类多，总毒素含量最高，其菌盖部位的主要毒素总含量达 $10732.6\mu g/g$ 干子实体。

（2）白毒伞也是一种剧毒鹅膏菌，它的毒素含量相当高，其菌盖部位的主要毒素总含量达到 $8152.8\mu g/g$ 干子实体，比灰花纹鹅膏菌稍低一些。毒素种类以鹅膏毒肽为主，尤其以 α-鹅膏蕈碱的相对含量最高；其次是鬼笔毒肽。

（3）毒鹅膏菌的毒素包括鹅膏毒肽和鬼笔毒肽，主要存在于子实体中，无论在子实体的哪个部位，其鬼笔毒肽类毒素的含量都要高于鹅膏毒肽类毒素，并且从菌盖、菌柄到菌托，鬼笔毒肽类毒素的占比逐渐加大。在毒鹅膏菌的子实体中,毒素总含量(含 8 种毒素)为 703.3μg/g 鲜子实体(按含水量 92%换算,其毒素总含量为 8791.25μg/g 干子实体)。

张志光的课题组同时测定了我国 28 种毒鹅膏菌与采集于德国的毒鹅膏菌的主要毒素种类和含量,结果表明灰花纹鹅膏所含毒素最高,致命鹅膏与欧洲毒鹅膏的毒素含量相当。此外,其他属的蕈类也可含有鹅膏肽类毒素,如盔孢伞属(*Galerina*)和环柄菇属(*Lepiota*)中的一些种类。

(三)鹅膏肽类毒素的毒性作用及其机理

鹅膏毒肽、鬼笔毒肽和毒伞素三类主要毒素的毒性性质及其机理是不一样的。

(1)鹅膏毒肽毒力较强,LD_{50} 为 0.4~0.8mg/kg 体重。经消化道吸收后,鹅膏毒肽会导致肝、肾坏死。其毒性发作较慢,实验动物口服 2~8d 后致死。

鹅膏毒肽对人亦是一类慢作用毒素,人误食后 8~10h 才会有反应,先是剧烈的上吐下泻,之后有 3d 左右的假愈期。其间,鹅膏毒肽由于存在肠肝循环而反复被重吸收,对肝脏及其他器官持续造成危害,若抢救不及时,病人一般在误食后 5~12d 死亡。

鹅膏毒肽的毒作用机制是抑制真核生物的 RNA 聚合酶的活性,尤其是 α-鹅膏蕈碱专一抑制细胞 mRNA 合成的关键酶(RNA 聚合酶Ⅱ)的活性,终止了核糖体蛋白质的合成,从而导致肝细胞坏死和肝衰竭。据统计,误食野生菌事件中的 90%以上是由鹅膏菌属中的这种 α-鹅膏毒肽所致。同时 α-鹅膏蕈碱也可导致肾实质细胞的损害,病人在食用 20~24h 后出现无尿、肾区痛等症状。

(2)鬼笔毒肽和毒伞素是快作用毒素,毒力较弱,口服不会引起中毒,静脉或腹腔注射实验动物 2~5h 致死,LD_{50}分别为 2~3mg/kg 体重和 2.5mg/kg 体重。

在动物胃肠道内,鬼笔毒肽并不为其内的肽酶或蛋白酶降解,同时也不为消化道所吸收。因此,口服鬼笔毒肽并不会引起中毒。所以,在误食毒鹅膏中毒事件中,起作用的是鹅膏毒肽而不是鬼笔毒肽。

这些毒素往往在生命科学研究、治疗肿瘤方面具有独特的作用。

(四)防治措施

以上所列的毒蕈均为鹅膏菌属的剧毒品种。比如新鲜白毒伞,50g 左右菌体便足以毒死一个成年人,误食中毒者的死亡率高达 90%以上,是历年广州地区毒菇致死事件的罪魁祸首。

而其所含的鹅膏菌多肽类毒素,化学性质稳定,耐高温和酸碱,能溶于水,因此即使食用菇汤也会导致中毒。此外,这些毒素还耐干燥,晒干后,这些蕈类仍然具有毒性。因此,主要的防范办法就是识别这些毒蕈,最好疑者不食,从而避免误食中毒。

一旦发生此类毒蕈的中毒,必须及时采取以解毒保肝为主的治疗措施。毒伞中毒比较有效的解毒剂是细胞色素 C。动物试验表明,细胞色素 C 可有效缓解毒伞中毒的症状,尽管这一过程的机理仍然不清楚,但在临床上发现用细胞色素 C 可有效提高毒伞中毒者的存活率(超过 50%)。

(五)毒蝇蕈(*Amanita muscaria*)

毒蝇蕈也属于鹅膏菌属,但其毒素以鹅膏毒蝇碱(Muscarine,毒蝇蕈碱)为主,与上述鹅膏菌属毒蕈不同,因此分开论述。

1.毒蝇蕈概述

毒蝇蕈又名毒蝇伞、捕蝇菌、蛤蟆菌、毒蝇鹅膏,如图 7-12 所示,主要分布于我国黑龙江、吉林、辽宁和四川等省,含有多种神经毒素,因可杀死苍蝇而得名。毒蝇蕈的子实体较大,菌盖宽 6～20cm。边缘有明显的短条棱,表面鲜红色或橘红色,并有白色或稍带黄色的颗粒状鳞片。菌褶纯白色,密,离生,不等长。菌肉白色,靠近盖表皮处红色。菌柄较长,直立,纯白,长 12～25cm,粗 1～2.5cm,表面常有细小鳞片,基部膨大呈球形,并有数圈白色絮状颗粒组成的菌托。菌柄上部具有白色蜡质菌环。夏、秋季在林中地上成群生长。

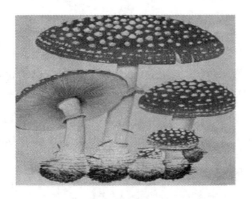

图 7-12　毒蝇伞

几个世纪以来,毒蝇蕈长期被用作麻醉药和致幻剂使用,并不作为食物食用。因食用毒蝇蕈后能产生异常和长时间的欣快感,并产生视听的幻觉,而使它成为世界上许多原始部落备受推崇的宗教显灵仪式用品。

2.毒素及其毒性

毒蝇蕈的麻醉/致幻效果的主要相关物质是羟基色胺类化合物(图 7-13),如毒蝇蕈碱(muscarine)、毒蝇醇(muscimol)和鹅膏氨酸。

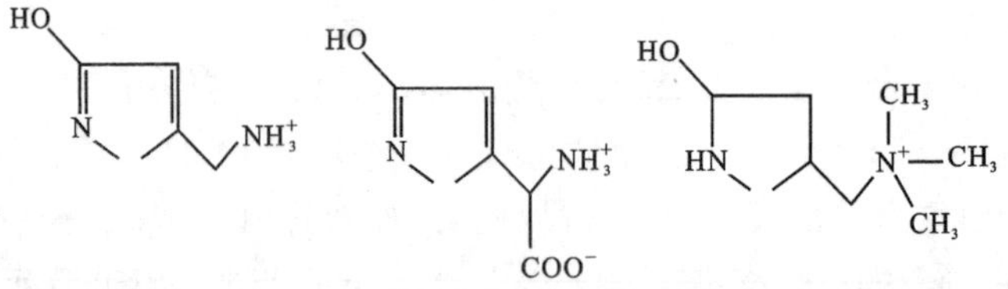

毒蝇醇　　　　　鹅膏氨酸　　　　　毒蝇蕈碱

图 7-13　毒蝇蕈所含毒素的化学结构

毒蝇蕈碱是毒蝇蕈和其他蕈类的主要成分,是一种无色、无味的生物碱,学名为氧代杂环季盐,分子式为 $C_9H_{20}NO_2$,熔点为 180～181℃。1954 年首次分离、纯化并鉴定出 4 种异构体,其中 L-(+)-Muscarine 的毒性最大。对于小白鼠,LD_{50} 为 0.23mg/kg 体重。毒蝇蕈碱易溶于水和乙醇,毒性极强,与胆碱相似。毒蝇蕈碱主要作用于副交感神经,引起心跳减慢、减弱,血压降低,平滑肌痉挛,瞳孔缩小等症状,对中枢神经也有异常兴奋作用,因此食后常表现为兴奋、产生幻觉、流汗、流涎、流泪等症状,肺部水肿而呼吸困难,导致昏迷甚至死亡。

毒蝇蕈碱致麻痹的效果通常不是非常理想。阿托品硫酸盐是该病主要的解毒剂,疗效良好。

本章小结

本章主要阐述了微生物毒素的种类、污染途径,对人体的毒性作用及其机制以及预防措施。

微生物毒素主要包括细菌性微生物毒素(肉毒梭菌产生的肉毒梭菌毒素、金黄色葡萄球菌产生的肠毒素、蜡状芽孢杆菌产生的肠毒素)、真菌性微生物毒素(黄曲霉毒素、岛青霉毒素、黄天精)及大型真菌毒素(麦角毒素、毒伞毒素、毒蝇蕈碱)。

真菌毒素中最具代表性的为黄曲霉毒素,它是毒性强烈的肝毒素,对肝脏有特殊的亲和性并有致癌作用。它主要破坏 DNA 的模板作用,强烈抑制肝脏细胞中 RNA 的合成,阻止和影响蛋白质、脂肪、线粒体、酶等的合成与代谢,干扰动物的肝功能,导致突变、癌症及肝细胞坏死。

细菌毒素中的肉毒毒素是一种很强的神经毒素,其毒性是氰化钾的 10000 倍。肉毒毒素经消化道吸收进入血液后主要作用于中枢神经系统的脑神经核、神经肌肉连接部位和自主神经末梢,抑制神经末梢乙酰胆碱的释放,导致肌肉麻痹和神经功能的障碍。

其他真菌毒素有麦角毒素、蕈类毒素等。

案例分析

1. 河北省、山西省近日发生了几例肉毒梭菌食物中毒案件。多名患者食用某些品牌的火腿肠后急性发病,出现疲乏、头晕、眼睑下垂、视物模糊等症状后到医院就诊,被确定为肉毒毒素中毒。卫生部对市面上的相关食品进行调查,发现石家庄市乾丰食品有限公司、石家庄市东光食品厂、石家庄市独一家食品有限公司、定州市新宗食品有限公司、饶阳县健民食品厂生产的"肉疙瘩"火腿肠中含有肉毒毒素。为此,卫生部 14 号晚发出紧急通知:

(1)生产、加工和经营这些产品的食品生产经营单位应立即停止生产、销售,并公告收回这些产品。餐饮单位不得采购、加工这些食品。

(2)各地卫生行政部门应立即组织对生产、加工和经营这些产品的违法行为进行查处。

(3)消费者不要购买和食用这些产品。如食用这些产品出现中毒症状,要立即到医院就诊。

[摘自:CCTV.com 消息(午夜新闻),2007-09-15]

请分析:

(1)哪些食品中容易产生肉毒毒素? 火腿肠是否属于这类食品?

(2)火腿肠等食品企业该如何防范其产品产生肉毒毒素?

(3)消费者选购密封类食品时,该如何识别并防范肉毒毒素中毒?

(4)家庭如果已经购入这类含肉毒毒素的食品,既不愿费力去退货,又不愿浪费该食品,如何处理后食用会比较安全?

(5)肉毒毒素中毒后会有什么症状? 毒性机理是怎样的? 案例中的毒性症状如何用机理进行解释?

(6)还有人为了美容而特意去注射肉毒毒素,其"美容除皱"的机理是否与中毒的机理基本相同？

2.2010年第二季度，深圳市市场监督管理局组织对全市部分餐饮服务单位的鲜榨果蔬汁饮料进行了监督抽检，有两批次产品被检出金黄色葡萄球菌。

此次共抽检200批次鲜榨果蔬汁饮料，重点对致病菌（沙门氏菌、志贺氏菌、金黄色葡萄球菌、溶血性链球菌、副溶血性弧菌等）、糖精钠、安赛蜜、甜蜜素和着色剂等项目进行了检验。其中，深圳市盐田区某西餐厅2010年05月19日生产的散装"即食鲜榨胡萝卜汁"、南山区某便利店2010年05月22日生产的散装"即食鲜榨西瓜汁"，被检出金黄色葡萄球菌。对抽检不合格的产品及其销售单位，深圳市市场监督管理局已依法进行查处。

（摘自：中国质量新闻网，2010-07-27）

请分析：

(1)金黄色葡萄球菌在什么样的环境中最容易生长繁殖并产生毒素？

(2)金黄色葡萄球菌主要存在于人体的哪些部位？哪些人的带菌数量比较多？

(3)金黄色葡萄球菌为什么容易引起人急性中毒？哪些食品容易形成毒素？

(4)如果食品中含有大量的金黄色葡萄球菌，可能会导致哪些急性中毒症状？

3.元旦假期，张先生一家去白云山北面的下坑水库钓鱼时，抽空从山上采回一种通体白色，呈伞形的蘑菇，约1kg重。前天中午，他家及其三哥家八九人在一起吃饭，用采回的蘑菇煲汤后，众人都尝过鲜。没想到深夜3时许，喝过蘑菇汤的8个人先后出现头晕、呕吐和腹泻等症状，其中包括张先生已84岁的母亲，还有才1岁多的孩子，有人甚至出现手脚发软、轻度昏迷的症状。昨日凌晨4时20分，8人被迅速送往省中医院大德路总院。据接诊医生介绍，送到医院的8名患者呕吐症状较重，入院20min就呕吐了两次。经检查发现，这些人都有不同程度的肝功能损害，从症状上看与白毒伞中毒较为相似。医生介绍："老人和小孩的情况比较严重，其中84岁的老人出现了精神淡漠，两个小孩的肝功能损伤较为严重。"

（摘自：《新浪新闻》，2010-01-04）

请分析：

(1)此次中毒很可能是由哪种食物引起的？

(2)该食物含有哪些毒素？能否用烹饪方法去除其毒性？

(3)一旦发现此种中毒现象，我们应如何应对？

复习思考题

一、名词解释

水分活度(A_w)　内毒素

二、判断题

1.蜡状芽孢杆菌导致的中毒症状有两种类型，即呕吐型和腹泻型。　　　　（　　）

2.绝大多数大肠杆菌在肠道内有致病性，称为致病性大肠杆菌，可引起食物中毒。

（　　）

3.坏疽型麦角中毒,主要导致神经失调,常出现麻木、失明、瘫痪和痉挛等症状。（　　）

4.黄天精属于强烈的肝脏毒,急性中毒表现为肝脏损害,以肝细胞中心性坏死和脂肪降解为特征。（　　）

5.黄曲霉毒素是一种强烈的肝脏毒,对肝脏有特殊的亲和性并有致癌作用。（　　）

三、选择题

1.霉菌生长的最低水分活度值为（　　）。

A.0.95～0.91　　　　B.0.91～0.87　　　　C.0.87～0.80　　　　D.0.80～0.75

2.黄曲霉毒素中,常以（　　）作为食品检验的污染指标。

A.黄曲霉毒素 B_1　　B.黄曲霉毒素 B_2　　C.黄曲霉毒素 M_1　　D.黄曲霉毒素 M_2

3.下列食物中,（　　）感染黄曲霉毒素最容易和最严重。

A.大麦　　　　　　B.花生　　　　　　C.蔬菜　　　　　　D.猪肉

4.下列蘑菇中,（　　）中毒易使人产生幻觉。

A.白毒伞　　　　　B.蛤蟆菌　　　　　C.α-鹅膏蕈碱　　　D.毒蝇蕈

5.下列毒素中,（　　）属于神经毒素。

A.黄曲霉毒素　　　B.肉毒毒素　　　　C.岛青霉毒素　　　D.毒伞毒素

四、简述题

1.外毒素有什么样的特性?

2.简述黄曲霉毒素的毒性作用。

3.肉毒毒素的一般防治措施有哪些?

第八章　食品中的工业污染物

知识目标

1. 掌握多环芳烃的毒性作用；多氯联苯污染的食品及其部位、毒性作用机制；二噁英的来源、特性、污染食品的途径及毒性；铅、汞、镉的来源、吸收及对人体的毒性。
2. 理解多环芳烃的形成条件及其种类；二噁英在体内的吸收与代谢；铅、汞、镉中毒的途径及防治措施。
3. 了解多环芳烃、二噁英的防治措施及其安全标准；二噁英的结构、种类；多氯联苯的特性及其用途；铅、汞、镉在体内的代谢。

技能目标

1. 采用合适的生产、加工方式，防范食品中多环芳烃的产生。
2. 控制环境和食品中多氯联苯、二噁英等环境激素的来源，保障食品安全。
3. 采取措施防止儿童铅中毒。
4. 防范汞、镉等重金属中毒。

第一节　多环芳烃

一、多环芳烃的形成条件及其种类

多环芳烃（polycyclic aromatic hydrocarbons，PAHs）是含有两个或两个以上苯环的碳氢化合物，包括三类：联苯及联多苯类、多苯代脂烃类和稠环芳烃类。其中，稠环芳烃类比较重要，如苯并[a]芘、苯并[b]萤蒽、苯并[a]蒽、二苯并[a,h]蒽等都是重要的致癌剂，以苯并[a]芘的致癌作用最强。正规苯型稠环芳烃是一系列苯环稠合连接而成的化合物，是介于苯与石墨间的多种有机化合物的总称。常见的多环芳烃的结构见图 8-1。

PAHs 为煤、石油、煤焦油、烟草和一些有机化合物的热解或不完全燃烧产生的一系列多环芳烃化合物。PAHs 多以混合物形式出现，这些混合物的成分及其比例随其产生过程的条件不同而又有所变动。在大气颗粒物和燃煤排放中已鉴定出上百种 PAHs，在香烟烟雾中发现了约 200 种 PAHs。

PAHs 大多是无色或淡黄色的晶体，个别颜色较深，挥发度不高，不易溶于水，性质稳定。PAHs 极易附着在固体颗粒上，在大气环境中主要吸附于飘尘、土壤、水体的悬浮物和沉积物中，在环境中难降解。随着这些附着物的飘散，PAHs 广泛分布于环境中，可以在我们生活的每一个角落发现，任何有有机物加工、废气、燃烧的地方都有可能产生，例如炼油厂、炼焦厂、橡胶厂和火电厂等任何一家工厂排放的烟尘，各种交通车辆排放的尾气，煤气及其他取暖设施产生的气体，甚至居民的炊烟等。据美国对八个州大气成分的分析显示，工业

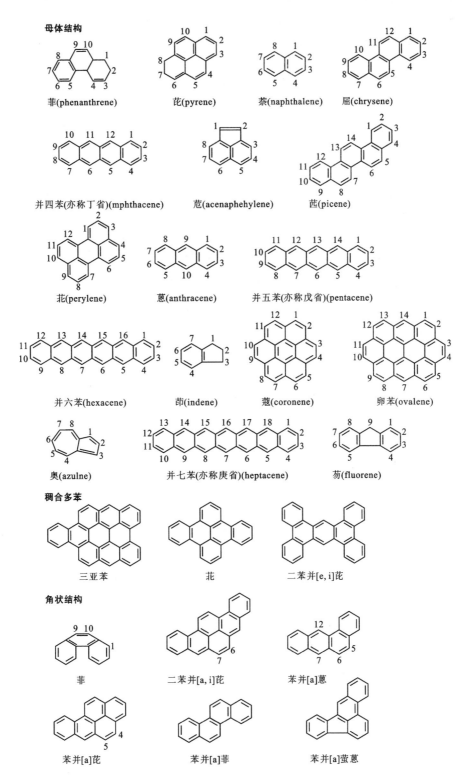

图 8-1　常见的多环芳烃的结构

［引自钱建亚等主编的《食品安全概论》(东南大学出版社)］

区大气中的 PAHs 比农业区高 10 多倍。PAHs 污染物已成为环境污染物中极重要的物质，目前以 PAHs 的含量作为环境致癌污染的重要指标之一。

二、多环芳烃进入人体的途径

1.环境污染食品

(1)空气中的 PAHs 直接落在蔬菜、水果、谷物和露天存放的粮食表面。

(2)食用植物也可以从受 PAHs 污染的土壤及灌溉水中聚集这类物质。PAHs 污染水体后，可以通过海藻、甲壳类动物、软体动物和鱼组成的食物链向人体转移，最终都有可能聚集在人体中。

2.食品加工过程中形成

食品在熏制和烘烤等加工过程中往往产生大量的 PAHs，对人体的健康具有危害性。这是人体内 PAHs 的主要来源。尤其是用易发烟的燃料，如木柴、煤炭、锯末等，可使食品中 PAHs 的含量大大升高。另外，PAHs 的产生与烹调温度等有关，随着温度的升高、脂肪含量的增加，食品中产生的 PAHs 也增加，如直接用明火烘烤比间接烘烤产生的 PAHs 多，热烟烟熏比冷烟烟熏产生的 PAHs 多，烤羊肉串产生的 PAHs 比烤牛肉串多。炭烤和烟熏食品中苯并芘的含量可达 $2\sim200\mu g/kg$。

3.其他途径

农民在沥青路面上晾晒粮食，可造成 PAHs 对食物的直接污染。

蔬菜腐烂产生 PAHs。在远离人群居住的一些地方发现土壤中的 PAHs 含量可达到 $100\sim200\mu g/kg$；有机物质在土壤微生物的作用下也可形成 PAHs。

另外，PAHs 几乎都能直接通过呼吸道、消化道、皮肤等被人体吸收，如香烟中的 PAHs。

三、多环芳烃的毒性作用

(一)PAHs 的一般毒性

由于 PAHs 在酸性环境中不甚稳定，在消化道中可能有部分被降解；且 PAHs 在体内的代谢速度比较快，因此 PAHs 的急性毒性仅为中等或低等毒性。如萘，小鼠经口和静脉给药的 LD_{50} 为 $100\sim5000mg/kg$ 体重，大鼠口服的 LD_{50} 为 $2700mg/kg$ 体重。其他 PAHs 的 LD_{50} 值类似。一次大剂量萘可诱导小鼠、大鼠、仓鼠细支气管坏死。PAHs 的急性毒性主要表现为神经毒、肺毒、血液毒、肝毒和心肌损伤及致敏等。如 PAHs 的骨髓毒性、二苯并[a,h]蒽引起血淋巴变化和萘引起贫血的短期试验均表明它们对造血系统具有毒性。有关 PAHs 对人体各系统影响的研究极少，大多数研究的终点是致癌性。

经皮处置后对皮肤毒性作用的研究发现，非致癌性或弱致癌性的 PAHs，如芘、苯并[e]芘、菲、苊、蒽、荧蒽等均无活性；而致癌的 PAHs，如苯并[a]芘、二苯并[a,h]蒽和苯并[a]蒽可引起皮肤过度角化。蒽和萘的气体刺激眼睛。

(二)PAHs 的致癌性

PAHs 的致癌性已被人们研究了 200 多年。早在 1775 年，英国医生波特就确认烟囱清洁工阴囊癌的高发病率与他们频繁接触烟灰(煤焦油)有关。1916 年，日本学者山极胜三郎和市川厚一利用 PAHs 在兔耳上成功地诱发了皮肤癌。1930 年，英国学者 Kennaway 确定了纯二苯并[a,h]蒽具有致癌性。1933 年，Cook 等由煤焦油中分离出苯并[a]芘。20 世纪

30 年代以来,一系列 PAHs 的生物学研究表明,不同的 PAHs 的致癌性极为不同,因为 PAHs 本身不具有致癌活性,只有某些具有特殊结构的 PAHs 在体内混合功能氧化酶的作用下生成具有致癌活性的 PAHs 环氧化物,然后才具有致癌性。其中,致癌性最为确定的是苯并[a]芘,有学者曾采用 7 种动物以现代方法进行了研究,均发现苯并[a]芘具有致癌作用。

苯并[a]芘主要导致上皮组织产生肿瘤,如皮肤癌、肺癌、胃癌和消化道癌。小鼠一次灌胃 0.2mg/kg 体重的苯并[a]芘可诱发前胃肿瘤,随着剂量的增加,癌症发生率可明显提高,并且潜伏期可明显缩短。饲料中含有 250mg/kg 苯并[a]芘可诱发前胃肿瘤,若喂饲时间长还可诱发肺肿瘤及白血病。大鼠一次经口给予 100mg 苯并[a]芘,9 只动物中有 8 只发生乳腺癌;每天经口给予 2.5 mg 苯并[a]芘,可诱发食管及前胃乳头状瘤。此外,苯并[a]芘还可导致大鼠、地鼠、豚鼠、兔、鸭及猴等动物的多种肿瘤,并可经胎盘使子代发生肿瘤,可致胚胎死亡,或导致仔鼠免疫功能下降。

在人组织培养试验中也发现苯并[a]芘有组织和细胞毒性作用,可导致上皮分化不良、细胞损伤、柱状上皮细胞变形等。职业接触焦油、沥青和石蜡等含 PAHs 比较多的物质易引起皮肤癌。由于现在的个人卫生较好,皮肤肿瘤逐渐减少。肺是 PAHs 引发肿瘤的主要部位,尤其是炼焦工人。

食品中苯并[a]芘的含量与胃癌等多种肿瘤的发生有一定关系。如在匈牙利西部一个胃癌高发地区的调查表明,该地区居民经常食用家庭自制的苯并[a]芘含量较高的熏肉,这是胃癌发生的主要危险因素之一。拉脱维亚某沿海地区的胃癌高发被认为是与当地居民吃熏鱼较多有关。冰岛也是胃癌高发国家,其胃癌死亡率亦较高,据调查,当地居民食用自己熏制的食品较多,其中所含的 PAHs 或苯并[a]芘明显高于市售同类制品。用当地农民自己熏制的羊肉喂大鼠,亦可诱发出胃癌等恶性肿瘤。

(三)其他毒性

苯并[a]芘、二苯并[a,h]蒽和苯并[a]蒽及萘对小鼠和大鼠有胚胎毒。苯并[a]芘还具有致畸性和生殖毒性。在小鼠和兔体内,苯并[a]芘能通过血液-胎盘屏障发挥致癌活性,造成子代肺腺瘤和皮肤乳头状瘤,还观察到苯并[a]芘能降低生殖能力,对卵母细胞有破坏作用。目前,甚至有人将苯并[a]芘归为环境内分泌干扰物。

四、多环芳烃的防治措施及其安全标准

(一)防治措施

1. 预防食物污染

根据 PAHs 产生的途径,杜绝或减少食物中 PAHs 的可能污染。

(1)加强环境治理,减少环境中的苯并[a]芘,从而减少其对食品的污染。大气污染是造成食品中苯并[a]芘等 PAHs 化合物污染的主要因素,控制大气污染是解决食品中苯并[a]芘等 PAHs 化合物污染的根本途径。加强对作物区周边环境的大气、陆地、水体中苯并[a]芘等 PAHs 化合物的监测,采取必要的控制对策,减少水源、大气和土壤的污染,消除烟尘,这是根本措施。

(2)熏制、烘烤食品及烘干粮食等加工过程应改进燃烧过程,避免使食品直接接触炭火,使用熏烟洗净器或冷熏液。比如为减少传统的焖烧烟熏法中的苯并[a]芘污染,可采用室外

生烟；熏烤食品、烘干粮食时，选用优质燃料或采用改良的食品烟熏剂并改进燃烧过程以减少苯并[a]芘的污染。

（3）沥青中含有多种PAHs，在加热的情况下PAHs很容易挥发出来污染晾晒的粮食，所以应杜绝在柏油路上晾晒粮食和油料种子，以防沥青的污染。

（4）食品生产加工过程中要防止润滑油污染食品，或改用食用油作润滑剂。

2.食物污染后的去毒

（1）用吸附法可去除食品中的一部分苯并[a]芘：活性炭是从油脂中去除苯并[a]芘的优良吸附剂，在浸出法生产的菜油中加入0.3%～0.5%活性炭，在90℃下搅拌30min，并在140℃、93.1kPa的真空条件下处理4h，其所含苯并[a]芘可去除89%～95%。

（2）用日光或紫外线照射食品也能降低其苯并[a]芘的含量。

（3）去皮法：粮食被苯并[a]芘污染后通过去除麸皮可降低其含量，例如小麦去麸皮后，麦粒中原有的苯并[a]芘可降低40%～60%，其降低程度取决于它在小麦中原有的含量。

3.国家对产品中PAHs含量的限制

如德国政府规定出售的电动工具必须经过检验，其中应不含过量的PAHs，要进入德国市场的电动工具必须通过专业的检验机构的检验。

（二）安全标准

目前FAO/WHO尚未制定PAHs的每日允许摄入量或暂定每周耐受摄入量。一般认为人体每日苯并[a]芘的摄入量不应超过$10\mu g$。在我国，根据《食品中污染物限量》（GB 2762—2012）的规定，食品中苯并[a]芘的限量为：熏烤肉$\leqslant 5\mu g/kg$；植物油$\leqslant 10\mu g/kg$；粮食$\leqslant 5\mu g/kg$。

第二节　多氯联苯

多氯联苯（polychlorinated biphenyls，PCBs）是联苯环上的一个或多个位置的氢原子被氯原子取代的芳香族化合物。联苯分子上的氢原子为10个，依据氯取代的位置和数量的不同，多氯联苯理论上存在210种异构体，但是在商用化学配方中实际上只有大约130种。其结构式如图8-2所示。

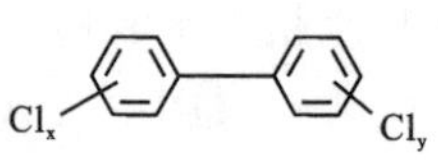

图8-2　多氯联苯的结构

一、多氯联苯的特性及其用途

1.理化特性

（1）大多数PCBs的纯化合物为无色无味的晶体，商业用的混合物多为无色或浅黄色的透明油状液体。

（2）PCBs不溶于水，但是易溶于脂肪和其他有机化合物。

（3）PCBs有稳定的物理化学性质，具有耐高温、耐酸碱，不受光、氧、微生物的作用，不易分解，比热容大，蒸气压小，不易挥发，具有良好的绝缘性、阻燃性等特点。

2.用途

由于PCBs具有如此多的优良特性，因此曾被广泛用于电力工业、塑料加工业、化工和印刷等工业领域。这些用途按世界卫生组织的分类法，分为全封闭类、名义上的封闭类和开口类。

(1)全封闭类:变压器、电容器(包括灯用镇流器)、电气开关、继电器、电缆、马达和磁铁(量很少)。

(2)名义上的封闭类:液压系统、传热系统(加热器、热交换器)。

(3)开口类:聚氯乙烯、氯丁二烯橡胶和其他人造橡胶中的增塑剂,油漆和其他涂料中的成分,墨水和无碳压敏复印纸中的成分,黏合剂中的成分,农药增充剂、密封剂和堵缝剂中的成分,织物、地毯、聚氨基甲酸乙酯泡沫塑料等物品中的阻燃剂,润滑剂(显微镜油、切削油、其他润滑剂)。

从1929年美国首次进行商业化生产到1977年,美国累计生产PCBs达63.5万吨。虽然1977年后各国陆续停止生产和使用PCBs,但估计全世界PCBs的总产量已达120万吨。我国于1965年开始生产PCBs,大多数厂于1974年年底停产,到20世纪80年代初,国内基本已停止生产PCBs,估计历年累计产量近万吨。

3.对环境和食品的污染

PCBs对环境和食品的污染问题直到20世纪60年代才引起人们的关注。1962年,美国海洋生物学家Rachel Carson的《寂静的春天》(*Silent Spring*)出版,引起了公众对氯代烃杀虫剂(如DDT)污染的强烈关注,同DDT化学结构相近的PCBs也引起了人们的注意,通过调查人们才认识到PCBs对环境和食物的污染实际上比DDT还要严重。PCBs的以下特性使它成为典型的持久性有机污染物:

(1)难降解性:PCBs结构稳定,自然条件下不易降解。研究表明,PCBs的半衰期在水中大于2个月,在土壤和沉积物中大于6个月,在人体和动物体内则从1年到10年不等。自然界的分解作用靠的是土壤中的微生物酶和日光中的紫外线,但效率不高。因此,PCBs在环境中的滞留时间相当长。大气中的PCBs主要吸附在颗粒物上,净化的重要途径是雨水冲洗和干、湿沉降;而土壤中的PCBs主要来源于颗粒沉降,只有挥发是土壤中PCBs损失的主要途径。对于水体来说,PCBs主要吸附在悬浮颗粒物上,并几乎全部沉入底部沉积物中;进入底部沉积物的PCBs,通过迁移和运动,又被颗粒物带入水介质。因此,即使是10年前使用过的PCBs,在许多地方依然能够发现其残留物。

(2)生物蓄积性:PCBs的高脂溶性使其可通过食物链等方式在生物体内富集。已知水中含$0.01\mu g/L$的PCBs时,鱼体内的PCBs可达到水中浓度的20万倍;而食鱼性鸟、兽体内的蓄积浓度更高。一些海中的大鱼和空中的凶鸟,如鲨鱼、海豹、猛禽,其体内PCBs的浓度可比周围环境高$10^7 \sim 10^8$倍。人若食用这些鱼类或鸟类,这些PCBs可进一步沿食物链蓄积于人体内。

(3)远距离迁移性:PCBs能够从水体或土壤中以蒸气的形式进入大气环境或被大气颗粒物吸附,通过大气环流远距离迁移,在较冷的地方或者受到海拔高度影响时会重新沉降到地球上。而后在温度升高时,它们会再次挥发进入大气,进行迁移。这也就是所谓的"全球蒸馏效应"或"蚱蜢跳效应"。这种过程可以不断发生,使得PCBs可沉积到偏远的极地地区,导致全球范围的污染传播。如今在地球两极以及珠穆朗玛峰都已监测到PCBs。PCBs的远距离迁移性使其在全球范围内扩散,通过食物链逐级富集,直接或间接地进入人体。

二、多氯联苯污染的食品及其部位

PCBs 主要通过对水体的大面积污染,依赖食物链的生物富集作用污染水生生物,进而危害人类。世界性的水体石油污染,会对 PCBs 的迁移和溶解起到很大的促进作用,海面漂浮的油膜可以富集相当数量的 PCBs,从而严重危害表层浮游生物,并促进 PCBs 在海生动物组织中的富集,因此 PCBs 最容易富集在海洋鱼类和贝类食品中(见表 8-1、表 8-2)。一般情况下,PCBs 在陆生植物中的残留量低,在家畜中的残留量一般也较低,但在水生生物和鸟类中的含量相对较高。此外,水生生物不同部位中的 PCBs 含量也有差异,例如,海洋鱼类可食部分(肌肉)的 PCBs 含量一般为 1～10mg/kg,但鱼肝中的 PCBs 含量可高达 1000～6000mg/kg。

表 8-1　环境和食品中的 PCBs 含量　　　　　　　　　　　单位:mg/kg

环境和生物体	含　　量	食　　物	含量(可食部分)
海水	0.00001	鲑鱼(大湖地区)	12～24
海洋底质	0.01～1	鳟鱼(大湖地区)	8～21
贝类	0.01～0.1	贝类(北大西洋)	8～59
鱼类	0.01～20	远洋鱼类	1～10
海豚和鲸脂肪	40～150	鱼类(墨西哥湾)	15～30
江湖	0.0001～0.001	鱼类(苏格兰西岸)	150～1500
农田	0.01	鱼类(丹麦海峡)	23～60
鸟蛋	12～80	青鱼(波罗的海)	150～1500
人体脂肪	0.1～0.3	鳕鱼(波罗的海)	16～180
母乳	0.01～0.1		

表 8-2　我国沿海贝类中 PCBs 的含量　　　　　　　　　　单位:mg/kg

品种	含量	品种	含量
菲律宾蛤仔(象山港)	0.017～0.022	厚壳贻贝(闽江口)	3.28
翡翠贻贝(香港海域)	3.86～30.3	贻贝(山东蓬莱)	22.9
翡翠贻贝(珠江口)	82.8～615.1	菲律宾蛤仔(辽宁普兰店)	19
青蛤(杭州湾三北)	319.56		

非鱼类食物中 PCBs 的含量一般不超过 15μg/kg,但有些食用油的 PCBs 含量可达 150μg/kg。这是因为在食用油的精炼过程中,作为传热介质的传热油和食品加工机械的润滑油,由于密封不严而渗入食品,从而导致 PCBs 污染。日本九州曾发生过米糠油精炼中加热管道的 PCBs 渗漏事件,在该次事件中有 14000 人中毒,124 人死亡。经测定,污染的米糠油中 PCBs 含量超过 2400mg/kg。另外,食品储罐的密封胶和食品包装箱的废纸板中的 PCBs 含量也很高,可污染食品。

三、多氯联苯的吸收和代谢

PCBs 可经皮肤、呼吸道和消化道而被有机体吸收,消化道的吸收率最高。低氯化物的剂量在 100mg/kg 体重以内、高氯化物的剂量在 5mg/kg 体重以内时,经口摄入量的 90% 可被迅速吸收。PCBs 被人体吸收后,广泛分布在全身,尤其是脂肪和肝脏组织内,其次贮存在皮肤、肾上腺和主动脉中,血中的浓度最低。母体中的 PCBs 能通过胎盘转移到胎儿体内,而且胎儿肝和肾中的 PCBs 含量往往高于母体相同组织中的含量。动物试验显示 PCBs 在雄鼠体内的生物半衰期为 8 周,雌鼠为 12 周,在血液中的浓度下降最快而在脂肪组织中下降最慢。

PCBs 含氯量的多少对其代谢和转化有很大的影响,被少量氯取代的联二苯衍生物的代谢和排泄速度比被大量氯取代的联二苯衍生物快很多。PCBs 在肝脏内可转化为羟基衍生物,也可与内源性结合物质葡萄糖醛酸等结合成水溶性复合物。排泄途径主要是随胆汁排入消化道,最后随粪便排出体外,但在肠道可被重吸收,存在明显的肝肠循环特点,因此排泄速度很缓慢。另外,代谢产物也可经肾随尿排出。PCBs 通过人奶排出的量相对较少,均以原形化合物存在;但乳牛主要通过牛奶排出 PCBs,因此,饲料中的 PCBs 是导致乳及乳制品污染的主要原因。PCBs 的代谢和排泄均很缓慢。

四、多氯联苯的毒性作用及其机制

PCBs 的毒性因动物种属、性别、投给方式、年龄、体重、健康状况的不同而异,也因 PCBs 本身的含氯量、化学结构各种异构体的混合比以及其他杂质的存在与否而有很大差别。

(一)急性毒性

PCBs 的急性毒性强弱与动物种类有很大的关系。试验证明,小鼠经口 LD_{50} 为 1900 mg/kg 体重;大鼠经口 LD_{50} 为 4250 mg/kg 体重;对人类的最低致死剂量为 500 mg/kg 体重(经口)。经皮涂敷于动物皮肤时,PCBs 使局部表皮增厚、毛囊肿胀、肝脏出现脂肪变性和中央性萎缩。PCBs 对人类的急性毒性中毒症状包括:皮肤和指甲色素沉着、眼流泪、全身肿胀、虚弱、恶心、腹泻和体重减轻。摄入大量 PCBs 会使儿童生长停滞。孕妇摄入大量 PCBs 会使胎儿的生长停滞。

与 PCBs 有关的人类中毒事件中最典型的是日本米糠油事件。急性中毒患者一开始出现眼皮肿胀、手心出汗、全身起红疹等症状,随后全身肌肉疼痛,咳嗽不止,重者发生恶心呕吐,肝功能下降、急性肝坏死、肝昏迷等,乃至死亡。后来证实这些 PCBs 中含有热分解产物二噁英,后者是造成这些症状的重要原因。1978 年,类似的中毒事件又在我国台湾上演,约 2000 人食用了受 PCBs 污染的米糠油,此次事件在历史上被称为"Yu-Cheng"事件。

(二)慢性毒性

严重的 PCBs 中毒会使动物产生腹泻、血泪、运动失调、进行性脱水和中枢神经系统抑制等症状,甚至死亡。Yu 等对我国台湾米糠油事件的受害者进行了随访研究,发现这一人群中慢性肝脏疾病和肝硬化的死亡率明显增高。研究人员指出,PCBs 可能与已知的危险因素(如感染乙肝病毒)相结合,从而促使严重肝脏疾患的发生。

许多动物试验证实,肝脏是 PCBs 作用的主要靶器官,PCBs 对动物肝脏可产生诸多方面的影响：使肝微粒体酶、肝酶和脂质在血中的浓度增高，导致出现脂肪肝、肝脏肿大和肝脏肿瘤。胎儿和新生儿容易受到 PCBs 的伤害，因为他们的肝脏尚未发育完全，不能代谢和排出体内的 PCBs。某些成年人对 PCBs 也很敏感，尤其是那些酗酒者、患有先天性代谢失调症（如 Gilbert's 综合征）者和肝炎患者。很多 PCBs 中毒病人的呼吸道与皮肤容易感染传染性疾病，这表明中毒病人的免疫系统可能受到了抑制。

从对日本发生的米糠油事件的调查来看，如果连续食用含有 PCBs 的食物达到 $87\mu g/$（kg 体重·d）即可引起慢性中毒。人类可能是对 PCBs 最敏感的种属之一，因此要严防 PCBs 污染食品。

（三）致癌性和致突变性

PCBs 在动物试验中显示为致癌物，主要导致肝癌和胃肠肿瘤。研究表明，184 只雌性小鼠长时间摄入 100mg/kg 体重的 PCBs，结果有 26 只出现肝肿瘤，146 只发生肝脏的癌前病变损伤；而在对照组中，78 只中只有 1 只出现肝肿瘤。对日本米糠油中毒者进行长达 9 年的调查显示，PCBs 对人有致癌性，属弱致癌物质。Pcakall 等（1972）发现给斑鸠食用含 PCBs 10mg/kg 的饲料，其胚胎的染色体畸变明显增加。PCBs 通过膳食代谢进入人体内并发生蓄积，且具有雌激素样作用，是人类乳腺癌的病因之一。

（四）致畸性与生殖毒性

PCBs 对某些动物的胎儿存活率、畸胎率、胎儿肝胆管和外形发育等有影响。给雌性恒河猴饲喂 2.5～5.0mg/kg 体重的 PCBs，雌性恒河猴的妊娠能力受损，容易流产（流产可视为大自然的一种自然选择措施，一般胎儿严重畸形或严重发育不良才会流产），即使成功妊娠，但幼猴较小，体重轻。分析显示，幼猴脂肪组织的 PCBs 含量接近 25mg/kg。以 25mg/kg 体重 PCBs 饲喂兔子 21d，可引起 25% 的兔子流产。对每只大鼠每天经口饲以 0.1mg/kg 体重、1mg/kg 体重、2mg/kg 体重、4mg/kg 体重、6mg/kg 体重、8mg/kg 体重、16mg/kg 体重的 PCBs，其畸胎率分别为 0.9%、3.6%、4.3%、11.7%、36.9%、65.5% 和 60.6%。由此可见，PCBs 的经口喂饲量与大鼠的畸胎率之间有明显的量效关系。给雌鼠长期喂饲含 PCBs 的饲料可引起其血液中的激素水平下降，生殖功能降低。

环境中的 PCBs 也降低了野生动物的繁殖能力。如 Munson 等报道，西班牙的地中海沿岸，在 1990—1992 年间，PCBs 的高剂量污染使海豚的卵巢出现黄体化囊肿，从而降低了生殖力，且海豚的数量明显减少。对 PCBs 污染严重的皮吉特海峡地区的英国鲽鱼的研究表明，鱼肝中的 PCBs 浓度较高，卵黄磷蛋白水平和卵重量下降，卵母组织畸形增加，生殖力下降，说明 PCBs 对鱼的性腺发育和功能有一定影响。

流行病学资料证明，PCBs 不但影响人类暴露者的生殖能力，而且还会影响子代的生殖能力。如 Buck 等的研究发现，女性受孕能力下降与食用大量被 PCBs 污染的鱼类有关。Winneke 等对密歇根的 313 对母婴进行的研究指出，孕龄缩短、婴儿低出生体重和头围缩小的现象与母亲长期食用被 PCBs 污染的鱼和脐带血中 PCBs 的浓度较高有关。而我国台湾米糠油事件的 20 年后，Y. L. Guo 等人选取受害者生育的 17 岁性成熟儿子作为试验组，发现他们的精子活力仍明显低于父辈未暴露的同龄对照组。

PCBs 可产生类二噁英效应，除了影响生殖系统外，还可引起内分泌系统的激素，如类固醇激素、甲状腺素的代谢紊乱，导致免疫力低下、免疫缺陷等，从而使神经-内分泌-免疫系统之间的网络被破坏。

环 境 激 素

环境激素(Environmental Hormone,EH)一词是 1996 年由美国《波士顿环境》报记者安·达玛诺斯基在其所著的《被偷窃的未来》一书中首先提出来的,日本将环境激素命名为"导致分泌障碍化学物质"。

1.环境激素的种类

在全球已经合成的 1000 万余种化学物质中,已经掌握的有可能扰乱生物内分泌的化学物质有 70 余种。这些物质除铅、汞、镉等几种重金属外,其余都是二噁英类物质和人工合成的有机化学物质,主要有:含氯塑料垃圾不完全焚烧、纸浆漂白以及汽车尾气等产生的二噁英,用于电器产品和其他塑料制品中的多氯联苯、碳酸酯树脂、双酚 A,塑料增塑剂中的邻苯二甲酸酐类,润滑油添加剂中的己二酸,海洋防污涂料及氯丹、水银、酞酸酯、壬酚,以及农药 DDT 和氯制剂农药等。此外,还有制药厂生产的大量避孕药和雌性激素等。

2.环境激素的作用机制

这些物质根据其干扰的激素作用分为环境雌激素、环境雄激素、环境甲状腺素等,但目前研究得最多的是环境雌激素类,它们在人体和动物体内发挥着类似于雌性激素的作用。有时"环境激素"指的就是"环境雌激素"。

环境激素的作用方式主要有以下 3 种:①与人体激素或动物体激素竞争靶细胞上的受体。目前已经知道 DDT、甲草胺、4-壬基苯酚、烷基酚类化合物等能够与人等哺乳动物体内的类固醇激素的靶细胞内受体结合,调节和控制生殖系统,影响人和动物的生殖能力。②产生阻碍作用。主要对类固醇类物质合成过程中某些酶的活性起抑制作用,减少甚至阻断类固醇的合成。例如高氯代羟基多氯联苯(HO-PCBs)、甲苯氯、二噁英类化合物等具有抗雌激素的生理效应。③影响内分泌系统和其他系统之间的相互协同作用,如三丁基锡、三苯基锡等。生物的内分泌系统一旦受环境激素影响而紊乱,免疫系统和中枢神经系统等就会受到伤害;而神经系统又会对内分泌系统的发育产生阻碍作用,因而环境激素可破坏生物体正常的生理代谢功能。

3.环境激素的毒性

环境激素的普遍存在,对人类和动物的主要危害现象有:男性精子数目下降,女性卵巢或胚胎发育异常,女性的乳腺癌、子宫肌瘤、子宫癌等发病率和畸胎率明显增加。环境激素对免疫系统、神经系统的功能都有不良影响。

1949 年,有人报道过农药 DDT 对男性精子有影响,会导致男性性欲降低和精子数量减少。1992 年,丹麦哥本哈根大学专家尼尔斯·斯卡凯博普研究发现,丹麦人的精子数在 50 年内减少了 50%。印度研究人员对 1600 份男性精液样品进行分析后发现,70%男性的精子数量不足,在 1986—1995 年间,平均下降了 43%。芬兰学者对 1981—1997 年因意外事故死亡的男性的睾丸组织进行研究,发现正常成熟精子数由原来的 56.4%下降到 26.9%,且畸形精子比例数呈上升趋势。1998 年年底,我国医疗卫生部门的统计数字表明,我国男性的平均精子数仅为 2000 多万个,比 50 年前少了 4000 多万个。目前,我国每 8 对夫妇就有一对不育。法国、美国、日本、比利时等国的科学家也有类似的报道。如果环境激素问题得不到控制，未来 10～20 年，将有 50% 以上的美国男性失去生育能力。

环境激素对女性生殖系统的危害也非常明显，会导致女性乳腺癌、子宫内膜症的发病率急剧上升。全球女性乳腺癌的发病率目前以每年 5%～20% 的速率上升。孕妇服用或接触己烯雌酚会引起阴道透明细胞腺癌。沃尔夫（1993）报道，人血清中检出 DDT 及代谢产物 DDE、二噁英等具有生物活性的环境雌激素与妇科肿瘤的发病率有关。研究者还发现塑料加固剂和抗氧化剂的双酚 A、邻苯二甲酸和烷基苯等可以加速癌细胞的分裂。美国的一项调查表明，环境激素的摄取会引起女性的性早熟。另外，男婴出生率下降以及男婴生殖器畸形，与其父母的生殖激素受环境激素的干扰有关。

环境激素还对人体和动物的免疫系统、神经系统、内分泌系统的功能产生不良影响。三丁基锡、三苯基锡等有机锡，作为船底的防腐剂而被广泛使用，海豚有追逐海船的习性，所以容易被污染。有机锡进入海豚体内并积累到一定程度就会引起中毒，主要表现为损害动物的神经细胞和内脏。中毒的海豚的神经细胞受到损害以后，海豚会失去辨别方向的能力，盲目冲上海滩而搁浅，不能回到大海，表现出"集体自杀"的现象。

现有资料还表明：4-壬基酚能降低片脚类动物种群的密度和生长速度；环境激素还可影响水蚤的种群水平和个体发育过程，影响鱼类的性腺等生殖器官的发育和功能。环境污染物不仅使生物中毒，更使其繁殖能力下降，个体数目日益减少。

有科学家预言，如果环境激素的影响得不到有效控制，将来的地球可能会变成一片荒漠。

五、多氯联苯的食品安全标准

PCBs 对人体造成危害的主要途径是通过食品富集。为了防止 PCBs 的中毒事件发生，各个国家根据其毒性特性和本国的实际情况，对 PCBs 在食品中的限量做了规定。食品中 PCBs 的含量均低于 3.0mg/kg，具体见表 8-3。

表 8-3　世界组织和部分国家规定食品中 PCBs 的最大允许含量　　　　单位：mg/kg

食　物	WHO/FAO	FDA	日　本	中　国
鱼类等水产品	2.0	2.0	3.0	3.0
牛奶等乳制品	—	1.5	0.1～1.0	—
家禽（脂肪）	0.5	3.0	—	1.0
蛋　类	0.2	0.3	0.2	—
肉　类	0.5	0.5	0.5	0.5
饲　料	—	0.5	0.5	—
婴儿奶粉	0.1	0.1	0.1	0.1

此外，人类位于食物链的顶端，应尽量控制高脂肪动物性食品的摄入，尤其是近海污染

比较严重的地区的鱼类的脂肪组织及其内脏。

第三节　二　噁　英

一、二噁英的来源

二噁英(dioxin)常常是在有机氯化合物(如农药、聚氯乙烯塑料等)的合成过程中作为微量不纯物而生成的非商业性目的的副产品。随着现代化学工业的发展,有机氯化合物的使用在全球范围内大大增加,这些物质被混入废弃物中,随废弃物燃烧时产生了二噁英。这些含氯固体垃圾的焚烧处理是城市二噁英污染的主要来源。实际上,在有碳源、氯源且温度较高(最佳生成温度在300～450℃)的条件下,都可能生成二噁英;重金属(如铜、铁等)作为催化剂可加速其生成;飞灰表面强大的吸附能力使其可吸附所有的气态、固态物质,在较高温度下可催化二噁英的生成。大气环境中的二噁英90%来源于城市和工业垃圾焚烧,尤其是聚氯乙烯产品的焚烧。另外,纸张的氯漂白和汽车尾气的排放等也是环境中二噁英的重要来源。表8-4是日本二噁英的主要发生源及排放量。

表 8-4　日本二噁英的主要发生源及排放量

发生源	排放量 gTEQ/a(克毒性当量/年)
城市垃圾焚烧	3100～7400
有害物质焚烧	460
医院废弃物焚烧	80～240
下水道污泥焚烧	5
钢铁企业	250
汽车尾气	0.07
造纸业	40
其他	5.2
合计	3940～8405

二、二噁英的结构、种类及其毒性的表示方式

(一)二噁英的结构和种类

"二噁英"从化学术语的角度来说是不准确的叫法,实际上它指一类氯代含氧三环芳烃类化合物,包括多氯代二苯并-对-二噁英(PCDDs)和多氯代二苯并呋喃(PCDFs),为近似平面状的芳香族杂环化合物。其中,PCDDs可视为由2个氧原子联结2个被氯原子取代的苯环,PCDFs可视为由1个氧原子联结2个被氯原子取代的苯环,每个苯环上都可以取代1～4个氯原子。氯原子取代的位置和数量的不同造成众多的同系物异构体,PCDDs有75种异构体,PCDFs有135种异构体,后者异构体的数量更多是由于呋喃这一不对称结构所致。PCDDs、PCDFs的化学结构如图8-3所示。

另外,某些具有二噁英样活性的卤代芳烃化合物统称为二噁英类似物,包括多氯联苯、

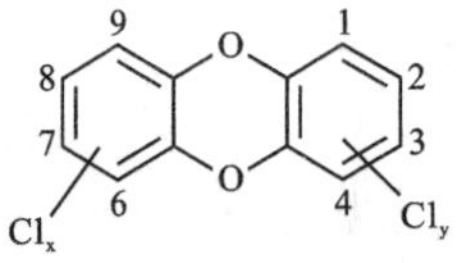

多氯代二苯并-对-二噁英（PCDDs） 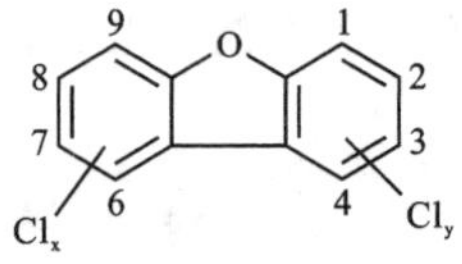 　　多氯代二苯并呋喃(PCDFs)

如：

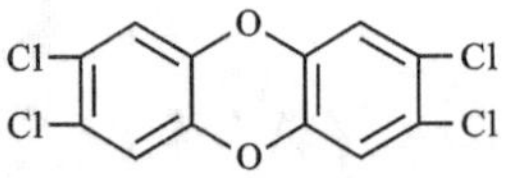

2,3,7,8-TCDD 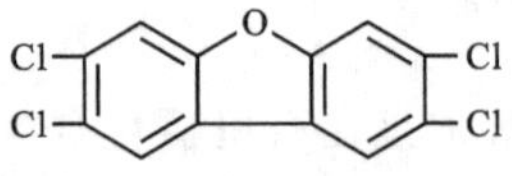 　　　　　　　2,3,7,8-TCDF

图 8-3　二噁英的结构共式(上)及其典型代表(下)

氯代二苯醚和氯代萘等。二噁英类似物的物理化学特性相似，均为固体，沸点和熔点较高，具有稳定性、脂溶性、低挥发性等特点。

（二）二噁英的毒性表示方式

二噁英的毒性很强，其毒性因所含氯原子数及其取代的位置不同而有所差异。其中毒性最强的是 2,3,7,8-TCDD。环境中的二噁英通常是以混合物的形式出现，由于它们的毒性不同，因此在评价其综合毒性时需要将标准进行统一。国际上常把不同组分的二噁英折算成相当于 2,3,7,8-TCDD 的量来表示，称为毒性当量（TCDD Equivalent Quantity，TEQ）；毒性的强弱以毒性当量因子（Toxic Equivalency Factor，TEF）表示。即设 2,3,7,8-TCDD 的 TEF 为 1，其余种类的 PCDDs/PCDFs 的毒性与 2,3,7,8-TCDD 的毒性相比所得的系数即为该 PCDDs/PCDFs 的 TEF 值；各 PCDDs/PCDFs 的 TEF 值与其浓度或者含量的乘积之和，构成二噁英混合物的毒性当量含量（TEQ）。

三、二噁英的特性

二噁英类化合物的物理化学性质相似，这些化合物为无色无味的固体，沸点与熔点较高，具有亲脂性而不溶于水。PCDDs 和 PCDFs 在环境中具有以下 4 个共同特征：

（1）热稳定性：PCDDs 和 PCDFs 的结构极其稳定，加热到 800℃时才会被降解，大量破坏时温度在 1000℃以上。

（2）低挥发性：这些化合物的蒸汽压极低，除了吸附在气溶胶颗粒上外，在大气中的分布较少，多沉积在地面。

（3）脂溶性：二噁英类物质极具亲脂性，在辛烷/水中分配系数的对数值极高（lgKow 在 6 左右），因而食物链是 PCDDs 和 PCDFs 经脂质发生转移和生物富集的主要途径。

（4）环境中的稳定性高：PCDDs 和 PCDFs 对理化因素和生物降解具有抵抗作用，且其对酸、碱、氧化剂、还原剂的耐受力随分子中卤素含量的增加而增大。尽管紫外线可以很快破坏 PCDDs 和 PCDFs，但它们在大气中通过吸附于气溶胶颗粒上而抵抗紫外线破坏，一旦进入土壤环境，便对理化因素和生物降解具有抵抗作用，平均半减期约为 9 年，因而可在环境中持续存在。

四、二噁英进入人体的途径

一般人群对二噁英的接触有多种途径，包括直接吸入与摄入空气中的颗粒、接触污染的土壤、摄入食物等,其中 90％以上是通过膳食接触的,动物性食品是其主要来源。

1.环境中的二噁英通过生物富集作用污染食物原材料

由于 PCDDs 和 PCDFs 的脂溶性和在环境中极高的稳定性,环境中的二噁英可通过生物富集作用而污染食品原材料。①水体中的二噁英,可经"水生植物、浮游动植物→食草鱼→食鱼鱼类及鹅、鸭等家禽"这一食物链在鱼体和畜禽及其蛋中富集。②大气中的二噁英,可随飘尘降落到地面甚至植物上,污染蔬菜、粮食和饲料,导致动植物中二噁英的富集。研究显示,空气中的二噁英比土壤中的二噁英更容易通过草料进入母牛及牛奶中,尤其是 TC-DD 和 PCDFs。因此,食物中鱼类、贝类、肉类、蛋类、乳类以及动物脂肪中二噁英的含量较高,特别是牛肉;而蔬菜等农产品中含量甚少;如果陆生动物的活动范围足够大,不局限于受污染区,则其蓄积浓度比水生生物小。

2.纸包装材料的迁移

由于纸在氯漂白过程中产生 PCDDs 和 PCDFs,用作包装材料时可迁移至食品。

3.职业暴露与意外事故

职业暴露的典型事例是农药 2,4,5-三氯苯氧基醋酸的制造业者与散布者所受到的较高浓度的 TCDD 的暴露。历史上的事故暴露很多,如越南战争时,1961—1971 年的 10 年间,美军采用飞机等各种方式,在越南南部地区约 1/10 的土地上喷洒下了 2000 万加仑的落叶剂,其中 60％是一种被称为"橙剂"的落叶剂,其中含有 0.001％的二噁英杂质。这些二噁英给越南人民和参加越战的美国退伍军人及其后代留下了非常严重的健康隐患。在日本和我国台湾都曾发生"米糠油"事件,生产米糠油的传热介质 PCBs 泄漏导致 PCBs 及其热解产物 PCDDs 和 PCDFs 混入食用油,从而引起人群中毒。此外还有 1978 年美国纽约州 Love-canal 发生的含有二噁英的工业废弃物埋葬处理所致的环境污染事件、1999 年比利时的"二噁英污染鸡事件"等。

五、二噁英在体内的吸收与代谢

(一)吸收

二噁英的主要吸收途径有消化道、皮肤和肺,其吸收的程度与化合物的种类、吸收途径及投入媒体有很大的关系。

(1)由于二噁英具有脂溶性,所以溶解于植物油中的 TCDD 的吸收率高达 90％,而在食物混合时的吸收率为 50％～60％,且无明显的动物种属差异。正常情况下,人在日常生活中对二噁英的总摄取量的 90％来自食物,几乎全部经消化道摄入。

(2)生物机体经皮肤吸收 TCDD 的能力随着年龄的增长而下降,因此胎儿及婴幼儿对环境中的 TCDD 更为敏感。一般 TCDD 经皮肤的吸收率仅为 1％,且大部分停留于皮肤的角质层。

(3)附着在空气中粒子上的二噁英约有 25％被肺吸收。

(4)吸入后没有到达肺的以及被肺排出的二噁英,大部分经过吞咽移行到消化道内,被进一步吸收。因此,消化道的吸收是人体吸收二噁英的主要方式。

(二)分布

二噁英经口投与实验动物后,主要分布于其血液、肝脏、肌肉、皮肤、脂肪,特别是肝脏和脂肪组织等脂质丰富的器官。TCDD 以乳糜微粒形式进入淋巴后 1h 内从血液中清除,其中

74%～81%在肝脏中出现。而后，TCDD既可分布于脂肪组织，也可诱导肝脏中细胞色素氧化酶P450的表达并与之结合而积累在肝脏中。对动物的研究表明，二噁英低剂量时主要蓄积于脂肪组织，高剂量时主要蓄积于肝脏。二噁英在血清中的浓度与脂肪组织中的浓度有良好的相关性。

（三）代谢与排泄

一般来说，二噁英比较难以代谢，且有显著的种属差异。某些实验动物可将其部分代谢成极性产物，并与葡萄糖醛酸内酯结合，经胆汁或尿排泄。但在实验动物中发现，大多数PCDDs和PCDFs通过胆汁排泄，而尿液不是主要排出途径。

二噁英的代谢速度有显著的种属差异。二噁英在人体内的半衰期长达1～10年，因此，人体内二噁英的蓄积量与年龄呈正相关；而在啮齿类动物体内的半衰期则相对较短，灵长类的半衰期是啮齿类的10～40倍。1968年发生的日本米糠油事件中的米糠油被证实含有40多种3～6氯代PCDFs，18个月后分析病人的脂肪样品，PCDFs的多数异构体已经被消化、排泄掉，但毒性强的TCDD仍有残留，它的排泄非常缓慢，11年后仍能检测到。

此外，当投与量为1ng/kg时，二噁英还可诱导大鼠肝脏细胞色素P450酶系；当投与量为15ng/kg时，也可观察到小鼠有同样的反应，这被认为是机体的一种适应性反应。

（四）母子间的移行

二噁英可通过胎盘移行到胎儿体内，但胎儿体内的浓度一般不会高于母体。此外，二噁英还可分泌于乳汁中，借助于乳汁移行到婴儿体内。

六、二噁英的毒作用机制

二噁英可在啮齿类动物中产生广泛的毒性效应，包括氯痤疮、衰竭综合征、肝毒性、致畸毒性、生殖和发育毒性、致癌性、神经和行为毒性、免疫抑制、体内多种代谢酶的诱导（如P4501A1）、内分泌系统的干扰等。二噁英对人的毒性，从职业暴露和工业事故受害者身上得到的临床表现也与此相似，其最大危险是具有不可逆的致畸与生殖毒性、致癌性等。

二噁英及二噁英类似物的作用机理相似，绝大部分是通过芳香烃受体（aryl hydrocarbon receptor，AhR）诱导基因表达、改变激酶的活性或改变蛋白质的功能等而起作用。

（一）芳香烃受体介导的基因表达

通过芳香烃受体介导基因表达（如P4501A1）是二噁英类化学物质毒性作用最主要也是最基本的作用机制。芳香烃受体是一类高相对分子质量的蛋白，与二噁英类化学物质有可逆的高亲和力，主要存在于细胞质中，作用机制与类固醇激素受体类似，起信号转导和基因转录的重要作用；各芳香烃受体的分布具有明显的种间、种内和组织差异。

芳香烃受体原本具有对PAHs（如苯并芘）的解毒作用。二噁英类化学物质与芳香烃受体结合后，使芳香烃受体激活，随后配体-受体复合物即转移入细胞核，与核中的芳香烃受体核转位子蛋白（Ah receptor nuclear translocatorprotein，ARNT）结合，然后此三元复合物与DNA结合，主要上调细胞色素氧化酶（主要是CYPIA1和CYPIA2）、谷胱甘肽S转移酶、甲基醌氧化还原酶、醛脱羟酶、芳香烃羟基酶（AHH）等的表达，从而影响多种激素、酶、生长因子的合成、分泌及受体的表达，进而激发一系列的反应甚至癌变。

（二）芳香烃受体介导的蛋白激酶途径

（1）配体与芳香烃受体结合，可使酪氨酸蛋白激酶被释放且被激活，从而使细胞内蛋白质的酪氨酸残基的磷酸化程度增加,促进细胞的增殖和分化。

（2）TCDD与芳香烃受体结合后,激活细胞内的cAMP所依赖的蛋白激酶,从而使细胞内Ca^{2+}水平增高,细胞分泌功能加强,对糖原分解和合成途径以及葡萄糖的摄取产生影响,导致机体的脂肪消耗和进行性衰竭。

（三）对机体营养代谢产生影响的分子机制

二噁英类物质通过芳香烃受体途径下调葡萄糖转位蛋白-4的浓度,从而抑制葡萄糖的摄取。血中葡萄糖浓度的升高导致脂肪组织中脂蛋白脂肪酶的活性降低,从而导致血浆脂蛋白中的甘油三酯难以转位到脂肪组织中,这会导致高甘油三酯血症和脂肪组织的耗竭。同时,肝脏细胞膜上低密度脂蛋白受体减少,导致血清低密度脂蛋白难以进入肝脏进行代谢,造成血清低密度脂蛋白浓度上升,血清胆固醇浓度也上升。所以,二噁英类化学物质对机体代谢的影响主要体现在:高脂血症(高甘油三酯和高胆固醇),进行性衰竭,细胞葡萄糖摄取减少。

七、二噁英的毒性

（一）一般毒性

二噁英的半数致死量(LD_{50})有着显著的种属差异。二噁英对大鼠的LD_{50}为$22\sim100\mu g/kg$体重,对兔的LD_{50}为$10\sim15\mu g/kg$体重,对恒河猴的LD_{50}小于$70\mu g/kg$体重,但敏感性最低的仓鼠(雄)的LD_{50}高达$5051\mu g/kg$体重。根据我国的六级毒性分级标准,二噁英属于极毒级毒物,是目前已知的世界上毒性最强的有机化合物。其毒性为迟发型反应,通常在暴露数周后死亡。

二噁英的急性毒性存在性别差异,雌性的敏感性有大于雄性的倾向。TCDD急性中毒的主要特征是耗竭动物体内的脂类组织,引起动物消瘦,并在几天或几周内死亡。人体摄入$40\mu g/kg$体重的二噁英即可表现出急性中毒。通过对大鼠进行慢性毒性试验,得出TCDD对肝的最大无作用剂量为$0.06\sim0.4ng/kg$体重,最小有作用剂量为$1ng/kg$体重。

（二）皮肤毒性

TCDD可导致大白鼠产生皮肤淀粉样变性、皮肤炎。人以外的灵长类动物的最显著的毒性反应为皮肤的病变,与发生于人的氯痤疮非常相似,表现为黑头粉刺与淡黄色的囊肿。美国越战退伍军人中流行氯痤疮的原因已被证实是暴露于较高浓度的TCDD中。除此之外,二噁英的皮肤毒性表现还有表皮角化、色素沉着、多汗症和弹性组织变性等。这是体内内分泌功能发生改变的结果。

（三）免疫毒性

试验研究表明,TCDD的免疫毒性表现为胸腺萎缩、体液免疫和细胞免疫抑制、抗体产生能力抑制、抗病毒能力降低。TCDD的免疫毒性基本确定,并认为免疫系统是TCDD主要和最敏感的靶器官之一,其他毒性的发挥几乎都与其免疫毒性有关,如降低机体对超抗原、微生物、寄生虫、病毒和肿瘤细胞的抵抗力。

二噁英损害免疫系统可通过直接和间接两种途径,直接引起B淋巴细胞减少而间接引起T淋巴细胞减少。其机制可能是二噁英通过对内分泌系统的影响而作用于免疫系统。二噁英还阻碍胎儿的免疫系统的正常发育而造成其终身残疾。

（四）致癌作用

二噁英对动物具有极强的毒性和致癌性。其致癌性是黄曲霉毒素 B_1 的 3 倍。TCDD 还是致癌效应的促进者，能增强几类致癌物的致癌性。在对大鼠、小鼠、仓鼠和鱼进行的多次染毒试验中发现其致癌性均呈阳性。对啮齿动物进行的 TCDD 染毒可诱发出多部位肿瘤，小鼠的最低致肝癌剂量仅为 10ng/kg 体重。流行病学研究表明，人群接触二噁英与人群所有癌症的总体危险性增加有关。如意大利塞维索化工厂爆炸污染地区，妇女胆囊、胆道、与造血系统相关的癌症（如多发性骨髓瘤、髓细胞样白血病），以及男子肺癌、造血系统癌症和一种非何杰金氏淋巴瘤（网状内皮细胞瘤）的发生率明显上升；后者在美国越战退伍军人中也有发现。因此世界卫生组织（WHO）国际癌症研究所（IARC）于 1997 年将其列为对人的 I 类致癌物。

但是，大白鼠和小白鼠的肝脏、肺和皮肤的两阶段致癌模型试验表明，TCDD 不损伤细胞基因（即无遗传毒性作用），它不是直接的引发剂（initiator），而是强烈的促进剂（promoter）。因此，它的致癌毒性的发生有一定的阈值。但该阈值很低，如在小鼠中产生致癌作用的剂量可低至 $0.001\mu g/(kg$ 体重 $\cdot$ d$)$。

（五）生殖毒性

二噁英可改变体内雌激素、孕激素、雄激素、促乳素、甲状腺素、糖皮质激素、胰岛素受体等的表达，从而引起机体多方面功能的改变，包括生殖功能。大量动物试验表明，二噁英对生殖系统的毒性主要表现为生殖细胞毒性、胚胎发育毒性和致畸性。

1.致畸性

在小鼠的胚胎器官形成期经口连续投与 TCDD，可导致腭裂、肾盂积水的增加。以最接近人类生殖和发育特性的灵长类动物猕猴作为实验动物模型的研究表明，在着床期间（妊娠第 12d）经 TCDD 处理的 12 只怀孕猕猴中有 10 只发生早孕丢失（流产率为 83.3%），对死胎进行解剖分析，发现血管和心脏有过度充血、心包积液，脑组织和脊椎中出现大批坏死细胞。越战后，喷洒落叶剂地区的越南人体内的 TCDD 高达 28mg/kg 体重，孕妇流产率增加，婴儿出生缺陷增多；在南方服役军人的妻子的自发性流产率也明显增加，后代出生缺陷率为 29%，而未在南方服役的军人的后代的出生缺陷率仅为 6%；美国越战退伍军人妻子的自发性流产率增加了 30%，后代的脊柱裂发生率也增加了。

2.对子代生殖功能的影响

大鼠在孕期或哺乳期内给予一次性低剂量 TCDD 染毒，能引起仔鼠生殖器畸形及卵泡发育异常。Maboy 等报道，母鼠在妊娠第 15d 接受 0.064、0.16、0.40 和 1.0（$\mu g/kg$ 体重）的 TCDD，可影响子代雄性大鼠在各个阶段的性功能发育，引起睾丸、附睾的重量下降，附睾中的精子贮备量下降以及性成熟后每日精子的生成量明显降低，但精子的活力未受影响。

3.对本身生殖功能的影响

一般认为二噁英的生殖毒性对雄性动物较为显著。主要症状表现为睾丸重量减轻、内部形态发生改变、精细胞减少、输精管中精母细胞和成熟精子退化、精子数量减少及生精能力降低。如 E. L. Faten 等的研究表明，21d 龄期的雄性幼鼠，一次腹腔注射 0.1、1.0、5.0 和 10.0（$\mu g/kg$ 体重）的 TCDD，在染毒的第 32、49、62（d）发现睾丸的重量明显低于对照组。在性成熟后（90d）给予二噁英，5$\mu g/kg$ 体重剂量组大鼠的精子运动能力明显降低，与卵子结合的能力也降低；0.1$\mu g/$ kg 体重组的精子功能也明显降低。研究发现，美国越战退伍军人的精子异常比例增加,包括精子数减少、活力降低和形态异常等。其原因可能是二噁英降低了附睾精子的抗氧化能力。

二噁英对雌性动物也有影响,主要表现为子宫重量减轻、卵巢功能障碍、子宫中雌性激素受体减少。此外,雌性大鼠长期摄入 TCDD,可导致其受孕率下降,严重的将导致不孕及子宫内膜异位。这可能是由于二噁英诱导细胞色素 P450 酶的活化,使雌醇羟化代谢增加,导致血中雌二醇的水平下降。

二噁英可能还影响后代的性别比。如意大利的塞维索地区在遭受二噁英污染后,后代中女孩的比例要高于男孩;在工业化程度较高的地区,在某些动物身上也发现了这种雌性化现象。

八、二噁英的防治措施

在防治二噁英污染的具体措施中,最为关键的是以下几项中的前三项。

1.控制环境中二噁英的排放

(1)禁止含氯塑料的焚烧,尤其是医疗垃圾的随意处置与焚烧。

(2)严格控制生产农用化工产品(包括农药、杀虫剂、除草剂、脱叶剂等化学物质)、造纸等过程中所产生的二噁英含量;减少工业"三废"的排放和加强"三废"的净化处理。

(3)垃圾分类处理,减少汽车尾气的排放。

2.控制二噁英对食品的污染

(1)控制食品原料不受污染,鱼禽肉类动物的饲养尽量选择在环境污染少的地区;减少或禁止含氯农药对农作物的使用。

(2)食品加工过程中不使用含氯添加剂;尽量少使用纸作为食品的包装材料。

3.采用高新技术

在各种可能产生二噁英的企业中采用高新技术,尽量减少生产过程中二噁英的产生。

(1)采用新的焚烧技术,提高焚烧炉的燃烧温度(1200℃以上)和控制焚烧时间,以降低废气中二噁英的浓度。如果有机化合物焚烧不充分,在气体冷却阶段(200～600℃),残留碳源与氯化物反应可重新生成二噁英。因此,除垃圾分类处理外,需延长含氯垃圾在 850℃ 以上温度的停留时间,使二噁英的热分解最大化。此外,加速烟气冷却、布袋过滤前喷吹活性吸附剂等也是很好的措施。

(2)采用催化剂促使紫外线对二噁英的分解,降低或消除其毒性。近年来有人用高级氧化法处理工业废水,即在含二噁英的溶液中加入双氧水,其光解速度可提高 4 倍。

(3)微生物降解二噁英。日本高知大学成功开发了用锯屑高效净化被二噁英等有害物质污染的土壤的方法,即使用栽培香菇的锯屑与污染土壤混合,用高压处理,1d 内可使90%的污染物质分解。此外,还可以采用电子束、射线分解。

4.制定限量标准

由于二噁英的毒性极强,而摄入人体后又较难排出,因此国际机构建议的人体每日容许摄入量极低。1998 年 5 月,世界卫生组织(WHO)根据动物试验和人群流行病学研究结果,将人体的每日容许摄入量从原来的 10pg/kg 体重降低为 1～4pg/kg 体重。

5.注意饮食

二噁英具有脂溶性,应避免过量食用动物性脂肪而引起中毒:一方面可除去肉类及肉类制品中的脂肪，避免使用动物性脂肪烹调；另一方面采用能够降低食物中脂肪含量的烹调方法。另外，应保持均衡饮食，尽量避免因嗜食某种食品而无意中摄入过量的化学污染物质。

垃圾分类

垃圾是放错了位置的资源。如果将垃圾合理分类，则大部分垃圾可以回收再利用或做无害化处理，理想情况下可以将需填埋、焚烧处理的垃圾数量降到未分类之前的 1/10 以下。这样，首先极大地节省了填埋用地，解决了垃圾围城的问题；另一方面，垃圾分类处理，只有极少的垃圾需要焚烧，而且需焚烧的垃圾中没有混入菜叶子等含水的厨余垃圾，不会降低焚烧炉局部的温度，保证焚烧炉各处的温度都在 850℃以上，再结合废气的处理措施，就基本可以防止二噁英等有毒气体的产生和排放。含重金属的垃圾经过特殊处理，没被填埋或焚烧，就不会污染土壤、水体和大气。

我国的垃圾分类还处于摸索试探阶段，任重道远。这里略微举例，简要地介绍一下德国的垃圾分类。

德国的垃圾收集、运输、处置系统建立在分类的基础上。德国的垃圾分类系统从法律、法规到居民参与、具体实施，其完善程度都是世界上首屈一指的。法律中明确了垃圾产生者必须承担垃圾分类处置的义务。全部垃圾共分为 20 个大类、110 个小类、839 种垃圾。生活垃圾为第 20 种垃圾，大体分为有机垃圾、废纸类、废玻璃、包装垃圾、剩余垃圾、有毒有害垃圾、大件垃圾等。

1. 回收再利用

德国社会工业化程度较高，包装垃圾、废纸、废玻璃等垃圾产量快速上升，2002年这类垃圾占生活垃圾总量的 29%，近 1500 万吨。这类垃圾中除纸张外的其他物质都无法进行生物降解，采用填埋方式进行处理将永久占用大量土地资源；采用焚烧方法处理，其成分复杂，提高了废气、废渣中有害物质的比例，且费效比很低。更重要的是包装垃圾中的原材料具有很高的重复利用价值。

为了做到可重复利用，德国各级法规规定了垃圾的细致分类方法，且从幼儿园开始培训公民如何进行垃圾分类。比如：玻璃的再利用对玻璃颜色的纯净度要求较高，很多县市都将废玻璃回收分为白色玻璃、绿色玻璃、棕色玻璃 3 个不同的回收箱桶。这些不同颜色的玻璃，分颜色、种类送到回收再利用厂熔融后制成新的玻璃制品，实现完美的再利用。

到 2002 年，德国共回收利用包装品、废玻璃、废纸垃圾 1110 万吨，其中 59% 来自居民分类收集。

2. 有机垃圾的处置

德国产生的垃圾中 35%～45% 是可堆肥的有机垃圾，这部分有机垃圾大部分采用好氧堆肥的方式进行处理。德国目前现有年处理 1000t 垃圾以上的好氧有机堆肥厂超过 500 家，年处理有机垃圾 710 万吨；现有厌氧堆肥厂 42 座，年处理有机垃圾 124 万吨。

3.剩余垃圾的处置

剩余垃圾由封闭的压缩式垃圾车送往垃圾转运站或直接送到垃圾处置厂进行处理(根据德国垃圾填埋法的规定:2005年6月1日以后有机物含量小于5％的垃圾才允许填埋),现主要采用普通焚烧和生物机械法处理两种处置方式,也有少量垃圾采用低温干馏、厌氧发酵后填埋的方式。

德国现在共有垃圾焚烧厂约70座,主要采用马丁炉。对垃圾焚烧厂的废气处理,德国有极为严格的排放标准,确保不产生二次污染。焚烧垃圾产生的热量可以发电和供热,焚烧后产生的飞灰需作为有害垃圾进行特别处置,废渣可处理后用作填埋场建筑材料。

生物机械处理法是指将剩余垃圾进行生物干燥处理,使垃圾中的有机物成分部分降解,然后进行机械分选(指垃圾的粉碎、筛选过程),将金属与无机物质分选出来,从而产生干燥的稳定剩余物质,其可作为添加燃料用于石灰厂或发电厂。相对于普通焚烧,生物机械法处理提高了剩余物质的热值(从8500kJ/kg到17500kJ/kg),降低了焚烧成本,但一次投资高,且操作较复杂。

众多先进国家和地区严格的垃圾分类管理,也逐渐地改变了本国社会各阶层人们的消费习惯,人们尽可能地减少垃圾产量,青睐易处理的包装材料包装的商品。反过来,人们消费需求的改变,又进一步推动企业简化包装,共同减少垃圾的产量,促进资源的再利用。

第四节　铅

一、铅的特性与用途

(一)铅金属的应用

铅(Pb)是浅蓝色金属,因易氧化,表面呈暗灰色,其新的断口具有银白色光泽。铅质软而重(密度为 $11.34g/cm^3$),熔点较低,仅为327℃,其延展性或可塑性强,可以制成厚度仅为0.01mm的铅箔。铅具有良好的耐蚀性,在接触大气和各种腐蚀介质时,铅表面产生的铅化合物形成致密、牢固的保护膜。例如,铅对硫酸有极好的耐蚀性,是由于铅表面形成了硫酸铅保护膜。此外,铅还是热和电的不良导体,铅还具有良好的隔振、消音和防潮作用。因此,铅在工业上的用途非常广泛。

世界上铅的年产量约700万吨,其中约1/3用于制造铅蓄电池。铅非常适于做电缆防护套,铅套管包在电力线或通信线上,可以抵抗水汽和腐蚀介质的侵蚀,还具有一定的柔软性。铅在化工行业常用作多种容器或反应器等的内衬。虽然纯铅的强度较低,但铅基轴承合金在机器和机械装置中得到广泛应用,如常用作火车、汽车的发动机,轮船、机床、电机等各类机械的滑动轴承。此外,铅锑锡三元合金可用于印刷;锡铅合金可用于电子工业;铅与锡、铋、镉元素组成的易熔合金,常用作电路中的保险丝或用于其他自动熔断系统。在军火工业中,铅用来制造子弹头、榴霰弹等。此外,电表、水表和煤气表上的铅封,秤砣上的配重,茶叶箱的内衬(防潮)以及体育运动中使用的铅球,钓鱼用的铅坠等都是用铅制成的。

作为重金属，铅可以有效地阻挡 X 射线和 γ 射线，因此常用作核工业和医院放射科的防护材料。另外，复合铅盐往往作为热稳定剂以约 1% 的比例加入供水管等 PVC 管材中。

（二）铅化合物的应用

与其他金属的化合物一样，铅的各种化合物也呈现出不同的颜色。常见铅的化合物有黄色的 PbO（黄丹、密陀僧）、鲜红色的 Pb_3O_4（丹、红丹、樟丹、广丹、红铅、铅丹）、红褐色的 PbO_2、白色的 $2PbCO_3 \cdot Pb(OH)_2$（铅粉、胡粉、碱式碳酸铅）、白色的 $PbSO_4 \cdot PbO$、黄色的铬酸铅、金黄色的 PbI_2 等。还有 $3PbO \cdot 2SiO_2$，为菱形或片状的结晶体；醋酸铅，为白色粉末；砷酸铅，为白色固体；硅酸铅，较低温度下为液态；有机铅，如四乙基铅，常温下呈无色油状液体。

铅的各种无机化合物在釉彩、油漆、颜料等领域应用很广。如在低温釉中，高铅的基础釉（含 PbO 的量可高达 40%～53%）能使釉面获得良好的玻璃效果，能使大部分的陶瓷色料发色正常或更佳。溶剂型油漆颜料中含有的铅化合物，如黄丹、红丹和铅白，能使油漆颜色持久保持鲜艳。红铅是保护钢结构底层涂料最重要的防锈颜料；铅粉在工业上是重要的白色防腐颜料，也可用于化妆或绘画。含铅颜料，包括如红丹、黄丹、碱式硅铬酸铅、铅酸钙和碳氮化铅等防锈颜料，以及铬黄、铬橙和钼铬红等铬酸铅颜料都有广泛应用。此外，由于铅玻璃具有一系列优良特性，常被用于电视机、灯管等家电，以及水晶等晶质玻璃中，如晶莹剔透的水晶中的 PbO 高达 20%～30%。传统皮蛋的生产使用密陀僧。铅丹、密陀僧、金属铅还是某些中药的成分，用作收敛剂、防腐剂和止痛剂等。此外，铅的化合物还可用作杀虫剂等农药。四乙基铅 $[Pb(C_2H_5)_4]$ 可以做汽油中的抗爆剂。在 1L 汽油中加入 440～880mg 的四乙基铅，可以防止汽油发动机的爆燃。研究显示，大气中的铅约有 98% 是由含铅汽油带来的。

由于铅的广泛应用及其对环境日趋严重的污染，现代人体的血铅值已急增至工业革命前正常人血铅值的数百甚至数千倍。

二、铅进入人体的途径

（一）自然界中存在的铅

铅是地壳中发现的含量最丰富的重金属元素，土壤中通常含有 18～27mg/kg 的铅，地区间差别不大。我国西藏南迦巴瓦峰地区大气颗粒物中的铅含量低于 10^{-6} mg/kg。世界上地表水的铅含量差别不大，平均值为 $0.5\mu g/L$；地下水的铅浓度在 1～60μg/L 之间；在石灰岩地区，天然水中的铅含量可高达 400～800μg/L。

（二）环境中的铅对食品的污染

1. 饮用水

WHO 建议饮用水中铅的最大允许限量为 $50\mu g/L$。饮用水中的铅可以来自河流、岩石、土壤、大气沉降和含铅的废水。工业废水、废渣的排放以及含铅农药的使用，能严重污染局部地表水或地下水。但供水管道，包括金属水管和含铅的 PVC 管对水源的污染也不容小觑。由于"酸雨"等的影响，城市或工业区的饮用水的 pH 值较低，酸能使供水管道中的铅缓慢溶出而污染水源。比如，早晨自来水管中水的铅含量可高达 $50\mu g/L$。

2. 通过生物富集污染食品原材料

由于铅的广泛分布和利用，以及铅的半衰期较长（4 年），铅可在食物链中产生生物富集作用,对食物造成严重的污染。所有食物,包括在远离工业区的地区所生产的食物中均可测出铅的存在,如美国报告的未受污染区农作物的铅含量(mg/kg)分别为:莴苣 0.013、马铃薯 0.009、大豆 0.04、甜玉米 0.003、小麦 0.037、花生 0.10。而生长在城市郊区、交通干线、大型工业区和矿山附近的农作物往往有较高的铅含量,如在铅锌冶炼厂土坡上生长的植物的地上和地下部分铅含量(mg/kg)分别为:一年蓬(149.9、230.8)、白苏(626.1、581.4)、荨麻(148.5、124.9)、野艾蒿(289.2、169.1)、商陆(176.5、181.9)、吉祥草(255.0、182.4)、土荆芥(3888、32000),明显高于未被污染地区的植物的铅含量。生长在高速公路附近的豆荚和稻谷的铅含量为 0.4～2.6mg/kg,是种植在乡村区域的同种植物的 10 倍。一些海洋鱼类的铅含量也较高,可达 0.2～25mg/kg。

(三)食品加工对食品的污染

食品生产工艺或设备可造成食品的铅污染。铅锡焊罐曾经是罐头食品重要的铅污染源,改用电阻焊罐后可将罐头食品中的铅含量降低到原来的 10%～20%。啤酒厂和酒厂所使用的铅管和铁桶、锡壶等含铅设备在生产过程中可溶出较多的铅,而现代酒厂由于采用不锈钢或其他无铅的材料,使铅的污染程度减少,但使用金属箔盖和使用铅或铅合金的设备时,还是会引起一些污染。爆米花机的炉膛和炉盖由含铅的生铁铸成,在密闭加热时铅极易挥发并掺入爆米花中,造成爆米花中的铅含量最高可超标 41 倍。某些食品,如松花蛋(皮蛋)由于在加工中使用了黄丹粉(PbO),往往导致食品中有很高的铅含量。

食品容器和食具也可造成食品的铅污染。如以铅合金、马口铁、陶瓷及搪瓷等材料制成的容器常含有较多的铅,在一定的条件下(如盛放酸性食品时),它们所含的铅可被溶出而污染食品;釉上彩的陶瓷容器和粉彩容器或食具的铅溶出量更高。印制食品包装的油墨和颜料等常含有铅,亦可污染食品。

各类食品的铅污染情况参见表 8-5。这是某次检测的南京地区主要食物大类及其他食物的平均铅含量,其中膨化食品、蛋类(主要是皮蛋)、鸭肝、猪肝、糕点类、水产类、坚果类的平均铅含量超过国家标准。11 种膨化食品中有 5 种产品的铅含量超标(0.5mg/kg),其中简包装“三无”产品和个体小作坊土法生产的产品的铅含量全部超标,铅含量为 1.83～2.02mg/kg;街头个体叫卖品的铅含量高达 3.68mg/kg,是国家标准的 7 倍多。

表 8-5　南京地区主要食物大类及其他食物的平均铅含量　　　　单位:mg/kg

食物种类	铅含量	食物种类	铅含量	食物种类	铅含量
谷类	0.2840	水产类	0.6327	酱油	0.0154～0.0203
豆类	0.4753	坚果类	0.6755	火腿	0.0141～0.030
根茎类	0.1618	饮料冷饮类	0.2775	红醋	0.00505
果蔬类	0.1385	糖类	0.0098	猪肝	0.8990
畜肉类	0.3803	糕点类	0.7374	牛肝	0.3572
家禽类	0.1322	膨化食品	2.1956	鸡肝	0.3454
奶类	0.0024	其他	0.8480	鸭肝	1.1046
蛋类	1.2164				

(四)通过呼吸途径直接吸入

经呼吸道吸入对于儿童的意义比对于成人来说重要得多。研究发现,离地面越近,大气中的铅浓度越高；在距地面 1m 处，空气中的铅浓度是 1.5m 处的 16 倍，而 1m 的高度范围内正好是儿童的呼吸区。除了室外环境中的铅污染以外，家庭环境中的铅污染对儿童的影响也非常显著。家庭灰尘中的铅水平通常比土壤中的铅水平高几个数量级，而以煤为燃料的家庭，其室内空气中的平均铅含量比室外高 18 倍，儿童的血铅水平也明显高于相同区域的非燃煤家庭。

（五）手-口途径

手-口途径主要存在于儿童中，且这是铅进入儿童机体的主要途径。调查发现，婴儿血铅水平升高与手-口动作密切相关，并与频次呈正比，儿童的手上往往粘有大量的铅尘，手部皮肤表面在未清洗的情况下的铅含量较高，铅很容易随进食或手-口动作进入体内，故经常啃手指的儿童的血铅水平增高。据报道，成人 40%～50% 的铅是幼儿时期经口-胃肠道途径摄入并吸收的。

除了环境污染，儿童学习用品与玩具表面的油漆、涂料也是经手-口途径进入儿童机体的重要铅污染源，如彩色油墨纸中的铅含量比对照纸高 500 倍。

（六）其他途径

我国南方诸省的很多人习惯用铅丹给婴幼儿治湿疹、止痒，有的还用于驱邪，这容易造成婴儿的铅中毒。塑料袋的油墨与食品接触也容易导致食品的铅污染。

三、铅的吸收和转化

据估计，成人每天摄入 200～400μg 铅，大多数来自食品，从污染的空气中摄取的铅仅 10～40μg。铅在人体胃肠道内的吸收率取决于铅的化学形式。虽然人体从食品中摄取的铅较多，但这些铅为无机铅形式，成人的消化道只吸收 5%～10%，大部分从尿（75%）和粪便（16%）中排出。但是无机铅在儿童消化道的吸收率高达 42%～53%，所以，消化道是儿童期铅进入人体内的主要途径。而大气中的铅为四乙基铅等有机铅形式，胃肠道很容易吸收（吸收率大于 90%）。所以，对儿童来说，通常铅暴露的 45% 来源于室内外尘土，47% 来源于食物，6% 来源于饮水，1% 来源于空气。

几种食物成分能影响铅的吸收和排泄。钙、锌、铁等元素与铅同属二价金属元素，在体外代谢过程中发生竞争性抑制作用，在小肠中竞争同一运输结合蛋白，铁、钙、锌的补给能抑制铅的吸收。反之，铁、钙、锌的缺乏可增强铅的吸收。如用缺钙食物饲喂的小鼠，其血铅含量比对照小鼠的血铅含量高 4 倍；体内铁贮存量降低的小鼠，其对有机铅的吸收率增加约 6 倍之多；降低锌的摄入也会引起铅的胃肠道吸收率增加和引起铅中毒。锌能通过增加体内酶系统的活性，加速铅的排泄，减少铅的蓄积。

摄入体内的铅主要分布在三个部位：血液、软组织和骨骼。铅含量最多的部位是骨骼，成人骨骼内储有全部铅的 90%～95%，儿童为 73%。因此，儿童体内的铅更倾向于流向血液和软组织，因而靶器官铅暴露的概率和程度较高。

铅主要储积于骨骼，其半衰期长达 7 年到数十年不等。疲劳、外伤、感染、缺钙等因素可使骨内的磷酸铅再次进入血中，发生内源性铅中毒。在老年人中，这种情况特别明显。衰老常伴随骨质疏松和贮存铅的释放。血铅含量较高，常使老年人出现严重的肾病和泌尿问题。

四、铅的毒性作用及其机制

铅是毒性很大并且以神经毒性为主的一种重金属元素。铅的毒性与其化合物的形态、溶解度有关。硝酸铅、醋酸铅易溶于水,易被吸收,毒性强;铅白、铅的氧化物、碱式硫酸铅在酸性溶液中易溶解,颗粒小而呈粉状,毒性大;硫化铅、铬酸铅不易溶解,毒性小;四乙基铅较无机铅的毒性大。

铅作用于全身各系统和器官,主要累及神经、造血、消化、心血管、肾脏及免疫等系统。其毒性机理主要是铅与人体某些酶的活性中心巯基(—SH)有着特别强的亲和力,通过与巯基结合而使酶丧失其生物活性。也可以通过与酶的非活性部位结合而改变活性部位的构象,或与起辅酶作用的钙、锌、铁等二价离子置换,使酶的活性减弱甚至丧失。

铅引起人急性中毒的最低剂量为 5mg/kg 体重。主要症状为:口有金属味、流涎、呕吐、便秘或腹泻、阵发性腹绞痛、血压升高,严重时出现痉挛、抽搐、瘫痪、昏迷和循环衰竭。但是,除了事故性接触外,大部分人是因为长期低剂量摄入铅而引起慢性中毒的,主要表现为以下几个方面的慢性损害:

1. 神经系统的损害

铅对神经系统的损害是引起末梢神经炎,出现运动和感觉异常。

(1)常见的运动异常有伸肌麻痹,这种麻痹是由于铅抑制了肌肉里的肌磷酸激酶,或神经和脊髓前角细胞有变性,阻碍了伸肌神经冲动的传递而造成的。

(2)常见的感觉异常是上肢前臂和下肢小腿出现麻木、肌肉痛,早期有闪电样疼痛,进而发展为感觉减退和肢体无力。这是由于铅干扰代谢活动,导致营养物质和氧的供应不足;而后者导致的能量缺乏可使脑内小毛细血管内皮细胞肿胀、管腔变窄、血流淤滞、血管扩张、渗透性增加,造成血管周围水肿,进而发展成为弥漫性脑损伤和高血压脑病。

高浓度的铅导致的是不可逆的大脑损伤,血铅浓度在 $30\sim50\mu g/100mL$ 范围内可见周围神经机能障碍,神经传导速度缓慢,智力下降;当血铅浓度达到 $60\sim80\mu g/100mL$ 时,便会出现头痛、头晕、疲乏、记忆力减退、失眠和易噩梦惊醒等症状,并且伴有食欲不振、便秘、腹痛等消化系统的症状。

2. 骨髓造血系统的损害

这是慢性铅中毒最早出现的征象之一,其表现是红细胞、血红蛋白过少性贫血及轻度溶血性贫血。铅可抑制血红素合成过程中许多酶的催化作用,其中最突出的是抑制血红素合成的关键酶——δ-氨基酮戊二酸(ALA)合成酶和 ALA 脱氢酶等巯基酶的活性,从而提高了血中尿卟啉原Ⅲ(Uroporphyrinogen Ⅲ)的累积。铅也抑制了由铁螯合酶介导的铁嵌入尿卟啉原Ⅲ中的反应(见图 8-4)。此外,铅会使红细胞膜的脆性增加,导致溶血和红细胞寿命缩短,使血细胞比体积及血红蛋白价值降低。

3. 心血管系统的损害

铅能影响大脑的能量代谢,导致自主神经功能失调,造成心电传导改变,表现为心率变慢,心脏泵血功能降低。铅还与高血压和动脉硬化有关。铅可作用于血管壁引起细小动脉痉挛,导致腹绞痛、视网膜小动脉痉挛、高血压细小动脉硬化的症状,可观察到的细胞学改变是血管平滑肌细胞及成纤维细胞增生,血管变窄、变厚,导致外周血阻力增加。皮肤血管的收缩与血流的减少,部分导致铅中毒者面色苍白。

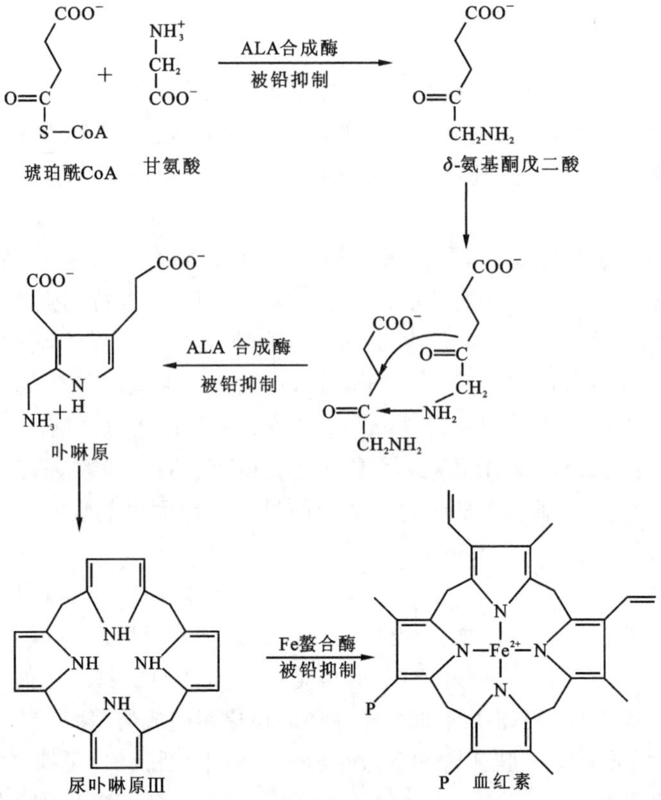

图 8-4　铅对血红素合成过程的抑制

4. 泌尿系统的损害

世界卫生组织认为，长期接触铅导致血铅水平达 $70\mu g/100mL$ 以上，可引起慢性不可医治的铅性肾病。形态学改变是肾小管上皮细胞萎缩或增生发展到间质，很少或缺乏核内包含体（体内铅蛋白形成），动脉及小动脉硬化。一般 $50\%\sim75\%$ 的肾小管损伤时，慢性肾病才有临床症状。肾小管重吸收功能下降是其早期的症状，因为铅破坏了线粒体的 ATP 代谢功能，从而干扰了肾小管上皮细胞的主动转运机制，表现出来的症状包括氨基酸尿、葡萄糖苷尿、高磷酸盐尿和钠盐分泌增加等。铅还可损害肾小球旁器，使多种激素的平衡被打破，肾小球滤过减少，最后导致肾衰竭而死亡。职业肾病中由于肾病而死亡的人群的血铅水平均超过了 $62\mu g/100mL$。

5. 生殖毒性

女性高浓度铅暴露后的不孕率、胎儿流产率和死亡率均增高。研究显示，高浓度铅暴露后的弱精、少精、畸精情况增加，精子数量趋低，且子代中女孩的比例增加。母体孕期和哺乳期低水平的铅暴露影响母体血铅水平、胎儿发育、子代青春期激素的分泌以及雌性个体的发育。铅可使性成熟延迟。动物试验显示，铅降低了血清中类胰岛素生长因子（insulin-like growth factor-1，IGF-1）的活性，影响下丘脑释放黄体生成激素（luteinizing hormone，LH），从而延迟青春期。

6. 其他毒性

胃肠道紊乱是铅中毒的敏感信号，成人一般发生于血铅水平为 $100\sim200\mu g/100mL$ 时，儿童发生于血铅水平为 $40\sim60\mu g/100mL$ 时,发生铅中毒的平均血铅水平大于或等于$60\mu g/100mL$。胃肠道系统反应包括腹痛、便秘、腹绞痛、呕吐、厌食和体重降低等。铅可引起肝肿大、黄疸,甚至肝硬化或肝坏死。其机制除了铅直接损伤肝细胞外,也可能是肝内小动脉痉挛引起局部缺血所致。

四乙基铅可使白细胞数减少,导致白细胞的吞噬能力下降,从而减弱机体的免疫能力。

7.致畸、致癌、致突变性

动物试验显示乙酸铅可致啮齿动物患肾癌、脑癌、肺癌,同其他致癌物联合作用,致癌性效应更强。细胞遗传学研究表明,铅可导致人体染色体异常、姊妹染色单体交换增多,患肺癌和胃癌的风险显著性增加。

铅可能不直接作用于 DNA,而是代替锌与多种含锌指结构(Zinc-finger)的蛋白质结合,然后改变这些蛋白质的结构,最终导致其与 DNA 序列的结合力下降。其中某些蛋白质对 DNA 有保护作用,某些蛋白质可调控基因的表达,它们与 DNA 的结合力下降后,可使DNA 更容易受到各种诱变剂的攻击,或通过改变抑癌基因的表达等方式致癌。

总的来说,根据人体血铅的水平,可将铅中毒分为五级,对应的症状如表 8-6 所示。

表 8-6　铅中毒分级及症状

血铅分级	血铅浓度 $(\mu g/L)$	主要毒性与症状
I	<100	已具胎儿毒性,易使孕妇流产、早产,胎儿宫内发育迟缓
II	100～190	可影响神经传导速度和认知能力,易使儿童出现头晕、烦躁、注意力涣散、多动等症状
III	200～440	可引起缺钙、缺锌、缺铁,生长发育迟缓,免疫力低下,运动不协调,视力和听力损害,反应迟钝,智商下降,厌食、异食,贫血,腹痛等症状
IV	450～690	可出现性格改变,易激惹,攻击性行为,学习困难,腹绞痛,高血压,心律失常和运动失调等
V	≥700	可导致多脏器损害,铅性脑病,瘫痪,昏迷甚至死亡

五、铅中毒的防治措施

对于铅中毒的防治,特别应当注意预防儿童铅中毒。首先需要综合防治铅污染,加强儿童玩具和学习用品铅含量标准的制定和执法管理等。其次才是采取治疗和预防的措施。

1.排铅治疗

儿童的血铅水平在 $45\mu g/100mL$ 以上时需进行药物排铅治疗,主要有两种方法:①ED-TA 类金属螯合剂与游离的铅螯合,促进血液中的铅经肾排除。②DMSA 类竞争性解毒剂,如二疏基丁二酸,它以活泼疏基夺取与组织结合的铅。但是需注意,排铅可同时排除体内其他的必需微量元素,可造成肾脏、胃肠道等的不良反应。

2.营养素治疗

(1)阻止铅吸收:合理的钙磷比可竞争性地抑制铅在胃肠道的吸收和转运,促进铅经粪便排泄;海带等含有的高亲和力的多糖、果胶和海藻胶可与铅结合形成凝胶,促进铅从粪便排泄。

（2）促进排铅：果酸、维生素、黄酮、磷脂和纤维素等富含酸根基团，可与铅络合形成无毒或低毒的复合物经尿排出体外，有助于中和铅的影响，减轻机体的铅负担；富含巯基活性基团的蛋白和氨基酸可从组织中置换出铅，促进排铅；多种微量元素、维生素和生物黄酮能激活组织活酶，促进铅从组织解离。

（3）促进康复：恢复铅封闭通道、受体和酶等的代谢活动；补充机体所需氨基酸、矿物质、微量元素和维生素等，促进生长发育。

对家庭来说，应注意以下几个方面：①培养儿童良好的卫生习惯，减少经手-口途径摄入的铅。②注意饮食平衡，特别要补充富含钙、锌、铁、维生素 B 等的食品。③避免报纸、标签、塑料袋中的油墨污染食品，不用釉上彩的玻璃容器或水晶容器乘放食物。④不要给儿童吃铅含量较高的食品。⑤早晨放掉水龙头内隔夜的自来水，不将其用于饮水或蒸煮食物。⑥在居住环境、穿着、出行与玩耍等方面避免让儿童接触高铅物质。

第五节　汞

汞（Hg），又称水银，室温下为银白色液体金属。汞的液态温度范围很广，为 $-38.9 \sim$ $356.6℃$。汞在常温下具有可蒸发、吸附性强、容易被生物体吸收等特性，其蒸气无色无味，比空气重 7 倍。汞的导热性能差，而导电性能良好。汞在自然界中主要有金属汞和汞化合物两大类，汞化合物又分为无机汞和有机汞。金属汞有一种独特的性质，它很容易与几乎所有的普通金属形成合金，包括金和银，但不包括铁。它可以溶解多种金属，如金、银、钾、钠、锌等，溶解以后便组成了汞和这些金属的合金，被称为汞齐，如金汞齐、钠汞齐。汞在化合物中通常显示 $+1$ 和 $+2$ 氧化态。汞（$+2$）的无机化合物有硫酸盐、卤化物和硝酸盐，它们均溶于水；汞（$+1$）的化合物一般为共价化合物，微溶于水，最为重要的是氯化亚汞（Hg_2Cl_2），也称甘汞。汞与烷基化合物及卤素可以形成挥发性的有机汞化合物，如甲基汞、乙基汞、丙基汞、氯化乙基汞、醋酸苯汞等，有机汞的毒性比无机汞大，而甲基汞的毒性最大。无机汞沉积到水底，可被淤泥中的厌氧微生物转化为甲基汞等剧毒物质。

一、环境中汞的来源

（一）自然来源

地壳中汞的总储量很大，达 1.6×10^{11} t，其中 99% 以上处于分散状态，使汞在自然界中的分布很广，几乎所有的矿物中都含有汞。地壳中的汞大部分与硫结合形成硫化汞。据估计，每年通过岩石风化逸出外部环境的汞约有 5000t。汞在自然环境中循环，导致生活于自然界中的动植物体内也有一定量的汞存在，比如大多数植物中自然汞的含量为 $1 \sim 100 \mu g/kg$。

（二）人为排放

1. 燃煤等的释放

煤、石油和天然气在燃烧过程中会排放出大量的含汞废气和颗粒态汞尘，这是人为汞污染的重要来源之一。王起超等报道，煤中的汞在燃烧过程中有 75% 释放到大气中，并估算中国燃煤每年向大气排汞在 200t 以上，美国燃煤电站每年排到大气中的汞为 89t。Lindqvist 等人认为，人为因素排放的汞约占大气汞的 3/4，而其中由燃煤释放的汞则约占全球人为排放总量的 60%。王书肖等人的调查研究发现，我国 2003 年燃煤的大气汞排放量占总排放量的39％,其中工业、电力和生活消费为其主要排放源。

2.工业废气、废水、废渣的排放

王书肖等人调查发现,我国2003年非燃煤大气的汞排放量为393t,比燃煤汞排放多137t。在非燃煤大气汞的排放中,84％来自有色金属冶炼,其中锌冶炼、铅冶炼、铜冶炼和黄金冶炼分别占总排放的51％、18％、4％和11％;气态元素汞(Hg^0)、气态二价汞(Hg^{2+})和颗粒态汞(Hg^p)在我国非燃煤大气汞排放中所占的比例分别为77％、18％和5％。

氯碱工业排放的废气、废水、废渣也是环境中汞的重要来源。人类曾经广泛使用水银电解法生产烧碱,20世纪70年代初,我国每吨烧碱的汞耗量在1000~1200g之间,1985年,每吨碱平均汞耗在200g以上,多数厂家在300~500g之间,大量的汞随废水和盐泥排到外环境中,对当地环境造成严重的汞污染。我国采用乙炔法生产醋酸要使用硫酸汞作催化剂,采用乙炔法生产氯乙烯要使用氯化汞作催化剂,虽然原则上催化剂全部被回收,但仍会有少量汞随废水排入外环境,造成汞污染。此外,塑料工业、电子工业、混汞炼金和雷汞生产中排放的含汞废水,也是人为汞污染的主要来源;提炼金属汞的工厂,制造汞温度计、气压计、仪表和日光灯的工厂,以及使用含汞催化剂的其他化工厂等也是人为汞污染的来源之一。

3.城市垃圾、废物焚烧

随着城市化进程的加快,城市的垃圾产量与日俱增,城市生活垃圾焚烧厂所排放出的汞的比例亦日趋增加。在工业垃圾、生活垃圾、医疗废物及含汞污泥等废物焚烧过程中,会将相当数量的汞排放到大气中。我国生活垃圾焚烧排放汞的增长率达到42％,远远超过汞总排放量的年均增长率,这与我国生活垃圾焚烧厂的快速增加紧密相连。

二、汞进入人体的途径

(一)经食品进入

无机汞是植物性食物中汞的主要存在形式,主要来自植物对外界环境中无机汞的吸收。不同植物对汞的吸收率不同,大多数植物性食物中汞的含量通常很低,在马铃薯、豆类和大米中的含量范围为1~7$\mu g/kg$,在小麦等谷类中的含量通常低于50$\mu g/kg$。

水生生物对汞有很强的蓄积能力。进入水体的无机汞在重力的作用下伴随颗粒物沉降到海底(河底)的污泥中,污泥中的微生物通过体内的甲基钴氨酸转移酶的作用,使无机汞转变为能溶于水的甲基汞或二甲基汞,渗透到水中浮游生物体内。藻类等浮游植物和水生植物可将水中的汞浓缩2000~17000倍;鱼类可蓄积比周围水体环境高1000倍的汞;而贝类的蓄积能力更强,贝壳类从水生动植物中吸收的汞为水中的3000~10000倍。如日本水俣湾的鱼、贝的汞含量可以达到20~40mg/kg,是其生活水域汞浓度的数万倍。我国某地江水的汞浓度为0.02~0.04$\mu g/L$,而江中鱼体的汞浓度可以达到0.89~1.65mg/kg,其浓缩倍数也高达数千倍。可以说,鱼和贝类是汞的天然浓缩器,是被汞污染的主要食品,对人体的危害最大,是人类膳食中汞的主要来源。

汞主要蓄积于鱼和贝类的脂肪中。由于大鱼的生命周期更长,或位于食物链的更高层,一般而言,大型海鱼比小型海鱼含有更多的汞。FDA的分析表明,大金枪鱼的汞含量为0.25mg/kg,而小金枪鱼的汞含量平均为0.13mg/kg。

(二)经呼吸系统吸入

金属汞是一种易于挥发的元素,具有扩散性和较大的脂溶性,侵入呼吸道可被肺泡

100％地吸收，经血液进入全身组织。如果汞洒落于地面，可形成无数小汞珠，使其蒸发面积增大，且小汞珠容易嵌入地面缝隙中，成为二次毒源。长期接触或接近含汞化合物者也是汞中毒易感者，如口腔科医务人员、各种医学和科学试验者等。

（三）皮肤黏膜、表皮吸收

人体各部位的皮肤黏膜及表皮都能吸收汞或汞化合物。许多研究表明，长期使用汞或含汞制剂的人易引起汞中毒。

汞可有效地去斑或淡化色斑。黑色素是皮肤的一种色素，它在皮肤表皮层内均匀过量沉积，肤色就会变黑；黑色素局部过量沉积，则形成雀斑、黄褐斑。黑色素在体内的合成过程中，起关键作用的酪氨酸酶，这是黑色素生成的限速酶（关键酶）。汞以二价汞离子形式存在时可以和很多有机配位体结合，形成稳定的络合物；在生物体内，加入汞离子后，Hg^{2+}和酪氨酸酶的必需基团结合，抑制该酶的活性，从而抑制黑色素生成，因此汞被广泛用于美白去斑的化妆品中。某地区质监部门曾对 200 个批次的祛斑类化妆品进行检测分析，结果有171 批次汞含量超标，而超标万倍以上的有 115 个批次，最高达到 93000 倍。这类化妆品，通常定期使用 3～6 个月就可发生慢性汞中毒，且停止使用后，酪氨酸酶重新变得活跃，加速黑色素的形成，进而使皮肤很快又会泛黄起斑甚至发黑。

红药水（红汞、汞溴红、2,7-二溴-4-羟基汞荧光黄素二钠盐）、升汞（$HgCl_2$）等医用消毒液也可经皮肤黏膜或表皮吸收。

此外，某些含汞的中药（如朱砂，规定含 HgS 不低于 96.0％），含汞的油膏、化妆品、阴道栓剂，补牙用的银汞合金等都可使人接触较多的汞。

三、汞的吸收与转化

人和其他动物对汞的吸收率取决于其被吸收的部位和汞的化学形式。金属汞蒸气经肺泡的吸收率达 100％，但经胃肠道的吸收率低于 0.01％。无机汞（汞盐）在消化道内的吸收率取决于其溶解度，一般为 7％～15％，如硫化汞不易溶解吸收，氯化汞则因很易吸收而引起中毒。有机汞的脂溶性较强，可通过各种途径侵入体内，如经消化道吸收，醋酸汞的吸收率接近 20％，苯基汞的吸收率为 50％～80％；而甲基汞进入消化道后，在胃酸的作用下转化为氯化甲基汞，氯化甲基汞经肠道的吸收率达 95％～100％。

吸收的汞迅速分布到全身组织和器官，但以肝、肾、脑等器官中的含量最多，如脑中甲基汞的浓度可比血中高 10 倍。由于甲基汞的脂溶性和与巯基的亲和力很强，因此甲基汞可通过血-脑屏障、胎盘屏障和血-睾屏障在脑内蓄积，导致脑和神经系统损伤，并可致胎儿和新生儿的汞中毒。虽然甲基汞通过血-脑屏障的速度相对较慢，但从脑中清除甲基汞要比从其他组织中清除要慢。研究显示，汞是强蓄积毒物，甲基汞在人体中的半衰期约为 80d，而在脑组织中的半衰期为 180～250d。

体内的汞可通过尿、粪和毛发排出。大部分的无机汞被代谢为二甲基汞，并从尿和大便中排出，尿汞排泄量约占总汞的 70％，经消化道排出的汞约占总汞的 20％，经唾液和乳汁等其他途径也可排出少量汞。如离子汞进入体内后主要通过肾脏由尿液排泄，因此，对尿液中的汞含量进行检测，是评价职业性汞暴露重要的生物学评价方法。此外，毛发中的 α-角蛋白含有较多的巯基，容易结合汞并使汞随毛发的脱落而排泄，因此毛发中的汞含量也可反映体内汞暴露的水平。皮下注射试验表明，烷基汞比无机汞的排泄慢得多，甲基汞等烷基汞主要由肝脏排泄,并通过胆汁分泌和胃肠道的上皮细胞脱落混入大便后排出,排出速度较慢。90％以上的甲基汞可经肠再吸收,这是其生物半衰期较长的主要原因。

四、汞的毒性作用及其机制

(一)急性汞中毒

急性汞中毒主要发生于短期内吸入高浓度汞蒸气的情况,也可由误服含汞化合物,如升汞($HgCl_2$)等引起。急性汞中毒表现为:发热、头晕、头痛、震颤等全身症状,合并有口腔-牙龈炎及胃肠炎或急性支气管炎为轻度中毒;在轻度中毒的基础上,具备间质性肺炎或肾病综合征为中度中毒;合并急性肾功能衰竭、癫痫样发作或精神障碍之一者为重度中毒。

皮肤接触汞及其化合物可引起接触性皮炎,具有变态反应性质。皮疹为红斑丘疹,可融合成片或形成水疱,愈后遗有色素沉着。

(二)慢性汞中毒

1.汞对神经系统的影响

汞及其化合物能选择性地损害中枢和周围神经系统,其中甲基汞的神经毒性最为显著。甲基汞进入人体后,极易透过血-脑屏障在脑中蓄积,它在脑组织中的浓度可比血中高6倍,小脑和大脑两半球受损严重,特别是枕叶、脊髓后束和末梢感觉神经,因而甲基汞中毒会出现感觉障碍、向心性视野缩小、语言障碍、听力减退、共济失调等典型症状。水俣病死亡者的尸检可见脑萎缩、脑重量减轻、脑部组织结构受损等现象。在周围神经系统,汞中毒的主要表现为肢体的感觉障碍,即出现肌肉长期、剧烈、自发性刺痛或烧灼痛。中毒初期表现为头昏、头痛、失眠、多梦,随后有情绪激动或抑郁、焦虑和胆怯以及神经功能紊乱等症状,表现为脸红、多汗等。肌肉震颤首先出现在手指、眼睑和舌,继而发展到手臂、下肢和头部,甚至全身;在被人注意和激动时更为明显。

2.汞对肾脏的影响

肾脏是汞在体内最主要的靶器官之一。不同方式进入体内的汞及其化合物,均可在肾内蓄积,引起不同程度的肾损伤,其中以金属汞和无机汞的肾脏损害较为显著。动物试验发现,无机汞性肾损伤早期主要为肾小管损伤,包括近曲小管、髓袢升支和远曲小管损伤。对汞接触工人进行体检时发现,他们的肾重吸收功能差,排泄功能也较差。

3.汞对生殖系统的影响

汞能够透过血-睾屏障,在睾丸组织中蓄积,从而影响精子数量、质量以及生精过程,降低雄鼠的交配率和雌鼠的受孕率。人群流行病学调查发现,汞对女性生殖功能的影响主要为引起月经异常(周期、经期、经量异常,痛经)、产程延长、失血量增多及异常妊娠结局发生率的增加。由于汞暴露会对全身多个器官产生影响,引起全身效应,因此汞对女(雌)性生殖功能的影响可能继发神经毒性和(或)全身效应,这还有待于进一步深入研究。

4.胚胎、发育毒性

大量体内/体外动物致畸试验及人群流行病学调查均证明甲基汞能诱发胚胎和胎儿畸形,其毒性作用的靶器官主要是胚胎和胎儿神经系统。甲基汞的高脂溶性及扩散性可以使其透过胎盘屏障和血-脑屏障,对胎儿的神经系统造成直接损害,导致神经系统畸形。日本水俣病的流行病学调查发现,摄入一定量的甲基汞时,母亲尚未出现任何症状时胎儿就可能已经受到了严重的神经损伤。在法罗群岛等地进行的研究和流行病学调查也发现,母亲的

发汞含量为 $1\mu g/g$ 时,胎儿即有神经系统受损的征象;母亲的发汞含量为 $4.5\mu g/g$ 时,胎儿的听觉脑干诱发电位Ⅲ峰延迟,出生后有神经、心理功能障碍,特别是语言功能区、注意力、记忆力、视觉、空间运动功能障碍;母亲的发汞含量为 $10\sim20\mu g/g$ 时,即可引起儿童神经系统发育受损;当母亲的发汞含量达到 $13\sim15\mu g/g$ 时,儿童的智商开始下降,随着母亲发汞含量的增加,胎儿神经系统损害的程度加重。

(三)汞毒性的作用机制

汞的毒性作用是多方面的,汞进入体内后皆被转化为二价汞离子(Hg^{2+}),发挥毒性作用。

1.对巯基的强亲和性

汞(甲基汞)具有很强的亲巯基性,能够与体内众多富含巯基的膜蛋白相结合。细胞膜上的巯基与汞结合,使膜的结构和功能发生改变,膜的流动性降低、通透性增强,乳酸脱氢酶从细胞内漏出,呼吸酶(琥珀酸脱氢酶)的活性降低,线粒体的功能受到损害。

2.对细胞 Ca^{2+} 浓度的影响

汞接触可导致细胞内 Ca^{2+} 的动态平衡被破坏,细胞内 Ca^{2+} 的浓度升高,后者激活细胞内的核酸内切酶、磷酸化酶、蛋白酶等,造成细胞组分不可逆的损伤,最终导致细胞死亡。而且,Ca^{2+} 激活细胞内的磷酯酶 A,分解细胞膜磷脂,造成细胞膜的损伤,同时生成花生四烯酸和氧自由基等损伤细胞的过氧化物质。

3.脂质过氧化作用

汞及其化合物的毒性可能与它能够诱发产生自由基,引起脂质过氧化有关。汞还会引起红细胞谷胱甘肽过氧化物酶(GPX)和超氧化物歧化酶(SOD)活力的降低,导致葡萄糖-6-磷酸脱氢酶(G-6-PD)、乙酰胆碱酯酶的活力发生变化,使体内的抗氧化物质明显减少,活性氧自由基(ROS)更容易发挥其氧化损伤作用。试验证明,$HgCl_2$ 的毒性与产生 ATP 的线粒体内膜表面积减小和体内自由基清除系统(如过氧化物歧化酶、谷胱甘肽过氧化物酶等)的活性下降有着密切关系。

五、汞中毒的防治措施

1.消除污染源

这是降低汞对食品污染的主要措施。如严格监管工业生产中含汞"三废"的排放,加强污水处理和水质检验;农田灌溉用水和渔业养殖用水应符合《农田灌溉水质标准》(GB 5084—2005)和《渔业水质标准》(GB 11607—1989);禁止使用有机汞农药并严格控制汞和高毒性汞化合物的使用;禁用含汞劣质食品添加剂,发展并推广使用无毒或低毒食品包装材料等。

2.制定食品中汞的限量标准

以立法的形式来限定食品中汞的含量,并加强经常性的监督检测工作,可有效地预防汞中毒事件的发生。目前,加拿大和日本将鱼中汞的最高限量定为 $0.1\sim0.15mg/kg$,贝类为 $0.5mg/kg$。WHO 规定,除鱼和贝类以外,汞在食物中的最大限量为 $0.05mg/kg$。目前,我国规定鱼和贝类的汞含量不得超过 $0.3mg/kg$,其中甲基汞的含量不得超过 $0.2mg/kg$;肉、蛋、油的汞含量不得超过 $0.05mg/kg$;乳制品的汞含量不得超过 $0.01mg/kg$;谷物的汞含量不得超过 $0.02mg/kg$;水果和蔬菜的汞含量不得超过 $0.02mg/kg$。1973 年,WHO 根据能使人类中毒的汞含量,建议成人每周摄入的汞总量不可超过 $0.3mg$,甲基汞不能超过 $0.2mg$。

我国国标 GB 2762—2012 中对汞规定的含量标准如表 8-7 所示。

表 8-7 食品中汞的限量标准

食品	限量(MLs)(mg/kg)	
	总汞(以 Hg 计)	甲基汞
粮食(成品粮)	0.02	—
新鲜蔬菜	0.01	—
鲜乳	0.01	—
肉、蛋(去壳)	0.05	—
鱼(不包括食肉鱼类)及其他水产品	—	0.5
食肉鱼类(如皇室鱼、金枪鱼及其他)	—	1.0

3. 对已污染食品的处理

对于已污染汞的食品,应在确保食用人群安全性的基础上尽可能减少损失,根据污染物的种类、来源、毒性大小、污染方式、程度和范围、受污染食品的种类和数量等不同情况作不同的处理。可用的处理方法包括剔除污染部分、使用特殊理化方法或食品加工方法破坏或去除污染物、限制性暂时食用、稀释、改作他用、销毁等。

4. 治疗

驱汞治疗:利用金属螯合剂(如二巯丙磺钠等)取代基团中的汞离子,形成汞复合物并从尿中排出。此外,还可做血液透析,用金属螯合剂吸附和清除积蓄在血液中的无机汞,减少汞对机体的损害,避免出现严重的并发症。

第六节　镉

镉(Cd)是一种微带蓝色而具银白色光泽的柔软金属,富延展性,并有抗腐蚀和耐磨性能。镉的原子量为 112.4,相对密度为 8.64,熔点为 320.9℃,沸点为 765℃。镉易溶于稀硝酸,缓溶于热盐酸,不溶于稀硫酸和冷硫酸。在镉盐溶液中加入碱,可生成氢氧化镉沉淀。单质镉本身并没有毒性,然而其所有化合态对人和动物都是有毒的。镉的化合态主要有氯化镉、硫化镉、硫酸镉、硝酸镉、碳酸镉、乙酸镉和半胱氨酸-镉络合物。不同形式的镉的毒性是不同的,硝酸镉和氯化镉易溶于水,容易以 Cd^{2+} 的形式借助 Ca^{2+} 等二价离子的转运系统被吸收并产生相应的作用,故对动植物和人体的毒性较高。

一、环境中镉的来源

(一)自然来源

镉是典型的亲硫元素之一,在自然界中以硫镉矿的形式存在,并常与锌、铅、铜、锰、铝等矿共存。锌矿的含镉量一般为 15～500mg/kg,高者可达 2000～5000mg/kg。镉在自然界中的分布广泛,但其含量甚微,在地壳中的平均含量为 0.15mg/kg,在土壤中的平均含量为 0.5mg/kg,在水中的平均含量为 0.01～10mg/kg。

(二)工业污染

有色金属矿的开采和选冶等作业使矿藏中的镉进入环境,成为污染环境的主要途径。

在我国南方的一些省份，如广西、湖南、江西等"有色金属之乡"，排放的选矿废水及尾矿渣中含有镉，易造成环境污染；各冶炼厂排放的烟尘也是重要的镉污染源。煤和石油燃烧排出的烟气、含镉农药或磷肥（主要原料是磷矿和硫酸）中均含有镉，它们也是造成镉污染的原因之一。

镉抗腐、耐磨，是生产不锈钢，进行金属表面处理（电镀）以及生产镉光电管、雷达、镉电池、电视机荧光屏等的重要原料。镉的硬脂酸盐是很好的稳定剂，在塑料工业中有广泛的应用。此外，镉作为原料或催化剂也广泛应用于制造合金、焊料、颜料、半导体元件等多种工业。在以上加工生产过程中都有可能产生镉废料，向环境中排放出含镉废物。

二、镉对食物的污染

（一）对植物的污染

利用含镉废水灌溉农田，会引起土壤中镉的积累。研究表明，工业生产排放的镉污染废水，能很快被水中的颗粒物所吸附，且 $80\%\sim90\%$ 吸附在土壤中。由各种途径进入环境中的镉，最终约有 2% 进入大气，4% 进入水体，94% 进入土壤。而镉等重金属在土壤中的存在形态，受土壤环境条件所制约，大大影响其有效态与毒性。我国南方红壤区的土壤呈酸性，有机质含量低，镉的可溶态比例高，易于被作物（如水稻）吸收；北方的中性或石灰性土壤，有机质含量高，镉以结合态存在的比例比较高；在矿山排出矿渣污染的农田里，重金属多以残渣形式存在。如江西大余县红壤（pH 值为 4.5）中可溶态镉的含量在 90% 以上，米 Cd 与土 Cd 之浓度比为 $0.65\sim0.82$；天津盐化草甸土的 pH 值为 8.4，可溶态 Cd 占 $50\%\sim54\%$；广西石灰性水稻土的 pH 值为 $7.9\sim8.0$，可溶态 Cd 占 26.3%，米 Cd 与土 Cd 之浓度比仅为 $0.002\sim0.003$，大部分 Cd（62.2%）仍存在于矿渣中。因此就全国来说，南方土壤的镉等重金属污染危害比北方严重。

如我国南方有一个铅锌矿区，它所排出的含镉废水河长达 15km，用此河水灌田的土壤都受到不同程度的污染，大米的含镉量在上游地区达 1.21mg/kg，下游地区也检出 0.24mg/kg。污染区的白菜、芋头、鸡蛋、猪肾、烟叶等都不同程度地含有较高浓度的镉。

目前已知的镉超积累植物有油菜、宝山堇菜、龙葵，烟草也具有很强的聚镉能力，如在含镉量为 1mg/kg 的土壤上生长的烟草，镉含量可达 $20\sim30$mg/kg。一般植物的镉含量通常低于 0.05mg/kg，例如苹果的镉含量为 0.003mg/kg，大豆的镉含量为 0.09mg/kg。

（二）对动物的污染

镉污染的食物主要是鱼类、贝类等水生生物。鱼和贝类可从周围的水体中富集镉，其体内浓度比水中浓度高出 4500 倍。据调查，日本东京湾海水的镉含量为 $0.1\sim0.3\mu g/L$，但在该水域捕获的鱼体内镉含量为 $0.1\sim0.3$mg/kg，相当于海水的 1000 倍。在镉污染严重的海域中捕获的牡蛎，其体内的镉含量可达到 $200\sim300$mg/kg。在我国渤海水域的污染调查中发现，毛蚶对镉有明显的富集作用，鱼虾的镉含量也很高。

WHO 定期分析全世界所提供的各种食物，结果显示镉污染最严重的食物是海产品，动物内脏（特别是肾和肝）的镉含量也很高，后者往往超过 10mg/kg，而大多数肉类的镉含量平均为 0.03mg/kg。

（三）食品容器包装材料和容器对食品的污染

食品容器包装材料和容器也可能含有镉，如玻璃和陶瓷容器上的颜料、金属合金和电镀层的成分,以及塑料稳定剂等。当使用这类容器乘放和包装食物时,可对食物造成镉污染。尤其是存放酸性食品时,可导致其中的镉大量溶出,严重污染食品,甚至可能导致镉中毒。

三、镉在体内的吸收、分布与排泄

(一)吸收

镉不是人体必需元素,新生儿体内几乎无镉,人体内的镉是出生后从外环境摄取而蓄积的。镉主要通过消化道和呼吸道进入人体,消化道的吸收率一般在10%以下,呼吸道的吸收率为10%～40%。通常情况下,一般人每日从食物中摄入100～300mg镉,每天从饮水中摄入0～20mg,从大气中可吸入0～1.5mg。每支烟的镉含量在1mg以上,因此主动或被动吸烟都会增加镉的吸入量。

多种因素可影响镉的吸收:

(1)年龄:动物试验表明刚出生的小鼠的胃肠道吸收镉的能力比老年小鼠强。出生2h和24h的幼鼠吸收氯化镉的能力分别是6周大小鼠的20倍和10倍。

(2)营养:元素铁、锌和钙与镉存在很强的竞争性抑制作用。铁、锌和钙浓度的提高可减少人体对镉的吸收率;反之,铁、锌、钙和蛋白质等的缺乏则明显增加人体对镉的吸收率。

(二)分布

镉进入人体后,可分布到全身各个器官,但主要分布于肝脏和肾脏,二者的镉含量占全身镉总量的1/3～1/2。其中,肾皮质的镉浓度最高,比人体中镉的平均浓度高100倍左右。肺、胰、甲状腺、膀胱、睾丸、肌肉和脂肪等脏器和组织中的镉浓度中等,骨组织次之,脑组织最低。

(三)排泄

进入机体的镉首先贮存于肝脏,然后与肝脏的金属硫蛋白(MT)结合成镉金属硫蛋白(Cd-MT)复合物向肾脏转移,通过这种方式将具有很强毒性的镉束缚成相对稳定的形式。Cd-MT是镉在体内蓄积的主要形式,正是这种复合物的存在,使镉能长期滞留在动物体内,并且随着接触镉时间的延长,镉在体内的分布逐渐集中于肾脏。

肝细胞内的Cd-MT逐渐将镉释放入血,然后分散到全身各个器官。由肝释放入血的镉是肾镉的主要来源。血液来源的镉通过肾小球滤出,在近端肾小管又几乎全部被重吸收。镉在肝、肾中的半衰期较长,一般为10～30年。而随血液进入骨中的镉,一部分同硫蛋白结合,在体液偏中性时结合较为稳定,在某种程度上起到了解毒的作用;如摄入过量镉,则镉和硫蛋白结合达到饱和,易引起镉中毒。

进入体内的镉,最后主要从粪便和尿液排出,经口摄入者80%以上经粪便排出,约20%随尿液排出,少量经毛发、指甲、乳汁和汗液排出。镉的排出极为缓慢,其生物半衰期长达16～33年。

四、镉的毒性作用及其机制

镉的毒性作用主要源于其拮抗体内多种必需元素的作用。如镉离子能取代钙离子与肌动蛋白、微管、微丝相结合,破坏细胞骨架的完整性,损害细胞功能。镉能降低体内多种酶的活性,尤其是含锌、含疏基的抗氧化酶。镉通过与疏基结合或通过竞争或非竞争性替代作用,置换出细胞内金属依赖性酶类,特别是抗氧化酶系中的金属辅基,降低机体抗氧化酶的活性，使机体清除自由基的能力下降，引起机体氧化损伤。镉阻碍肠道对铁的吸收，诱发低色素贫血等。

（一）急性中毒

经口摄入镉引起的急性中毒，进食后数十分钟至数小时可以发病，出现流涎、恶心、呕吐等消化道症状，并产生腹痛、腹泻，继而引发中枢神经中毒。通常约经 7h 开始恢复，24h 完全恢复。但严重者可致死。镉中毒的最低剂量为 13mg/kg 体重，对小鼠的经口 LD_{50} 为 72mg/kg 体重，氯化镉的 LD_{50} 为 93.7mg/kg 体重，硬脂酸镉的 LD_{50} 为 590mg/kg 体重。

（二）慢性毒性

1. 对肾脏的损害

镉集中在肾小管，使近曲肾小管和部分远曲肾小管上皮细胞发生改变，线粒体肿胀和变性。肾小管上皮细胞的通透性改变，可使肾近曲小管重吸收发生障碍，患者可出现低相对分子质量的蛋白尿，还可出现糖尿和氨基酸尿，钙排出也增加。肾小球功能多正常。

2. 对骨骼的损害

镉最严重的健康效应是对骨的影响。20 世纪 60 年代在日本富山县发现的"骨痛病"，其主要特征就是骨软化和骨质疏松。常见症状为多发性骨折、骨骼弯曲变形，X 射线检查可见高度骨萎缩。

镉慢性中毒导致的骨骼损害机制是镉通过干扰钙信使系统引起成骨及正常骨代谢紊乱，使得骨钙溶出量增加，骨密度降低，导致骨软化、骨质疏松。徐顺清等的研究结果表明，骨矿含量特别是桡骨超远端骨矿含量与肾损伤指标之间有很好的相关性。镉可以通过两种途径作用于骨：一种是镉可直接损伤成骨细胞和软骨细胞，影响骨的生长、钙化，骨胶原、基质及 DNA 的合成也受到抑制。另一种是骨疾继发于肾损伤。肾损伤后，肾中 1,25-$(OH)_2$-D_3 的合成减少，肾脏对钙、磷的重吸收率下降，导致钙的流失。

3. 对生殖系统的影响

镉对哺乳动物的生殖系统具有明显的毒害作用。镉可引起雌性哺乳动物的卵巢产生病理组织学改变，造成卵泡发育障碍；可干扰排卵和受精过程，引起暂时性不育；可抑制卵巢颗粒细胞和黄体细胞类固醇的生物合成，影响卵巢内分泌功能。镉对哺乳动物的睾丸和附睾有毒害作用，可降低精子数目，使精子畸形，并抑制睾丸组织中的碱性磷酸酶、乳酸脱氢酶、碳酸酐酶和 α-酮戊二酸脱氢酶的活性。

镉对人的生殖功能亦有影响。Nordberg 等调查了接触镉半年以上的 150 名女工的生殖情况，发现其早产率、死胎率、低体重儿发生率均高于对照组。

4. 其他毒性

贫血是镉中毒的最常见症状之一，机理可能与其拮抗铁等微量元素的作用有关。镉被证明能损伤 DNA，具有致突变、致癌、致畸作用。镉可引起高血压和动脉粥样硬化等心血管疾病。镉还会明显地降低畜禽的生产性能及其生长性能等。

我国 GB 2762—2012 中对镉规定的含量标准如表 8-8 所示。

表 8-8　食品中镉的限量指标

品种	指标（以 Cd 计）（mg/kg）
大米，豆类	0.2

品种	指标(以 Cd 计)(mg/kg)
谷物及其碾磨加工品(稻谷、大米除外)	0.1
叶类蔬菜、芹菜	0.2
豆类蔬菜、块根、块茎、茎类蔬菜(芹菜除外)	0.1
其他新鲜蔬菜、新鲜水果,蛋及蛋制品	0.05
香菇、食用菌制品(姬松茸除外),花生	0.5
新鲜食用菌(香菇、姬松茸除外)	0.2
畜禽肝脏,肝脏制品	0.5
畜禽肾脏,肾脏制品	1.0
肉类(内脏除外)及其制品	0.1
双壳类、腹足类、头足类、棘皮类水产动物(去除内脏)	2.0
甲壳类,食用盐	0.5
鱼类,其他鱼类制品(凤尾鱼、旗鱼制品除外),鱼类调味品	0.1
凤尾鱼、旗鱼罐头及其制品	0.3
鱼类罐头(凤尾鱼、旗鱼罐头除外)	0.2
包装饮用水(矿泉水除外)	0.005mg/L
矿泉水	0.003mg/L

本章小结

本章主要阐述了食品工业中常见的污染物的来源、性质、毒性作用机理及预防中毒的措施。食品工业中的污染物主要包括化学污染物 PAHs、PSBs 和二噁英,重金属污染物铅、汞和镉。化学污染物中的二噁英毒性强烈,种类繁多,其中最具代表性的是 $2,3,7,8$-TCDD,它是一种强烈的肝脏毒素,具有极强的毒性和致癌性,其致癌性是黄曲霉毒素 B_1 的 3 倍,其致癌性和致畸性等绝大部分是由芳烃受体与 TCDD 结合后,在转录水平上控制基因表达,从而引起动物体发生畸形、癌症和突变。重金属中的铅、汞、镉的污染日趋严重,人体吸入这些金属后,它们能使蛋白质结构发生不可逆的改变、丧失功能而使人中毒。

案例分析

1. 伊克梅萨(ICMESA)化工厂位于意大利米兰以北 15km 的塞维索(Seveso)附近的一个小镇上,主要生产化妆品和制药工业所需要的化工中间体。1969 年,该厂开始生产一种名为 $2,4,5$-三氯苯酚(TCP)的产品,它是一种用于合成除草剂的有毒的、不可燃烧的化学物质。1976 年 7 月 10 日,该厂的加碱水解反应釜由于反应放热失控而突然发生爆炸,包括反应原料、生成物以及二噁英杂质等在内的化学物质一起冲破了屋顶,冲入空中,形成一个污染云团,这个过程持续了约 20min。

事故发生后,ICMESA 化工厂立刻警告当地居民不要吃当地的农畜产品,同时声明爆炸泄漏的污染物中可能含有 TCP、碱性碳酸钠、溶剂以及其他不明有害物质。7 月 13 日,当地的小动物出现死亡;7 月 14 日,当地的儿童出现皮肤红肿。同时,事故发生后,当地居民至少发生了 183 例氯痤疮。7 月 17 日,米兰省立卫生和预防实验室主任 Aldo Cavallaro 教授怀疑污染云团中含有的二噁英是造成动物死亡和儿童皮肤红肿的原因。不久后证实,公司实验室在事故发生后的第一时间于现场采集的样品中发现了二噁英。

事件发生两周后,当地政府决定将受害最严重的灾区内的 724 人(该厂工人和附近居民)进行疏散和安置;对公共建筑和设施进行了清洗;把方圆 1.5km 以内的植物都进行了填埋;将高污染区 40cm 厚的表土层全部挖掉,清运出的土壤与爆炸后的废墟以及用于清理的各种设备一起,被贮存在事故发生地附近的两个容积达 300000m³ 的条件严格控制好的地洞中,并对受到事故严重影响的当地农业、手工业和旅游业进行补偿和扶持等。

请分析:

(1)ICMESA 化工厂生产的是 2,4,5-三氯苯酚,其原料是氯化钠及其他的一些有机化合物,为什么在爆炸现场采集的样品中发现了二噁英?该厂生产 2,4,5-三氯苯酚需要在 150～160℃下持续加热一段时间,爆炸时釜内的温度为 250℃,这样的温度是否有利于二噁英的生成?

(2)事故发生后,ICMESA 化工厂立刻警告当地居民不要吃当地的农畜产品,有无必要?从食品安全的角度分析,为什么高污染区的植物及表土层都必须进行填埋?

(3)事故发生后,当地政府采取的一系列措施是否必要?为什么要对建筑和设施进行清洗?从治理环境污染的角度分析,高污染区的植物及表土层,以及爆炸后的废墟、用于清理的各种设备一起,都进行了填埋,这样做有什么必要?

(4)事故后的调查发现当地居民至少发生了 183 例氯痤疮。这一结果能否进一步证实 Aldo Cavallaro 教授的初步判断?受此影响,这些高污染地区的居民还容易患哪些迟发或慢性疾病?你能从文献上查到这方面的资料吗?

2.20 世纪 20 年代,四乙基铅作为防爆剂被添加到汽油中,这使铅的使用量急剧上升。美国在 20 世纪 70 年代中期每年要消耗近 20 万吨的铅。汽油中的铅随着汽车尾气释放到空气中,成为环境铅污染的主要来源。由此造成的后果是,1976 年美国 90% 的 1～5 岁儿童的血铅水平超过 $100\mu g/L$(美国疾病预防及控制中心的铅中毒标准,并得到了全世界的一致公认)。1978 年,美国全面禁止含铅汽油的生产、使用和销售,到 1999 年,美国儿童的血铅水平已从 1976 年的 $100\mu g/L$ 下降到 $20\mu g/L$。成年人体内铅的 40%～45% 来自于儿童时期的摄入。调查发现,现代人体的血铅值急增至工业革命前正常人血铅值的数百甚至数千倍。

请分析:

(1)汽油中的有机铅是通过哪些途径进入儿童体内的?

(2)为什么有机铅的毒性比无机铅大?

(3)为什么儿童更容易发生铅中毒?该如何防止儿童铅中毒?

(4)铅中毒对儿童的危害有哪些?

(5)成年人体内的铅大约有多少是儿童期摄入的?

3.日本水俣病事件可能是人类历史上最早报道的大规模汞中毒案例。该事件发生在1953—1956年的日本熊本县水俣市。

1925年,日本氮肥公司在水俣市建立分厂,后又开设了合成醋酸厂。1932年,合成醋酸厂开始扩建合成醋酸车间,1949年建成并开始生产氯乙烯(C_2H_5Cl)。该车间在生产氯乙烯和醋酸乙烯的过程中,用氯化汞和硫酸汞作催化剂;与此同时,工厂把没有经过任何处理的废水排放到水俣湾中。此外,水俣市还存在多个生产乙醚、乙醛等的化工厂,也使用含汞化合物作为催化剂,废水同样没经任何处理就排入水俣湾中。

到1950年,在水俣湾附近的小渔村中,人们发现一些猫的步态不稳、抽筋麻痹,最后跳入水中溺死的情况,当地人谓之"猫自杀",但是没有人在意这件事。到1953年,水俣湾出现了一个生怪病的居民,开始时病人只是口齿不清,步态不稳,神情呆滞,进而耳聋眼瞎,全身麻木,最后精神失常,时而酣睡,时而兴奋异常,最后身体弯成弓状,高叫着死去。1956年4月,一位只有6岁的女孩也得了这种病,接着又有4个人被送进了医院,此后,又有50多名患者相继住进医院,这时,人们才关注起此事来。本地的熊本大学和医院组成了专门的委员会对此事展开调查,他们把相关案例的各种现象联系起来分析,初步找到了受害的共同根源——吃鱼中毒,进一步研究发现这些鱼体内的氯化甲基汞(CH_3HgCl)含量严重超标,于1962年确认这些患者是氯化甲基汞中毒。在日本氮肥公司合成氯乙烯和醋酸乙烯车间的排污口附近,底泥中的甲基汞含量达2g/kg,贝类体内汞的最高含量竟达27~102mg/kg干肉。

在1956年确认日本氮肥公司的排污为病源之后,日本政府毫无作为,以至于该公司肆无忌惮地继续排污12年,直到1968年为止。据20世纪80年代末的统计,水俣市确认的水俣病患者达2200人,已死亡400人,全国患者约3万人,死亡逾1000人。实际情况远远超过此数字。其中,患者中渔民占大多数,这与其食用大量被汞污染的鱼贝类有关。此外,这些患者中还包括一些刚出生就患有先天性水俣病的婴儿,他们通常都具有以下症状:低能、小脑不能平衡、运动失调、运动变换不能、辨距不良、强烈震颤、呐吃、眼球震颤、明显的生长障碍、运动减退、运动过敏、流涎、性格不正常(如不友善、不合群、害羞、紧张、兴奋、执拗)、意识丧失、肌阵挛反射、癫痫发作、斜视,甚至于肢体变形。水俣地区于1955—1958年出生的220个婴儿之中,到了1962年,有13个被发现患有先天性水俣病,其比例为5.9%,比日本其他地区只有0.2%~0.3%的先天性脑麻痹的比率高出甚多;到了1974年,一共发现了40个先天性水俣病的病例。这些婴儿的母亲在怀孕的时候看起来都很好,没有什么异样。但值得注意的是,这些母亲在怀孕的时候都摄食大量水俣湾捕获的鱼贝类。

为了恢复水俣湾的生态环境,日本政府从1974年开始,花了14年的时间,投入了485亿日元,把水俣湾的含汞底泥深挖4m,同时在水俣湾的入口处设立隔离网,将海湾内被污染的鱼全部捕获并焚化,直到1997年年底,经监测,连续3年没有在从水俣湾打捞上来的鱼、虾等海洋生物体内化验出甲基汞,政府才撤掉了水俣湾的隔离网。

请分析:

(1)水俣市的这些化工厂是以无机汞作为催化剂,为什么导致居民和猫中毒的却是氯化甲基汞?汞是怎么转化的?

(2)为什么是猫最早发病,而人群中的中毒者也多是渔民及其家属?

(3)日本氮肥公司从1968年开始停止了相关的生产和汞的排放,为什么到20世纪70年代以后的较长一段时间,水俣病患者的数量还在继续增加?

(4)为什么会有婴儿刚出生即患有先天性水俣病？

4.痛痛病又叫骨痛病，是20世纪60年代发生在日本的由公害引起的又一种疾病。

富山县神通川上游的神冈矿山从19世纪80年代开始成为日本铝矿、锌矿的生产基地，从1913年开始炼锌。神通川下游的富山平原是日本的主要粮食基地。工厂在洗矿石时，将含有镉的大量废水直接排入神通川，严重污染的河水长期灌溉着神通川两岸的稻田。人们长年吃这里出产的大米，也喝着神通川里的水。

1952年，人们发现神通川里的鱼大量死亡，两岸稻田出现一片片死秧，开始人们并没有十分在意。1955年，在神通川沿岸的一些地区出现了一种怪病，患者大多是妇女，病症表现为腰、手、脚等关节疼痛。开始时人们只是在劳动之后感到腰、背、膝等关节处疼痛，休息或洗澡后可以好转。可是如此几年之后疼痛遍及全身，人的正常活动受到限制，就是大喘气时都感到疼痛难忍。人的骨骼软化，身体萎缩，骨骼出现严重畸形，严重时，一些轻微的活动或咳嗽都可以造成骨折。最后，患者不能进食，不能喝水，卧床不起，呼吸困难，疼痛无比，常常大叫"痛死了！"，有人甚至因无法忍受痛苦而自杀。当时人们都不知道这是什么病，只能根据病人不断地呼喊"痛啊，痛啊！"而非正式地将其命名为"骨痛病"或"痛痛病"、"哎唷-哎唷病"(Itai-Itai Disease)。

在神通川两岸，多年来已发现280多例病人，其中34例已经死亡，活着的病人依然在痛苦之中挣扎。

经过长期研究，日本医学界从事综合临床学、病理学、流行病学、动物试验和分析化学的人员直到1961年才发现，"骨痛病"是由于神通川上游的神冈矿山废水引起的慢性镉中毒。分析显示，日本有些镉污染区稻米的平均镉含量高达1.41mg/kg（非污染区为0.1mg/kg以下）。病死者骨中的镉含量也较对照组高出159倍。妊娠、哺乳、内分泌失调、营养缺乏（尤其是缺钙）和衰老被认为是痛痛病的诱因。

请分析：

(1)环境中的镉主要来自哪些途径？本案例的发生是否属偶然？

(2)镉可通过哪些途径进入人体？本案例中的镉主要通过哪些途径进入人体？

(3)镉可对机体产生哪些损害？本案例的损害主要表现在哪些系统的损害？

(4)为什么缺钙可诱发病情？

(5)我国哪些地方发生过类似的案例？哪些自然因素增加了慢性镉中毒发生的可能性？

复习思考题

一、名词解释

多环芳烃

二、判断题

1.我们日常生活中大量使用的煤炭、石油、汽油、木柴等燃料,可产生PAHs的污染。

（　　）

2.汞是地球上储量很大、分布极广的重金属元素,主要应用于皮毛加工、制药、选矿、造

纸、电解、电镀工业和催化剂制造等方面。　　　　　　　　　　　　（　　　）

3.日本的"水俣病"是由于镉中毒所引起的。　　　　　　　　　　　（　　　）

4.因为多氯联苯具有亲脂憎水性,所以可通过生物富集过程在生物体内聚集。（　　）

5.铅为银白色重金属,主要用于军工、原子能技术、冶金、化工、电子、轻工、农药、医药、石油等方面。　　　　　　　　　　　　　　　　　　　　　　　　（　　　）

三、选择题

1.下列工业污染物中,(　　　)中毒主要作用于肝脏。

A.多环芳烃　　　　　　B.汞　　　　　　C.多氯联苯　　　　　　D.镉

2.下列选项中,不是二噁英生成的主要途径的是(　　　)。

A.低温下对氯乙烯等含氯塑料的焚烧

B.含氯、含碳物质,如纸张、木制品、食物残渣等经过铜、钴等金属离子的催化作用不经氯苯直接生成二噁英

C.在制造包括农药在内的化学物质,尤其是氯系化学物质,如杀虫剂、除草剂、木材防腐剂、落叶剂(美军用于越战)、多氯联苯等产品的过程中派生

D.汽车中汽油的不完全燃烧

3."痛痛病"发生在日本的(　　　),是由于(　　　)中毒所引起的。

A.水俣镇,镉　　　　B.富山县,镉　　　C.水俣镇,汞　　　D.富山县,汞

4.下列选项中,(　　　)不是多氯联苯的特性。

A.难降解性　　　　　　　　　　　　B.生物蓄积性

C.远距离迁移性　　　　　　　　　　D.热稳定性

5.环境和食品中 PCBs 含量较多的是(　　　)。

A.海豚　　　　　　B.鱼类　　　　　　C.贝类　　　　　　D.海水

四、简述题

1.简述苯并芘的毒性作用。

2.简述二噁英的防治措施。

3.简述铅的急性中毒症状。

第九章　食品中的农药残留

早在公元前 1550 年,人们就知道用一些化学物质(如硫黄)能驱除和杀死环境中的害虫。而人工合成农药并作为商业产品只是近代的事情。1874 年,DDT 被人工合成。1936 年,瑞士化学家穆勒发现了 DDT 的杀昆虫作用,并因此获得了 1948 年的诺贝尔奖。第二次世界大战期间,德国因为化学战的需要,研制了第一种有机磷杀虫剂——特普(焦磷酸四乙酯)。1944 年,德国科学家施罗德合成了硫磷。DDT 和硫黄是商业上最早开发的杀虫剂,在农业生产中曾得到了广泛的应用。

由于农药的使用,人类有效地控制了病虫害,消灭了杂草,使农作物大幅度增产,并使人类基本上控制了以昆虫、蜱类、鼠类和螺类为中间寄主的伤寒、鼠疫和登革热等 20 种传染病。如在第二次世界大战中及战后的欧洲和亚洲,DDT 用于杀灭传播疟原虫的蚊子,曾挽救了数千人的生命。

但另一方面,随着近几十年来农药的大量使用,农药对人体及土壤和空气等人类外环境的污染日趋严重。1962 年,美国海洋生物学家 R.卡逊在其绿色经典著作《寂静的春天》中描写了农药给动物和环境带来的危害。我国是世界上农药生产和消费较多的国家,由于农药的大量使用,我国农药中毒的人数逐年增加。目前,农药残留是世界主要的公害之一。食物中的农药残留也成为目前全世界重要的食物安全性问题。

第一节　概　　述

一、农药的概念及其分类

(一)农药的概念

1997 年我国颁布的《农药管理条例》第一次对农药(pesticides)做出了定义:农药是指用

于预防、消灭或者控制危害农业、林业的病、虫、草和其他有害生物,以及有目的地调节植物、昆虫生长的化学合成或者来源于生物、其他天然物质的一种物质或者几种物质的混合物及其制剂。农药包括用于不同目的、场所的下列各类:①预防、消灭或者控制危害农业、林业的病、虫(包括昆虫、蜱、螨)、草和鼠、软体动物等有害生物的农药;②预防、消灭或者控制仓储病、虫、鼠和其他有害生物的农药;③调节植物、昆虫生长的农药;④用于农业、林业产品防腐或者保鲜的农药;⑤预防、消灭或者控制蚊、蝇、蜚蠊、鼠和其他有害生物的农药;⑥预防、消灭或者控制危害河流堤坝、铁路、机场、建筑物和其他场所的有害生物的农药。

农药在防治农业害虫、去除杂草、控制人畜传染病、提高农畜产品的产量和质量、确保人体健康等方面起着重要的作用。目前,全世界实际生产和使用的农药品种有数千种,其中绝大部分是化学合成农药,常用的有数百种,全世界每年的农药产量已超过 500 万吨,并且仍以每年 5% 的速度在增长。

(二)农药的分类

1.按性质分类

农药按性质分类,可分为化学农药、微生物农药和植物性农药。

(1)化学农药。又可分为有机农药和无机农药两大类:有机农药是一类通过人工合成的对有害生物具有杀伤能力和调节其生长发育的有机化合物,如敌敌畏、三氯杀螨醇、毒鼠磷等;无机农药包括天然矿物在内,可直接用来杀伤有害生物,如硫黄、硫酸铜、磷化锌等。

(2)微生物农药。利用一些对病虫有毒、有杀伤作用的有益微生物,包括细菌、真菌、病毒等,通过一定的方法培养、加工而成的一类药剂,如苏云金杆菌、白僵菌、核多角体病毒等。

(3)植物性农药。这是一类以植物为原料加工制成的药剂,如鱼藤、烟草、除虫菊等。

2.按用途分类

农药按用途分类,可分为杀虫剂、杀菌剂、杀螨剂、除草剂、植物生长调节剂、杀线虫剂、杀鼠剂等。

(1)杀虫剂。这是用来防治各种害虫的药剂,有的还兼有杀螨作用,如敌敌畏、乐果、甲胺磷、杀虫脒、杀灭菊酯等农药,它们主要通过胃毒、触杀、熏蒸和内吸 4 种方式起到杀死害虫的作用。

①胃毒剂。药剂通过害虫的口器及消化系统进入体内,引起害虫中毒或死亡。具有这种胃毒作用的杀虫剂称为胃毒剂,如敌百虫、白砒等。此类杀虫剂适用于防治咀嚼式口器害虫,如黏虫、蝼蛄、蝗虫等;另外,对防治舐吸式口器的害虫也有效。

②触杀剂。药剂通过接触害虫的表皮或气孔渗入体内,使害虫中毒或死亡。具有这种触杀作用的药剂称为触杀剂,如大多数拟除虫菊酯类杀虫剂以及大部分有机磷、氨基甲酸酯类杀虫剂等。目前使用的大多数杀虫剂属于此类,可用于防治各种类型口器的害虫。

③熏蒸剂。药剂在常温下为气体状态或分解为气体,通过害虫的呼吸系统进入虫体,使害虫中毒或死亡。具有这种熏蒸作用的药剂称为熏蒸剂,如磷化铝、氯化苦、溴甲烷等。熏蒸剂一般应在密闭条件下使用。

④内吸剂。药剂通过植物的叶、茎、根部或种子被吸收进入植物体内,并在植物体内输导、扩散、存留或产生更毒的代谢物,害虫因刺吸带毒植物的汁液或食带毒植物而中毒或死亡。具有这种内吸作用的杀虫剂称为内吸剂,如内吸磷、甲拌磷、涕灭威等。此类药剂一般只对刺吸式口器的害虫有效。

另外还有特异性杀虫剂，它们均具有特定的用途：

①驱避剂：药剂本身没有杀虫能力，但可驱散害虫或使害虫忌避、远离施药的地方，如樟脑丸、避蚊油等。

②引诱剂：能将害虫诱引集中到一起，以便集中防治，如糖醋液、性诱剂等。

③拒食剂：药剂被害虫取食后，破坏了虫体的正常生理功能，使其消除食欲而不能再取食以致饿死，如拒食胺、杀虫脒等。

④不育剂：药剂通过害虫体壁或消化系统进入虫体后，其正常的生殖功能受到破坏，使害虫不能繁殖后代，如噻替派、六磷胺等。

⑤激素干扰剂：是由人工合成的拟昆虫激素，用于干扰害虫体内正常的生理过程，使之不能正常地生长发育（如正常的蜕皮、孵化、羽化），从而达到消灭害虫的目的，又称为昆虫生长调节剂。

⑥粘捕剂：是用于粘捕害虫并使其致死的药剂。可用树脂与不干性油（如棕榈油、蓖麻油等）加上一定量的杀虫剂混合配制而成。

（2）杀菌剂。是用来防治植物病害的药剂，主要起抑制病菌生长、保护农作物不受侵害和渗进作物体内消灭入侵病菌的作用。大多数杀菌剂主要起保护作用，用以预防病害的发生和传播。

①保护剂。在植物体表或体外，直接与病原菌接触，杀死或抑制病原菌，以保护植物免受其害。具有此种作用的药剂为保护剂，如波尔多液、代森锌等。

②治疗剂。病原微生物已经侵入植物体内，但植物未表现出病症，处于潜伏期。药物从植物表皮渗入植物组织内部，可在植物体内输导、扩散，或产生代谢物来杀死或抑制病原微生物，使病株不再受害，并恢复健康。具有此种作用的药剂为治疗剂，如多菌灵、托布津等。

③铲除剂。植物感病后施药能直接杀死已侵入植物的病原微生物，具有这种铲除作用的药剂为铲除剂。在实际中很难将铲除剂与治疗剂严格区分开来。

（3）杀螨剂。是专门防治螨类（红蜘蛛等）的药剂，如三氯杀螨砜、三氯杀螨醇和克螨特农药。杀螨剂有一定的选择性，对不同发育阶段的螨的防治效果不一样，有的对卵和幼虫或幼螨的触杀作用较好，但对成螨的触杀效果较差。

（4）除草剂。是专门用来防除农田杂草的药剂，如除草醚、杀草丹、氟乐灵、绿麦隆等农药。根据它们的杀草作用可分为触杀性除草剂和内吸性除草剂，前者只能用于防治由种子发芽的 1 年生杂草，后者可以杀死多年生杂草。有些除草剂在使用浓度过量时，草、苗都会被杀死或会对作物造成药害。

①灭生性除草剂。此类药剂能杀死所有植物（包括作物、杂草），使之不能再生，又称为非选择性除草剂，主要用于非农田除草、垦荒等，如百草枯、五氯酚钠、亚砷酸钠等。

②选择性除草剂。施药后能有选择地杀灭某些种类植物，而对另一些植物无害。这种选择性是相对的，不是绝对的，只有在控制使用浓度、剂量等条件下才能显示出来，否则选择性除草剂可以转化为灭生性除草剂，如莠去净、西玛津等。

（5）植物生长调节剂。是专门用来调节植物生长、发育的药剂，如赤霉素、萘乙酸、矮壮素、乙烯剂等农药。这类农药具有与植物激素相类似的效应，可以促进或抑制植物的生长、发育，以满足生长的需要。它能提高植物蛋白质和糖的含量或增强植物的抗旱、抗寒、抗病能力。根据不同的用途可分为催熟剂、脱叶剂、干燥剂、保鲜剂等。

（6）杀线虫剂。适用于防治蔬菜、草莓、烟草、果树、林木上的各种线虫。杀线虫剂由原来的有兼治作用的杀虫剂、杀菌剂发展而来。目前的杀线虫剂几乎全部都是土壤处理剂，多数兼有杀菌、杀土壤害虫的作用，有的还有除草作用。按化学结构可分为四类，即卤代烃类、二硫代氨基甲酸酯类、硫氰脂类和有机磷类。

（7）杀鼠剂。杀鼠剂按作用方式分为胃毒剂和熏蒸剂；按来源分为无机杀鼠剂、有机杀鼠剂和天然植物杀鼠剂；按作用特点分为急性杀鼠剂（单剂量杀鼠剂）及慢性抗凝血剂（多剂量抗凝血剂）。

二、农药污染食物的途径

农药残留（pesticide residue）是指农药施用后残存于生物体、农副产品和环境中的微量农药原体、有毒代谢物、降解物和杂质的总称，其残存的数量称为农药残留量。

农药在生产和使用中，可经呼吸道、皮肤等进入人体，主要是通过食物进入人体，占进入人体总量的 90% 左右。农药污染食品的主要途径有：

1. 施用农药对农作物的直接污染

此途径包括表面黏附污染和内吸性污染。为防治农作物病虫害而使用农药，使农药黏附于农作物和果实表面，甚至被作物吸收和渗入体内。农药的残留受农药的品种、浓度、剂型、施用次数、施药的方法、施药的时间、气象条件、植物的品种以及生长发育阶段等多种因素的影响。

2. 农作物从污染的环境中吸收农药

喷洒农药后，有一小部分农药以极细的微粒漂浮于大气中，长时间随雨雪降落到土壤和水域，植物通过根部吸收农药，也能造成食品的污染。据研究证实，喷洒农药后有 40%～60% 的农药降落在土壤中，土壤中的农药可通过植物的根系吸收转移至植物组织内部和食物中。土壤中的农药污染量越高，食物中的农药残留量也越高，但还受植物的品种、根系分布等多种因素的影响。不同植物机体内的农药残留量取决于它们对农药的吸收能力，如不同植物对艾氏剂的吸收能力由强到弱依次为：花生＞大豆＞燕麦＞大麦＞玉米。

3. 通过生物富集作用污染更多的生物

农药还可通过食物链等生物富集作用污染更多的生物，从而污染更广泛的人类食物，这是农药残留对人产生毒性的非常重要的途径。

生物富集的宽泛定义包括生物积累（biological accumulation）、生物富集或生物浓缩（bioconcentration）和生物放大（biological magnifucation），是指生物通过对环境中某些元素或难以分解的化合物的积累，使这些物质在生物体内的浓度超过环境中浓度的现象。生物富集的主要途径是：①生物在生长发育过程中直接从环境中摄取农药并逐渐积累，如藻类植物、原生动物和多种微生物等主要靠体表直接从环境中吸收并积累农药，高等植物从水或土壤中吸附或吸收农药等使其浓度逐渐提高，很多动物吞食这些生物后直接吸收并积累农药；②通过生物间的食物链，药剂在高营养级生物体内通常积蓄了比低营养级生物体内更高的药剂浓度，也远超过环境中的浓度。

农药，尤其是一些脂溶性强的有机氯农药和有机汞农药等，它们通过食物链等的富集作用而造成更多生物的污染，且可使环境中微小的污染浓缩而造成广泛食物的严重污染。如图 9-1 所示，通过生物富集作用，位于食物链顶端的生物体内的 DDT（滴滴涕）农药的浓度比环境水体中的浓度浓缩了 1000 万倍。

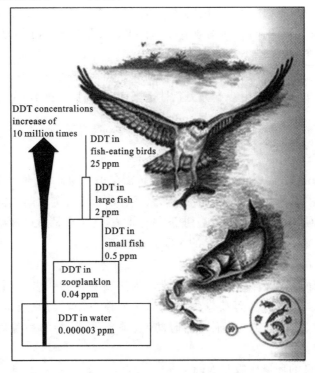

图 9-1　农药的生物富集作用

注：水中 DDT 浓度为 0.000003ppm，浮游动物体内的 DDT 浓度为 0.04ppm，小鱼体内的 DDT 浓度为 0.5ppm，大鱼体内 DDT 浓度为 2ppm，食鱼的鸟类体内 DDT 浓度为 25ppm，DDT 的浓度增加了 1000 万倍。

引自 http://www.fws.gov/pacific/ecoservices/envicon/pim/reports/olympia/hoodcanaleagle.htm。

　　在劫难逃的知更鸟的死亡之谜很快由位于尤巴那的伊利诺伊州自然历史考察所的罗·巴克博士找到了答案。巴克的著作在 1958 年发表，他找到了此事件错综复杂的循环关系——知更鸟的命运由于蚯蚓的作用而与榆树发生了联系。榆树在春天被喷撒了药（通常按每 50 英尺一棵树用 2～5 磅 DDT 的比例进行喷药，相当于每一英亩榆树茂密的地区喷撒 23 磅 DDT）。经常在 7 月份又喷一次，浓度为前次之半。强力的喷药器对准最高大树木的上上下下喷出一条有毒的水龙，它不仅直接杀死了要消灭的树皮甲虫，而且杀死了其他昆虫，包括授粉的昆虫和捕食其他昆虫的蜘蛛及甲虫。毒物在树叶和树皮上形成了一层黏而牢的薄膜，雨水也冲不走它。秋天，树叶落下地，堆积成潮湿的一层，并开始了变为土壤一部分的缓慢过程。在此过程中它们得到了蚯蚓的援助，蚯蚓吃掉了叶子的碎屑（榆树叶子是它们喜爱吃的食物之一）。在吃掉叶子的同时，蚯蚓同样吞下了杀虫剂，并在它们体内得到积累和浓缩。巴克博士发现了 DDT 在蚯蚓的消化管道、血管、神经和体壁中的沉积物。毫无疑问，一些蚯蚓抵抗不住毒剂而死去了，而其他活下来的蚯蚓变成了毒物的"生物放大器"。春天，当知更鸟飞来时，在此循环中的另一个环节就产生了。只要 11 只蚯蚓就可以转送给知更鸟一份 DDT 的致死剂量。而 11 只蚯蚓对 1 只鸟儿来说只是它 1d 食量的很小一部分，1 只鸟儿几分钟就可以吃掉 10～12 只蚯蚓。

> 　　并不是所有的知更鸟都食入了致死的剂量,但是另外一种后果——不孕肯定与不可避免的中毒一样也可以导致该鸟种的灭绝。不孕的阴影笼罩着所有鸟儿,并且其潜在威胁已延伸到了所有的生物。
>
> ——摘自 Rachel Carson《寂静的春天》

　　影响农药在生物体中富集的因素,首先是农药的脂溶性,脂溶性大的农药容易在生物体内富集;其次是农药在环境中的使用量及其稳定性,农药的使用量越大、化学性质越稳定,越容易被生物富集;最后是生物的取食方式、取食量、对农药的代谢和排泄能力,一般取食量大、代谢能力弱、脂肪含量高的生物易于富集农药。陆生动物体内富集的农药主要来自食物,也有一部分来自呼吸摄入;水生动物体内富集的农药有相当一部分来自呼吸摄入,如鱼类通过鳃摄入的农药比从食物中摄入的多;陆生植物主要由根部及叶吸收农药。

　　因为脂溶性较强的农药才容易蓄积在生物体内,因此有机氯等农药主要蓄积在动物和人的脂肪等脂类物质中。如 DDT 在人的血液、大脑、肝和脂肪组织中的浓度比例为 $1:4:30:300$,狄氏剂的浓度比例为 $1:5:30:150$。因此摄食动物的脂肪或含脂类物质比例较高的肝脏等内脏,更容易造成农药中毒。人处在食物链的最顶端,和其他生物相比,农药容易在人体内富集更高的浓度,因而农药对人的危害可能更大。

　　4.加工、运输和贮存中污染

　　食品在运输中由于运输工具、车船等装运过农药未予清洗以及食品与农药混运,可引起农药的污染。另外,食品在贮存中与农药混放,尤其是粮仓中使用的熏蒸剂没有按规定存放,也可导致污染。

三、农药残留对人体的危害

　　农药的大量使用在带来农作物丰收的同时,也带来了农药残留对人体的毒害问题。全世界每年约有 2 万人死于农药污染,有 100 万人因此患病。在我国,因食用被农药污染的食品而发生中毒的人数年均近 20 万,约占食物中毒总人数的 1/3。

　　我国农药残留的问题不容乐观。我国农药产品的组成为:杀虫剂占 72％,杀菌剂占 11％,除草剂占 15％,其他占 2％。杀虫剂中有机磷农药占 70％,后者中高毒农药又占 70％,剧毒有机磷农药占整个农药产量的 35％,占杀虫剂产量的 48％。剧毒、高毒杀虫剂产量过大是造成食物的农药残留量超标而引起中毒的客观原因。全球性环保组织“绿色和平”的农药残留监测报告显示:2008 年 12 月和 2009 年 2 月对北京、上海和广州三大城市中各大超市常见的果蔬进行农药残留检测,在 45 个样品中,共有 40 个样品被检测出农药残留,共计 50 种农药品种;共 34 个样品残留至少 3 种不同的农药,其中的 25 个样品残留至少 5 种不同的农药,5 个样品残留 10 种以上不同的农药,混合农药残留问题严重。此外,在 9 个样品中检测到 5 种被世界卫生组织列为高毒级别的农药。2011 年 11 月,相关组织在北京、成都和广州的五家超市随机选取 35 份当季常见的蔬菜、水果样品进行检测,其中有 30 份被检测出含有不同程度的农药残留,被检测出的残留农药种类达 35 种,部分样品被检测出违法农药残留和剧毒、高毒农药残留。

　　农药可通过皮肤、呼吸道、消化道三种途径进入人体。农药的种类和摄入量不同,对人体的健康危害也不同。

1. 急性中毒

农药大量进入人体内,在短时间内表现出的急性病理反应为急性中毒。轻者表现为头痛、头昏、恶心、倦怠、腹痛等,重者出现痉挛、呼吸困难、昏迷、大小便失禁,甚至死亡。引起急性中毒的农药主要是高毒性杀虫剂、杀鼠剂、杀线虫剂,尤其是高毒的有机磷和氨基甲酸酯农药。

2. 慢性中毒

目前使用的绝大多数有机合成农药具有较强的脂溶性,易残留于食品原料中。若长期食用农药残留量较高的食品,农药在人体内逐渐积累,最终可导致机体的损害作用,引起慢性中毒。许多农药可损害神经系统、内分泌系统、生殖系统、肝、肾,影响酶的活性,降低机体免疫功能,引起皮肤病、不育、贫血等疾病。如有机磷和氨基甲酸酯类农药可抑制胆碱酯酶的活性,破坏神经系统的正常功能;DDT 能干扰人体内激素的平衡,影响男性的生育力。

3. "三致"作用

某些农药具有致癌、致畸、致突变作用,或具有潜在"三致"作用。如二溴氯丙烷可引发男性不育,对动物有致癌、致突变作用。三环锡、特普丹对动物有致畸作用。二溴乙烷可使人、畜致畸、致突变。杀虫脒对人有潜在的致癌威胁,对动物有致癌作用。国际癌症研究机构根据动物试验确证 18 种广泛使用的农药具有明显的致癌性,还有 16 种显示潜在的致癌危险性。据估计,美国与农药有关的癌症患者数约占全国癌症患者总数的 10%。农药"三致"作用的一个典型例子是在越战期间,美军在越南喷撒了大量植物落叶剂,致使不少接触过落叶剂的美军士兵和越南平民得了癌症、遗传缺陷及其他疾病。

四、农药残留量的规定

农药残留直接影响着人类的健康,我国对农药的最大残留限量(maximum residue limit,MRL)做出了规定。最大残留限量是农畜产品中农药残留法定的最大允许浓度,它是根据人体对农药的每日允许摄入量(ADI)、每日进食食物量及人体体重等参数计算出来的:

$$最大残留限量(MRL)=ADI×人体平均体重(kg)/进食量(kg)$$

《食品中农药最大残留限量》(GB 2763—2014)规定了食品中 371 种农药的 3650 项最大残留限量。现摘取其中部分食物中农药的 MRL 标准,如表 9-1 所示。

表 9-1 我国颁布的食品中农药 MRL 标准(2014 年)

农药(主要用途)	食物	MRL(mg/kg)
甲胺磷(杀虫剂)	糙米	0.5
	棉籽	0.1
	其他蔬菜、水果	0.05
马拉硫磷(杀虫剂)	稻谷、麦类、旱粮、杂粮,大豆,白菜,莴苣	8
	橙、柚、柠檬	4
	苹果、梨、柑橘	2
敌敌畏(杀虫剂)	糙米、玉米,瓜类、豆类、茎类蔬菜	0.2
	大白菜、结球甘蓝、萝卜	0.5
	稻谷、麦类、旱粮	0.1

农药（主要用途）	食物	MRL(mg/kg)
六六六（再残留）	谷物、油料和油脂、蔬菜、水果	0.05
	茶叶	0.2
	水产，蛋类	0.1
稻瘟灵（杀菌剂）	大米	1

此外，对于一些危害较大的农药，我国是禁用的。①全面禁止使用的农药有：六六六（BHC），滴滴涕（DDT），毒杀芬，二溴氯丙烷，杀虫脒，二溴乙烷，除草醚，艾氏剂，狄氏剂，汞制剂，砷、铅类，敌枯双，氟乙酰胺，甘氟，毒鼠强，氟乙酸钠，毒鼠硅，甲胺磷、甲基对硫磷、对硫磷、久效磷和磷胺。②限制使用的农药有：禁止氧乐果在甘蓝上使用；禁止特丁硫磷在甘蔗上使用；禁止在蔬菜、果树、茶叶、中草药材上使用的农药包括甲拌磷、甲基异柳磷、特丁硫磷、甲基硫环磷、治螟磷、内吸磷、克百威、涕灭威、灭线磷、硫环磷、蝇毒磷、地虫硫磷、氯唑磷、苯线磷；禁止三氯杀螨醇、氰戊菊酯在茶树上使用；禁止丁酰肼在花生上使用；甲磺隆应在长江流域及其以南、酸性土壤（pH＜7）的麦稻轮作区使用，在酸性土壤（pH＜7）及高温、高湿的南方稻区使用。③无公害农产品禁用农药。

五、食品中农药残留的控制措施

1.科学合理使用农药，加强对农药生产和经营的管理

对农业生产中使用的农药品种、施用剂量、施药时间进行有效的控制，可以减少农产品中农药的残留量。国家规定严禁在瓜果蔬菜上喷洒高毒或低毒残留期长的农药，控制瓜果蔬菜中农药的残留量，以防危害人体健康。喷洒农药后必须相隔 5～10d 才能采食或出售，如喷洒高效低毒的、残留期长的西维因等应经 10～14d 后方可采食或出售。

2.建立健全食品中农药最大残留标准，加强对食品中农药残留的检测工作

FAO/WHO 及世界各国对食品中的农药残留限量都有相应的规定，并进行广泛监督，我国也制定了部分农药残留限量标准和相应的检查方法。为了与国际接轨，我国还必须进一步完善和修订食品中的农药限量标准，加强食品卫生监督管理工作，建立健全各级食品安全检测机构，建立先进的农药残留分析检测系统，加强农药残留风险分析，建立可追溯的食品安全体系，以保障消费者的健康。

3.采用科学合理的加工处理及食用方法

粮食经过加工处理后，农药残留量可大幅度下降，如小麦加工成面粉后，农药残留量减少 75％（马拉松）～98％（西维因）；烘烤面包和蛋糕时，借助高温作用能使食品中的农药残留量降低，如小麦加工成面包后，农药残留量减少 94％（二氯苯醚菊酯）～100％（敌敌畏）；用电饭锅煮饭时，有机磷农药的残留量减少 20％（乐果）～94％（皮蝇磷）。

蔬菜、水果在食用前，采取以下措施可减少农药残留量：

（1）去皮法。有机磷、有机汞及拟除虫菊酯类等农药是脂溶性的，而蔬果表面多有蜡质，很容易吸收农药，对能去皮的蔬果应先去皮后再食用。

（2）浸泡水洗法。水洗是消除蔬菜瓜果上其他污物和去除残留农药的基本方法，尤其对叶菜类蔬菜。一般蔬菜要用清水冲洗至少 3～6 遍，浸泡时间不能少于 10min，也可以加少

量洗洁精或果蔬清洁剂浸泡。

（3）碱水浸泡法。有机磷杀虫剂在碱性环境下可迅速分解,有效去除农药污染。一般用100mL 水,加入碱面 5～10g,浸泡 5～15min,然后用清水清洗 3～5 遍即可。

（4）加热法。随着温度的升高,氨基甲酸酯类杀虫剂的分解速度加快,所以对一些其他方法难以处理的蔬菜,可通过加热去除部分农药,方法是先用清水将表面污物洗净,放入沸水中 2～5min 捞出,可清除 90％以上的残留农药。

（5）储存法。农药在空气中随着时间的延长能够缓慢分解,保存瓜果蔬菜可以通过一定时间的存放来减少农药的含量,一般存放期为 15d,对象主要是苹果、冬瓜等不易腐烂的种类。

4. 使用生物农药,发展有机食品、绿色食品、无公害食品

有机食品、绿色食品、无公害食品都是安全食品,安全是这三类食品突出的共性,它们的种植、收获、加工生产、贮藏及运输过程中都采用了无污染的工艺技术,实行了从土地到餐桌的全程质量控制,保证了食品的安全性。

第二节 有机氯农药

有机氯农药曾广泛用于杀灭农业、林业、牧业和卫生害虫。常用的有机氯农药包括滴滴涕(DDT)、六六六(BHC)、林丹、艾氏剂、狄氏剂、氯丹、七氯和毒杀酚等。有机氯农药曾因广谱、高效、价廉、急性毒性小而被广泛使用,但这类农药在环境中具有很强的稳定性,不易降解,如 DDT 在土壤中的半衰期为 3～10 年,在土壤中消失 95％需 16～33 年的时间,故易于在生物体内蓄积,残留严重。残留的有机氯农药对人体存在慢性毒性作用,主要表现在侵害肝、肾及神经系统,并具有一定的致癌活性,因此在很多国家已相继被禁止使用。我国于1984 年停止使用这类药物,但它目前仍对人类的食物造成污染,是食品中最重要的农药残留物质。

一、常见有机氯农药的种类和性质

有机氯农药有两大类:一是氯化苯及其衍生物,如 DDT、六六六;二是氯化环戊二烯类,如艾氏剂、狄氏剂、氯丹、七氯等。它们的化学结构见图 9-2。DDT、艾氏剂和狄氏剂是最重要的有机氯农药。

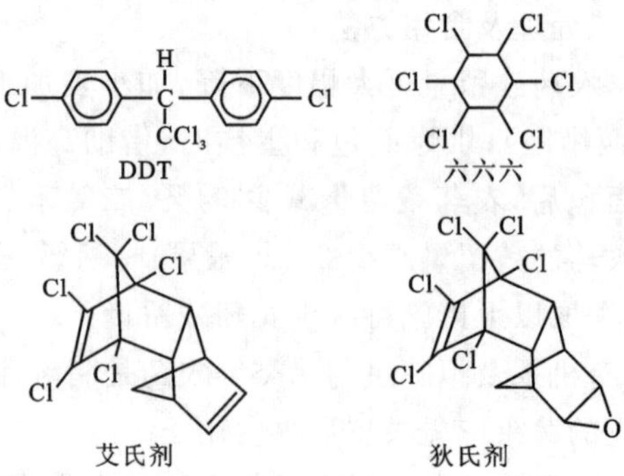

图 9-2 常见有机氯农药的化学结构

有机氯农药一般为脂溶性,不溶或微溶于水,具有高度的物理、化学、生物学稳定性,在自然界中不易降解,在食物链中的富集作用很强,是高度残留的农药。如DDT,自20世纪40年代人类开始使用,到1987年全球停止生产,全世界一共生产了2152万吨DDT,其中40%,约800万吨残留在地球的环境中。残留的DDT无处不在,几乎在所有生物和环境样本中均可分离出来。

　　DDT又叫滴滴涕、二二三,化学名为双对氯苯基三氯乙烷,中文名称从英文缩写DDT而来。DDT为白色晶体,不溶于水,溶于煤油,可制成乳剂。DDT最先是在1874年被分离出来的,后来才由瑞士诺贝尔奖获得者——化学家Paul Muller重新认识到其对昆虫是一种有效的神经性毒剂,为20世纪上半叶人类防治农业病虫害,减轻疟疾、伤寒等蚊蝇传播的疾病危害起到了不小的作用。但由于它的累积性和持久性形成对人类健康和生态环境潜在的危害,遭到禁用。

　　艾氏剂和狄氏剂属氯化环戊二烯类杀虫剂,是化学关系密切的两种杀虫剂,这类化合物大部分根据Diels-Alder反应原理合成,故而得名。在环境中,艾氏剂很容易转化为狄氏剂。艾氏剂自20世纪50年代开始制造并在全世界使用,主要用于控制土壤虫害,比如根虫、金针虫、水稻象甲虫和蝗虫等,现已被禁用。

二、有机氯农药的代谢

　　有机氯农药主要经消化道吸收,也可经呼吸道及皮肤接触吸收,进入体内的农药很容易在脂肪组织及含脂类较多的其他组织中积累起来。DDT的主要蓄积形式是DDE,占DDT总储留量的60%~70%。DDT可在肝脏中多功能酶的作用下转化成毒性较弱的DDA(见图9-3),迅速经尿液排出,也有部分DDT及其代谢物经乳汁排出。艾氏剂、狄氏剂在肝脏酶系统的作用下转化,但代谢缓慢,容易富集,代谢后的产物主要经尿液排出,很少部分经乳汁或其他途径排出。

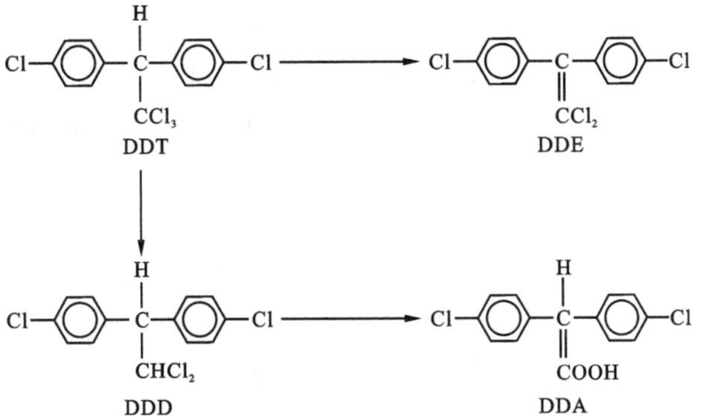

图9-3　DDT的代谢

三、有机氯农药的毒性作用

　　有机氯农药属神经毒和细胞毒,可以通过血-脑屏障侵入大脑和通过胎盘传递给胚胎,主要损害中枢神经系统的运动中枢、小脑、脑干和肝、肾、生殖系统,它对各种动物的 LD_{50} 如表9-2所示。

表 9-2　部分有机氯杀虫剂经口 LD_{50} 　　　　单位：mg/kg 体重

农药	大鼠 LD_{50}	小鼠 LD_{50}	豚鼠 LD_{50}	兔 LD_{50}
DDT	150～800	150～400	400	250～400
林丹	125～200	86	100～127	60～200
工业品六六六	1250	700	—	100～300
氯丹	200～700	430	—	—
狄氏剂	34～100	—	—	—
艾氏剂	10～60	—	—	—

（一）DDT 的毒性

根据 FAO/WHO 建议的农药分级标准，DDT 为中度危害性农药。DDT 对人的急性毒性并不强，危害主要是由于其较强的蓄积性所造成的慢性毒性。DDT 的慢性毒性表现在其对肝、肾和神经系统的损伤上，不仅可引起肝脏和神经系统细胞的变性，而且常伴有不同程度的贫血、白细胞增多等病变。DDT 对生殖系统、免疫和内分泌系统也有明显的影响。DDT 可引起动物的性周期和胚胎发育障碍，可引起子代死亡和发育不良。研究表明，早产婴儿血液中 DDT 代谢产物 DDE 的浓度明显高于足月婴儿。DDT 刺激皮肤后可产生红肿、灼烧感、瘙痒，还可有皮炎发生，如溅入眼内，可导致短暂性失明。DDT 是否具有致癌性，人们仍有争议。

不同程度的 DDT 中毒，其症状会有些不同。轻度中毒可出现头痛、头晕、无力、出汗、失眠、恶心、呕吐，偶有手及手指肌肉抽动震颤等症状。重度中毒常伴发高烧、多汗、呕吐、腹泻；神经系统兴奋，上、下肢和面部肌肉呈强直性抽搐，并有癫痫样抽搐、惊厥发作；出现呼吸障碍、呼吸困难、紫绀，有时有肺水肿，甚至呼吸衰竭；损伤肝、肾脏器，使肝肿大，肝功能改变；少尿、无尿，尿中有蛋白、红细胞等。

（二）艾氏剂和狄氏剂等的毒性

氯化环戊二烯类杀虫剂具有很强的急性毒性，其中异狄氏剂按 FAO/WHO 农药分类标准列为Ⅰa 类极度危害性农药。FDA 将异狄氏剂和异艾氏剂列为重要的检控农药，并停止了其使用。

狄氏剂可迅速经皮吸收而引发急性中毒，症状类似艾氏剂和滴滴涕，大量吸入可引起呼吸道刺激症状；误服中毒可出现头昏、恶心、呕吐、全身无力、共济失调、肌肉抽动、震颤、四肢无力、食欲不振、情绪激动等症状，部分患者可有肝、肾损伤及周围神经炎。氯化环戊二烯类杀虫剂的慢性毒性包括生殖毒性和致癌性。此外，也有氯化环戊二烯类杀虫剂使动物致突变和致畸的报告。

第三节　有机磷农药

有机磷农药是人类最早合成而且仍在广泛使用的一类杀虫剂，也是目前我国使用的最主要的农药之一，被广泛应用于各类食用作物。20 世纪 30 年代，德国人 G. Schnader 首先发现了这种化合物具有杀虫活性，因此合成了一系列高毒的有机磷杀虫剂。从此以后，各种有机磷化合物不断被合成出来，并推出了不少高效的杀虫剂。

一、常见有机磷农药的种类和性质

有机磷农药根据其毒理学综合评价一般分为高毒类、中毒类、低毒类三种。高毒类主要有对硫磷(1605)、内吸磷(1059)、甲拌磷、毒死蜱、甲胺磷等；中毒类主要有甲基对硫磷、敌敌畏、异丙磷等；低毒类主要有马拉硫磷、敌百虫、乐果等。有机磷农药早期发展的大部分是高效高毒品种，如对硫磷、甲胺磷、甲拌磷等，而后逐步发展了许多高效低毒低残留品种，如乐果、敌百虫、马拉硫磷等，成为农药的一大家族。有机磷农药的结构通式如图 9-4 所示。部分有机磷农药的结构如图 9-5 所示。

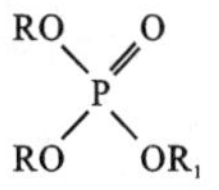

$$RO - \overset{O}{\underset{OR_1}{\underset{|}{\overset{\|}{P}}}} - OR$$

图 9-4　有机磷农药的结构通式

$$(CH_3O)_2\overset{O}{\overset{\|}{P}} - OCH = CCl_2$$
敌敌畏

$$(C_2H_5O)_2\overset{S}{\overset{\|}{P}} - O\text{—}\langle \text{环} \rangle - NO_2$$
对硫磷

$$(CH_3O)_2\overset{S}{\overset{\|}{P}}SCH_2CONHCH_3$$
乐果

$$\overset{CH_3O}{\underset{CH_3S}{\overset{\overset{S}{\|}}{\underset{NHCOCH_3}{P}}}}$$
乙酰甲胺磷

毒死蜱

$$(CH_3O)_2\overset{S}{\overset{\|}{P}} - S - \overset{CHCO_2C_2H_5}{\underset{CH_2CO_2C_2H_5}{|}}$$
马拉硫磷

$$(CH_3O)_2\overset{O}{\overset{\|}{P}} - \overset{OH}{\underset{|}{C}}H - CCl_3$$
敌百虫

$$\overset{CH_3O}{\underset{CH_3S}{\overset{\overset{O}{\|}}{\underset{NH_2}{P}}}}$$
甲胺磷

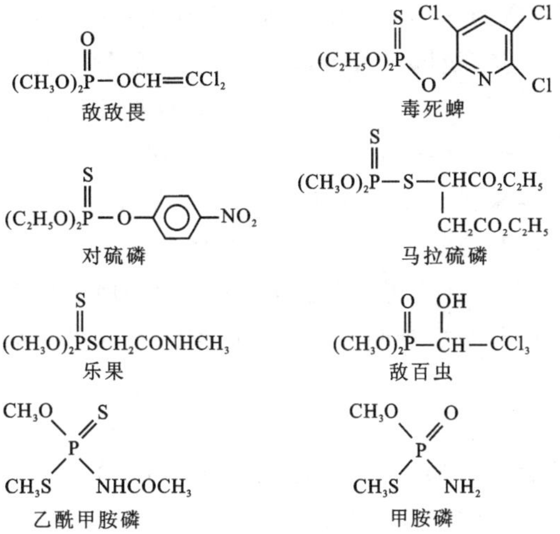

图 9-5　部分有机磷农药的结构

有机磷农药大多呈油状或结晶状，呈淡黄色至棕色，除敌百虫和敌敌畏之外，大多具有蒜臭味。一般不溶于水，易溶于有机溶剂，稳定性较差，遇碱则易分解。但敌百虫遇碱后生成毒性更大的敌敌畏，然后被碱进一步水解。

有机磷农药药效高，品种多，数量大，化学性质不稳定，在环境中可很快被降解，在动物体内的蓄积性小，具有降解快和残留低的特点，这些特点使有机磷农药经久不衰，并仍在发展，目前成为我国主要的取代有机氯农药的杀虫剂。但是由于有机磷农药的使用量越来越大，而且对农作物往往要反复多次使用，因此，有机磷农药对食品的污染比 DDT 还要严重。有机磷农药污染食品的主要表现为在植物性食品中残留，尤其是水果和蔬菜最易吸收有机磷，且残留量高。近年来，有机磷农药的慢性毒性作用也得到认识并逐渐引起人们的重视。有机磷农药虽然蓄积性差，但具有较强的急性毒性，目前我国的急性食物中毒事件多由有机磷农药引起。

二、有机磷农药的吸收、分布与代谢

有机磷农药可经消化道、呼吸道及完整的皮肤和黏膜进入人体。职业性农药中毒主要由皮肤污染引起。吸收的有机磷农药在体内分布于各器官，其中以肝脏中的含量最大，脑内含量则取决于农药穿透血-脑屏障的能力。

体内的有机磷首先经过氧化和水解两种方式进行生物转化：氧化使毒性增强，如对硫磷

在肝脏滑面内质网的混合功能氧化酶的作用下，氧化为毒性较大的对氧磷；水解可使毒性降低，如对硫磷在氧化的同时，被磷酸酯酶水解而失去作用。氧化和水解后的代谢产物中，部分再经与葡萄糖醛酸或硫酸结合而随尿排出；部分水解产物，如对硝基酚或对硝基甲酚等直接随尿排出，而不需再经结合反应。

三、有机磷农药的毒性作用及其机理

(一)毒作用机理

有机磷农药中毒的主要机理是抑制胆碱酯酶的活性。人体的胆碱能神经包括运动神经、交感神经节前纤维和部分节后纤维以及副交感神经节后纤维，这些神经受刺激后，在其末梢释放乙酰胆碱支配器官的运动。在生理情况下释放出的乙酰胆碱在胆碱酯酶的作用下迅速被水解而失去活力。当有机磷进入机体后，与胆碱酯酶结合，形成磷酰化胆碱酯酶，使胆碱酯酶失去催化水解乙酰胆碱的作用，积聚的乙酰胆碱对胆碱有两种作用：

(1)毒蕈碱样作用：乙酰胆碱在副交感神经节后纤维支配的效应器细胞膜上与毒蕈碱型受体结合，产生副交感神经末梢兴奋的效应，表现为心脏活动抑制，支气管、胃肠壁收缩，瞳孔括约肌和睫状肌收缩，呼吸道和消化道腺体分泌增多。

(2)烟碱样作用：乙酰胆碱在交感、副交感神经节的突触后膜和神经肌肉接头的终极后膜上与烟碱型受体结合，引起节后神经元和骨骼肌神经终极产生先兴奋、后抑制的效应。这种效应与烟碱相似，称烟碱样作用。

乙酰胆碱积聚对中枢神经系统的作用主要是破坏兴奋和抑制的平衡，引起中枢神经调节功能紊乱，大量积聚主要表现为中枢神经系统抑制，可引起昏迷等症状。

部分有机磷农药对鼠的经口 LD_{50} 见表 9-3。

表 9-3　部分有机磷农药对鼠的经口 LD_{50}　　　　　　单位：mg/kg 体重

农药	小鼠 LD_{50}	大鼠 LD_{50}	农药	小鼠 LD_{50}	大鼠 LD_{50}
对硫磷	5.0～10.4	—	敌敌畏	50～92	450～630
甲拌磷	2.0～3.0	1.0～4.0	杀螟松	700～900	870
二嗪磷	18～60	86～270	乐果	126～135	185～245
倍硫磷	74～180	190～375	马拉硫磷	1190～1582	1634～1751
敌百虫	400～600	450～500	久效磷	—	8～23

(二)毒性症状

一般有机磷农药急性中毒多在 12h 内发病，若是吸入、口服高浓度或剧毒的农药，可在几分钟到十几分钟内出现症状以致死亡。

有机磷农药急性中毒的症状可划分为三级：

(1)轻度中毒：短时间内接触较大量的有机磷农药后，在 24h 内出现头晕、头痛、恶心、呕吐、多汗、胸闷、视力模糊、无力等症状，瞳孔可能缩小。全血胆碱酯酶的活性一般为 50%～70%。

(2)中度中毒：除较重的上述症状外，还有肌束震颤、瞳孔缩小、轻度呼吸困难、流涎、腹痛、腹泻、步态蹒跚、意识不清楚或模糊等症状。全血胆碱酯酶的活性一般为 30%～50%。

(3)重度中毒：除上述症状外，有瞳孔极度缩小、呼吸极度困难、昏迷、呼吸麻痹等症状。

全血胆碱酯酶的活性一般在30％以下。

有些有机磷农药还可引发迟发性神经毒性效应,文献报道的有敌敌畏、甲胺磷、对硫磷、乐果、马拉硫磷等,一般于急性中毒症状恢复后15～25d出现,表现为肢体远端对称性的运动神经瘫痪,及肢体远端肌肉萎缩,肌肉张力低下,腱反射减弱或消失,也可伴有舌咽神经损害(声音嘶哑,悬雍垂右偏)。

有机磷农药慢性中毒多见于农药厂工人,其突出的表现是神经衰弱症候群与胆碱酯酶活性降低,有的有机磷农药可引起支气管哮喘、过敏性皮炎及接触性皮炎等。

第四节　氨基甲酸酯类农药

氨基甲酸酯(Carbamate)类农药可用作杀虫剂、除草剂、杀菌剂等。它是20世纪40年代,美国加州大学的科学家研究卡巴豆时发现的毒性生物碱——毒扁豆碱的合成类似物,是人类针对有机氯和有机磷农药的缺点而开发出的新一类杀虫剂。氨基甲酸酯类农药具有选择性强、高效、广谱、对人畜低毒、易分解和残毒少的特点,在农业、林业和牧业等方面得到了广泛的应用。氨基甲酸酯类农药已有1000多种,其使用量已超过有机磷农药,销售额占全部杀虫剂的1/4,仅次于除虫菊酯类农药,位居第二,成为现代杀虫剂的主要类型之一。

一、氨基甲酸酯类农药的种类与特点

氨基甲酸酯是在甲酸酯化合物中,连接在碳原子上的氢被氨基取代的化合物。图9-6列出了部分氨基甲酸酯类农药的结构。

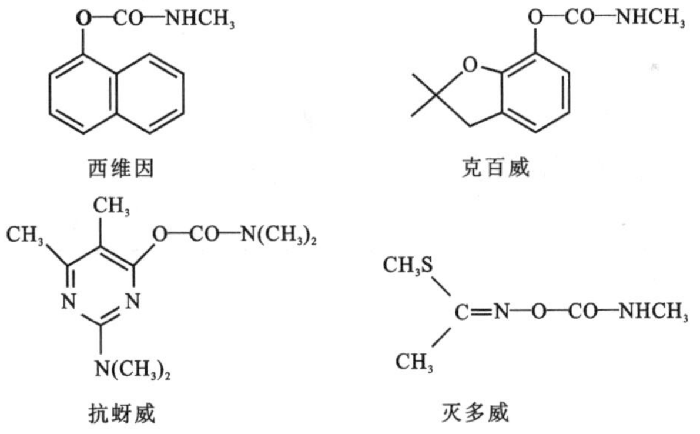

西维因

克百威

抗蚜威

灭多威

图9-6　部分氨基甲酸酯类农药的分子结构

(一)种类

氨基甲酸酯类农药可分为五大类:①萘基氨基甲酸酯类,如西维因(Carbaryl);②苯基氨基甲酸酯类,如叶蝉散(Isoprocarb);③氨基甲酰肟酯类,如涕灭威(Aldicarb);④杂环甲基氨基甲酸酯类,如呋喃丹;⑤杂环二甲基氨基甲酸酯类,如异索威。

除少数品种(如呋喃丹等)的毒性较高外,氨基甲酸酯类农药大多数属中、低毒性农药。氨基甲酸酯类农药使用量较大的有速灭威(Metolcarb)、西维因、涕灭威、克百威(Carbofuran)、叶蝉散和抗蚜威(Pirimicarb)等。

(二)特性

氨基甲酸酯类农药大多为无色或白色晶状固体,在水中的溶解度低,可溶于多数有机溶剂,在碱性条件下易水解,加热可加速其水解,暴露在空气和阳光下易分解,在土壤中的半衰期为数天至数周。

此类杀虫剂的毒作用机理与有机磷农药相似,虽不及后者的杀虫范围广,但却有其特点:

(1)大多数品种对高等动物低毒,由于分子结构接近于天然有机物,在自然界中很容易被分解;

(2)杀虫作用迅速,在低温时杀虫效果也好;

(3)许多品种的选择性强,使用时不易伤害害虫天敌。

二、氨基甲酸酯类农药的吸收、分布与代谢

氨基甲酸酯类农药可经呼吸道、消化道侵入机体,也可经皮肤黏膜缓慢吸收,主要分布在肝、肾、脂肪和肌肉组织中。它在体内代谢迅速,经水解、氧化和结合等代谢反应随尿排出,24h 一般可排出摄入量的 $70\%\sim80\%$。

三、氨基甲酸酯类农药的毒性作用及其机理

(一)毒作用机理

氨基甲酸酯类农药的毒作用机理和有机磷农药一样,它们都是哺乳动物乙酰胆碱酯酶的阻断剂,它使酶活性中心丝氨酸的羟基被氨基甲酰化,因而失去酶对乙酰胆碱的水解能力。与有机磷农药不同的是,氨基甲酸酯类农药不需经代谢活化,即可直接与胆碱酯酶形成疏松的复合体,且结合是可逆的,在机体内很快被水解,胆碱酯酶的活性较易恢复,故其毒性作用较有机磷农药轻。

(二)毒性症状

1.急性毒性

部分氨基甲酸酯类农药对鼠的经口 LD_{50} 见表 9-4。

表 9-4　部分氨基甲酸酯类农药对鼠的经口 LD_{50}　　　单位:mg/kg 体重

农药	小鼠 LD_{50}	大鼠 LD_{50}
西维因	170～200	850
速灭威	380	268
克百威	2	8～14
涕灭威	0.66	0.93
叶蝉散	300	260

氨基甲酸酯类农药的急性中毒通常在连续作业接触3h后开始出现,开始的症状为感觉不适并可能伴有呕吐、恶心、头痛和眩晕、疲乏和胸闷,之后病人开始大量出汗和流唾液、视觉模糊、肌肉自发性收缩、抽搐,心动过速或过缓,少数人可能出现阵发痉挛和进入昏迷。一般在 24h 内完全恢复(极大剂量的中毒者除外),无后遗症和遗留残疾。

因为氨基甲酸酯类农药比有机磷农药中毒发病快而且恢复也快得多,因此农民在没有采取适当防护措施就施洒这类农药时,作业片刻后就会感到不适而停止工作。因为即

刻终止了接触,接触者会开始感到好转,但通过污染的衣服或皮肤继续吸收农药的情况除外。

2. 慢性毒性

氨基甲酸酯类农药还具有致突变、致畸和致癌作用。将西维因以各种方式处理小鼠和大鼠,均可引起癌变,并对豚鼠、狗、小鼠、猪、鸡和鸭有致畸作用。西维因等氨基甲酸酯类农药进入人体后,在胃的酸性条件下可与食物中的硝酸盐和亚硝酸盐生成 N-亚硝基化合物,其在 Ames 试验中显示出较强的致突变活性。但目前还没有氨基甲酸酯类农药引起癌症的流行病学报告。

3. 影响毒性的因素

氨基甲酸酯类农药经口喂饲时对哺乳动物产生很高的毒性,而经皮肤吸收所产生的毒性较低。尽管氨基甲酸酯类农药的残留较有机氯和有机磷农药轻,但随着其使用量和应用范围的扩大、使用时间的延长,残留问题也逐渐突出,并引发了多起食物中毒事件。1985年,在美国加州由于涕灭威污染西瓜造成 281 人生病入院。涕灭威具有高度水溶性,可以在含水分多的食物中富集至危险的水平。

第五节　拟除虫菊酯类农药

早在 19 世纪,欧洲人就已认识到从菊属(除虫菊亚属的若干个种)植物的花中挤压出的物质可以杀灭昆虫害虫。1909 年,日本药学家富士提出,能杀灭昆虫害虫的菊属植物的花中的有效成分是一种酯类,所以这种物质被称为除虫菊酯;后来发现其有效成分包含六种化合物。之后,人们不断探索除虫菊酯的类似物并获得了很大的成功。1953 年,Schechter 合成了第一个商业上使用的拟除虫菊酯——丙烯菊酯。拟除虫菊酯杀虫剂对人和哺乳动物的毒性均很低,同时具有低残留和低污染的优势,所以得到了广泛的应用。目前,有近 20 种拟除虫菊酯杀虫剂投入使用,约占世界杀虫剂市场总份额的 25%。拟除虫菊酯类农药也是目前城市最常见的杀虫剂,如市面上出售的大多数蚊香、喷雾杀虫剂、灭蟑药都是拟除虫菊酯类农药。此类药物在体内易被氧化酶系统降解,无蓄积性,所以一直被认为是毒性较低、使用安全的农药。

一、拟除虫菊酯类农药的种类与特点

本类农药多不溶于水或难溶于水,可溶于多种有机溶剂,但脂溶性较小,对光热和酸稳定,遇碱(pH>8)时易分解,在自然环境中降解的速度比有机磷农药稍慢,具有广谱、高效、低毒、低残留的特点。主要的品种有氯氰菊酯(Cypermethrin)、氰戊菊酯(Fenvaletate)、溴氰菊酯(Deltamethrin)和甲氰菊酯(Cyhalotrin)等。图 9-7 显示了几种拟除虫菊酯的分子结构。

拟除虫菊酯类农药在光和土壤微生物的作用下易转化为极性化合物,不易造成污染,在农作物中的残留期为 7~30d。拟除虫菊酯类农药在喷施时与果实、谷物直接接触,是造成其污染的主要原因。

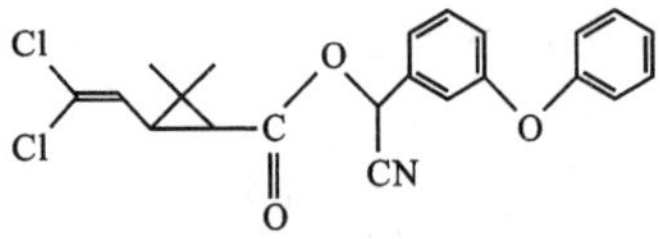

图 9-7　几种拟除虫菊酯的分子结构

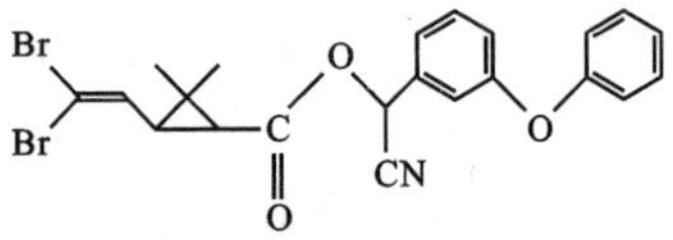

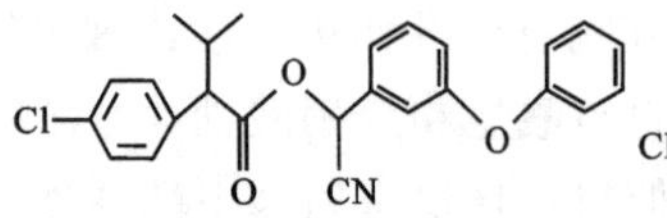

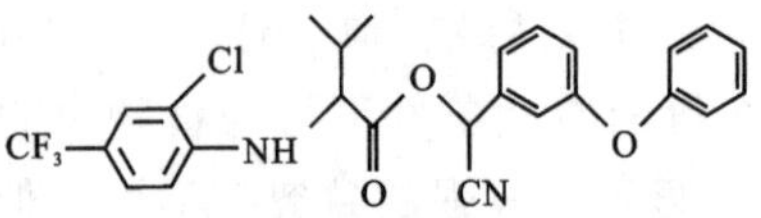

二、拟除虫菊酯类农药的毒性作用

拟除虫菊酯类农药可经消化道、呼吸道和皮肤黏膜进入人体。但因其脂溶性较小，所以不易经皮肤吸收，在胃肠道吸收也不完全。毒物进入血液后，立刻分布于全身，特别是神经系统及肝、肾等脏器中的浓度较高。进入体内的毒物，在肝微粒体混合功能氧化酶和拟除虫菊酯酶的作用下，进行氧化和水解等反应，排出体外，主要经肾排出，少数随大便排出。24h内排出 50％以上，8d 内几乎全部排出，仅有微量残存于脂肪和肝脏中。

拟除虫菊酯在生物体内基本不产生蓄积效应，对哺乳动物的毒性不强。拟除虫菊酯主要为中枢神经毒，毒性作用机理目前尚不清楚，但有资料显示拟除虫菊酯能改变神经细胞膜的钠离子通道功能，而使神经传导受阻，出现痉挛和共济失调等症状。部分拟除虫菊酯类农药对大鼠的经口 LD_{50} 如表 9-5 所示。

表 9-5　部分拟除虫菊酯类农药对大鼠的经口 LD_{50} 　　　　　单位:mg/kg 体重

农药	大鼠 LD_{50}	农药	大鼠 LD_{50}
溴氰菊酯	135	氯氰菊酯	200～800
氰戊菊酯	451	氯菊酯	1200～1500

拟除虫菊酯类农药对人类低毒，长时间皮肤吸收、口服可引起中毒。按中毒途径不同，潜伏期可从数十分钟至数十小时不等。中毒的主要表现为：①局部刺激表现：接触部位潮红、肿胀、疼痛、皮疹。②消化道表现：流涎、恶心、呕吐、腹痛、腹泻、便血。③神经系统：头痛、头昏、乏力、麻木、烦躁、肌颤、抽搐、瞳孔缩小、昏迷。④呼吸系统：呼吸困难、肺水肿等。⑤心血管系统：心率增快、心律失常、血压升高等。

本章小结

农药按用途分类，可分为杀虫剂、杀菌剂、杀螨剂、除草剂、植物生长调节剂等。农药可经呼吸道、皮肤、消化道等三种途径进入人体。农药对人体有急性中毒、慢性中毒、"三致"等危害，我国对食品中农药的最大残留限量做出了规定。通过一定的措施可减少食品中的农药残留量。

有机氯农药由于不易降解、蓄积性高、对人体危害严重等特点已被禁用，但目前仍对食物造成污染，是食品中最重要的农药残留物质。最常见的有机氯农药是 DDT、艾氏剂和狄氏剂,它们属于神经毒和细胞毒。

有机磷农药是目前广泛使用的一类杀虫剂,具有降解快、蓄积性小和残留量低的特点。它的主要毒性机制是抑制胆碱酯酶的活性,引发毒蕈碱样和烟碱样症状,还可引起慢性中毒。

氨基甲酸酯类农药是现代杀虫剂的主要类型之一,具有高效、广谱、低毒、易分解和残毒少的特点。它的毒性机理也是抑制胆碱酯酶的活性,但其毒性作用较有机磷农药轻。

拟除虫菊酯类农药是大多数蚊香、喷雾杀虫剂、灭蟑药的主要成分,它毒性较低、无蓄积性,主要为中枢神经毒。

案例分析

1.现在 DDT 的使用较为普遍,以致在多数人心目中这种合成物倒像是一种无害的家常用物。也许 DDT 的无害性的神话是以这样的事实为依据的:它起先的用法之一,是在战时喷撒粉剂于成千上万的士兵、难民、俘房身上,以灭虱子。人们普遍这样认为:既然这么多人与 DDT 极亲密地打过交道,而并未遭受直接的危害,这种药物必定是无害的了。

DDT 及其同类的药剂的最险恶的特性之一是它们通过食物这一链条上的所有环节由一机体传至另一机体。例如,在苜蓿地里撒了 DDT 粉剂,而后用这样的苜蓿作为鸡饲料,鸡所生的蛋就含有 DDT 了。或者以干草为例,它含有百万分之七至八的 DDT 残余,可能用来喂养奶牛,牛奶里的 DDT 含量就会达到大约百万分之三,而在以此牛奶制成的奶油里,DDT 的含量就会大大增加。DDT 通过这样一个转移进程,本来含量极少,后来经过浓缩,含量逐渐增高。FDA 不允许州际商业装运的牛奶含有杀虫剂残毒,但当今的农民发觉很难给奶牛弄到未受污染的草料。

（摘自:《寂静的春天》,R.卡逊 著）

请分析:

(1)原本用于杀虫的药物 DDT 为何能对人类产生毒害作用?

(2)DDT 为何能在生物体内蓄积并使毒性增强?

2.从 4 月 1 日开始,青岛一些医院陆续接到 9 名食用韭菜后中毒的患者,他们都是食用韭菜之后出现了头疼、恶心、腹泻等症状,经医院检查属于有机磷中毒,也就是说韭菜上的残余农药严重超标导致中毒。目前这些患者经过救治身体已经恢复了健康。

针对此事,今日(9 日)下午青岛市工商行政管理局召开发布会介绍相关情况。据工商局市场处的负责人介绍,当前受季节变换以及气温升高的影响,蔬菜的病虫害到了高发期,菜农加大了用药量和用药频率,蔬菜农药残留量超标情况开始增多。

这次事件除对消费者造成了伤害以外,对种植韭菜的菜农也带来了巨大的影响。在青岛地区,韭菜的主要产地莱西市孙受镇,受毒韭菜的影响,还有 1000 多亩韭菜没有卖出去,头茬韭菜 1 元/千克都无人问津。看来要消除毒韭菜事件的影响还需要一段时间。

（摘自:新浪网,2010-04-09）

请分析:

(1)有机磷农药通过哪些途径污染蔬菜?

(2)有机磷农药的中毒机制是什么?

（3）为何气温升高的时候农药中毒事件频发？如何预防农药中毒？

3. 想不到一瓶杀虫剂竟差点使两个中年男子丧命。綦江来渝打工的两男子因使用杀虫剂不当造成农药中毒,19日被送往新桥医院救治。

中毒者张先生介绍,他和工友在高新区兰花小区一楼租房子住。由于一楼潮湿,夏天到了,蚊虫特别多,于是他就买了一瓶杀虫剂来灭蚊。17日晚上11点多,他关闭了所有的门窗,将杀虫剂喷洒在屋子里的每个角落,喷洒后,便倒头就睡,醒过来才发现自己进了医院。

（摘自:《重庆晚报》,2006-06-21）

请分析:

（1）本案例可能属于哪类农药中毒？

（2）在夏天使用气雾杀虫剂、灭蚊片、蚊香和灭蟑片等产品的时候,需要注意什么问题？

复习思考题

一、名词解释

生物富集

二、判断题

1. 农药可经过呼吸道、消化道、皮肤三种途径进入人体。 （   ）

2. 在我国现仍在广泛使用的农药是有机氯农药。 （   ）

3. 有机氯农药因为都是低毒的,现今仍在全世界范围内广泛使用。 （   ）

4. 氨基甲酸酯类农药的毒作用机理与有机磷农药相似,都是抑制乙酰胆碱酯酶的活性。

（   ）

三、选择题

1. 重度有机磷中毒时,全血胆碱酯酶的活力应为（   ）。

A. 70%以下   B. 60%以下   C. 50%以下   D. 30%以下

2. 急性有机磷农药中毒最主要的死因是（   ）。

A. 中毒性休克   B. 急性肾功能衰竭

C. 呼吸衰竭   D. 中毒性心肌炎

3. 与有机磷中毒无关的症状是（   ）。

A. 肌肉颤动   B. 多汗

C. 瞳孔缩小   D. 呕吐物有酸酵味

4. 我国禁止使用有机氯农药的原因（   ）。（多选）

A. 半衰期长   B. 蓄积性强   C. 稳定性强   D. 脂溶性强

E. 致癌作用

四、简述题

1. 农药污染食品的途径有哪些？

2. 食品中的农药残留对人体有哪些危害?

3. 简述常见的农药残留。如何采取措施控制食品中的农药残留量?

4. 在日常生活中,我们在食用蔬菜水果时应如何减少农药的残留量?

5. 通过对农药毒性的认识,从安全性考虑,你认为农药的发展方向是什么?

6. 有机磷农药中毒的机制是什么? 有何症状?

第十章 食品加工、贮藏中产生的毒性物质

第一节 硝酸盐和亚硝酸盐

食品中的硝酸盐对人的急性毒性主要是通过转化为亚硝酸盐引起的，硝酸盐和亚硝酸盐又可转化成亚硝基化合物，对人体造成慢性毒害。

一、硝酸盐和亚硝酸盐的来源

硝酸盐与亚硝酸盐在食品中的来源很广。其中，直接来源是食品添加剂，主要来源是肥料的大量使用，另外，饮用水中也有硝酸盐和亚硝酸盐存在。

(一)食品添加剂

硝酸盐和亚硝酸盐被广泛地添加于肉类食品当中，它们能够防腐，稳定色泽，改善风味，至今未发现一种添加剂能同时具有这些功能。用硝酸盐和亚硝酸盐腌制肉类食品(如腊肠、肉肠、灌肠、火腿等)是一种古老的方法，已经有几个世纪的历史。事实上，在冰箱发明之前，添加硝酸盐和亚硝酸盐是唯一的保存肉制食品的方法。它们的防腐作用来自亚硝酸根离子(NO_2^-)。在肉制品中硝酸盐由于细菌的作用还原为亚硝酸盐，后者能抑制一些细菌特别是肉毒杆菌的生长。亚硝酸盐还是一种发色剂，在酸性条件下产生亚硝酸，亚硝酸不稳定，会分解产生 NO，NO 与肌红蛋白结合，形成对热稳定的亚硝基肌红蛋白(呈玫瑰红色)。亚硝

酸盐还赋予香肠、火腿和其他肉制品一种诱人的腌肉风味。添加剂的使用使得腌制食品中亚硝酸盐的含量明显增加,如表 10-1 所示。

表 10-1　腌制品及其鲜品中亚硝酸盐的含量的比较　　　　单位:mg/kg

品种	腊猪肉	香肠	牛肉干	熏草鱼	鲜猪肉	鲜牛肉	鲜草鱼
亚硝酸钠	15.62	16.86	66.49	13.41	3.40	4.81	2.06
平均值	24.45				3.42		

(二)蔬菜植物

环境中的硝酸盐和亚硝酸盐可在植物体中富集。岩石是土壤中氮的主要来源,而含氮肥料、农药、工业和生活污水的排放,均可造成土壤中硝酸盐含量的增加。农作物在生长过程中吸收的硝酸盐,在体内植物酶的作用下还原为可利用氮,并与经过光合作用合成的有机酸生成氨基酸和核酸,从而构成植物体。微量元素锰、钼参与硝酸盐的还原,二者的缺乏均可削弱植株的氮素同化能力,导致植物体内硝酸盐的积累。蔬菜尤其是叶类和根类蔬菜,极易富集硝酸盐。人体摄入硝酸盐的 72%～94% 来自蔬菜。一般来说蔬菜的硝酸盐含量顺序为:根菜类＞薯芋类＞绿叶蔬菜类＞白菜类＞葱蒜类＞豆类＞瓜类＞茄果类。中国农业科学院蔬菜花卉研究所对 34 类蔬菜 300 个样品进行检测,结果见表 10-2。

表 10-2　不同种类蔬菜可食部分硝酸盐含量　　　　单位:mg/kg

种类	含量范围	平均值
根菜类	833～2177	1643
薯芋类	346～2695	1503
绿叶蔬菜类	896～2358	1426
白菜类	497～1825	1296
葱蒜类	279～1198	1597
豆类	373～412	1373
瓜类	12～541	1311
茄果类	15～308	1155

此外,蔬菜中的硝酸盐、亚硝酸盐含量还与其保存和处理过程有关。新鲜蔬菜在腌渍加工过程中,硝酸还原菌把硝酸盐还原成亚硝酸盐,亚硝酸盐的含量增加。一般来说,咸菜在腌制完毕的 2～4d,亚硝酸盐含量开始升高,在第 4～8d 升至最高,随后会逐渐下降,20d 后基本分解。因此,腌制菜要在 20d 后才可食用。腌制蔬菜中亚硝酸盐的含量还与食盐的浓度、温度等有关,凡能迅速形成较高酸度的措施,如低盐、高温、厌氧、加酸、加糖等都能降低亚硝酸盐的含量。隔夜的熟菜或者贮藏过久的蔬菜,其中的硝酸盐也会被细菌逐渐还原成亚硝酸盐,亚硝酸盐的含量会增高。

(三)饮用水

随着土壤中硝酸盐含量的增加,经淋溶等作用渗透到地下水中的硝酸盐的含量也明显增加。有些地区的饮用水中含有较多的硝酸盐或亚硝酸盐,当人们长期食用这类水源时,容易发生慢性中毒。此外,沸腾过久的水、久煮的火锅水中亚硝酸盐的含量也随加热时间的增加而增多。

二、硝酸盐和亚硝酸盐的代谢

人体内的硝酸盐在微生物的作用下可还原成亚硝酸盐，特别是在口腔中和肠道中。因此，在适宜的条件下，亚硝酸盐可与体内肉食中的氨基酸发生反应，也可在人体胃肠道内与蛋白质的消化产物二级胺（叔胺）和四级胺（季胺）发生反应，生成 N-亚硝基化合物，具体反应见本章第二节。图 10-1 显示硝酸盐、亚硝酸盐和 N-亚硝基化合物之间的转化。

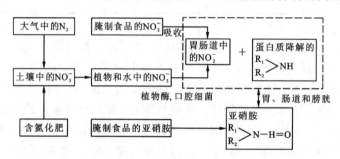

图 10-1　硝酸盐、亚硝酸盐和 N-亚硝基化合物之间的转化

三、硝酸盐和亚硝酸盐的毒性作用及其机制

（一）急性毒性

由于植物、霉菌、人的口腔和肠道细菌有将硝酸盐转化为亚硝酸盐的能力，因此硝酸盐往往表现为亚硝酸盐的毒性。硝酸盐的大鼠经口 LD_{50} 为 3236mg/kg 体重。亚硝酸盐的急性毒性较强，是食品添加剂中急性毒性最强的一种，小鼠经口 LD_{50} 为 200mg/kg 体重，人的中毒剂量为 0.3～0.5g，致死量为 1.0～3.0g。

亚硝酸盐发生急性中毒的机制是：

（1）由于亚硝酸盐是强氧化剂，进入人体后，可使血红蛋白中的 Fe^{2+} 失去电子被氧化成为 Fe^{3+}，使正常血红蛋白氧化成高铁血红蛋白，失去运氧的功能，致使全身组织缺氧而出现中毒症状。因为中枢神经系统对缺氧最为敏感，因此首先受到损害。正常人体内，高铁血红蛋白仅占血红蛋白总量的 0.5%～2%；高铁血红蛋白占血红蛋白总量的 30% 以下时，通常不出现症状；高铁血红蛋白的含量达 30%～40% 时，出现轻微的症状；超过 60% 时即有明显缺氧的症状；超过 70% 时可致人死亡。

（2）大剂量的亚硝酸盐可以直接作用于血管（特别是小血管）平滑肌，有松弛血管平滑肌的作用，造成血管扩张、血压下降，导致外周血液循环障碍。这种作用又加重高铁血红蛋白血症所造成的组织缺氧。

硝酸盐和亚硝酸盐急性中毒时的临床表现主要为头痛、头晕、无力、胸闷、气短、心悸、恶心、呕吐、腹痛、腹泻，以及口唇、指甲、全身皮肤、黏膜出现紫绀，严重者出现烦躁不安、反应迟钝、意识丧失、呼吸衰竭等症状，甚至导致死亡。

（二）慢性毒性

由于硝酸盐和亚硝酸盐在体内的转化产物亚硝胺是强致癌物，故长期大量食用含亚硝酸盐和硝酸盐的食物有致癌的隐患。

此外，亚硝酸盐能够透过胎盘进入胎儿体内，对胎儿有致畸作用，而 6 个月以内的胎儿对亚硝酸盐特别敏感。研究表明，母体经食物摄入亚硝酸盐的量较高，会导致 5 岁以下儿童发生脑癌的相对危险度增高。

四、硝酸盐和亚硝酸盐的限量标准

我国《食品添加剂使用卫生标准》中规定肉制品中亚硝酸盐的使用量不得超过 0.15g/kg。肉制品中亚硝酸盐的最终残留量不得超过 50mg/kg,肉罐头中的残留量不得超过 30mg/kg,而婴儿配方乳粉中的残留量不得超过 2mg/kg。

我国《蔬菜中硝酸盐限量》(GB 19338—2003)规定:茄果类、瓜类、豆类食品中硝酸盐的限量为 440mg/kg 鲜重(以 NO_3^- 计),茎菜类、根菜类、叶菜类分别为 1200mg/kg 鲜重、2500mg/kg 鲜重、2500mg/kg 鲜重。

硝酸盐和亚硝酸盐的 ADI 分别为 0～5mg/(kg 体重·d)、0～0.2mg/(kg 体重·d)。

五、硝酸盐和亚硝酸盐中毒的防治措施

(一)中毒原因

引起亚硝酸盐急性中毒的主要原因是误食。亚硝酸盐的外观及滋味都与食盐相似,被称为工业用盐,有些人误将亚硝酸盐当食盐食用,或者有不法分子将亚硝酸盐混入食盐中,或者有人故意投毒,均可引起急性中毒。此外,一次大量进食存放过久的蔬菜或腌制不透的泡菜,也容易发生急性中毒。

引起硝酸盐和亚硝酸盐慢性中毒的原因,多为长期饮用硝酸盐或亚硝酸盐含量高的苦井水、蒸锅水,或者长期食用硝酸盐或亚硝酸盐含量较高的腌制肉制品、泡菜及变质的蔬菜等。

(二)防范措施

(1)提高人们对有毒物质的防范意识,严禁将亚硝酸盐与食盐混放在一起,包装或存放亚硝酸盐的容器应有醒目标志。

(2)对食品添加剂加强监督管理,禁止在食品加工过程中超量使用亚硝酸盐。

(3)不要在室温下长期贮存蔬菜,禁食腐烂变质蔬菜,食剩的熟菜不可在高温下长时间存放后再食用。

(4)新腌制的菜宜在腌制至少 20d 后,待腌透再食,且一次不可过量进食。

(5)不能直接喝苦井水,不饮蒸锅水、火锅水等。

第二节　N-亚硝基化合物

凡是具有亚硝基($N—N{=}O$)结构的化合物统称为 N-亚硝基化合物。这是一类致癌性很强的化学物质,在已研究的 300 多种 N-亚硝基化合物中,约有 90％以上对动物有致癌性,可诱发动物的食道癌、胃癌、肝癌、结肠癌、膀胱癌、肺癌等各种癌症。

一、N-亚硝基化合物的结构和性质

N-亚硝基化合物是一大类化合物,根据其化学结构的不同,分为 N-亚硝胺和 N-亚硝酰胺两大类,其结构通式分别见图 10-2 和图 10-3。其中,N-亚硝胺是被研究得最多的 N-

亚硝基化合物,它化学性质稳定,通常情况下不易水解,在中性和碱性环境中较稳定,在哺乳动物体内可转化为具有致癌作用的活性代谢物。N-亚硝酰胺的化学性质活泼,在酸性和碱性环境中均不稳定,弱碱性条件下经水解可生成具有致癌作用的烷化重氮烷,属终致癌物。

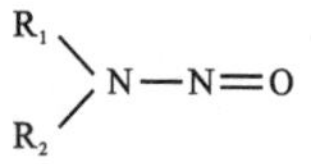

图 10-2　N-亚硝胺结构式 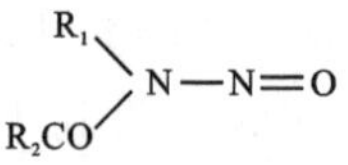　　　　图 10-3　N-亚硝酰胺结构式

二、N-亚硝基化合物的来源与形成途径

(一)N-亚硝基化合物的合成反应

1.食品中的前体物质

N-亚硝基化合物由两类前体物在人(动物)体内或体外化合而成:一类为 N-亚硝化剂,另一类为可亚硝化的含氮化合物。其反应如图 10-4 所示。

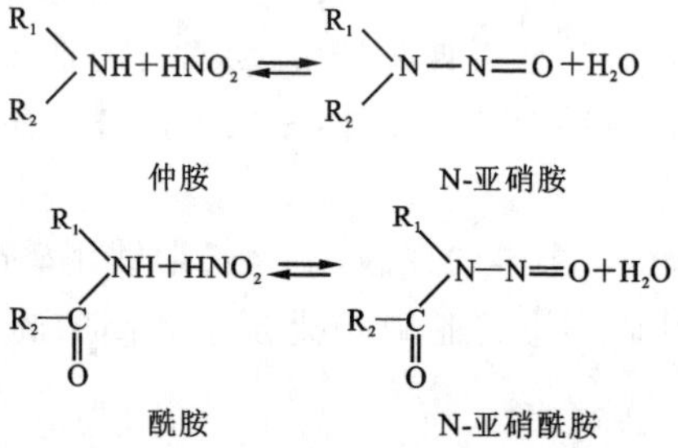

图 10-4　N-亚硝基化合物的合成反应

(1)N-亚硝化剂:包括硝酸盐和亚硝酸盐以及其他氮氧化物,还包括上述物质与卤素离子或硫氰酸盐产生的复合物。如前所述,硝酸盐和亚硝酸盐广泛存在于植物体中,硝酸盐是在细菌还原酶的作用下转化为亚硝酸盐后参与反应的。

(2)可亚硝化的含氮化合物:不只是仲胺能合成 N-亚硝胺,实际上凡是含有—N—结构的化合物都可参与上述反应,包括伯胺、仲胺、芳胺、氨基酸、多肽、脲、酰胺、胩、肼等,其中最主要的是胺类。胺类是蛋白质分解成氨基酸并脱羧而成,常见于蛋白质较丰富而质量较差的鱼、肉制品中,特别是腐败食品中,且其含量随其新鲜度、加工过程以及贮藏时间和方式的变化而不同。胺类还存在于药物、农药和一些化工产品中。有的药物及农药含有胺或酰胺,或其本身是胺或酰胺。

2.影响 N-亚硝基化合物合成的因素

(1)胺的种类:仲胺的反应速度最快,伯胺、叔胺的反应很困难。

(2)pH 值:一般酸性条件下最容易反应,如仲胺的亚硝化反应的最适 pH 值为 2.5～3.4。

(3)微生物:大肠杆菌、变形杆菌、黄曲霉、串珠镰刀菌等能促进亚硝化反应。

(4)催化剂:SCN⁻、Br⁻、Cl⁻ 等离子能加快亚硝化反应的速度。

(二)体外 N-亚硝基化合物的来源

1.鱼、肉制品

鱼和肉类食品的腌制、烘烤、油煎、油炸等烹调过程会产生较多的胺类化合物。腐烂变质的鱼、肉类,也可产生大量的胺类,包括二甲胺、三甲胺、脯氨酸、腐胺、精脒等。这些化合物与添加的亚硝酸盐等作用而生成亚硝胺。鱼、肉制品中的亚硝胺主要是吡咯亚硝胺和二甲基亚硝胺。腌制食品如果再用烟熏,则 N-亚硝基化合物的含量会更高。表 10-3 列出一些鱼、肉制品中亚硝胺的含量。

表 10-3 一些鱼、肉制品中的亚硝胺的含量 单位:μg/kg

食物品种	加工方法	含 量
猪肉	新鲜	0.5
熏肉	烟熏	0.8~2.4
腌肉(火腿)	烟熏,亚硝酸盐处理	1.2~24
腌腊肉	烟熏,亚硝酸盐处理,放置	0.8~40
鲤鱼	新鲜	4
熏鱼	烟熏	4~9
咸鱼	亚硝酸盐处理	12~24
腊鱼	烟熏,亚硝酸盐处理	20~26
腊肠	亚硝酸盐处理	5
熏腊肠	烟熏,亚硝酸盐处理	11~84

2.蔬菜水果

植物类食品中含有的硝酸盐、亚硝酸盐和胺类在长期贮藏、加工(如腌制)的过程中,硝酸盐转化为亚硝酸盐,并与食品蛋白的分解产物胺类发生反应,生成微量亚硝胺,含量在 $0.5~2.5μg/kg$ 范围内。

3.乳制品

一些乳制品,如干奶酪、奶粉、奶酒等中含有微量的挥发性亚硝胺,可能是在奶粉干燥中产生的,含量在 $0.5~5.2μg/kg$ 范围内。

4.啤酒

在世界各国的啤酒中几乎都已检测出微量的二甲基亚硝胺。在啤酒的生产过程中,大麦芽在窑内加热干燥时,大麦中的胺类(大麦芽碱)和仲胺等与空气中的氮氧化物生成二甲基亚硝胺。

5.霉变食品

某些霉菌可引起霉变粮食及其制品中的亚硝酸盐及胺类的含量增高,如黑曲霉、串珠镰刀菌、扩展青霉等能使仲胺的含量增高 25~100 倍,为亚硝基化合物的合成创造条件。

(三)体内 N-亚硝基化合物的合成

N-亚硝基化合物可在人(动物)体内合成。当前体物硝酸盐、亚硝酸盐及胺类等随食物、水及空气进入人体后,可在体内合成 N-亚硝基化合物,合成的主要场所是胃,也可在细菌的作用下在口腔、肠道及感染的膀胱内进行。胃液的 pH 值与 N-亚硝基化合物、NO_2^- 的浓度呈正相关性。正常人的胃液的 pH 值为 1~3,能抑制硝酸盐还原菌的生成,摄入的硝酸盐几乎不能转化为亚硝酸盐。当胃酸缺乏时,胃液 pH 值升高,亚硝酸盐趋于稳定,硝酸盐还原菌的数量增加、活性增强,将 NO_3^- 大量还原成 NO_2^-,故患有慢性萎缩性胃炎等低胃酸疾病的病人体内存在较多的 NO_2^-，导致 N-亚硝基化合物的大量生成。这可能是萎缩性胃炎引起胃癌的原因。此外，随着年龄的增大，胃液的 pH 值逐渐升高，超过 50 岁的人群中，约有 20％的人缺乏胃酸，因此老年人体内更加容易合成 N-亚硝基化合物。口腔内产生 N-亚硝基化合物的原因是唾液中含有亚硝酸盐，若不注意口腔卫生，残余食品在微生物的作用下分解产生胺类，与亚硝酸盐生成亚硝胺。

三、N-亚硝基化合物的毒性作用

（一）亚急性和慢性毒性

亚硝胺与亚硝酰胺的毒性不同，这与二者的稳定性不同有关。亚硝胺主要造成肝脏损伤，有时造成胸腹腔出血性渗出或肺等器官出血，也可造成肾小管及睾丸坏死；亚硝酰胺所致肝中毒病变则较轻，可引起摄入部位的局部损伤。

（二）致癌性

N-亚硝基化合物为强致癌物，其致癌性有以下特点：

（1）目前尚未发现哪一种动物对 N-亚硝基化合物的致癌作用有抵抗力；

（2）几乎对所有重要器官，如肝、肾、膀胱、食道、胃等均有致癌作用；

（3）多种给药途径均可诱发肿瘤，不论经呼吸道吸入、消化道摄入、皮下肌内注射，还是皮肤接触都可诱发肿瘤；

（4）一次大剂量给药或长期少量接触均有致癌作用，且都有剂量-反应关系；

（5）可通过胎盘、乳汁对子代产生致癌作用。

可以说，在动物试验方面，N-亚硝基化合物的致癌作用证据充分。各种亚硝胺的致癌性如表 10-4 所示。

表 10-4　各种亚硝胺对动物的致癌性

化 合 物	LD_{50}（mg/kg 体重）	肿瘤种类	致癌性
二甲基亚硝胺	27～41	肝癌、鼻窦癌	＋＋＋
二乙基亚硝胺	200	肝癌、鼻腔癌	＋＋＋
二正丙基亚硝胺	400	肝癌、膀胱癌	＋＋＋
乙基丁基亚硝胺	380	食管癌、膀胱癌	＋＋
甲基苄基亚硝胺	200	食管癌、肾癌	＋＋
甲基亚硝基脲	180	前胃癌、脑癌、胸腺癌	＋＋＋
二甲基亚硝基脲	240	脑癌、神经癌、脊髓癌	＋＋＋
亚硝基吗啉	—	肝癌	＋＋＋
亚硝基吡咯烷	—	肝癌	＋

注：LD_{50} 为大鼠经口。＋＋＋为强；＋＋为中；＋为弱。

在人类流行病学方面，N-亚硝基化合物的致癌作用也有较多的证据。在对我国的河南省林州市等食管癌高发区、江苏省启东市等肝癌高发区、广东省西北部鼻咽癌高发区、四川省少数民族聚集地等胃癌高发区居民进行膳食调查时发现，上述地区居民的膳食中均有相当高的亚硝胺检出率，且这一地区居民尿中的亚硝胺含量较高。智利的胃癌死亡率居世界首位，可能与其盛产硝石,大量使用硝酸盐肥料有关。日本人的胃癌发病率较高,可能与他们多食咸鱼和腌菜有关,前者的胺类尤其是仲胺和叔胺的含量较高,后者的亚硝酸盐和硝酸盐的含量较高。

N-亚硝基化合物的致癌机理主要是进入体内后转变为化学性质活泼的亲电基团。亚硝胺和亚硝酰胺的致癌机理并不完全相同。亚硝胺的化学性质比较稳定,对器官和组织的细胞并没有直接的致突变作用。它经过代谢转化,使一侧烷基的 α-碳羟化,生成甲醛和甲基亚硝胺,后者再转化为重氮羟化物,最后分解成烷基正离子,后者使核酸烷基化,主要是使 RNA 或 DNA 的鸟嘌呤烷基化为 7-烷基鸟嘌呤。核酸的烷基化改变了细胞遗传信息的传递,使体细胞基因突变或细胞分化失常,从而可导致肿瘤的发生。而亚硝酰胺不需活化可直接致癌,这是因为它在生理 pH 值条件下的性质不稳定,分解后产生与亚硝胺经活化后产生的相同的中间体而具致癌作用。

不同结构的亚硝胺有特异的器官亲和性。对称亚硝胺主要诱发肝癌;不对称亚硝胺,若有一个烷基是甲基,主要诱发胃癌或食道癌;环状或杂环亚硝胺易诱发食道癌、鼻腔癌和肝癌;具官能团的亚硝胺可诱发膀胱癌。亚硝酰胺在神经系统、上肠胃道和肾等部位易诱发肿瘤。

(三)致畸性、致突变

亚硝酰胺对动物有一定的致畸作用,可使仔鼠产生脑、眼、肋骨和脊柱的畸形,并存在剂量-效应关系,但亚硝胺的致畸作用很弱。亚硝酰胺也是一类直接致突变物,能引起细菌、真菌、果蝇和哺乳动物的细胞发生突变。

四、N-亚硝基化合物的防治措施

1.控制食品加工中 N-亚硝基化合物的生成

硝酸盐和亚硝酸盐的使用不能超标,可使用其他食品添加剂代替硝酸盐和亚硝酸盐,如腌制鱼时加入苯甲酸。肉制品生产中同时加入维生素 C 或维生素 E,不仅可破坏亚硝酸盐而阻断 N-亚硝基化合物的生成,而且可增加亚硝酸盐的发色作用。我国生产的午餐肉罐头,一般添加 200mg/kg 维生素 C。另外冷藏既可保持食品的新鲜度,又可减少胺类产生。

2.防止食物霉变及其他微生物污染

霉变或其他微生物污染可使食物中的硝酸盐还原成亚硝酸盐,同时可使食品蛋白质分解,产生胺类物质,因而可加速 N-亚硝基化合物的生成。因此,减少微生物污染,防止鱼、肉、蔬菜等食物变质,保证食品新鲜,可有效降低 N-亚硝基化合物的生成量。

3.农业生产中推广施用钼肥

钼肥促进硝酸盐的有机利用,因而使用钼肥可降低环境及农产品中硝酸盐和亚硝酸盐的含量,从而减少食品中 N-亚硝基化合物的生成量。如白萝卜和大白菜施用钼肥后,亚硝酸盐的含量平均下降 26.3%。

4.多食保护性食物

已经证明维生素 C、维生素 E 及某些酚类等具抗氧化作用的化合物对 N-亚硝基化合物在食品中和动物体内的生成均有阻断作用。新鲜的蔬菜水果,不仅亚硝酸盐含量低,且富含维生素 C、维生素 E,可明显地减少体内的亚硝化反应。含咖啡酸、绿原酸的咖啡以及茶叶、猕猴桃等都具有明显减少体内亚硝化反应的作用。大蒜中巯基化合物的含量较高,食用生大蒜能降低人体胃液中亚硝酸盐的含量,还能抑制硝酸盐还原菌的作用。山东苍山县居民素有种蒜、食蒜的习惯，该地区居民的胃癌死亡率在全省最低。另外，萝卜、豆芽、南瓜、莴苣、芹菜、卷心菜中均含有分解亚硝酸的酶。

5. 减少硝酸盐、亚硝酸盐含量高的食物的摄入

N-亚硝基化合物在体内生成的量与硝酸盐、亚硝酸盐的摄入量密切相关，这已被国内外一些流行病学调查所证实。因此，尽量少吃腌菜、腌熏食品及含有硝酸盐、亚硝酸盐的肉制品，饮用硝酸盐浓度低的水，是减少其摄入量、预防肿瘤发生的重要措施。

6. 消除食品中已形成的亚硝胺

亚硝胺在紫外线或阳光的直接照射下较易分解，这是因为 N-亚硝基化合物中=N—NO键的键能小，容易吸收光能发生分解，产生相应的胺和NO；一般冬季暴晒 3h，夏季暴晒 2h 即可。

7. 抑制体内 N-亚硝基化合物的生成

注意口腔卫生，饭后要刷牙。此外，防止泌尿系统感染，也可减少这些部位 N-亚硝基化合物的内源性合成。

第三节　反式脂肪酸

一、反式脂肪酸的定义

组成脂肪的脂肪酸分饱和脂肪酸与不饱和脂肪酸。其中，不饱和脂肪酸可分为含 1 个双键的单不饱和脂肪酸和含多个双键的多不饱和脂肪酸。反式脂肪酸（Trans Fatty Acids，TFA）属不饱和脂肪酸，可能含有 1 个或多个双键，其中至少有 1 个双键上的 2 个碳原子结合的 2 个氢原子分别在碳链的两侧；其空间构象呈线性，与饱和脂肪酸相似。与之相对应的是顺式脂肪酸（Cis Fatty Acids，CFA），其每个双键上 2 个碳原子结合的 2 个氢原子在碳链的同侧，其空间构象呈弯曲状。不管是反式脂肪酸还是顺式脂肪酸，它们的双键与相邻单键的夹角均为平面 120°。图 10-5 是单不饱和脂肪酸中的反式脂肪酸与顺式脂肪酸的结构示意图。

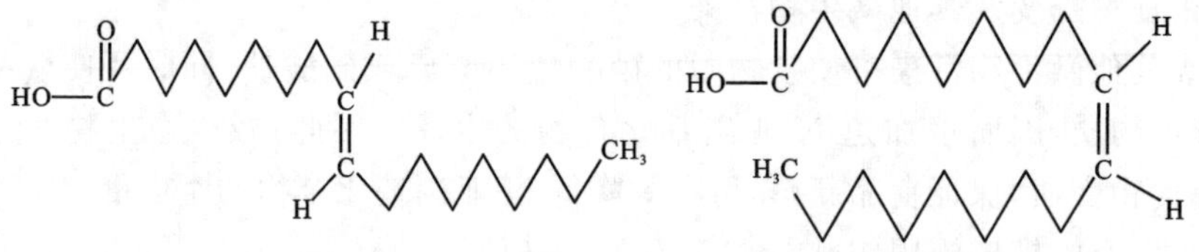

图 10-5　反/顺式脂肪酸的结构

（a）反式脂肪酸；（b）顺式脂肪酸

美国食品药品监督管理局（FDA）给反式脂肪酸下的定义是：化学结构包含 1 个或多个非共轭的双键的构型为反式脂肪酸。定义中特别指明反式脂肪酸不包括含有共轭双键的脂肪酸。FDA 的大部分专家支持这个定义，因为共轭脂肪酸的代谢途径与其他含有双键的脂肪酸的代谢途径不同。

脂肪酸的结构有多种表示方法，常见的是"碳原子数：不饱和双键数（双键位置及异构，cis-顺，trans-反）"，碳原子编号从官能团（—COOH）一端数起（称为"△编号系统"）；当涉及顺反异构时，则必须写出每个顺式或反式双键的位置。图 10-6 所示的亚油酸可表示为

"C18：2(c9,c12)",即从官能团(—COOH)一端数起,第9位、12位各含一个双键,且都为顺式结构的含18个碳原子的二烯酸。而反式构型的亚油酸,可能是C18：2(t9,t12)、C18：2(t9,c12)或C18：2(c9,t12)。此外,脂肪酸的顺反异构体还可有多种表示方式,如C18：2(c9,c12)也可表示为c9,c12-十八碳二烯酸或9c,12c-C18：2。

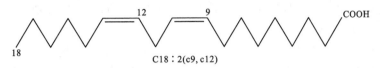

图 10-6　亚油酸的结构

自然界存在的天然脂肪酸通常都是顺式结构,如图10-6所示的亚油酸。天然存在的反式脂肪酸为数不多,如植物原料中的vaccenic酸(11t-十八碳烯酸)和共轭多不饱和脂肪酸;反刍动物体内因生物氢化存在于奶、黄油及牛脂中的rumenic酸(9c,11t-C18：2)等。但根据美国FDA对反式脂肪酸的定义,这些天然存在的反式脂肪酸中,只有vaccenic酸属于其所指的反式脂肪酸,其余则不是。

二、反式脂肪酸的来源

对常见食物脂肪酸组成进行分析后发现,大多数含有油脂的食物都含有一定量的反式脂肪酸。表10-5列出了常见食品中反式脂肪酸的含量。

表 10-5　常见食品中反式脂肪酸的含量　　　　　　　　　　　单位:mg/g

食物名称	反式脂肪酸含量	食物名称	反式脂肪酸含量	食物名称	反式脂肪酸含量
牛　肉	28～95	蛋　糕	53	冰淇淋	26～60
羊　肉	2～9	甜饼干	19	橄榄油	0～1.1
鸡　肉	4～14	炸薯条	5	大豆油	4～8.6
火鸡肉	3～13	牛　乳	32～52	向日葵油	1.3～8.9
鸭　肉	3～8	干　酪	36～57	玉米油	1～19.1
兔　肉	6	黄　油	40～62	花生油	0.4～6.3
马　肉	4	人造奶油	164	菜籽油	3.9

反式脂肪酸的来源主要有:

1. 油脂的氢化加工

天然植物油双键的存在形式是顺式(cis-)结构,而这种天然的植物油因为不饱和程度较高,抗氧化能力差,油脂稳定性不好。而将植物油脂进行部分氢化加工,不但可提高油脂的熔点,改变其塑性,还可增强其抗氧化能力,防止其回味,因而更适应生产的需要。但在油脂的氢化过程会产生反式脂肪酸。如传统的油脂氢化加工是在镍催化剂的作用下,对植物油脂进行部分氢化。在氢化过程中,油脂中不饱和的双键转变为单键的同时,产生部分异构化的反式脂肪酸。氢化后的油脂呈固态或半固态,如市售的人造黄油、起酥油、煎炸油等。这些油脂中的反式脂肪酸以反式C18：1脂肪酸为主,双键位置主要分布在△4～△16之间,并以反t9-C18：1(Elaidic Acid)、t10-C18：1和t11-C18：1等3种形式为主。

反式脂肪酸的含量和组成在不同的油脂产品中变化很大，即使是同一类型、不同品牌的油脂产品也是如此，其主要原因是所用的原料油、氢化加工的程度和技术不同。美国 FDA 将氢化程度高、在室温呈固态的油脂定义为氢化油脂，这种油脂含 15%～25% 的反式脂肪酸；而将氢化程度较低、室温下为液态的油脂定义为部分氢化油，其反式脂肪酸的含量相对较少。如人造奶油的反式脂肪酸含量为 0～30%，软人造奶油因含部分液体氢化油，其反式脂肪酸的含量为 0～15%。

氢化油常用于制作各种食品，如各种糕点、冰淇淋、炸鸡、薯条、饼干等。在美国，人们日常膳食用于烹饪和加工的油脂中 80%～90% 的反式脂肪酸源于植物油的氢化。

2.反刍动物肌肉脂肪及乳脂

反刍动物（如马、牛、羊等）的肠腔中存在的丁酸弧菌属菌群可使饲料中的部分不饱和脂肪酸发生酶促生物氢化反应，从而生成反式脂肪酸。所生成的反式脂肪酸可结合于机体组织或分泌到乳汁中，使反刍动物脂肪及其乳脂中含有反式脂肪酸。反刍动物体脂中反式脂肪酸的含量占总脂肪酸的 4%～11%，牛奶、羊奶中的含量为 30～50mg/g 脂肪。牛脂、牛奶中的反式脂肪酸以单烯键不饱和脂肪酸为主，双键位置在 $\triangle 6$～$\triangle 16$ 之间，并以反油酸（vaccenic acid, t11-C18：1）的含量最多，在乳脂和肌肉脂肪组织中的反式脂肪酸大概占总反式脂肪酸的 60%～70%。

瘤胃微生物氢化的最终产物是全饱和的硬脂酸，但部分中间产物可逃过微生物的进一步氢化作用而经血液循环进入乳腺和肌肉脂肪组织中，成为顺式或反式的不饱和脂肪酸。此外，还有部分反式脂肪酸的异构体可经油酸（c11-C18：1）异构化而来。

3.油脂精炼的脱臭工艺

通常的天然植物油脂（如大豆油、菜籽油）均由顺式不饱和脂肪酸所构成，不含反式脂肪酸。但油脂在进行精炼脱臭时，油脂中的不饱和脂肪酸会暴露在空气中，油脂中的二烯酸酯、三烯酸酯发生热聚合反应，更易发生异构化，使反式脂肪酸的含量增加。研究表明，高温脱臭后的油脂反式脂肪酸含量增加了 1%～4%。

4.不当的烹调习惯

植物油冒烟的温度通常高于 200℃（如大豆油 208℃、花生油 201℃、菜籽油 225℃、玉米油 216℃），许多人烹调时习惯将油加热到冒烟，导致反式脂肪酸的产生；一些反复煎炸食物的用油，其油温更是远远高出油发烟的温度，油中所含的反式脂肪酸也是越积越多。

三、反式脂肪酸的毒性作用及其机制

早在 20 世纪 80 年代就有科学家发现，死于冠心病的人，其脂肪中反式脂肪酸的含量要高于正常人群。1994 年，美国公共利益科学中心要求美国食品药品监督管理局将反式脂肪酸纳入管理范围。近年来，越来越多的研究揭示了反式脂肪酸对人体的危害。

（一）有益作用

反式脂肪酸也不是全部对人体有害。通常天然的反式脂肪酸，不管是植物来源的还是反刍动物来源的都对身体有益，有害的反式脂肪酸基本来源于油脂的氢化。

（1）共轭亚油酸（Conjugated Linoleic Acid, CLA），如 c9, t11-C18：2 和 t10, c12-C18：2，它们是特殊的反式脂肪酸，通过双键的还原作用，能够清除自由基，显著增加人体的心肌肌红蛋白、骨骼肌肌红蛋白的含量；能增强细胞膜的流动性，防止血管皮质增生，维持器官微循

环的正常功能,维持细胞的正常结构及功能,增强血管的舒张;具有抑制脂肪沉积、抗动脉粥样硬化、增强免疫、降低血液中胆固醇的含量和营养再分配等功能。

(2)反式脂肪酸的某些异构体具有有益的作用。反式脂肪酸有很多的位置异构体,如十八碳单烯酸可以进一步细分为 t8-C18∶1、t9-C18∶1、t10-C18∶1、t11-C18∶1、t12-C18∶1等,这些异构体的碳原子数及双键数虽然都相同,但其生理功能却有很大区别。例如两种反式十八碳单烯酸 elaidic acid(t9-C18∶1)和 vaccenic acid(t11-C18∶1)对人体的功能大相径庭。vaccenic acid 在体内的代谢过程中可以通过去饱和而转化成共轭亚油酸(CLA,为有益脂肪酸,具抗肿瘤作用);而 elaidic acid 则与其他的绝大多数反式脂肪酸一样,对人体具有损害作用,详见下面的阐述。

(二)毒性作用

FDA 研究了许多病例发现,反式脂肪酸的不良影响与其摄取量有关,当摄入的反式脂肪酸含量达到摄入总脂热量的5%以上水平时才认为会产生明显的影响。

1.心血管疾病

植物油氢化加工产生的反式脂肪酸,特别是 elaidic acid(t9-C18∶1)与冠心病密切相关,大量食用含这种油脂的食物必然导致冠心病发病率的上升,这基本已成为广泛的共识。从1990 年起,荷兰、芬兰、挪威、丹麦及美国的科学家相继指出,摄取反式脂肪酸膳食会提升低密度脂蛋白 LDL(不利于人体的脂蛋白)的浓度,并使血清中高密度脂蛋白 HDL(有利于人体的好的脂蛋白)的浓度降低,类脂蛋白质增加,增加患动脉硬化的危险性,易导致心血管疾病(CVD)的发生。对印度的一项调查发现,以传统牛乳制作的印度酥油液状酪为脂肪源的人群,与以人造奶油为脂肪源的人群比较,患心脏病比例为1∶15。反式脂肪酸还有增加血液黏稠度和凝聚力的作用,易导致血栓的形成。如试验证明,摄食反式脂肪酸占总脂热量6%的人群的全血凝集程度比占总脂热量2%的人群要高,容易产生血栓。

2.诱发Ⅱ型糖尿病

反式脂肪酸提高了人体内胰岛素的水平,降低了红细胞对胰岛素的反应,可导致患糖尿病的危险。Frank Hu 博士在为期14年的研究中分析了84000多例妇女的资料,在此期间共有 2507 例被诊断为Ⅱ型糖尿病。结果表明,虽然与碳水化合物的热量相比,他们摄入的脂肪总量、饱和脂肪酸或单不饱和脂肪酸含量均和患糖尿病无关,但摄入的反式脂肪酸含量却显著增加了患糖尿病的危险。氢化处理过的植物油可能要比饱和的动物脂肪更为危险,因为这种处理会增加其中的反式脂肪酸含量。

3.影响生长发育

反式脂肪酸能通过胎盘转运给胎儿,母乳喂养的婴幼儿会因母亲摄入人造黄油而被动地摄入反式脂肪酸。母乳中反式脂肪酸的含量占总脂肪酸的1%~18%时,会使胎儿和新生儿比成人更容易患上必需脂肪酸的缺乏症,影响生长发育;会对中枢神经系统的发育产生不良影响,抑制前列腺素的合成,干扰婴儿的生长发育。

4.造成大脑功能的衰退

美国的研究人员在动物试验以及几百人的跟踪流行病学调查中发现,那些大量摄取反式脂肪酸的人,认知功能的衰退更快,原因是"由于血液中胆固醇增加,不仅加速心脏的动脉硬化,还促使大脑的动脉硬化,因此容易造成大脑功能的衰退"。大量食用反式脂肪酸的老年人,容易引发老年痴呆。

（三）毒作用的可能机制

顺式脂肪酸在人体内不只是作为能量的来源，还可发挥很多的作用，尤其是必需脂肪酸，如作为膜磷脂的组成成分，转变为前列腺素、白三烯等多种调节血管和免疫作用的生理活性物质，还促进脂溶性维生素的吸收等。但反式脂肪酸的结构不同于顺式脂肪酸，反式脂肪酸会阻碍必需脂肪酸在人体内的正常代谢，如成为膜磷脂的构成成分，但使细胞膜的结构变得相当脆弱，很容易使有害物质侵入，有增加心脏疾患、增发癌症及痴呆等的危险性；反式脂肪酸的增加可能导致胎儿等的必需脂肪酸缺乏，从而造成多方面的疾病。

四、减少食用油脂中反式脂肪酸的措施

（一）各国对反式脂肪酸的标示规定

根据近些年的情况，北美居民摄入的反式脂肪酸占其总脂肪酸量的 4%～7%，即每人每天消费反式脂肪酸 3～13g，但反式脂肪酸占总脂肪酸量的比率超过 5% 即可对健康产生损害。因此，欧美国家纷纷对人造脂肪进行了立法限制。

在欧洲，从 2003 年 6 月 1 日起，丹麦市场上任何人造脂肪的含量超过 2% 的油脂都被禁止，丹麦因此成为世界上第一个对人造脂肪设立法规的国家。此后，荷兰、瑞典、德国等国家也先后制定了食品中人造脂肪的限量，同时要求食品厂商将人造脂肪的含量标示于营养标签上。2004 年，FDA 也规定，从 2006 年 1 月起，所有食品标签上的"营养成分"一栏中，都要加上人造脂肪的含量；若每份食物中人造脂肪的含量不足 0.5mg，则可标为零。FDA 同时提醒人们，要尽可能少地摄入人造脂肪。2006 年 9 月，纽约市规定，该市所有餐馆须在 2007 年 7 月前去除食用油、人造黄油和起酥油中的反式脂肪酸成分，并在 2008 年 7 月前去除所有食品中的反式脂肪酸成分。

美国心脏学会在 2006 年 6 月 20 日公布的饮食指导标准中，针对食品中反式脂肪酸的摄入量做出了最新规定，即食品中的反式脂肪酸的含量必须低于总热量的 1%。世界卫生组织也建议反式脂肪酸的摄入量不应超过日均总能量的 1%。

（二）降低油脂中的反式脂肪酸的措施

1.改进油脂氢化工艺

一般而言，降低反应温度，提高反应压力，增加反应系统的搅拌速率并减少催化剂的用量，可获得低反式脂肪酸含量的产品。但使用传统的氢化设备很难做到这一点。

2.改变催化剂

众多研究表明，钯（Pd）是一种性能良好的贵金属催化剂，其次是铑（Rh）、铂（Pt）等。用昂贵的金属作为催化剂（如 Pt），不但可在较低温度下（60℃）反应，而且其反式脂肪酸的含量极低。Engelhard 公司正在研究第二代铂催化剂的有关技术改进，它在氢化过程中加入特殊添加物，可以抑制反式脂肪酸的产生。另外，采用均相催化剂也可有效地减少反式脂肪酸的生成。

3.油脂脱臭过程的控制措施

油脂在脱臭过程中会产生反式脂肪酸，且反式脂肪酸的含量会随着温度的升高和时间的延长而增加。因此，可改进脱臭设备，降低脱臭温度，缩短脱臭时间，从而减少反式脂肪酸的含量。

4.采用交酯化反应生产油脂

交酯化反应只是使油脂间的脂肪酸进行交换，并非用于硬化液体油脂的生产，但可获得

具有适宜熔点和塑性的饱和脂肪酸与不饱和脂肪酸的混合脂肪。

（三）我国居民的反式脂肪酸摄入情况

反式脂肪酸对人体健康的危害性超过饱和脂肪酸，确实应该引起我们的重视。按照东方饮食的特色及中国人的饮食习惯，我国普通居民摄入的反式脂肪酸总体上不会超过有关国际组织及机构设限的标准。据统计，我国居民反式脂肪酸人均日摄入量为 1.06g，其中城市 1.44g，农村 0.92g，分别占日摄入总能量的 0.42％、0.61％和 0.36％。

但是，随着饮食习惯的改变，西式快餐逐渐进入人们的生活，特别是那些经常光顾西式快餐店的少年儿童，他们很可能会受到高油分及反式脂肪酸的伤害。此外，在我国的食品标签上，反式脂肪酸可能被称为人工黄油（奶油）、转化脂肪、人造植物黄油（奶油）、人造脂肪、氢化油、氢化棕榈油、起酥油、植物酥油等，需要广大消费者注意识别。

此外，我国的某些专用油脂中的反式脂肪酸含量很高，其中最高的是代可可脂（CBR，Cocoa Butter Partial RePlacer，高反式酸型专用油脂）和植脂末用油，其反式脂肪酸的含量高达 40％～50％。CBR 主要代替巧克力用于涂抹在各种糖果等产品表面，除了使产品具有巧克力风味外，涂层还不出现裂纹、口感舒适；此外还可用于制作 CBR 巧克力。植脂末是咖啡伴侣的主要成分。另一种代可可脂（CBS）中的反式脂肪酸含量为 3％～5％。CBS 也可用作复合涂层，特点是价格低廉，深受中、低档消费者的欢迎。

第四节 包装物成分的迁移

我们知道，影响产品保存期的 3 个要素为产品微生物的污染程度（初始生菌数）、储存温度及包装，可见包装对于保证食品安全的重要性。此外，包装在流通过程中还起保护产品（包括食品的外形）、方便贮运、促进销售的作用。因此，人类在历史上开发了多种多样的包装材料。我国传统使用的食品容具和包装材料有很多种类，例如竹、木、金属、玻璃、搪瓷和陶瓷等，多年使用的实践证明，大部分对人体较为安全。但随着食品工业的发展，出现了很多新型合成材料，例如塑料、涂料、橡胶、纸等，其中的某些成分可能迁移进入食品而给人们的健康带来危害，从而引发新的食品安全问题。

一、塑料

塑料是以合成树脂为主要原料，再添加一些辅料制成的；而合成树脂则是以煤、石油、天然气、电石等为原料，在高温下聚合而成的高分子聚合物。调查显示，塑料用于食品包装的销量占塑料总产量的 25％左右。这些食品包装用的塑料的主要成分是聚乙烯、聚丙烯、聚苯乙烯、聚氯乙烯等，相对分子质量高，属人工合成的高分子化合物，一般可视为无毒；但其中含有的单体物质或增塑剂等添加物质可能会造成食品的卫生问题。

怎么识别各种塑料包装的主要成分？一个简单的措施就是查看该容器底部的塑料回收标志。这是由美国塑料行业的相关机构制定的一套回收标志，目前在国际上通用，我国也已经开始使用。该标志是在三角形里边标上数字 1～7，每个编号代表一种塑料容器，如图 10-7 所示。

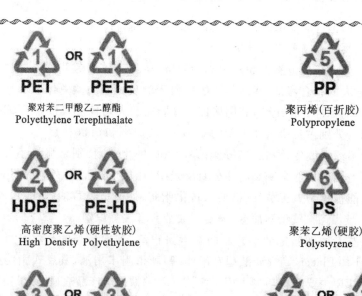

图 10-7　塑料分类标志图

（一）聚乙烯（polyethylene，PE）

1. 聚乙烯的用途

聚乙烯的化学性质稳定，耐腐蚀，不透明，一般无毒或低毒，有高压低密度聚乙烯（LDPE）和低压高密度聚乙烯（HDPE）两种类型。LDPE质地柔软，多制成薄膜，其特点是具透气性，不耐高温，耐油性亦差，但延伸性、抗撕裂性和耐冲击性好，热封性和加工性能好。HDPE比LDPE坚硬、耐高温，可以煮沸消毒，这是它在应用上的优势。此外，HDPE的阻气阻油性比LDPE强，但柔软性、透气性和热成型加工性等性能有所下降。

2. 聚乙烯的毒性

聚乙烯塑料属于聚烯烃类长直链烷烃树脂，在肠道中不被吸收，本身毒性极低，对大白鼠的口服 LD_{50} 大于 $7.95g/kg$ 体重。急性毒性试验中，最大灌胃量组也没观察到任何中毒症状及病理学变化，因此聚乙烯属于低毒级物质。在各项慢性毒性试验或致畸等试验中均未见明显的毒性作用。因此聚乙烯本身是安全的。

聚乙烯塑料的污染物主要包括聚乙烯中的单体乙烯、低聚合度聚乙烯、添加剂残留以及回收制品中带来的污染物。但是，用聚乙烯的浸出液喂饲大鼠，14～19个月内未见对大鼠的工作能力、条件反射活度、内脏器官的形态和功能等产生不利影响,因此聚乙烯的浸出物至少对大鼠的毒性不明显。

3.注意事项

对聚乙烯产品及其生产过程,还是有一些注意事项:

(1)乙烯有低毒,只是由于其沸点低、极易挥发,因此基本不存在残留问题。但是对于生产聚乙烯的工厂来说,乙烯单体的毒性不可忽视,反复、长期通过皮肤和眼睛接触乙烯单体会引起局部的刺痛,高浓度乙烯蒸气还会使接触者感到头晕眼花,如果接触时间过长,会导致休克。

(2)低聚合度聚乙烯具有一定的毒性,它对大白鼠慢性毒性的最大无作用剂量为 0.2g/kg 体重。低聚合度聚乙烯易溶于油脂,溶出的低聚物使油带有蜡味,从而影响产品质量,故不适宜用来盛放油脂。

(3)对于聚乙烯塑料回收再生制品,由于回收来源复杂,难以保证洗净回收容器上残留的有害污染物,因而不应用于再制造食品级塑料。同时,为了掩盖色泽上的缺陷,常添加大量深色颜料,不符合食品卫生标准。因此,我国不允许聚乙烯回收再生制品用于食品容器或食品包装材料。

(二)聚丙烯(polypropylene,PP)

1.聚丙烯的用途

聚丙烯是以丙烯为单体聚合而成的,在五大通用塑料中,其产量仅次于聚乙烯和聚氯乙烯,在国内的消费量仅次于聚乙烯而位列第二位。

聚丙烯的优良特性为:①具有耐热性,最高使用温度达 130℃,熔点为 165~167℃,能用于高温消毒或加热食品;②具有优良的刚性、良好的耐应力,表现出较高的韧性以及较高的拉伸强度和抗冲击能力;③既具有耐油性又具有耐水性,耐一般酸碱,具有电绝缘性,透明度好;④聚丙烯泡沫塑料比实芯片材轻 50% 以上,却具有实芯片材的大部分机械性能,质地柔软,不会损伤被包装物表面,因此可用于各种易损件的贴身包装;⑤分子上存在一个甲基,决定了聚丙烯本身的降解性能将明显优于其他发泡塑料,且聚丙烯可直接回收。但聚丙烯也存在明显的缺点:①耐低温差,易老化,所以要添加抗氧化剂、抗老化剂,要求添加剂稳定无毒;②韧性差,对缺口敏感、不耐磨、成型收缩率大等。

由于以上的特性,聚丙烯塑料目前广泛地应用于汽车、包装、隔热材料、食品周转箱、日用品、纤维、编织袋等包装材料的防水涂层等领域。还由于聚丙烯的毒性极低,因此是食品、药品包装领域的重点开发材料。目前聚丙烯是医用注射器、药剂瓶等的主要材料,还是一些新型无毒复合包装材料的内层膜的理想选择,如作为新型医用聚烯烃输液袋复合膜的内层膜的主要组成材料。

2.聚丙烯的毒性及其注意事项

聚丙烯属于高分子的碳氢化合物,毒性极低。聚丙烯制成的容器分别用有机酸、食盐、砂糖及乙醇等溶液 90℃浸提 14d,大白鼠口服此浸提液 13 个月,无病理及组织学变化。

聚丙烯易回收,但与聚乙烯一样,难以保证洗净回收物上的残留物,所以其回收制品严禁用于盛装食品。

（三）聚苯乙烯（polystyrene, PS）

1. 聚苯乙烯的用途

聚苯乙烯是由苯乙烯加成聚合得到的高分子聚合物，是一种热塑性塑料，为无色、无臭、无味而有光泽的透明晶体。聚苯乙烯具有耐化学腐蚀性、耐水性和优良的电绝缘性和高频介电性，缺点是耐热性差、耐光性差、性脆，易发生应力开裂。聚苯乙烯有 4 种主要类别：GPPS（通用级 PS 树脂）、HIPS（抗冲级 PS 树脂）、EPS（可发泡 PS 树脂）和 SPS（间规 PS 树脂），其中应用最广的是前面两种。

GPPS 具有成型温度和分解温度温差大、熔融黏度低、透明度良好、刚性绝缘、印刷性好、易成型、尺寸稳定性好等特点，还具有优良的电气性能，因而被广泛地应用于各种仪表外壳、电器、家电、包装材料等。HIPS 就是苯乙烯单体与丁二烯橡胶共聚的产物，具有高强度、高韧性、高光泽性等优良性能，是用途非常广泛的工程塑料，应用范围包括电子、家电、食品包装、建材、医疗器械、农业、音像、玩具等众多领域。EPS 除了加工性良好、无毒以外，最大的特点是耐热变形温度达 280℃以上，它目前的最大用途是在快餐业上用来制作方便面、方便饭的一次性包装饭盒和热饮料杯；此外，它还用作保温和缓冲材料，用于建筑、包装等领域。

2. 聚苯乙烯的毒性

聚苯乙烯的主要卫生问题是含有苯乙烯单体及甲苯、乙苯和异丙苯等挥发性成分。我们主要讨论苯乙烯单体的毒性。

（1）急性毒性。苯乙烯可经呼吸道、皮肤和胃肠道吸收，职业接触者主要经呼吸道吸收。急性中毒多为事故性的接触。其临床表现主要为神经和呼吸系统症状，如咳嗽、呼吸表浅、胸部紧束感、眩晕、呕吐、精神错乱和昏迷，死亡多是神志不清、呕吐物吸入窒息所致，有脑水肿和充血体征。

（2）慢性毒性。长期接触苯乙烯主要影响神经系统。如长期接触苯乙烯工人的常见症状为神经衰弱，言语学习技巧、逻辑记忆和视觉结构能力明显受损；还可出现精神器质性综合征，表现为精神和身体疲劳、乏力、易怒、腿部烧灼感和刺痛、色觉敏感度降低等。

更重要的是，近年很多的研究指出，苯乙烯具有致突变、致畸、致癌和胎毒作用。苯乙烯能引起酵母菌、人淋巴细胞的 DNA 损伤与突变；对性腺具有毒性作用，可导致受精和受孕能力障碍，正常子宫内胎儿和后代发育变化，出现体细胞和胚胎细胞突变；流行病学调查发现，苯乙烯可导致职业接触者死于白血病、淋巴瘤等癌症或相关慢性病的概率增加。

3. 聚苯乙烯的有关注意事项

除了生产聚苯乙烯的工人需防范苯乙烯及其他有害成分的毒性之外，聚苯乙烯作为常见的食品包装材料，在使用时还需注意：

（1）用聚苯乙烯容器贮存牛奶、肉汁、糖液及酱油等可产生异味；贮放发酵奶饮料后，可有少量苯乙烯移入饮料，其移入量与贮存温度和时间成正相关。

（2）EPS 不易腐烂分解，废弃物难以处理；而燃烧时不仅会冒烟（有苯核，相对密度较大），还会散发出有害气体，造成环境污染；同时用作 EPS 发泡剂的氟氯碳化物（CFCs）会破坏大气臭氧层，危害生物，因此逐渐被世界各国要求避免使用。而苯乙烯单体及苯系挥发成分对人体的毒性，更使得聚苯乙烯塑料餐盒的使用需尽量避免。

（四）聚氯乙烯（polyvingyl chloride，PVC）

1. 聚氯乙烯的用途

聚氯乙烯是全球第二大通用合成塑料，是以聚氯乙烯树脂为主体，加入增塑剂、稳定剂等添加剂混合组成的，其中聚氯乙烯树脂是由氯乙烯单体聚合而成。聚氯乙烯具有较好的机械性能、耐化学腐蚀性和难燃性等特点，而且加工方式多样，可通过模压、层合、注塑、挤塑、压延、吹塑中空等多种方式加工成众多的产品。聚氯乙烯产品价格低廉，性能非常突出，因而被广泛地用于生产板材、门窗、管道和阀门等硬制品，也用于生产人造革、薄膜、电线电缆等软制品。尽管在发达国家聚氯乙烯受到来自环保部门等多方面的压力，但世界对聚氯乙烯的总需求量仍出现稳定的增长态势，特别是在塑料门窗、塑料管道等建材领域。

在食品领域，聚氯乙烯的一个重要形式是聚氯乙烯薄膜，它具有质软、阻燃、绝缘且价廉等优点。食品包装用聚氯乙烯膜的应用非常广泛，主要是用于一些超市包装生鲜水果和蔬菜，也是目前医用输液袋等很多医用软包装的主要材料。由于聚氯乙烯膜的透明度、光泽度优于聚乙烯，着色性、印刷性和热封性也相对较好，所以还被广泛用于各种日用商品包装袋。

但是，聚氯乙烯树脂本身存在缺口抗冲击性能差、易断裂、耐热性差及加工性能差等缺点；还存在难印刷、难黏结、难复合，以及产生雾滴、静电等问题。因此，聚氯乙烯被加入各种助剂，主要是增塑剂，如聚氯乙烯膜制品中增塑剂的含量达 40%，这些物质可能损害人体健康。

2. 聚氯乙烯的毒性

聚氯乙烯树脂本身是一种无毒聚合物。但除高分子聚合物外，聚氯乙烯会容纳一些低分子化合物，特别是一些添加剂，例如稳定剂、润滑剂和增塑剂，其中应用最多的是增塑剂。增塑剂与聚氯乙烯大分子之间的作用力完全是分子间的范德华力，因此其迁移是一种必然趋势。随着增塑剂的迁出，聚氯乙烯材料开始变硬、变脆，甚至断裂；同时析出的增塑剂对食品以及人体的健康有不良影响，还可能会影响食品的气味和味道。

（1）氯乙烯单体的毒性。聚氯乙烯塑料产品会残留氯乙烯单体，在加工过程中也会因挥发或降解而污染生产环境，从而危害使用者和生产者的健康。

在 20 世纪 60 年代以前，氯乙烯被认为是一种仅有麻醉作用的无毒物质。但近年的研究发现，氯乙烯单体既具有急性毒性又具有广泛的慢性毒性。生产工人意外接触较多氯乙烯单体，除造成局部红肿外，轻度中毒者会出现眩晕、头痛、恶心、胸闷、嗜睡、步态蹒跚等症状；严重中毒者会神志不清，或呈昏睡状，甚至造成死亡。而长期接触氯乙烯单体会引起神经衰弱、食欲减退、氯痤疮等皮肤病变、贫血、咽喉和鼻黏膜充血、肢端溶骨症等症状，统称"氯乙烯病"。1987 年，国际肿瘤研究机构将氯乙烯确定为人类致癌物。

（2）增塑剂的毒性。聚氯乙烯树脂模量高、硬度大，用于制作柔软性器械时，100 份树脂需要添加 40～60 份增塑剂，其中邻苯二甲酸二（2-乙基己基）酯（DEHP，钛酸酯的一种）的增塑性能最好，但可溶出。如聚氯乙烯血袋保存全血 20d 后，全血中 DEHP 的含量达到 83.2μg/mL，超过允许残留量。

DEHP 被证实具有多方面的毒性，尤其是具有生殖毒性和胚胎毒性。更为严重的是，DEHP 水解会生成邻苯二甲酸单乙基己基酯（MEHP），其毒性远高于 DEHP。大鼠和小鼠能通过食物长期吸收 DEHP 而引起肝癌，同时 DEHP 的代谢单体 MEHP 也可引起睾丸间质细胞肿瘤。DEHP 对沙门菌有致突变活性，同时，DEHP、MEHP 可造成人类血细胞

DNA 损伤。DEHP 在体外不具有卵泡发育毒性，而 MEHP 明显损害卵泡发育和分化，且呈一定的剂量-反应关系。

邻苯二甲酸酯类（PAEs，钛酸酯，由苯二甲酸或其酸酐与相应的醇经酯化反应合成）大多具有类雌激素作用，影响生物体内激素的正常分泌，可产生致畸、致癌、致突变作用。由于邻苯二甲酸酯类被广泛用作聚乙烯、聚丙烯、聚氯乙烯、聚苯乙烯的改性添加剂，目前已成为最普遍的环境激素，人们已从成人的尿液、血液、羊水等体液中检测出了邻苯二甲酸酯类，甚至新生儿的尿液中也发现了它们的存在。

（3）热稳定剂的危害。由于聚氯乙烯树脂的热稳定性差，一般需在聚氯乙烯树脂中加入 2%～5% 的稳定剂，以防其发生热分解及释放氯化氢气体。大多数稳定剂为金属盐类，其中铅盐的耐热性强，主要品种有：①三碱式硫酸铅，俗称三盐，分子式为 $3PbO \cdot PbSO_4 \cdot H_2O$；②二碱式亚磷酸铅，俗称二盐，分子式为 $2PbO \cdot PbHPO_3 \cdot 12H_2O$；③二碱式硬脂酸铅，分子式为 $2PbO \cdot [CH_3(CH_2)_{16}COO]_2Pb$，一般常和三盐、二盐并用。重金属盐对人体的危害较大，不准用于食品容器和工具材料。

硬脂酸的钙、钡、镉、锌、铅、镁等金属盐类的热稳定性不如上述铅盐，但具有润滑性，除镉盐和铅盐外都无毒，无硫化污染，被广泛应用于无毒、透明的聚氯乙烯软质树脂。有机锡类热稳定剂（R_nSnY_{4-n}，R 为烃基、酯基，Y 为脂肪酸根、硫醇根等）是聚氯乙烯的最佳热稳定剂，具有许多优良的工艺性能，而且低毒，二辛基锡可以认为经口无毒。

鉴于聚氯乙烯塑料的毒性，我国已经禁止聚氯乙烯树脂用于食品包装、儿童玩具和奶嘴等。

3. 聚氯乙烯的有关注意事项

（1）不要用聚氯乙烯保鲜膜装高脂肪食物，也不要长时间把过热的食品捂在袋子里。比如超市里的熟食，用聚氯乙烯保鲜膜包裹过长时间，食物中的油脂很容易将保鲜膜中的增塑剂等环境激素溶解，而加热则更会加速其释放到食物中。硬脂酸铅等稳定剂，在温度超过 50～60℃ 时就会溶入食品。

（2）用塑料袋包装熟食、点心等直接食用的食物时，最好不要用有颜色的塑料袋，更不能使食品直接接触颜料。因为用于染色的颜料的渗透性和挥发性较强，遇油、遇热时更容易渗出。如果是有机染料，其中还会含有芳烃，对健康有一定的影响。

（3）区分食品和非食品塑料袋。目前在市场上使用的不合格塑料包装袋，主要是回收再生塑料制品，甚至直接由回收来的废塑料制成，对人们健康的危害更严重。

（五）新型塑料

为了满足人们的生活需要以及人们对食品安全的要求，食品包装领域的研究者们一方面在改造现有的塑料，除了改善其加工、储藏等性能外，更重要的是降低其毒性，比如研发新的低毒或无毒的增塑剂、稳定剂等改性添加剂；另一方面，人们又在不断研发新的高分子包装材料。以下介绍几例目前已经广泛应用或正在推广使用的新型塑料：

1. 聚偏二氯乙烯（PVDC）

聚偏二氯乙烯是以偏二氯乙烯单体为主要成分的共聚物，是一种阻隔性能好、韧性强、热收缩性好、化学稳定性优异的高分子材料。在食品包装领域，它的优良特性表现为具有优良的自熄性、耐油性、保味性以及优异的防潮、防霉等性能，且具有优良的印刷、热封性能。因此，它被食品厂家广泛使用，在我国应用得最多的是作为火腿肠的肠衣膜，其次是保鲜膜。

在发达国家,聚偏二氯乙烯已被大量用于肉食品、方便食品、奶制品、化妆品、药品及需防潮、防锈的五金制品、机械零件、军用品等各种隔氧防腐、隔味保香、隔水防潮、隔油防透等阻隔要求高的产品的包装。

聚偏二氯乙烯被证明为无毒产品,且已得到世界各国的认证与推广。如在美国,聚偏二氯乙烯制品被确定为无毒、安全的塑料材料,得到 FDA 的认证,可用于食品包装;在德国,聚偏二氯乙烯包装被列入"绿色包装",持有绿点标志。且使用聚偏二氯乙烯的复合包装比普通的聚乙烯膜、纸、铝箔等包装的用料量要减少很多,从而达到了减量化包装及少废物源的目的。

此外,聚偏二氯乙烯的基础原材料为 NaCl、石灰石、氯乙烯单体(VCM),前两种原料在聚偏二氯乙烯树脂中占很大比例,全球各地资源丰富,因此其生产对石油的依赖性相对比较低。

可以预见,在今后的食品包装中,充分合理地使用聚偏二氯乙烯材料将会逐渐成为我国包装业的主流,食品损耗也因此大大降低。

2.复合膜

人们已经并将继续研发和生产适应各种需要的复合膜。

如以聚烯烃材料为主体的输液袋由聚烯烃和其他材料组成的多层复合膜制成,其中 3 层复合膜最为通用。一般复合膜内层采用聚丙烯/弹性体合金制成,赋予内层惰性、无毒和良好的热封性能和弹性;中层使用氢化聚苯乙烯弹性体材料,改善复合膜的弹性和抗渗透性;外层为机械强度较高的聚丙烯或聚酯。

2005 年,英国一家公司成功研制出了一种新型塑料食品包装,这种新包装由 6 层不同的材料复合而成。第 1 层为聚丙烯,具有高阻油性。第 2~4 层为黏和胶,之间是阻氧材料 EVOH(乙烯与乙烯醇的共聚物,被动屏障)。第 5 层是除氧剂混合物,被称为主动屏障,不仅可以阻止外来氧分子进入,而且可以吸附包装内的氧。最后一层是聚丙烯材料。这种复合膜具有被动屏障和主动屏障两种功能,能有效抑制氧的渗入,甚至在食品袋蒸煮之后,作用仍然不会减弱。新包装不仅可以延长所包食品的储存期,而且可以直接采用微波炉加热,特别适合于方便食品的包装。

(六)塑料的卫生要求和标准

由于各种塑料原料、加工成型变化及添加剂种类和用量不同,对不同塑料应有不同的要求,但总的要求是对人体无害。根据我国的有关规定,对食品企业中使用塑料的食品卫生要求如下:

(1)满足国家对塑料制品提出的树脂和成型品的卫生标准及检验标准:必须进行溶液浸泡的溶出实验,包括 3%~4%醋酸(模拟食醋)、己烷或庚烷(模拟食用油)。此外还要以蒸馏水及乳酸、乙醇、碳酸氢钠和蔗糖等的水溶液作为浸泡液,按一定面积接触一定溶液(大约为 $2mL/cm^2$),以统一试验条件。几种塑料制品用无色油脂、冷餐油、65%乙醇涂擦都不得褪色。对于酚醛树脂(由苯酚与甲醛缩聚而成),我国规定不得用于制作食具、容器、生产管道、输送管道等直接接触食品的物品的材料。

(2)严格控制各种塑料添加剂的加入。

(3)凡加工塑料食具、容器、食品包装材料,都不得使用回收塑料,食品用塑料制品必须在明显处印上"食品用"字样。

（4）生产厂家必须经食品卫生监督机构认可，方可进行生产。在生产、运输、贮存过程中应防止污染，生产厂家不得同时生产有毒品。

（5）任何一种接触食品的塑料，在准许使用前应按《食品安全性毒理学评价程序和方法》进行检测。

二、橡胶

橡胶也是高分子化合物，有天然和合成两种。天然橡胶是以异戊二烯为主要成分的不饱和态的直链高分子化合物，在体内不被酶分解，也不被吸收，因此可以认为是无毒的。但因工艺需要，常加入各种添加剂。合成橡胶是高分子聚合物，因此可能存在着未聚合的单体及添加剂的卫生问题。

橡胶中的毒性物质主要来源于两个方面：橡胶胶乳及其单体、橡胶添加剂。

1. 橡胶胶乳及其单体

合成橡胶单体因橡胶种类的不同而异，大多是由二烯类单体聚合而成的。丁橡胶和丁二橡胶的单体为异丁二烯、异戊二烯，有麻醉作用，但尚未发现有慢性毒性作用。苯乙烯丁二橡胶的蒸气有刺激性，但小剂量也未发现有慢性毒性作用。丁腈（丁二烯丙烯腈）的耐热性和耐油性较好，但其单体丙烯腈有较强的毒性，可引起流血并有致畸作用。美国已将其溶出限量由 0.3mg/kg 降至 0.05mg/kg。氯丁二烯橡胶的单体 1,3-二氯丁二烯可致肺癌和皮肤癌，但有争论。硅橡胶的化学成分为聚二甲基硅烷，毒性甚小，化学性质稳定，可用于食品工业，也可用于制作人体器官。

2. 橡胶添加剂

主要的橡胶添加剂有硫化促进剂、防老化剂和填充剂。

（1）硫化促进剂有促进橡胶硫化的作用，以提高其硬度、耐热度和耐浸泡性。无机促进剂有氧化锌、氧化镁、氧化钙等，均较安全。氧化铅由于对人体的毒性作用应禁止用于食具。有机促进剂多属于醛胺类，如六甲四胺（乌洛托品，又名促进剂 H）能分解出甲醛。硫脲类中乙撑硫脲有致癌作用，已被禁用。秋兰姆类的烷基秋兰姆硫化物中，烷基分子愈大，安全性愈高，如双五烯秋兰姆较为安全。二硫化四甲基秋兰姆与锌结合对人体有害。架桥剂中过氧化二苯甲酰的分解产物二氯苯甲酸的毒性较大，不宜用作食品工业橡胶。

（2）防老化剂的作用是提高橡胶的耐热性、耐酸性、耐臭氧性以及耐曲折龟裂性等。防老化剂不宜采用芳胺类而宜用酚类，因前者衍生物及其化合物具有明显的毒性。如 β-萘胺可致膀胱癌，已被禁用；N-N'-二苯基对苯二胺在人体内可转变成 β-萘胺。应限制酚类化合物制品中游离酚含量。

（3）填充剂主要有两种，即炭黑和氧化锌。炭黑提取物在 Ames 试验中被证实有明显的致突变作用。因此炭黑的纯度应高，限制其苯并[a]芘的含量。

此外，某些添加剂具有毒性，或对实验动物具有致癌作用，我国规定其不得用于食品用橡胶制品，如 α-巯基咪唑啉、α-硫醇基苯并噻唑（促进剂 M）、二硫化二甲并噻唑（促进剂 DM）、乙苯-β-萘胺（防老剂 J）、对苯二胺类、苯乙烯代苯酚、防老剂 124 等。

三、纸类

食品包装纸直接与食品接触，是食品行业使用最广泛的包装材料，它的卫生质量应引起高度重视。

包装纸的种类很多,大体分为内包装和外包装两种。内包装为可直接接触食品的包装,如原纸可用于包咸菜、油糕点、豆制品、熟肉制品等;拖蜡纸可用于包面包、奶油、冰棍、雪糕、糖果等;玻璃纸可用于包糖果;锡纸可用于包奶油糖及巧克力糖等。外包装主要为纸板,如糕点盒、点心盒等。另外还有印刷纸等。

包装纸的卫生问题与纸浆、黏合剂、油墨、溶剂等有关,主要包括以下 4 个方面的毒性物质:荧光增白剂、废品纸的化学污染和微生物污染、浸蜡包装纸中的多环芳烃、彩色或印刷图案中的油墨污染等。我国规定:①包装纸的材料必须是低毒或无毒,并不得采用社会回收废纸作为原料;②禁止添加荧光增白剂等有害助剂;③制造拖蜡纸的蜡应采用食品级石蜡,不得使用工业级石蜡;④用于食品包装纸的印刷油墨、颜料应符合食品卫生要求,油墨、颜料不得印刷在接触食品面;⑤食品包装纸还要防止再生产纸对食品的细菌污染和回收废纸中残留的化学物质对食品的污染。

四、涂料

为了防止食品对包装材料和容器内壁的腐蚀,以及包装材料和食品容器中的有害物质向食品中的迁移,常在包装材料和食品容器的内壁涂上一层耐酸碱、抗腐蚀的薄膜。根据涂料的成分,其食品卫生问题分类解析如下:

1.溶剂挥干成膜涂料

此类涂料有过氧乙烯漆、虫胶漆等。这类涂料是将固体涂料树脂(成膜物质)溶于溶剂中,涂覆后,溶剂挥干,树脂析出成膜。由于此种树脂涂料要求其聚合度不能太高,相对分子质量也需较小,才能溶于溶剂中。因此与食品接触,常可溶出造成食品污染。而且在溶化时,需加入增塑剂以防龟裂,后者也可污染食品。必须严禁采用多氯联苯和磷酸三甲酚等有毒增塑剂。溶剂也应选用无毒的。

2.加固化剂交联成膜树脂

加固化剂交联成膜树脂的主要代表为环氧树脂和聚酯树脂。常用固化剂为胺类化合物。成膜后分子非常大,除未完全聚合的单体及添加剂外,涂料本身不易向食品移行,其毒性主要在于树脂中存在的单体环氧丙烷,以及未参与反应的固化剂,如乙二胺、二乙烯三胺、三乙烯四胺及四乙烯五胺等。涂覆时还需加入的增塑剂的卫生要求与塑料增塑剂的要求相同。

3.环氧成膜树脂

以干性油为主的油漆属于这一类。干性油在加入的催干剂(多为金属盐类)的作用下形成漆膜。此类漆膜不耐浸泡,不宜盛装液态食品。

4.高分子乳液涂料

高分子乳液涂料以聚四氟乙烯树脂为代表,可耐热 280℃,属于防粘的高分子颗粒型,多涂于煎锅或烘干盘表面,以防止烹调食品黏附于容器上。其卫生问题主要是聚合不充分,可能会有含氟低聚物溶于油脂中。在使用时,加热不能超过其耐受温度280℃,否则会使其分解产生挥发性很强的有毒害的氟化物。

我国(1990 年)规定:"不得使用沥青作为食品内容器内壁材料。此外,用环氧酚醛涂料作水果、蔬菜、肉类食品罐头的内壁涂料时,应控制游离酚的含量不超过 3.5%。接触酸性食品的工具、容器不得涂有干性油涂料，防止催干剂中金属盐类或防锈漆中的红丹（Pb_3O_4）溶入食品。"

五、其他包装物

1.陶瓷或搪瓷

两者都是以釉彩涂于素烧胎（陶瓷）或金属坯（搪瓷）上经 800～900℃高温炉烧结而成。陶瓷卫生问题主要是由釉彩引起的，釉的彩色大多数为无机金属颜料，如硫化镉、氧化铬、硝酸锰等。上釉彩工艺有三种，其中釉上彩及彩粉中的有害金属易于移入食品中，而釉中彩、釉下彩则不易移入。其卫生标准为：以 4％乙酸液浸泡后，溶于浸泡液中的铅与镉量，应分别低于 7.0mg/L、0.5mg/L。

搪瓷食具容器的卫生问题同样是釉料中重金属移入食品中带来的危害，常见的铅、镉、锑的溶出量（4％乙酸液浸泡）分别应低于 1.0mg/L、0.5mg/L 与 0.7mg/L。

但由于不同彩料中所含有的重金属不同，所以溶出的金属也不一定相同，应加以考虑。

2.铝制品

铝制品主要的卫生问题在于回收铝的制品。由于其中含有的杂质种类较多，必须限制其溶出物的杂质金属含量，常见的金属为锌、镉等。我国于 1990 年规定，凡是回收铝，不得用来制作食具，如必须使用时，应仅供制作铲、瓢、勺，同时，必须符合《铝制食具容器卫生标准》。

3.不锈钢

不锈钢的卫生标准以控制铅、铬、镍、镉和砷的含量为主要内容。在 4％乙酸浸泡液中，60℃下浸泡不少于 2h，其溶出浓度应分别不高于 1.0mg/L、0.5mg/L、3.0mg/L 及 0.02mg/L、0.04mg/L。

4.玻璃制品

玻璃制品的原料为二氧化硅，毒性小，但应注意原料的纯度，其在 4％乙酸中溶出的金属主要为铅。在制作高档玻璃器皿（如高脚酒杯）时，常加入铅化合物，其含量可达玻璃重量的 30％，这是较突出的卫生问题。

本章小结

本章主要阐述了食品加工、贮藏中产生的有毒物质的性质、危害、毒性作用机制及预防措施。硝酸盐和亚硝酸盐是广泛使用于肉类食品中的添加剂，它们的急性毒性作用是致使全身组织缺氧，慢性作用主要是致癌。N-亚硝基化合物为强致癌物，能导致多种器官的癌症。预防硝酸盐、亚硝酸盐、N-亚硝基化合物的毒性作用的主要措施是控制毒物的生成、减少该成分含量高的食物的摄入等。膳食中的反式脂肪酸主要来源于反刍动物的脂肪组织及食用油脂的氢化加工产品，对人类的主要危害是影响胎儿及新生儿的生长发育，导致血栓，促进动脉硬化、大脑功能衰退及诱发妇女Ⅱ型糖尿病的发生等。我们可通过标签辨别食品中是否含有反式脂肪酸。各种包装材料在使用过程中，其中的有毒有害成分会逐渐迁移到食品中去，为了更好地降低包装材料对人类的危害，应该根据不同的食品选择适当的包装材料。

案例分析

1. 家住哈尔滨市道外区武源街的李女士喜欢自己腌制一些泡菜，全家人也特别爱吃。这一次，她把腌了 10 多天的泡菜拿出来给全家人吃，没有吃完，李女士想反正是咸的也没坏，扔了又可惜，于是将剩下的泡菜吃完了。结果，她突然口唇发紫、胸闷憋气，被紧急送往哈尔滨市第二医院就诊，被医生告知是亚硝酸盐中毒。

请分析：

(1) 李女士是用食盐腌制的泡菜，怎么会有亚硝酸盐呢？

(2) 食用泡菜有哪些注意事项？

(3) 该如何防范亚硝酸盐中毒？

2. 2007 年，苏黎世州检验中心在对亚洲食品进行检测后，于 6 月对包括中国老干妈在内的 10 种亚洲食品实施禁售。PVC 垫圈是导致多个亚洲产品被禁售的"罪魁祸首"。本次检测中的玻璃罐包装，为了使金属盖密封更严密，使用了软 PVC 材质的垫圈。该垫圈含有 $30\%\sim45\%$ 的软化剂、稳定剂和润滑剂，这些物质都极易溶于油，别名为钛酸酯的软化剂超标就是这次被禁售的主要理由。

请分析：

(1) 钛酸酯是指什么？它应用于哪些塑料？在塑料中起什么作用？

(2) 钛酸酯对人有什么毒性作用？

(3) 从技术层面，我们该如何应对这样的贸易"绿色壁垒"？

复习思考题

一、名词解释

反式脂肪酸

二、判断题

1. 维生素 C 可阻断亚硝基化合物的形成。　　　　　　　　　　　　　　　(　　)

2. 由于亚硝酸盐可与胺类形成致癌物，所以在肉类制品生产中禁止使用亚硝酸盐。

(　　)

3. 天然存在的不饱和脂肪酸不是反式脂肪酸。　　　　　　　　　　　　　(　　)

4. 天然的反式脂肪酸，不管是植物来源的还是反刍动物来源的，全部都对人身体有益。

(　　)

5. 聚乙烯的化学性质稳定，耐腐蚀、不透明、一般无毒或低毒，可分为高压低密度聚乙烯和低压高密度聚乙烯。　　　　　　　　　　　　　　　　　　　　　　　(　　)

6. 酚醛树脂由苯酚与乙醛缩聚而成。　　　　　　　　　　　　　　　　　(　　)

三、选择题

1. (　　) 中 N-亚硝基类化合物的污染最严重。

A. 奶类   B. 蔬菜、水果   C. 酒类   D. 腌制肉制品

2. 促进亚硝基化合物合成的因素不包括（   ）。

A. 碱性条件   B. 酸性条件

C. 硫氰根   D. 亚硝酸盐含量增加

3. 亚硝酸盐食物中毒的典型临床表现是（   ）。

A. 抽搐   B. 口唇、指甲紫绀   C. 腹泻   D. 肌肉麻痹

4. 下列食物中，反式脂肪酸含量最高的是（   ）。

A. 牛乳   B. 花生油   C. 人造黄油   D. 冰淇淋

5. （   ）不是减少油脂中反式脂肪酸的措施。

A. 改进油脂氢化工艺，降低反应温度，提高反应压力，增加反应系统的搅拌速率并减少催化剂用量

B. 油脂在脱臭过程中通过降低温度和延长时间减少反式脂肪酸的摄入

C. 用钯作催化剂以产生较低量的反式脂肪酸

D. 采用交酯化反应生产零反式脂肪酸含量的油脂

6. （   ）不是聚氯乙烯的毒害。

A. 氯乙烯单体的毒性   B. 增塑剂的毒性

C. 热稳定剂的危害   D. 氯化物的毒性

四、简述题

1. 食品中硝酸盐和亚硝酸盐的主要来源是什么？

2. 如何预防 N-亚硝基化合物的致癌作用？

3. 根据我国的有关规定，对食品企业中使用塑料的食品卫生要求有哪些？

4. 反式脂肪酸的危害有哪些？

附　表

随机数字表

编号	1～10					11～20					21～30					31～40					41～50				
1	03	47	43	73	86	36	96	47	36	61	46	96	63	71	62	33	26	16	80	45	61	11	14	10	95
2	97	74	24	67	62	42	81	14	57	20	42	53	32	37	32	27	07	36	07	51	24	51	79	89	73
3	16	76	62	27	66	56	50	26	71	07	32	90	79	78	53	13	55	38	58	59	88	97	54	14	10
4	12	56	85	99	26	96	96	68	27	31	05	03	72	93	15	57	12	10	14	21	88	26	49	81	76
5	55	59	56	35	64	38	54	82	46	22	31	62	43	09	90	06	18	44	32	53	23	83	01	30	30
6	93	22	53	64	39	07	10	63	76	35	87	03	04	79	88	08	13	13	85	51	55	34	57	72	69
7	78	76	58	54	74	92	38	70	96	92	52	06	79	79	45	82	63	18	27	44	69	66	92	19	07
8	23	68	35	26	00	99	53	93	61	28	52	70	05	48	34	56	65	05	61	86	90	92	10	70	80
9	15	39	25	70	99	93	86	52	77	65	15	33	59	05	28	22	87	26	07	47	83	96	98	29	06
10	58	71	96	30	24	18	46	23	34	27	85	13	99	24	44	49	18	09	79	49	74	16	32	23	02
11	57	35	27	33	72	24	53	63	94	09	41	10	76	47	91	44	04	96	49	66	39	60	04	59	81
12	48	50	86	54	48	22	06	34	72	52	82	21	15	65	20	33	29	94	71	11	15	91	29	12	03
13	61	96	48	95	03	07	16	39	33	66	98	56	10	56	79	77	21	30	27	12	90	49	22	23	62
14	36	93	89	41	26	29	70	83	63	51	99	74	20	52	36	87	09	41	15	09	98	60	15	03	03
15	18	87	00	42	31	57	90	12	02	07	23	47	37	17	31	54	08	01	88	63	39	41	88	92	10
16	88	56	53	27	59	33	35	72	67	47	77	34	55	45	70	08	18	27	38	90	16	95	86	70	75
17	09	72	95	84	29	49	41	31	06	70	42	38	06	45	18	64	84	73	31	65	52	53	37	97	15
18	12	96	88	17	31	65	19	69	02	83	60	75	86	90	68	24	64	19	35	51	56	61	87	39	12
19	85	94	57	24	16	92	09	51	38	76	22	00	27	69	85	29	81	94	78	70	21	94	47	90	12
20	38	64	43	59	98	98	88	87	68	07	91	51	67	62	44	40	98	05	93	78	23	32	65	41	18

参 考 文 献

1. 刘宁,沈明浩. 食品毒理学. 北京:中国轻工业出版社,2007.

2. 钱建亚,熊强. 食品安全概论. 南京:东南大学出版社,2006.

3. 孙震. 简明食品毒理学. 北京:化学工业出版社,2009.

4. 金刚. 食品毒理学基础与实训教程. 北京:中国轻工业出版社,2010.

5. 李建科. 食品毒理学. 北京:中国计量出版社,2007.

6. 莫慧平. 食品卫生与安全管理. 北京:中国轻工业出版社,2009.

7. 高金燕. 食品毒理学. 北京:科学出版社,2017.

8. 李龙,陈家坤. 现代毒理学试验技术原理与方法. 北京:化学工业出版社,2006.

9. 苗明三. 实验动物和动物试验技术. 北京:中国中医药出版社,2003.

10. 窦如海. 实验动物和动物试验技术. 济南:山东科学技术出版社,2006.

11. GB 15193.1—2014. 食品安全性毒理学评价程序.

12. 汪东风. 食品中有害成分化学. 北京:化学工业出版社,2006.

13. 柳增善. 食品病原微生物学. 北京:中国轻工业出版社,2007.

14. GB 2761—2011. 食品中真菌毒素限量.

15. 张桥. 卫生毒理学. 3 版. 北京:人民卫生出版社,2001.

16. 朱乐敏. 食品微生物学. 北京:化学工业出版社,2006.

17. 陈炳卿,孙长颢. 食品污染与健康. 北京:化学工业出版社,2002.

18. 孙长颢. 营养与食品卫生学. 8 版. 北京:人民卫生出版社,2017.

19. GB 13015—1991. 含多氯联苯废物污染控制标准.

20. GB 2762—2012. 食品中污染物限量.

21. 潘宁,杜克生. 食品生物化学. 北京:化学工业出版社,2006.

22. 食品卫生学编写组. 食品卫生学. 北京:中国轻工业出版社,2003.

23. 刘爱红. 食品毒理学基础. 北京:化学工业出版社,2008.

24. 何计国,甄润英. 食品卫生学. 北京:中国农业大学出版社,2003.

25. 王书云,彭志海. 熊去氧胆酸的作用机制及在肝移植中的应用. 临床外科杂志,2008,16(3):201-202.

26. 杜伟,陆斗定. 有毒赤潮藻及其毒素的危害与检测. 海洋学研究,2008,26(2):89-97.

27. 张德纯,刘肃,钱洪. 浅析我国蔬菜产品安全质量标准. 中国农业科技导报,2002,4(5):15-19.

28. 唐爱明,夏延斌. 肉制品中亚硝酸盐降解方法、机理及研究进展. 食品与机械,2004,20(2):35-37,44.

29. 陈龙正,陈洁,梁亮,等. 钼锰对不结球白菜硝酸还原酶活性及主要营养品质的影响. 中国蔬菜,2009(12):15-18.

30. 梁恕坤. 多氯联苯对水生生物的生态毒性研究进展. 山东省农业管理干部学院学报,2009,23(4):155-158.

31. 方昌阁,张才乔,乔惠理,等. 环境激素生殖毒性作用的研究进展. 国外畜牧科技,2000,27(2):31-34.

32. 于智勇,蒋建国,薛庆於. 外因性内分泌干扰物质对人类的危害及预防. 生物学杂志,2010,27(2):70-73.

33. 戴璇颖,徐世清,陈息林,等. 环境激素对生物的影响及其预防措施. 四川环境,2003,22(6):13-16.

34. 毕新慧,徐晓白. 多氯联苯的环境行为. 化学进展,2000,12(2):152-160.

35. 刘晓庚. 环境激素对食品安全的危害及防治. 食品科学,2003,24(8):196-200.

36. 张志仁,徐顺清. 二噁英类化学物质毒性的分子机理. 环境与健康杂志,2000,17(5):316-319.

37.陈宁,边归国.儿童血铅成因分析研究进展.科技创新导报,2008(3):167-169.

38.容志毅.《参同契》与中国古代炼丹学说.自然科学史研究,2008,27(4):429-450.

39.徐进,徐立红.环境铅污染及其毒性的研究进展.环境与职业医学,2005,22(3):271-274.

40.孟金萍,孙淑华,王艳蓉,等.铅的生物学毒性效应.中国比较医学杂志,2007,17(1):58-61,54.

41.张英,周长民.重金属铅污染对人体的危害.辽宁化工,2007,36(6):395-397.

42.李艳艳,熊光仲.汞中毒的毒性机制及临床研究进展.中国急救复苏与灾害医学杂志,2008,3(1):57-59.

43.郑徽.汞的毒性效应及作用机制研究进展.卫生研究,2006,35(5):663-666.

44.张燕萍,颜崇淮,沈晓明,等.环境中汞污染来源、人体暴露途径及其检测方法.广东微量元素科学,2004,11(6):11-15.

45.胡月红.氯碱工业汞污染问题分析.辽宁化工,2008,37(2):139-141.

46.陈银基,周光宏.反式脂肪酸分类、来源与功能研究进展.中国油脂,2006,31(5):7-10.

47.赵国志,刘喜亮,刘智锋.反式脂肪酸危害与控制.粮食与油脂,2007(1):7-13.

48.吕咏梅.我国塑料助剂工业的现状与发展趋势.石油化工技术经济,2007,23(2):59-62.

49.刘岭梅.世界PVC市场发展概述.中国氯碱,2005(12):1-3.

50.朱勇,王志伟.食品包装用PVC膜增塑剂迁移的研究.包装工程,2006,27(1):40-41.

51.时传梅.食品塑料软包装发展综述.中国包装工业,2006(11):17-19.

52.栾世方,朱连超.医疗输注器械用高分子材料的现状及发展趋势.化工进展,2010,29(4):585-592.

53.张祖殉.G6PD缺血与溶血性贫血.山西医学院学报,1985,3:35-38.

54.焦成瑾,王崇英.山黧豆毒素生物化学及去毒研究进展.草业学报,2005,14(1):100-105.

55.刘绪川,张国伟.山黧豆及其有毒成分(BOAA)的毒理学研究.中国农业科学,1989,22(5):86-93.

56.高莹,瞿礼嘉,陈章良.植物凝集素的分子生物学研究.生物技术通报,2000(5):18-22.

57.旺姆.植物凝集素及其研究现状.西藏科技,2004(4):18-21.

58.赵洪锟,李启云.大豆Kunitz型胰蛋白酶抑制剂(SKTI)研究进展.大豆科学,2002,22(3):218-222.

59.王宗训.植物碱在植物界的分布.生物学通报,1965(6):1-6.

60.巩江,倪士峰.龙葵素的药理、毒理及药用研究.安徽农业科学,2009,37(9):4108-4109.

61.谢铭.黄酒中生物胺的分析研究.广州化工,2010,38(4):139-141.

62.冯雅蓉,马俪珍.生物胺对食品安全和人类健康的重要性.肉类研究,2005(12):25-28.

63.赵利,苏伟.水产品中生物胺的研究进展.水产学报,2006,30(2):272-276.

64.刘志秋,陈进,许勇.黄樟素植物资源的开发利用现状及前景.香料香精化妆品,2001(4):14-19.

65.张立实,李宁.食品毒理学.北京:科学出版社,2017.

66.孙志伟.食品毒理学.7版.人民卫生出版社,2017.

67.单毓娟.食品毒理学.2版.北京:科学出版社,2019.

68.王周平,孙震.简明食品毒理学.北京:中国轻工业出版社,2020.

69.李宁,马良.食品毒理学.3版.北京:中国农业大学出版社,2021.

70.沈明浩,易有金,王雅玲.食品毒理学.2版.北京:科学出版社,2021.